山东省预防接种人员培训教材

张丽　主编

山东大学出版社
SHANDONG UNIVERSITY PRESS
·济南·

图书在版编目(CIP)数据

山东省预防接种人员培训教材 / 张丽主编. -- 济南 ：
山东大学出版社，2025. 3. -- ISBN 978-7-5607-8550-9

Ⅰ. R186

中国国家版本馆 CIP 数据核字第 202420EX43 号

策划编辑　毕玉璇
责任编辑　朱雪蕊
封面设计　王秋忆

山东省预防接种人员培训教材

SHANDONGSHENG YUFANG JIEZHONGRENYUAN PEIXUNJIAOCAI

出版发行　山东大学出版社
社　　址　山东省济南市山大南路 20 号
邮政编码　250100
发行热线　(0531)88363008
经　　销　新华书店
印　　刷　山东蓝海文化科技有限公司
规　　格　787 毫米×1092 毫米　1/16
　　　　　23.75 印张　502 千字
版　　次　2025 年 3 月第 1 版
印　　次　2025 年 3 月第 1 次印刷
定　　价　65.00 元

《山东省预防接种人员培训教材》编委会

主　编　张　丽

副主编　许　青　张伟燕　陶泽新

编　委（以姓氏笔画为序）

丁淑军　王素婷　王常银　冯　艺　冯　蕾
冯　霞　吕　旭　吕静静　刘　尧　刘　倜
刘少楠　刘桂芳　刘晓冬　闫晟章　孙　靓
孙大鹏　孙辉峰　纪　峰　李漫时　宋绍霞
张　岩　张玉霞　张晓梅　陈　萌　林小娟
孟　鑫　赵　敏　俞自强　袁心雨　栾桂杰
高绪胜　谢　萌　熊　萍　颜丙玉

前言

人类发展史是一部与疾病斗争的历史，疫苗是其中重要的篇章。目前通过疫苗接种，全球已消灭天花病毒，脊髓灰质炎、麻疹、白喉、流行性脑脊髓膜炎、流行性乙型脑炎、甲型病毒性肝炎等的发病率也达到历史最低水平。我国从1978年开始实施儿童计划免疫，1989年、1991年和1996年分别以省、县、乡镇为单位实现了适龄儿童接种率达到85%的工作目标。2000年，我国预防接种工作进入免疫规划时期，相关法律、法规逐步完善，步入法制化、规范化发展轨道。2019年，《中华人民共和国疫苗管理法》颁布实施，配套政策、法规和文件也陆续出台，对预防接种工作提出了更高的要求。

山东省位于我国东部沿海，2020年全国第七次人口普查数据显示，全省共有常住人口1.02亿，居全国第二位；每年新生儿约100万人。全省设有各类预防接种单位4000余处，每年接种免疫规划疫苗2000多万剂次，非免疫规划疫苗2000多万剂次。2019年调查显示，全省共有基层预防接种人员约1.6万人，其中45%从业年限不足5年；非编制比例高、人员流动性大的问题比较突出，培训任务较为繁重。自1990年开始，山东省每年举办免疫规划综合技术培训班，至2024年已连续举办34届；自2015年开始，每年举办免疫规划信息化管理培训班和免疫规划针对传染病实验室检测技术培训班；2016年、2019年，省卫生主管部门和省工会联合举办全省免疫规划技能大赛，胜出者获得省级荣誉称号，在全省掀起免疫规划练兵比武的热潮；各市、县也逐级或跨级举办综合培训和各种专项培训。培训工作的开展，为提高全省预防接种人员业务水平，促进基层预防接种工作规范开展起到重要作用。同时也应看到，全省各地自行开展预防接种培训工作，培训内容、方法等不统一，有时难以保证培训效果。

为规范全省基层预防接种人员培训工作，在既往培训的基础上，我们组织省级和部分市级疾病预防控制机构多年从事免疫规划工作的专业人员，针对山东省工作实际需求，编写了本教材。教材包括绪论、疫苗与免疫、疫苗使用管理、冷链系统管理、预防接种服务、疑似预防接种异常反应监测与处置、接种率和免疫水平监测、资料管理、健康教育与健康促进、人员培训、指导与评价、疫苗可预防疾病的监测与控制、免疫规划针对疾病的实验室检测与管理等十三章内容，在附录中增加了预防接种单位人员日常礼仪和疑似预防接种异常反应的院前处置内容；在注重实操性的同时，力求内容科学、全面；在全国免疫规划规范化要求基础上，增加了山东省具体的工作要求，以体现地方特色。本教材在编写过程中，得到了国家疾控中心有关专家的指导，在此表示感谢。

由于编者水平有限，教材中可能会有疏漏，诚恳地希望各位专家、同道提出宝贵意见。

编写组

2024 年 12 月

目 录

上篇 预防接种与管理

上篇 预防接种与管理

第一章　绪　论

第一节　我国预防接种工作发展简史

预防接种是预防、控制乃至消灭传染病的有效手段。我国是最早使用人工免疫方法预防传染病的国家。早在公元 10 世纪，唐、宋时代已有接种人痘预防天花的记载，明代隆庆年间，我国已获得精加选炼、毒性很小的“太平痘苗”，种痘技术也有很大改进。到清代初期，人痘接种已广泛使用，并引起了邻国的关注，逐步推广至俄罗斯、意大利、希腊、英国、土耳其等国，欧洲其他国家也相继使用，以后又传至其他大洲。人痘接种在人类预防天花史上有着不可磨灭的贡献，并为研制减毒活疫苗提供了宝贵经验。因此，我国的人痘接种法是预防接种的先例。

旧中国时期，科学文化较为落后，缺乏有效的预防措施，各种传染病反复流行。当时，生产疫苗的单位少，且疫苗产量低，质量差，价格昂贵。由于预防接种未能广泛开展，各种传染病得不到有效控制，给人们的生命健康造成了很大的危害。

中华人民共和国成立后，党和政府十分关心人民群众健康，重视预防保健事业，预防接种工作得到了迅速普及和发展，大致经历了三个时期。

一、计划免疫前期(1950～1977 年)

计划免疫前期是预防接种工作由突击性接种逐步纳入计划管理的时期。中华人民共和国成立初期，全国开展群众性普种牛痘疫苗运动，并在全国推行卡介苗接种工作。一些重点地区还利用每年冬春季节开展霍乱疫苗、鼠疫疫苗、斑疹伤寒疫苗、伤寒副伤寒联合疫苗和百日咳疫苗的突击接种，疫苗针对传染病发病率大为降低，并于 1961 年在全国消灭天花。1963 年，卫生部首次颁发《预防接种工作实施办法》，各地逐步将预防接种工作纳入计划管理的轨道。

二、计划免疫时期(1978～2000 年)

计划免疫是指根据疫情监测和人群免疫状况分析，按照规定的免疫程序，有计划地利用疫苗进行预防接种，以提高人群的免疫水平，达到控制乃至消灭传染病的目的。这一理念是响应世界卫生组织(World Health Organization,WHO)的扩大免疫接种规划(expanded program on immunization,EPI)所提出的。第27届世界卫生大会(World Health Assembly,WHA)提出的EPI包含两方面的内容:一是扩大预防接种的目标人群,提高接种率;二是扩大使用疫苗的种类,逐步推广使用安全、有效的新疫苗。

根据WHO提出的EPI,结合我国实情,1977年在全国生物制品计划平衡会上首次提出计划免疫的概念。从此我国的预防接种工作进入将WHO的EPI与我国预防接种工作相结合并迅猛发展的儿童计划免疫时期,此期又大致分为三个阶段。

第一阶段(1978～1985年),主要工作是加强计划免疫的基础工作,重点是加强预防接种组织体系和冷链系统建设;第二阶段(1986～1990年),主要任务是实现普及儿童免疫目标,先后实现以省为单位和以县为单位儿童疫苗接种率达到85%的目标;第三阶段(1991～2000年),主要任务是在巩固和保持高接种率的基础上,1995年实现以乡镇为单位儿童疫苗接种率达到85%的目标,在此基础上加强控制和消灭传染病,开展了消灭脊髓灰质炎、消除新生儿破伤风和加速控制麻疹活动,并达到无脊髓灰质炎目标要求。

三、免疫规划时期(2001年至今)

免疫规划时期是巩固成绩、扩大内容、提高质量、保证预防接种工作可持续发展的时期。2004年12月1日起施行的、经过修订的《中华人民共和国传染病防治法》(简称《传染病防治法》)中规定,国家实行有计划的预防接种制度。国务院卫生行政部门和省、自治区、直辖市人民政府卫生行政部门,根据传染病预防、控制的需要,制定传染病预防接种规划并组织实施。用于预防接种的疫苗必须符合国家质量标准。国家对儿童实行预防接种证制度。国家免疫规划项目的预防接种实行免费。医疗机构、疾病预防控制机构与儿童的监护人应当相互配合,保证儿童及时接受预防接种。2005年3月24日,国务院颁布《疫苗流通和预防接种管理条例》(以下称《条例》),对疫苗流通、疫苗接种、保障措施、预防接种异常反应处理等做出了明确规定(2016年4月23日国务院对《条例》进行了修改)。经国务院批准,从2007年起,扩大国家免疫规划疫苗范围,在现行全国范围使用的国家免疫规划疫苗基础上,将乙脑疫苗(Japanese encephalitis vaccine,JEV)、流行性脑脊髓膜炎(以下称"流脑")疫苗(meningococcal vaccine,MenV)、甲型病毒性肝炎(以下称"甲肝")疫苗(hepatitis A vaccine,HepA)、麻疹-流行性腮腺炎-风疹(以下称"麻腮风")联合疫苗(measles,mumps and rubella combined attenuated live vaccine,MMR)、吸附无细胞百白破疫苗(diphtheria, tetanus acellular pertussis combined vaccine, adsorbed, DTaP)纳入国家免疫规划,对适龄儿童实行新预防接种,并根据传染病流行趋势,在流行地区对重点人群进行流行性出血热疫苗(haemorrhagic fever with renal syndrome vaccine,HFV)、炭疽疫苗(anthrax vaccine adsorbed, AVA)和钩端螺旋体(以下称"钩体")疫苗(leptospira vaccine,LepV)接种。2019年6月29日,第十三届人大常委会第十一次会议审议通过了《中华人民共和国疫苗管理法》(简称《疫苗管理法》),自12月1日起开始实施;包括总则、疫苗研制和注册、疫苗生产和批签发、疫苗流通、预防接种、异常反应监测和处理、疫苗上市后管理、保障措施、监督管理、法律责任和附则等十一章，共100条内容。这些法律的颁布实施和我国开展扩大国家免疫规划，对控制传染病、保障人民健康和经济社会的协调发展起到了重要作用，也是我国免疫规划工作进一步走向法制化和规范化管理的重要标志。

第二节 基本概念

一、预防接种

预防接种的概念有广义和狭义的区别。广义的概念是指利用人工制备的抗原或抗体，通过适宜的途径对机体进行接种，使机体获得对某种传染病的特异免疫力，以提高个体或群体的免疫水平，预防和控制传染病的发生和流行。它包括使用含有已知抗原成分的疫苗接种于机体，以抵御病原微生物的侵袭，起到防病作用，如注射麻疹疫苗、口服脊灰疫苗分别预防麻疹、脊灰的发病；也包括使用含有已知抗体成分的免疫球蛋白（或抗血清）注射于机体，使机体被动地获得免疫力，预防传染病的发生，如注射乙肝免疫球蛋白、白喉抗毒素，分别预防乙肝、白喉的发生。狭义的概念指的是仅接种疫苗，使个体或群体获得对某种传染病的免疫力。

二、计划免疫和免疫规划

计划免疫是指根据传染病疫情监测和人群免疫水平分析，按照国家规定的免疫程序，有计划地利用疫苗进行预防接种，以提高人群免疫水平，达到控制乃至最终消灭传染病的目的。实施计划免疫必须具备几个基本要素：一是要明确控制乃至消灭传染病的目标；二是要选择安全、有效的疫苗，并制定科学的免疫规划和免疫策略；三是要达到高水平的预防接种率和免疫成功率；四是要建立一个有效的组织，实施系统及制定科学的技术措施来加以保证；五是要建立有效的接种率和传染病监测、评价系统。

国家免疫规划是指按照国家或者省、自治区、直辖市（以下称省、区、市）确定的疫苗品种、免疫程序或者接种方案，在人群中有计划地进行预防接种，以预防和控制传染病的发生和流行。免疫规划是计划免疫工作的开展。在预防接种工作规范化、科学化、法制化管理的基础上，进一步巩固计划免疫业已取得的成果，提高和维持接种率，扩大预防接种服务人群，积极推广应用新疫苗，有利于我国预防接种工作与国际接轨。因此，它是随着生物科学技术的发展、疫苗的不断开发和应用，为更加合理地使用疫苗和开展预防接种工作，以达到控制乃至最终消灭传染病的需要而发展起来的。

三、免疫规划疫苗和非免疫规划疫苗

免疫规划疫苗是指公民按照政府的规定接种的疫苗，包括国家免疫规划确定的疫苗，省、自治区、直辖市人民政府在执行国家免疫规划时增加的疫苗，以及县级以上人民

政府或者其卫生健康主管部门组织的应急接种或者群体性预防接种所使用的疫苗。目前,纳入国家免疫规划的疫苗包括卡介苗、乙肝疫苗、脊灰疫苗、百白破疫苗及吸附白喉破伤风联合疫苗(以下称白破疫苗,DT)、麻腮风疫苗、乙脑疫苗、A群流脑疫苗,A群C群流脑疫苗、甲肝疫苗等儿童免疫规划疫苗,出血热疫苗、钩体疫苗和炭疽疫苗等应急储备疫苗,免费向公民提供预防接种。非免疫规划疫苗是指居民自愿接种的其他疫苗。

第三节 当前我国预防接种工作的特点和内容

预防医学与临床医学的最大区别,在于研究、服务的对象不同。临床医学针对的是个体,而预防医学则考虑群体效应,主要研究病因、宿主和环境三者之间的相互关系。从表面上看,预防接种主要是对易感者进行预防接种,其实在提高个体免疫水平的同时,必然会提高整个人群的免疫水平,有助于群体免疫屏障的形成。当疫苗接种率达到一定水平时,即使有传染源侵入,由于大部分易感者接种了疫苗,得到了免疫保护,人与人之间辗转传播的机会大大减少,传染病的传播链已被人为阻断,传播的范围受到限制,减少了传染病扩散和蔓延的可能性。

传染病在人群中传播与流行,必须具备传染源、传播途径和人群易感性三个环节,三者相辅相成,缺一不可。人群易感性的高低是决定是否造成传染病流行的主要因素,当某一区域内特定人群对某种传染病普遍易感时才会在该人群中形成传染病的流行;反之,如果该人群已普遍获得对某种传染病的免疫力,则可阻止该传染病的传播、流行。在采取控制传染病措施中,通常采取管理传染源、切断传播途径和提高人群免疫水平的综合措施,其中预防接种占有相当重要的位置。预防接种可使易感者获得某种针对传染病的免疫力,从而避免患该种传染病。通过接种疫苗,全球已消灭天花;通过使用脊灰疫苗和加强疾病监测工作,我国已达到无脊灰区的要求;其他疫苗针对传染病也得到有效控制。因此,对于疫苗可预防的传染病,要实现对该传染病的控制和消灭目标,必须将其纳入免疫规划,通过开展综合措施才能实现既定目标。

因此,预防接种既是一项面广量大、艰巨复杂的社会性、系统性工作,也是一项科学性强、管理要求高的技术性工作。

一、预防接种工作的特点

(一)预防接种工作是政府行为

政府作为公共行政的主体,主要责任是生产和提供公共产品。疾病预防控制特别是预防接种工作等公共卫生服务的消费具有非排他性,社会成员普遍受益,具有明显的社会效益。疾病预防控制工作搞得好,直接关系到"人人享有初级卫生保健目标"的实现,关系到党和政府在人民群众心目中的形象。疫苗是典型的公共产品,必须强调政府干预和调节的主导作用,利用公共资金向公众提供疾病预防控制等公共卫生服务,以弥补市场的失灵，满足人民不断增长的健康需要。因此，国家免疫规划工作目标的制订及其组织实施过程都是一种政府行为，是落实科学发展观和“以人为本”政策的重要体现。

“预防为主”是我国的卫生工作方针之一。各级卫生健康主管部门均把预防接种工作作为公共卫生工作的重要任务之一，制定规划、计划，颁布管理办法或使用原则，明确任务，作为指令(导)性工作下达。因此，预防接种工作一直具有指令(导)性和法规性的特点，它受国家规划、政策和法规的保护和约束。早在1963年卫生部颁布的《预防接种工作实施办法》、1978年卫生部下发的《关于加强计划免疫工作的通知》，以及1982年卫生部下发的《1982—1990年全国计划免疫工作规划》《全国计划免疫工作条例》和《计划免疫工作考核办法》中，均对预防接种工作提出了指令性要求。2004年12月1日开始实施修订后的《传染病防治法》和2005年6月1日开始实施的《条例》(2016年4月23日进行了修订)又进一步明确了政府部门在预防接种工作中的职责。2019年12月1日开始实施的《疫苗管理法》也明确规定：“县级以上人民政府应当将疫苗安全工作和预防接种工作纳入本级国民经济和社会发展规划，加强疫苗监督管理能力建设，建立健全疫苗监督管理工作机制。”

我国卫生工作的性质也决定了预防接种工作是政府实行一定福利政策的社会公益事业，它具有福利性和公益性的特点。其福利性集中表现在政府对预防威胁儿童健康的传染病、公众需求迫切、种类繁多且总体费用高的免疫规划疫苗承担所有经费，免费向公众提供预防接种服务；其公益性表现在预防接种工作是社会保障体系的组成部分，形成群体免疫的效果可使公众共享。

(二)预防接种工作具有很强的科学性和系统性

随着社会进步、医学生物技术的发展，接种疫苗已成为当今控制传染病的首选策略。实施预防接种所包含的内容极其广泛，包括传染病负担、疫苗研究开发、疫苗质量保证和质量控制、疫苗生产和供应、疫苗使用策略、疫苗经济学和疫苗的社会可接受性以及传染病的监测和控制等一系列问题。它不仅涉及免疫学、微生物学、流行病学、疫苗学、卫生统计学、内科学、儿科学、传染病学等自然学科的理论，还涉及实验室检测、预防接种实施、冷链设备维修等技术操作，同时还涉及卫生经济学、卫生管理学、行为学、社会医学、健康传播学等社会科学，需要多学科、多领域的协作。因此，它是一项科学性强、管理要求高的工作，需要制定科学化、规范化的技术标准。

预防接种是一项系统工程，也是计划性强、实施步骤严密的工作，它是由各级卫生健康主管部门和疾病预防控制机构、接种单位共同完成的。卫生健康主管部门负责规划、目标的制定，组织协调及实施监督管理；疾病预防控制机构承担业务管理、技术指导、培训和监测评价等工作；承担接种任务的医疗单位具体负责预防接种工作。每一个层次都有明确的分工、任务和职能。每个层次的预防接种组织都接受本单位及同级卫生健康主管部门的领导，同时又接受上级疾病预防控制机构的业务领导和技术指导，从而形成了一个预防接种组织实施系统。

在实施接种时具有多环节性，一环扣一环，互相影响，互相制约，其中任何一个环节出现问题，都将影响工作全局。因此，要加强对每个环节的管理，保证技术上的连续性，必须充分考虑某些问题的特殊性，进行有效的监督和监测，及时反馈信息，修正计划，以最小的投资，收到最佳的效益。

（三）预防接种工作具有重大的社会效益、经济效益

预防接种是一项以最小投资，获得最大效益的工作。卫生经济学评价表明，预防接种后产生的效益往往是投资的数十倍、数百倍，并且产生显著的社会效益。1988 年，上海市甲肝暴发流行，发病人数高达 30 多万人，几乎影响到了上海市的每个家庭，对上海市的餐饮业、旅游业、娱乐业、商业、交通运输业等造成巨大损失，直接影响了经济发展。造成该病暴发的原因之一，就是因为当时我国还未使用甲肝疫苗，未对易感人群接种。如果接种了甲肝疫苗，这种状况就不会发生了。因此，预防接种工作具有显著的社会效益和经济效益。另外，开展预防接种后因减少发病、死亡而避免的因传染病致残、致死给患者和家庭带来的痛苦及社会负担和不良影响，则是不能用金钱所能估量的。

（四）预防接种工作具有广泛的社会性和国际影响

预防接种工作服务的对象是全社会人群，凡是有人群的地方，不论是儿童或成人，都需要接种疫苗，提高免疫力，预防针对传染病的发生。因此，免疫规划的落实，各项预防接种工作的开展，需要宣传、动员公众参与，得到有关部门的支持与配合，才能完成各项工作任务。通过新闻媒介和各种宣传工具，广泛开展预防接种知识宣传和社会动员，消除群众顾虑，增强群众的防病意识和自我保健能力，争取社会各界和儿童家长的积极配合与合作。部门间的协调，既包括卫生部门内部的与预防接种有关的机构和专业的职责分工和相互配合、支持，也包括争取教育、宣传、交通、电力、文化、财政、民族、宗教、妇联、残联等部门和社团组织的密切协作和支持。普及儿童免疫、控制和消灭传染病是全球的目标，也是各国政府的一致行动，从而使预防接种工作具备了国际性的特点。我国政府已向国际社会承诺了消灭脊灰和新生儿破伤风、消除麻疹等目标。传染病的流行不受国界的限制，一个国家发生传染病流行将会对其他国家带来一定的影响。我国是世界上的人口大国，开展预防接种，实现控制或消灭疫苗针对传染病目标，对保证全人类的健康有举足轻重的作用，也直接关系到我国的国际声誉。

（五）预防接种工作是一项艰巨而又长期的任务

实施预防接种，控制或消灭传染病，是一项复杂、艰巨的任务。任何一种传染病作为一种生物体在自然界长期存在，要想让它在自然界中消失，需要经过艰苦、长期的斗争。从 1796 年爱德华·琴纳（Edward Jenner）发明牛痘疫苗，1966 年 WHO 提出全球消灭天花计划，直到 1977 年 10 月，索马里发生全球最后 1 例天花病例，大约用了 180 年时间。我国是一个人口大国，儿童死亡的原因中，传染病占有重要地位，要实现将儿童死亡率降低 1/3（世界儿童问题首脑会议确定的目标），对儿童进行预防接种是最主要的途径之一，任务十分繁重。我国地区间社会经济发展不平衡，预防接种工作的差异也很大，西部大开发、三峡库区建设等既带来了经济发展、交通便捷、人口流动等益处，也带来了生态环境的改

变，势必造成原本在局部地区流行的传染病范围扩大，导致出现一些新问题；世界经济一体化，国际交往的飞速发展也加速了一些传染病全球化的进程，如1999年和2011年在青海、新疆发现了输入脊灰野病毒病例，今后仍有从国外输入我国已控制的疫苗针对传染病的可能性，这些都加大了预防接种工作的难度；同时，随着科学的发展，将会有更多的疫苗用于人类。WHO在国际消灭传染病特别工作组的协助下，经对94种传染病的筛选，选出29种传染病，确定6种传染病作为候选病种，即脊灰、麦地那龙线虫病、淋巴丝虫病、腮腺炎、风疹、绦虫病。其中除脊灰外，风疹、腮腺炎也作为“可以消灭”和“可能消灭”的病种。因此，预防接种是一项长期、艰巨的任务。

二、预防接种工作的内容

预防接种已成为预防、控制传染病的重要手段，它所取得的巨大成就，有力地促进了社会经济的发展和人类文明的进步。目前，预防接种工作的重点是：不断增加用于预防传染病的疫苗种类，不断扩大免疫预防服务的对象，改善和加强安全注射。

从预防接种的角度来看，人类的传染病可以分为两类：一类是接种疫苗可预防的传染病，如脊灰、麻疹、白喉、乙肝等。另一类是目前暂时不能用疫苗预防的传染病。预防接种工作的中心任务就是预防、控制乃至消灭疫苗可预防的传染病，其主要工作内容包括：

（一）制订工作目标和计划

预防接种工作目标的制订，必须紧紧围绕国家卫生事业发展规划和疾病预防控制规划的需要，同时结合我国和当地的实际情况，及时制订具体的工作计划。《疫苗管理法》规定，“县级以上人民政府应当将疫苗安全工作和预防接种工作纳入本级国民经济和社会发展规划”。因此，根据政府、上级卫生健康主管部门和业务主管机构提出的工作目标，结合当地的实际情况，确定近期工作计划和远期工作计划是预防接种工作的重要内容。近期计划即现阶段工作所包括的预防或控制的传染病范围、总目标、分阶段目标及其保证措施；远期计划是指要扩大免疫服务的范围，将危害大且安全、有效的疫苗可预防的传染病逐步纳入免疫规划范畴。

（二）确定工作策略和措施

确定工作目标和计划后，需要制订行之有效的工作策略和措施。工作策略主要是实现工作目标应采取的工作思路和对策，具有针对性和概括性强的特点，是今后工作的方向；措施是落实工作策略的具体举措，具有实用性和可操作性强的特点，主要包括技术措施和保障措施。在预防接种工作中，技术措施主要指建立各项规范和技术指标、制订安排工作计划等，以确保实现工作目标和实施工作策略。

《疫苗管理法》规定，“国务院卫生健康主管部门制定国家免疫规划；国家免疫规划疫苗种类由国务院卫生健康主管部门会同国务院财政部门拟定，报国务院批准后公布”、“省、自治区、直辖市人民政府在执行国家免疫规划时，可以根据本行政区域疾病预防、控制需要，增加免疫规划疫苗种类，报国务院卫生健康主管部门备案并公布”；“国务院卫生健康主管部门应当制定、公布预防接种工作规范，强化预防接种工作规范化管理”、“国务院卫生健康主管部门应当制定、公布国家免疫规划疫苗的免疫程序和非免疫规划疫苗的使用指导原则”、“省、自治区、直辖市人民政府卫生健康主管部门应当结合本行政区域实际情况制定接种方案，并报国务院卫生健康主管部门备案”。

行政措施主要包括组织机构，合理的资源配置（人、财、物），协调、监督管理、评价等。《疫苗管理法》规定，“县级以上人民政府卫生健康主管部门指定符合条件的医疗机构承担责任区域内免疫规划疫苗接种工作。符合条件的医疗机构可以承担非免疫规划疫苗接种工作，并应当报颁发其医疗机构执业许可证的卫生健康主管部门备案”。接种单位应当具备以下条件：取得医疗机构执业许可证，具有经过县级人民政府卫生健康主管部门组织的预防接种专业培训并考核合格的医师、护士或者乡村医生，具有符合疫苗储存、运输管理规范的冷藏设施、设备和冷藏保管制度。“县级以上人民政府应当将疫苗安全工作、购买免疫规划疫苗和预防接种工作以及信息化建设等所需经费纳入本级政府预算，保证免疫规划制度的实施”。明确了各级卫生健康主管部门和药品监督管理部门以及疾病预防控制机构、接种单位在预防接种工作中的监督管理职责和法律责任。

（三）建立、完善和规范管理体系

预防接种工作是一项系统工程，需要建立一整套科学、完善、规范的管理体系。在组织管理方面，要充分利用现有的卫生资源和机构设置，结合免疫规划发展的需求，因地制宜地建立辖区内的预防接种服务体系，并注重对人员的管理。《预防接种工作规范》（以下简称《规范》）对各级疾病预防控制机构、乡镇、社区防保组织和接种单位的设置、人员、职责都有明确规定。在冷链管理方面，应制订管理制度，保证冷链系统的正常运行，及时更新和补充冷链设备，进行温度监测。《规范》对冷链设备的装备、补充与更新，冷链设备验收与安装的基本要求，常用冷链设备使用与维护，冷链系统管理的基本原则，冷链系统的监测与评价等都有具体要求。在疫苗管理方面，《规范》规定了疫苗管理的要求，包括免疫规划疫苗使用计划的制订与下发，非免疫规划疫苗购买计划的制订与报告，疫苗的接收、储存与运输和疫苗的分发领取等。

（四）强化预防接种工作队伍建设

实施免疫规划需要一个完整的组织实施系统。从国家到地方，各级卫生健康主管部门和疾病预防控制机构、接种单位，都必须建立相应的组织或配备专职人员，承担起辖区内的预防接种服务工作。社区卫生服务是当前世界上使公众获得基本卫生服务的主要模式。乡、村级预防保健单位不仅要承担预防接种工作任务，还要承担妇幼保健、传染病管理及其他卫生工作。因此，借助于免疫规划的深入开展，对建立健全预防保健网络、培养技术骨干队伍、开展其他项目的预防保健工作也起到积极的作用。同时，还要利用各种形式和方法对各级专业人员开展培训，提高人员的业务素质和承担工作任务的相应业务水平。

(五)加强部门协调和社会动员

加强部门间的协调,争取教育、宣传、文化、财政、民族、宗教、妇联、残联等部门和社团组织的密切协作和支持。通过新闻媒介和各种宣传工具,广泛宣传和开展社会动员,消除群众顾虑,增强群众的防病意识和自我保健能力,主动接受免疫预防服务。

(六)组织与实施预防接种工作

组织实施接种工作是预防接种最基本的工作内容,是提高预防接种服务质量和接种率的重要措施。按照《规范》的要求,预防接种工作的落实主要包括对机构、人员及职责进行规定,加强疫苗使用和冷链系统管理,开展预防接种服务,加强预防接种异常反应与事故的报告及处理,进行接种率、免疫水平监测和国家免疫规划疫苗针对传染病的监测与控制,强化预防接种的资料管理和督导、考核与评价,以及开展疫苗针对传染病的实验室管理工作。

第三节 我国预防接种相关法律法规

一、历史沿革

我国始终将预防接种工作作为政府"执政为民",保障人民"健康权"的大事来抓,相继出台了一系列法律、法规和规章,并随着工作进展和社会进步不断完善,为依法开展预防接种工作奠定了良好的基础。

1978 年,卫生部要求对全国儿童实行计划免疫;1980 年,卫生部颁布《预防接种后异常反应和事故的处理试行办法》;1982 年,卫生部颁布《全国计划免疫工作条例》,保证预防接种工作科学、规范、有序开展。

为了加强对预防接种工作的法制化管理,国家相继出台了一系列的法律、法规,以国家强制力推动既定免疫预防目标的实现。1984 年,国家颁布《中华人民共和国药品管理法》(2001 年修订),对预防性生物制品的流通实行特殊管理。1989 年,国家颁布《传染病防治法》(2004 年修订),规定实行有计划的预防接种制度及对儿童实行预防接种证制度。2005 年,国务院颁布《疫苗流通和预防接种管理条例》(2016 年修订)(以下简称《条例》),明确了对疫苗流通和预防接种的管理要求。

继《传染病防治法》颁布后,卫生部和相关部门出台了相配套的部颁规章,1992 年,卫生部颁布《全国计划免疫冷链系统管理办法(试行)》;1993 年,卫生部颁布《生物制品管理规定》;1994 年,卫生部颁布《预防用生物制品生产供应管理办法》。2002 年,国务院颁布《医疗事故处理条例》;《医疗事故处理条例》颁布实施后,2005 年,卫生部配套颁布《预防接种工作规范》(2016 年修订);2006 年,卫生部、国家食品药品监督管理局颁布《疫苗储存和运输管理规范》。2007 年,卫生部颁布《扩大国家免疫规划实施方案》。2008 年,卫生部颁布《预防接种异常反应鉴定办法》;随后各省份相继制定了本地区的预防接种异常反应补偿办法，2024 年 12 月 5 日，山东省疾病预防控制局、山东省财政厅下发《山东省预防接种异常反应补偿办法(2024 年版)》。2019 年12 月1 日，《中华人民共和国疫苗管理法》和修订后的《中华人民共和国药品管理法》(简称《药品管理法》)同日开始实施。2023 年 11 月，国家疾控局综合司和国家卫生健康委办公厅联合印发《预防接种工作规范(2023 年版)》。

二、预防接种相关部门和机构的职责

预防接种工作所涉及的部门多、范围广，需要相关部门和机构依法承担相应的责任。

(一)卫生健康主管部门的职责

卫生健康主管部门是预防接种工作的主管和监督管理机构。

1.制定国家免疫规划、工作规范　国务院卫生主管部门根据全国范围内的传染病流行情况、人群免疫状况等因素，制定国家免疫规划。省、自治区、直辖市人民政府在执行国家免疫规划时，根据本行政区域的传染病流行情况、人群免疫状况等因素，可以增加免费向公民提供的疫苗种类。国务院卫生主管部门负责制定免疫规划疫苗免疫程序。

2.预防接种工作的监督管理　国务院卫生健康主管部门负责全国预防接种的监督管理工作。县级以上卫生主管部门负责本行政区域内预防接种的监督管理工作：①对医疗卫生机构实施国家免疫规划的情况进行监督检查；②对疾病预防控制机构开展与预防接种相关的宣传、培训、技术指导等工作进行监督检查；③对医疗卫生机构分发和购买疫苗的情况进行监督检查。发现违法行为应及时查处。

3.传染病暴发流行时采取紧急措施　传染病暴发流行时，省级、县级人民政府卫生主管部门根据传染病监测和预警信息，可以在本行政区域内部分地区开展群体性预防接种，群体性预防接种应当报经本级人民政府决定，并向上一级人民政府卫生主管部门备案，不得擅自进行群体性预防接种。县级以上地方人民政府或其卫生健康主管部门需要采取应急接种措施的，依照《传染病防治法》和《突发公共卫生事件应急条例》的规定执行。

4.制定非国家免疫规划疫苗的指导原则或接种方案　国务院卫生健康主管部门负责制定我国非国家免疫规划疫苗使用指导原则，各省(自治区、直辖市)根据国家指导原则制定本省非免疫规划疫苗接种方案。

5.组织疑似预防接种异常反应的调查处理　卫生健康主管部门接到预防接种异常反应、疑似预防接种异常反应报告后，立即组织调查处理。预防接种异常反应争议发生后，接种单位或者受种方可以请求接种单位所在地的县级卫生健康主管部门处理。

(二)疾病预防控制机构的职责

1.实施免疫规划和预防性生物制品的使用

(1)免疫规划疫苗计划与分发。《疫苗管理法》规定，省级疾病预防控制机构应当根据国家免疫规划和本行政区域疾病预防、控制需要，制定本地区免疫规划疫苗使用计划。

省级疾病预防控制机构应当做好分发免疫规划疫苗的组织工作，并按照使用计划将免疫规划疫苗组织分发到设区的市级疾控机构或者县级疾控机构。县级疾控机构应当按照使用计划将免疫规划疫苗分发到接种单位。分发免疫规划疫苗不得收取任何费用。

（2）非免疫规划疫苗采购与供应。非免疫规划疫苗由疾病预防控制机构组织在省级公共资源交易平台集中采购，向疫苗生产企业采购后供应给本行政区域的接种单位。疾病预防控制机构向接种单位供应非免疫规划疫苗可以收取疫苗费用以及储存、运输费用。

（3）疫苗的使用与管理。《疫苗管理法》规定，疾病预防控制机构应当向疫苗生产企业索取生物制品每批检验合格或者审核批准证明文件，建立真实、完整的购进、储存、分发、供应记录，做到票、账、货、款一致，并保存至超过疫苗有效期5年备查。疾病预防控制机构接收或者购进疫苗时应当索要疫苗储存、运输全过程的温度监测记录；对不能提供全过程温度监测记录或者温度控制不符合要求的，不得接收或购进，并应当立即向药品监督管理部门、卫生健康主管部门报告。

《疫苗管理法》规定，疾病预防控制机构应当遵守疫苗储存、运输管理规范，保证疫苗质量。疫苗储存、运输的全过程应当始终处于规定的温度环境，不得脱离冷链，并定时监测、记录温度。对包装无法识别、超过有效期、脱离冷链、经检验不符合标准、来源不明的疫苗，应当如实登记，向所在地的县级药品监督管理部门报告。若发现假劣或者质量可疑的疫苗，应当立即停止分发、供应、销售，并立即向所在地的县级卫生健康主管部门和药品监督管理部门报告，不得自行处理。

2.宣传培训、技术指导等七项职责　《疫苗管理法》规定，各级疾病预防控制机构应当依照各自职责，开展与预防接种相关的宣传、培训、技术指导、监测、评价、流行病学调查、应急处置等工作。

3.预防接种异常反应调查诊断　《预防接种工作规范》规定，卫生健康主管部门接到疑似预防接种异常反应报告后，对需要进行调查诊断的，交由受种者预防接种所在地的疾控机构组织预防接种异常反应调查诊断专家组进行调查诊断。

4.传染病监测与预防控制　《传染病防治法》规定，各级疾病预防控制机构承担传染病监测、预测、流行病学调查、疫情报告以及其他预防控制工作。

（三）接种单位的职责

县级卫生主管部门指定医疗卫生机构（以下称接种单位）承担预防接种工作，并明确其责任区域。

1.接种单位应当具备的资质

（1）取得医疗机构执业许可证。

（2）具有经过县级卫生健康主管部门组织的预防接种专业培训并考核合格的医师、护士或者乡村医生。

（3）具有符合疫苗储存、运输管理规范的冷藏设施、设备和冷藏保管制度。

2.承担责任范围内的预防接种工作

《疫苗管理法》规定，接种单位应当承担责任区域内的预防接种工作，并接受所在地的县级疾病预防控制机构的技术指导。

(1)收集适龄儿童信息,为适龄儿童和其他受种者在免疫规划信息系统中登记注册,建立预防接种证或卡(簿)。

(2)制定并上报免疫规划疫苗和非免疫规划疫苗使用计划,负责疫苗接收、储存和使用管理。

(3)按照《预防接种工作规范》、国家免疫规划疫苗免疫程序、非免疫规划疫苗使用指导原则和接种方案,提供预防接种服务,记录和保存接种信息。

(4)负责预防接种数据录入、上传和备份。

(5)负责常规免疫接种率和非免疫规划疫苗接种情况报告工作。

(6)负责免疫规划信息系统的维护和使用,收集疫苗管理和疫苗接种相关信息。

(7)承担冷链设备使用管理和疫苗冷链温度监测工作。

(8)开展预防接种知识宣传教育和公众沟通,开展预防接种工作人员培训。

(9)开展疑似预防接种异常反应报告,协助卫生健康主管部门和疾控机构开展疑似预防接种异常反应调查。

(10)协助托育机构、幼儿园、学校开展入托、入学儿童预防接种证查验工作。

(四)其他机构的职责

1.药品监督管理部门的职责　药品监督管理部门是对疫苗质量和流通进行监督管理的行政部门。《疫苗管理法》规定,国务院药品监督管理部门负责全国疫苗监督管理工作;省、自治区、直辖市人民政府药品监督管理部门负责本行政区域疫苗监督管理工作;设区的市级、县级人民政府承担药品监督管理职责的部门负责本行政区域疫苗监督管理工作。

药品监督管理部门依法对疫苗研制、生产、储存、运输以及预防接种中的疫苗质量进行监督检查;应当加强对疫苗上市许可持有人(下称疫苗生产企业)的现场检查,必要时可以对疫苗研制、生产、流通等活动提供产品或服务的单位和个人进行延伸检查。

2.托幼机构及学校的职责　《疫苗管理法》规定,儿童入托、入学时,托幼机构、学校应当查验预防接种证,发现未按照规定接种免疫规划疫苗的,应当向儿童居住地或托幼机构、学校所在地承担预防接种工作的接种单位报告,并配合接种单位督促其监护人按照规定补种。

3.疫苗生产企业　在预防接种工作中,疫苗生产企业是保证产品质量的关键环节。

(1)疫苗供应。疫苗生产企业应当按照政府采购合同的约定,向省级疾病预防控制机构或者其指定的其他疾病预防控制机构供应免疫规划疫苗,不得向其他单位或者个人供应。纳入国家免疫规划疫苗的最小外包装的显著位置,应标明"免费"字样以及国务院卫生健康主管部门规定的"免疫规划"专用标识。疫苗生产企业应当向疾病预防控制机构配送非免疫规划疫苗,或者委托具备冷链储存、运输条件的企业配送。

疫苗生产企业在销售疫苗时,应当提供加盖企业印章的批签发证明复印件或者电子文件;销售进口疫苗的,还应提供加盖其印章的进口药品通关单复印件或者电子文件。

疫苗生产企业应当依照《药品管理法》和国务院药品监督管理部门的规定，建立真实、完整的销售记录，并保存至超过疫苗有效期5年备查。

疫苗生产企业、接受委托配送疫苗的企业应当遵守疫苗储存、运输管理规范，保证疫苗质量。疫苗储存、运输的全过程应当始终处于规定的温度环境，不得脱离冷链，并定时监测、记录温度。疫苗生产企业若发现假劣或者质量可疑的疫苗，应当立即停止供应、销售，并立即向所在地的县级人民政府卫生主管部门和药品监督管理部门报告，不得自行处理。

(2)疫苗全程追溯。《疫苗管理法》规定，疫苗生产企业应当建立疫苗电子追溯系统，与全国疫苗电子追溯协同平台相衔接，实现生产、流通和预防接种全过程最小包装单位可追溯、可核查。

三、预防接种相关人员的权利与责任

预防接种人员及受种者本人或其监护人依法享有相应的权利与履行相应义务。

(一)预防接种人员

承担预防接种的人员应当具备医师、护士或者乡村医生资格，并经过县级卫生健康主管部门组织的预防接种专业培训，考核合格后方可从事预防接种服务工作。

《中华人民共和国医师法》规定，在执业活动中，医师享有人格尊严、人身安全不受侵犯的权利。《中华人民共和国基本医疗卫生与健康促进法》规定，医疗机构及其医务人员的合法权益受法律保护。干扰医疗秩序，妨害医务人员工作、生活的，应当依法承担法律责任。

《中华人民共和国民法典》(简称《民法典》)规定，患者在诊疗活动中受到损害，医疗机构及其医务人员有过错的，由医疗机构承担赔偿责任。《中华人民共和国医师法》规定，医师执业活动若存在下列行为之一的，需要承担法律责任：①违反卫生行政规章制度或者技术操作规范，造成严重后果的；②造成医疗责任事故的；③未经亲自诊查、调查，签署诊断、治疗、流行病学等证明文件的；④隐匿、伪造或者擅自销毁医学文书及有关资料的；⑤使用未经批准使用的药品、消毒药剂和医疗器械的；⑥未经同意，进行实验性临床医疗的；⑦泄露患者隐私，造成严重后果的；⑧利用职务之便，索取、非法收受患者财物或者牟取其他不正当利益的；⑨发生自然灾害、传染病流行、突发重大伤亡事故以及其他严重威胁人民生命健康的紧急情况时，不服从卫生健康主管部门调遣的；⑩发生医疗事故或者发现传染病疫情，患者涉嫌伤害事件或者非正常死亡，不按照规定报告的。

(二)受种者

预防接种的对象大多是未成年人。《民法典》规定，未成年人的监护人依次为父母、祖父母和外祖父母，兄、姐，其他愿意担任监护人的个人或者组织，但是须经未成年人住所地的居民委员会、村民委员会或者民政部门同意。

《疫苗管理法》规定，受种者为未成年人的，其监护人应当配合疾病预防控制机构和接种单位，保证受种者及时受种。接种时，受种者或者其监护人应当如实提供受种者的健康状况和接种禁忌等情况。

受种者或其监护人对接种疫苗有知情权。《疫苗管理法》规定，医疗卫生人员应当按照国务院卫生健康主管部门的规定，真实、准确、完整记录疫苗的品种、上市许可持有人、最小包装单位的识别信息、有效期、接种时间、实施接种的医疗卫生人员、受种者等信息；接种记录应当保存至疫苗有效期满后不少于5年备查。儿童应当同时在预防接种证中进行记录，成人应当给予接种相应疫苗的凭证。

四、预防接种异常反应的法律规定

（一）预防接种异常反应的界定

《疫苗管理法》规定，预防接种异常反应，是指合格的疫苗在实施规范接种过程中或者实施规范接种后造成受种者机体组织器官、功能损害，相关各方均无过错的药品不良反应。下列情形不属于预防接种异常反应：①因疫苗本身特性引起的接种后一般反应；②因疫苗质量不合格给受种者造成的损害；③因接种单位违反《预防接种工作规范》、免疫程序、疫苗使用指导原则、接种方案给受种者造成的损害；④受种者在接种时正处于某种疾病的潜伏期或前驱期，接种后偶合发病；⑤受种者有疫苗说明书规定的接种禁忌，在接种前受种者或者其监护人未如实提供受种者的健康状况和接种禁忌等情况，接种后受种者原有疾病急性复发或病情加重；⑥因心理因素发生的个体或者群体的心因性反应。

（二）预防接种异常反应的调查诊断

《预防接种异常反应鉴定办法》规定，省级、设区的市级和县级疾病预防控制机构应当成立预防接种异常反应调查诊断专家组，负责预防接种异常反应调查诊断。调查诊断专家组由流行病学、临床医学、药学等专家组成。县级卫生行政部门、药品监督管理部门接到疑似预防接种异常反应的报告后，对需要进行调查诊断的，交由县级疾病预防控制机构组织专家进行调查诊断。有下列情形之一的，应当由设区的市级或者省级预防接种异常反应调查诊断专家组进行调查诊断：①受种者死亡、严重残疾的；②群体性疑似预防接种异常反应的；③对社会有重大影响的疑似预防接种异常反应。

预防接种异常反应调查诊断专家组应当依据法律、行政法规、部门规章和技术规范，结合临床表现、医学检查结果和疫苗质量检验结果等，进行综合分析，作出调查诊断结论。死亡病例调查诊断需要尸检结果的，受种方拒绝或者不配合尸检，承担无法进行调查诊断的责任。调查诊断专家组在作出调查诊断后10日内，将调查诊断结论报同级卫生行政部门和药品监督管理部门。

（三）预防接种异常反应的鉴定

《预防接种异常反应鉴定办法》规定，受种方、接种单位、疫苗生产企业对预防接种异常反应调查诊断结论有争议时，可以在收到预防接种异常反应调查诊断结论之日起60日内向接种单位所在地设区的市级医学会申请进行预防接种异常反应鉴定，并提交预防接种异常反应鉴定所需的材料。

专家鉴定组应当认真审阅有关资料，依照有关规定和技术标准，运用科学原理和专业知识，独立进行鉴定。因疫苗质量不合格给受种者造成损害的，依照《药品管理法》的有关规定处理；因接种单位违反《预防接种工作规范》、免疫程序、疫苗使用指导原则、接种方案给受种者造成损害的，依照《医疗事故处理条例》的有关规定处理。

（四）预防接种异常反应的补偿

《疫苗管理法》规定，实施接种过程中或者实施接种后出现受种者死亡、严重残疾、器官组织损伤等损害，属于预防接种异常反应或者不能排除的，应当给予补偿。接种免疫规划疫苗所需的补偿费用，由省、自治区、直辖市人民政府财政部门在预防接种工作经费中安排；接种非免疫规划疫苗所需的费用，由相关疫苗上市许可持有人承担。国家鼓励通过商业保险等多种形式对预防接种异常反应受种者予以补偿。

五、对预防接种诉讼的应诉

（一）概述

受种者或其家属认为接种服务单位或者工作人员提供的服务有过错并造成受种者人身、财产、精神损害的后果，而与接种单位、疾病预防控制机构之间产生的预防接种诉讼，应当引起高度重视。预防接种引起的诉讼一般有两种，一是行政诉讼，二是民事诉讼。

1.行政诉讼　公民、法人或者其他组织认为行政机关和行政机关工作人员的具体行政行为侵犯其合法权益，可以依据《中华人民共和国行政诉讼法》的规定提起行政诉讼。接种纠纷主要涉及具体的行政行为，如对医护人员违反规章制度和操作规范造成接种事故的处理、对接种服务单位的行政处理等。“民告官”，有关行政机关是被告人。

2.民事诉讼　公民之间、法人之间、其他组织之间以及他们相互之间因财产关系和人身关系依法向人民法院提起的诉讼，称为民事诉讼。由于预防接种发生的赔偿等民事责任争议，儿童家长或者监护人可以向人民法院提起民事诉讼，被告人可以是疫苗生产企业、疫苗批发企业，也可以是疾病预防控制机构和接种单位。《中华人民共和国民事诉讼法》第六十七条规定：“当事人对自己提出的主张，有责任提供证据。”民事诉讼主要是解决经济赔偿或者补偿问题。

（二）被告人应诉应当把握的几个关键点

诉讼中的被告人根据法院通知，针对原告人提起的诉讼进行应诉。应诉要有一个端正的态度，依法行事，否则本来可胜诉的案件也可能败诉。

1.诉讼中的举证责任倒置　2002年《最高人民法院关于民事诉讼证据的若干规定》提出了“举证责任倒置”的新规定，因医疗行为引起的侵权行为，由医疗机构就医疗行为与损害结果之间不存在因果关系及不存在医疗过错承担举证责任。预防接种是医疗行为，预防接种引起的法律纠纷适用于举证责任倒置原则，应根据医疗的特殊性、风险性、个体的差异性，医学的不可告知性，就其自己的主张举证。

2.准确界定预防接种引起的事件的性质　倘若把握不准，一定要按法定程序提出申请，组织鉴定。因为事件的性质不同，究竟是疫苗本身的质量问题，还是接种后发生的异常反应，还是预防接种事故，其依法承担的法律责任是不同的。

3.书写答辩状　答辩状要在收到人民法院的起诉状副本之日起10天内做出。内容包括：首部分是答辩人姓名、人身情况和地址；正文部分是被告人与原告人的关系，案件事实的发生和发展过程，双方当事人争执的焦点、起因和现状，以及据理进行反驳，提出自己的权利与要求等；尾部，送至人民法院的名称和答辩人签字盖章。撰写预防接种诉讼答辩状应以否定的角度，证明不存在接种过错、接种行为与损害结果之间不存在因果关系。

如某市某接种单位，给一婴儿口服脊灰疫苗，该婴儿数天后左下肢发生了弛缓性麻痹，经主管部门鉴定是口服脊灰疫苗后发生的异常反应。但是，监护人一口咬定是没有按照预防接种工作程序进行接种引起的。答辩人组织专人查阅了疫苗领发登记，其疫苗来源合法，接种的疫苗也在有效期内，冷链运转符合法律法规规定的要求；查阅了实施疫苗接种时的登记记录，从发出预防接种通知单，到门诊接种询问既往病史、过敏史、查体，到告知儿童监护人禁忌证，监护人签字同意接种，都有记录，并符合法律法规规定的要求。充分的证据证明不是由于未按照预防接种工作程序进行造成的，并把相关材料向人民法院提供，最后被人民法院认定当事人双方都无过错。案件的调查，既是对平时预防接种工作实施好坏的评价，也是一次最严格的考核。

（张丽）

参考文献

[1]王陇德. 预防接种实践与管理[M]. 北京：人民卫生出版社，2006.

[2]全国人民代表大会常务委员会.中华人民共和国疫苗管理法[EB/OL].(2019-06-29)[2024-04-30]. http://www.npc.gov.cn/npc/c2/c30834/201907/t20190702_299244.html.

[3]国家疾控局综合司，国家卫生健康委办公厅.预防接种工作规范(2023年版)[EB/OL]. (2023-11-30)[2024-04-30].https://www.ndcpa.gov.cn/jbkzzx/c100014/common/content/content_1734730268199014400.html.

[4]国家卫生计生委，国家食品药品监管总局.疫苗储存和运输管理规范(2017年版)[EB/OL].(2017-12-15)[2024-04-30].http://www.nhc.gov.cn/ewebeditor/uploadfile/2017/12/20171228151946998.pdf.

[5]国家市场监督管理总局.生物制品批签发管理办法[EB/OL]. (2020-12-11)[2024-04-30]. https://www.gov.cn/gongbao/content/2021/content_5588831.htm.

[6]国家卫生健康委. 国家免疫规划疫苗儿童免疫程序及说明(2021年版)[EB/OL].(2021-02-23)[2024-04-30]. http://www.nhc.gov.cn/jkj/s3581/202103/590a8c7915054aa682a8d2ae8199e222.shtml.

第二章　疫苗与免疫

免疫学、生物化学、生物工程学、分子生物学等生命科学的发展为疫苗开发和应用提供了理论基础。人类从接种牛痘疫苗预防天花到目前以生物化学、生物工程学技术创新多种疫苗，无一不是在这些理论指导下通过预防接种实践所取得的辉煌成就。在 20 世纪中叶后创立的“疫苗学”(vaccinology)，从免疫学的角度研究疫苗预防疾病的原理和机制，以抗感染免疫为主要目标，达到控制、消除、消灭疫苗可预防的疾病(vaccine preventable disease)，并将抗感染免疫扩展到非感染性疾病的预防和治疗。

第一节　疫苗的概念及种类

一、疫苗的概念

疫苗与生物制品(biological product)是两个不同的概念。生物制品是以微生物、细胞、动物或人源组织和体液等为原料，应用传统技术或现代生物技术制成，用于人类疾病预防、治疗和诊断的用品。人用生物制品包括：细菌类疫苗(包括类毒素)、病毒类疫苗、抗毒素及抗血清、血液制品、细胞因子、生长因子、酶、体内及体外诊断用品，以及其他生物活性制剂，如毒素、抗原、变态反应原、单克隆抗体、抗原抗体复合物、免疫调节剂及微生态制剂等。

疫苗是生物制品的一种。疫苗(vaccine)一词是 19 世纪末巴斯德为纪念 Edward Jenner 研发成功牛痘疫苗(vaccinia)对人类的贡献而创立的术语，指可用于免除瘟疫的物质。随着疫苗学的发展和疫苗种类的增多，疫苗的概念也发生了变化。早期曾把疫苗简单地定义为：针对疾病产生免疫力的灭活或减毒的病原微生物，即疫苗是由病原微生物制成的。通常把用细菌制成的生物制品称为菌苗，有时习惯上也将它叫作疫苗，如卡介苗(BCG)、鼠疫疫苗、百白破疫苗(DTP)等；用病毒、立克次体等制成的生物制品称为疫苗，如流感疫苗(influenza vaccine，InfV)、麻疹疫苗(MV)、乙肝疫苗(HepB)等。现今疫苗的发展已经从经典的病毒疫苗和细菌疫苗，发展到寄生虫疫苗、肿瘤疫苗、避孕疫苗；从预防性疫苗发展到治疗性疫苗。因此，疫苗已不全是完整的病原微生物，灭活和减毒的概念亦不能概括疫苗的全部内涵，对疫苗的定义也应重新考虑。WHO 对疫苗定义是含有免疫原性物质，能够诱导机体产生特异性、主动性和保护性宿主免疫，能够预防感染性疾病的一类异源性药学产品，它包括以感染性疾病为适应证的预防和治疗性疫苗。王陇德主编的《预防接种实践与管理》对疫苗定义为："疫苗是指针对疾病的病原微生物或其蛋白质（多肽、肽）、多糖或核酸，以单体或通过载体经预防接种进入人体后，能诱导产生特异性体液免疫和细胞免疫，从而使机体获得预防该疾病的免疫力。"

疫苗的概念有广义和狭义的区别。广义的概念是指所有的免疫制剂，即包括用于感染性疾病和非感染性疾病的预防性疫苗和治疗性疫苗；狭义的概念按照《疫苗管理法》第2条第2款规定，是指为预防、控制疾病的发生、流行，用于人体免疫接种的预防性生物制品，包括免疫规划疫苗和非免疫规划疫苗。

二、疫苗的种类

根据疫苗的研制技术，可将疫苗分为传统疫苗和新型疫苗两类。传统疫苗是指采用巴斯德等最初的研制方法研制的，疫苗成分是细菌或病毒等病原微生物的整个个体或病原微生物的某些亚单位成分，包括灭活疫苗、减毒活疫苗；新型疫苗主要是指使用基因工程技术生产的疫苗，包括基因工程亚单位疫苗、基因工程载体疫苗、核酸疫苗、基因缺失疫苗等，通常也习惯地将遗传重组疫苗、合成肽疫苗和抗独特型抗体疫苗包括在新型疫苗的范畴。

（一）减毒活疫苗

减毒活疫苗是从野生株或致病的病毒或细菌衍生而来的。这些野生病毒或细菌在实验室经反复传代被减毒后，人体接种较小剂量即可在体内复制，并产生良好的免疫反应。如果疫苗病毒的复制（生长）失去控制，减毒活疫苗在免疫缺陷患者，如白血病患者、需用某些药物治疗的患者、人类免疫缺陷病毒（HIV）感染患者等中应用也可引起严重或致命的反应。

减毒活疫苗引起的免疫反应实际上与自然感染相同，疫苗株可以在宿主体内繁殖（复制），但不能像自然感染（野生）病原微生物一样致病；减毒活疫苗除产生体液免疫外，还可以激活细胞免疫反应，产生记忆性 $CD8^+$ T 淋巴细胞。抗原激活的 T 淋巴细胞可以对很低浓度的抗原起反应，T 细胞亲和分子在细胞表面表达量增加，并能大量分泌细胞因子，有利于机体免疫功能增强。但是免疫系统不能区别减毒活疫苗和野病毒感染。除了口服疫苗外，减毒活疫苗通常接种 1 次即有效。

任何能损伤疫苗的物理、化学因素（热、光、消毒剂等），或者干扰疫苗株在体内复制的因素（母传抗体、注射免疫球蛋白、输血），均可导致免疫反应减弱从而无免疫应答（也称无效接种）。

目前应用的减毒活疫苗有 BCG、脊灰减毒活疫苗（OPV）、麻疹腮腺炎风疹联合减毒活疫苗（MMR）、甲肝减毒活疫苗（HepA-L）、乙脑减毒活疫苗（JE-L）、水痘减毒活疫苗（VarV）、口服轮状病毒活疫苗（RV）、带状疱疹减毒活疫苗（ZVL）、黄热病疫苗（YFV）和流感减毒活疫苗（LAIV）等。

(二)灭活疫苗

灭活疫苗是采用加热或化学剂(通常是甲醛溶液)将细菌或病毒灭活后研制成的疫苗,在灭活过程中保留病原微生物抗原决定簇的完整性。裂解疫苗是将病原微生物进一步纯化,仅包含疫苗所需的成分制成的。灭活疫苗不能在体内复制,所产生的主要是体液免疫反应,只能产生记忆B淋巴细胞,不能产生记忆性$CD8^{+}$ T淋巴细胞,故而机体的细胞免疫反应很弱,需要多次接种,并需定期加强接种以提高或增强抗体滴度。

接种灭活疫苗对免疫缺陷者不会造成感染,并且通常不受循环抗体的影响,即使血液中有抗体也可以接种,如在婴儿期或使用含有抗体的血液制品之后。

当前使用的灭活疫苗有全病毒疫苗,如脊灰灭活疫苗(IPV)、人用狂犬病疫苗(RabV)和甲肝灭活疫苗(HepA-I);以及全细胞灭活细菌疫苗,如霍乱疫苗等。

(三)多糖疫苗

多糖疫苗是由构成某些细菌表膜的长链或短链糖分子组成的灭活亚单位疫苗,它引起的免疫反应是典型的非T细胞依赖型免疫反应,产生的主要抗体是IgM,只产生少量IgG,在2岁以下的儿童体内不能产生有效的免疫反应。多糖疫苗无免疫记忆反应,重复注射抗体滴度不升高。

20世纪80年代后期,研究者发现如果把多糖与蛋白分子进行化学结合,就能将非T细胞依赖型免疫反应转变为T细胞依赖型免疫反应,促进多糖疫苗在婴儿中的免疫原性增高和疫苗多次接种产生抗体“增强”反应。

目前,我国使用的多糖疫苗有A群脑膜炎球菌多糖疫苗(MPSV-A)、A群C群脑膜炎球菌多糖疫苗(MPSV-AC)、ACYW135群脑膜炎球菌多糖疫苗(MPSV-ACYW)、23价肺炎球菌多糖疫苗(PPSV23)、伤寒Vi多糖疫苗等;使用的结合疫苗有b型流感嗜血杆菌结合疫苗(Hib)、A群C群脑膜炎球菌多糖结合疫苗(MPCV-AC)、ACYW135群脑膜炎球菌多糖结合疫苗(MPCV-ACYW)、13价肺炎球菌多糖结合疫苗(PCV13)等。

(四)亚单位疫苗

提取或合成细菌、病毒外壳的特殊蛋白结构,即用抗原决定簇制成的疫苗称为亚单位疫苗。其特点是仅有几种主要表面蛋白,能消除抗病毒(细菌)的许多无关抗原决定簇和粗制或半提纯的病毒(细菌)制剂诱发的抗体,从而减少疫苗的不良反应和提高疫苗的效果。亚单位疫苗的不足之处是免疫原性低,需与佐剂合用。当前使用的亚单位疫苗有重组带状疱疹疫苗(RZV)、重组B亚单位/菌体霍乱疫苗(肠溶胶囊)(rBS-WC)、流行病毒亚单位疫苗、重组新型冠状病毒蛋白亚单位疫苗。

(五)合成肽疫苗

仿特异性抗原的某些肽链或蛋白质,通过人工合成抗原制备的疫苗。在大分子抗原携带的多种抗原决定簇中,只有少量抗原部位对保护性免疫应答起重要作用。通过化学分解或有控制的蛋白质水解方法使天然蛋白质分段,筛选出具有免疫活性的片段,或者是有中和特性的单克隆抗体识别相关抗原部位,这种由人工用仅含保护作用类似天然抗原决定簇多肽制成的疫苗称为合成肽疫苗，也有人称为第三代疫苗。

动物实验研究表明，合成肽疫苗可以产生相应中和抗体，并对相应病原微生物攻击具有一定的保护力。目前，研究成熟的是乙肝病毒（HBV）的前S区（PreS）、口蹄疫病毒（CFMDV）pl区第141～160位氨基酸片段。

（六）重组疫苗

1.基因工程疫苗　用基因工程方法或克隆技术，分离出病原微生物保护性抗原的目的基因，插入大肠杆菌、酵母菌或牛痘疫苗的核酸序列中进行表达，如HepB。

2.基因重组疫苗　通过强弱毒株之间进行基因片段交换而获得的疫苗，目前正在研究且较为成功的重组疫苗有ORV。

3.转基因疫苗　将目的基因插入植物细胞，如马铃薯、香蕉，或插入羊、牛等动物乳腺细胞，基因表达的产物就是所需的疫苗，人们通过食用这些植物或羊奶、牛奶等便可获得对某种疾病的防治效果，目前国内外均正在研发中。

4.DNA疫苗　它是目前研究最热门的，被认为最有前途的疫苗。DNA疫苗是指将可编码某种抗原的质粒DNA直接导入动物或人的细胞，编码序列表达的蛋白质可刺激机体产生完全的免疫应答，这种质粒DNA称为DNA疫苗。

（七）以细菌或病毒为载体的活疫苗

其原理是将外源基因插入病毒或细菌DNA的某部位，使之高效表达但又不影响该疫苗株的存活和繁殖。目前可用的载体有痘苗病毒、腺病毒、脊灰病毒、伤寒Ty21a株、鼠伤寒减毒株、BCG株等。

（八）抗独特型抗体疫苗

抗独特型抗体疫苗，是针对抗体分子V区上的特异性抗原表位群（称独特型）的抗抗体。抗独特型抗体与原来的抗原决定簇分子互为“内影像”关系，可模拟抗原结构和功能，这是建立在Jene免疫网络学说理论基础上的一种新型疫苗，也称独特型疫苗。

这种疫苗既不是天然抗原，也不是人工合成抗原，而是抗原的“模拟物”。当用这种疫苗接种时，机体虽未直接接触病原微生物抗原，却能产生相应的免疫应答，因此又称为内影像疫苗。

（九）联合疫苗

疫苗品种和接种次数的增多导致免疫程序进一步复杂，增加了疫苗管理的困难。对儿童多剂次注射，带来增加受种者的痛苦和交叉感染的机会，家长不安情绪上升，接种人员的工作量加大，消耗用品使用量增加，库存能力要求提高，增加疫苗接种成本等问题，这些均有可能降低疫苗接种的依从性，影响疫苗覆盖率。联合疫苗具有预防多种目标疾病、减少接种剂次、简化免疫程序、提高接种率、降低交叉感染机会等优点，同时可以节约人力、物力成本，有利于国家免疫规划工作的推广。联合疫苗已有50多年历史，最早使用的联合疫苗有伤寒、副伤寒甲乙联合疫苗，伤寒、副伤寒甲乙和破伤风类毒素联合疫苗及伤寒、副伤寒甲乙和霍乱、破伤风类毒素联合疫苗。制备联合疫苗是当今世界疫苗研究的发展方向。

1995年10月，美国食品和药物管理局(FDA)在《联合疫苗的评价要点》一文中给予联合疫苗的定义为："能够预防多种疾病的联合制品(其中包括在注射前混合的制品和载体疫苗)；或能预防由同一病原体的不同株或不同血清型引起的同一疾病的多价疫苗。这类产品可以由活的或灭活的多种微生物以及多种纯抗原联合制成。如果载体疫苗也可以预防此载体所引起的疾病，亦可认为是联合疫苗。"目前，联合疫苗主要是指多联疫苗和多价疫苗两种形式：一是采用多种具有免疫原性的抗原(不同病原微生物的自然抗原型或类毒素型)联合制成多联疫苗(如DTP、MMR等)；二是用同一种病原微生物不同株或不同型别制备成的多价疫苗(如PPV23、OPV、钩体多价疫苗等)。目前，以DTP为基础的灭活联合疫苗(如DTaP-Hib-IPV)和以活疫苗为主要成分的联合疫苗(如MMR)陆续开发成功和使用，极大提高了儿童疫苗接种覆盖率。

第二节 疫苗临床试验

疫苗的研发主要分为两部分：临床前研究和临床试验。临床前研究主要指在动物体内进行的各项基础研究，在确认有效性和安全性后，再进行临床试验。开展疫苗临床试验，应当经国务院药品监督管理部门依法批准。上市前的疫苗临床试验分为Ⅰ、Ⅱ、Ⅲ期临床试验；一般一个疫苗从概念的提出到Ⅰ期临床试验往往需要8～12年的时间；疫苗上市后还需要进行Ⅳ期临床试验，即上市后的监测研究。

疫苗临床试验属药物流行病学范畴，受试对象是人群。疫苗临床试验的全过程应严格按照《药物临床试验质量管理规范》(GCP)进行。国家市场监督管理总局颁布的《药品注册管理办法》，原国家食品药品监督管理总局等部门制发的《疫苗临床试验质量管理指导原则(试行)》《疫苗临床试验技术指导原则》，国家药品监督管理局颁布的《预防用疫苗临床试验不良事件分级标准指导原则》等文件，进一步规范了疫苗研发行为，对疫苗临床试验的分期赋予了新的内涵，使我国对疫苗临床试验的要求更符合新药临床试验的基本规律，更趋于伦理、科学、规范。疫苗临床试验应当由符合国务院药品监督管理部门和国务院卫生健康主管部门规定条件的三级医疗机构或者省级以上疾病预防控制机构实施或者组织实施。

一、确定临床试验目的和内容

(一)临床试验的目的和内容

(1)明确试验结果的定义：对试验终点和随访过程进行明确定义和验证。

(2)明确受试人群的定义：人群的筛检标准、分组的规定标准、组间的均衡性和可比性。

(3)统计学方法的描述：样本大小、统计分析方法等。

(4)所有受试人群实验结果的完整报告:包括中途退出人数和原因等。

(5)结果的完整分析:目标人群分析以及主要发现不良事件报告和分析。

(6)各期疫苗临床试验目的:Ⅰ期试验重点观察安全性;Ⅱ期试验重点观察疫苗在目标人群中是否能获得预期效果(通常指免疫原性)和一般安全性信息,受试者数目一般较大;Ⅲ期试验全面评价疫苗的保护效果和安全性,该期是获得注册批准的基础;Ⅳ期试验是疫苗注册上市后,对疫苗实际应用人群的安全性和有效性进行综合评价。

(二)在确定试验目的时应符合的规定

(1)应符合《药品管理法》等相关法律法规的要求。

(2)应对所预防疾病的流行情况进行分析,包括疾病的危害程度、所涉及的人群特点、病原微生物的分型及流行趋势等。

(3)应对疫苗的有效性、安全性及必要性进行分析。

(4)评估疫苗接种的风险与效益,并提出拟采取避免或减少其危害性或不良反应的措施。

二、疫苗临床试验的基本要求及特殊性

(一)符合《药物临床试验质量管理规范》的要求

《药物临床试验质量管理规范》(GCP)为药物临床试验全过程的质量标准,包括方案设计、组织实施、监查、稽查、记录、分析、总结和报告。其宗旨是保护受试者的权益并保障其安全,保证药物临床试验的过程规范可信,结果科学可靠,其一般原则也适用于疫苗。由于疫苗具有其内在和应用的特殊性,如来源于活的病原微生物、组成复杂,用于健康人群且以儿童为主要接种对象,因此在安全性和有效性方面有其特殊的要求,需要有特殊的检测方法以保证其批间质量的稳定性和一致性。并且临床试验所有产品的生产、配方和质量,与以后上市的产品一致。

(二)符合《赫尔辛基宣言》的伦理学准则

2000年重新修订的《世界医学协会赫尔辛基宣言》(简称《赫尔辛基宣言》)更明确强调了医生对所有参加医学试验的参与者必须具有伦理和道德责任,提出的几个重点如下(对药物和疫苗是一致的):

(1)只有当受试人群能从该试验中获益,试验才可进行。

(2)试验结束后,每个参与者应享有试验所证实的最好治疗。

(3)任何一个新的治疗要与现有的最好治疗进行对比试验,而不能与安慰剂对比,即使全球现有的最好治疗在试验所在的国家中尚未上市。

(4)签署知情同意书。知情同意是一个必要的过程,对受试者按照获得信息(提供知情同意书)、理解(讲解知情同意书)、决定(是否作为受试者)程序进行。

(三)疫苗临床试验的特殊性

在制订试验方案时,应考虑疫苗临床试验的特殊性:①疫苗用于健康群体,且多数为

儿童。②用于预防疾病，对不良事件的耐受力低。③特殊试验检测以保证其批间的质量。

三、疫苗临床试验在设计方法学上与药物临床试验的比较

(1)疫苗的功效试验(Ⅲ期试验)与药物的临床试验不同，药物的临床试验是在患者中进行的，疫苗临床试验则是在健康试验者中进行的。

(2)疫苗功效试验的临床终点是比较接种组和对照组之间疾病的发生率，因此需要更大的样本量。

(3)寻求参与者困难。疫苗试验的对象多数为婴幼儿，家长不愿意参与新疫苗的试验或抽血检查。

(4)疫苗临床试验的终点难以最后确定。①有些疫苗可以经过血清抗体的检测[如抗乙肝表面抗体(抗-HBs)]，而有的疫苗因血清抗体与疾病保护之间的关系不明确，故难以确定(如百日咳疫苗、BCG)。②难以在短期内获得预防疾病的最终效果，如疾病的下降或消灭。③健康者对不良反应的耐受性普遍低于患病个体。

(5)因果关系难以确定。①疫苗的不良事件常见，但确定其因果关系十分困难。②有些罕见的不良反应，即便是大样本的Ⅲ期临床试验也难以发现，需要上市后继续监测。

四、疫苗临床试验的步骤和程序

疫苗临床试验通常分为上市前的临床试验、上市后的市场监测及流行病学现场考核两大部分。前者是疫苗上市许可持有人的任务，后者则是疫苗使用部门作为疾病控制措施评价工作的一部分。

一个新疫苗上市前，临床试验是疫苗研发必不可少的阶段，是考证新疫苗的安全性、有效性的关键措施。必须经下列程序：①进行申报，经国家药品监督管理部门批准进行Ⅰ期临床试验。②资料经审查合格后，进入Ⅱ期、Ⅲ期临床试验。③经国家药品监督管理部门审查合格后获药品注册证书。④进行Ⅳ期临床试验。

五、各期临床试验的具体要求

(一)Ⅰ期临床试验

1.试验目的　初步的临床药理学及人体安全性评价试验。观察人体对新疫苗不同剂量的耐受程度和药代动力学，为制订疫苗使用方案提供依据。重点是确定疫苗的安全性和免疫原性。

2.试验方法与内容

(1)采用动物模型或替代方法，可以是非盲法，可设也可不设随机对照组。一般不设置其他疫苗对照。

(2)在有实验室数据的支持下进行监测和实施。

(3)必要时可采用高、中、低剂量分组。

(4)观察对象一般为健康、免疫功能正常、未患疫苗相关感染或疾病的成人。

(5)试验人数为小范围,一般 20～30 人,以确保安全性。因为剂量、安全性、疫苗接种时间、接种途径或疾病发生危险性方面的差异,可在不同年龄组人群中进行,原则上在成人人群中进行,目标人群为幼儿的则应依次为成人、儿童、幼儿。

(6)避免合并用药(其他疫苗)。

3.减毒活疫苗Ⅰ期临床试验的注意事项

(1)减毒活疫苗(病毒或细菌)可能在受种者和接触过程中造成严重感染。

(2)评价减毒活疫苗时主要考虑排毒、接触传播、遗传稳定性和返祖(毒力回升)的可能性。因此,试验需要在对试验现场进行严密监控的情况下进行。

(3)候选减毒活疫苗早期研究应对疫苗的基本剂量范围、免疫应答、感染临床表现和反应原性(速发、早期和后期)作出评价。

(二)Ⅱ期临床试验

1.试验目的　评价试验疫苗对目标人群的免疫原性和安全性,也包括为确定Ⅲ期临床试验设计和疫苗剂量方案制订提供依据。

2.试验方法和内容

(1)通常采用随机盲法对照研究,最低样本量不少于 300 人。

(2)观察对象一般应为疫苗批准以后使用的人群。如果疫苗用于儿童或其他易感人群,应首先进行疫苗Ⅰ期健康成人试验,然后在少数目标人群中试验,最后才能进行大量目标人群的试验,并严格入选和排除标准。对怀孕、已参加过试验、有先天性疾病或已感染疾病、其他不符合医学或其他特殊标准者,如有心、肾、神经系统疾病患者等应排除,不作为观察对象。

(3)评价年龄、性别、母传抗体、剂量、接种间隔、免疫次数、接种途径等对免疫反应的影响,也应对免疫持续时间、是否需要加强免疫以及免疫反应的性质进行研究。建立接种第二剂、第三剂疫苗的禁忌证标准,如反应严重(神经系统反应等)、48 小时高热(＞40 ℃)及发生变态反应者。

(4)确定接种疫苗的最适剂量、免疫程序,以及接种后的安全性,确定有反应的比例。

(5)评价疫苗的免疫应答:抗体水平、型别、亚型、特异抗体功能以及抗体滴度出现和持续时间;中和抗体、交叉反应抗体、免疫复合物的形成、细胞免疫和可能影响免疫系统的相互作用,根据预定的免疫学指标(血清阳转/特异性细胞因子等)进行描述。

(6)进行减毒活疫苗Ⅱ期临床试验时,需继续进行接种后的严密监控,其持续时间根据排毒、接触传播、遗传稳定性确定。

(三)Ⅲ期临床试验

1.试验目的　试验目的是评价疫苗效力和安全性,评价利益与风险关系,确定接种疫苗的剂量和免疫程序,最终为疫苗注册申请的审查提供充分的依据。

2.试验方法和内容

(1)采用前瞻性、随机对照双盲、多中心研究,也可使用替代研究方法,其要求为:①续发率研究或家庭内接触研究(可随机化),这是一种特殊类型的预暴露队列研究,样本小于其他随机对照试验;②非对照、开放性研究,仅用在获取血清学反应和耐受等附加信息时;③观察性队列研究,伦理学不支持、需要长时间随访或临床保护判定终点(如新生儿接种 HepB),以及所需个体数太大不能进行随访等非常情况,应充分考虑所确定的样本大小和试验持续时间;④病例对照研究方法。

(2)最低样本数不低于 500 人。

(3)选择安慰剂或对照疫苗。

(4)疫苗的有效性、安全性、免疫持久性与加强免疫。

3.评价指标

(1)有效性:保护率、抗体阳转率、抗体几何平均滴度(GMT)。

(2)安全性:常见不良反应、罕见不良反应、严重不良事件的发生率。

(四)Ⅳ期临床试验

1.试验目的　尽管疫苗在注册前已经进行了广泛研究,上市后研究及监测对于识别疫苗的安全问题仍是相当重要的。因为有些问题只有在大规模人群接种后才会发生或才能被发现,或者即使在上市前被发现,也不能证实其与疫苗相关。进行疫苗上市后监测的目的在于:①对疫苗注册后的有效性、安全性和质量进行监控;②监测疫苗在大量目标人群使用后不良反应发生情况;③评价多种疫苗同时接种时的效果及相互干扰情况;④确定疫苗在特殊人群(老人、免疫功能受损者、慢性疾病患者)中使用的利益与风险关系,以及改进疫苗质量等。

2.试验方法和内容

(1)疫苗试验单位在申请疫苗注册时提交监测方案,一般要求每 6 个月报告 1 次,共报告 5 年。

(2)Ⅳ期临床试验是疫苗注册上市后,对疫苗实际应用人群安全性和有效性进行综合评价,监测样本量要足够大,至少要几千例,甚至几万例。

(3)监测内容主要包括:①疫苗的最佳应用(与其他疫苗同时使用的年龄、疫苗株的改变等);②某些高危人群中的有效性(老人、免疫缺陷者、某些疾病的患者);③疫苗安全性、不良反应监测结果;④对目标疾病的影响(发病率、病死率)。

3.Ⅳ期临床试验的要求和评价

(1)安全性评价:①上市后监测可能是唯一能发现临床试验中不常发生的长期或急性不良反应事件的途径;②Ⅳ期临床试验的目的还在于发现Ⅱ/Ⅲ期未能发现的极少数或非预期事件;③为收集安全性数据,可采用主动或被动监控,范围可针对全部或分组人群,常用不良反应事件自愿报告(被动调查)可有效发现严重或致命的不良反应和异常反应;④研究特殊不良事件常用个例对照与历史性对照相关的回顾性暴露队列研究方法。

(2)免疫效果评价:采用纵向评价疫苗的有效性,发现疫苗质量变化,主要评价人群免疫水平、群体保护效果、相关疾病流行情况、疫苗对疾病产生的可能影响、疫苗生产毒株与环境中毒株的联系、疫苗使用后非疫苗毒株的感染等。

六、疫苗临床试验结果评价

（一）安全性评价

1.一般反应终点评价指标　采用前瞻性随机双盲对照试验、自身前后对照试验等，描述局部反应，主要是注射局部的疼痛、红斑、硬结等；全身反应主要是发热、全身不适、肌痛、头痛等，必要时进行肾功能、肝功能、血液等实验室检验。

2.异常反应终点评价指标　采用前瞻性队列试验监测异常反应发生率。

3.疫苗不良事件分级标准　国家药品监督管理局下发的《预防用疫苗临床试验不良事件分级标准指导原则》提供的疫苗临床试验不良事件的分级指标包括两部分：第一部分为临床观察指标（即症状和体征，包括接种部位不良事件、生命体征、非接种部位不良事件）；第二部分为实验室检测指标（血液生化、血液常规、尿液常规等）。在进行临床试验时，可根据疫苗特性、受试者人群特征和疾病危害程度，从本指导原则的不良事件分级表中选择适宜的观察指标进行安全性监测与评价。另外，还有其他不良事件分级的一般原则。

（二）有效性评价

1.免疫原性　采用随机分组的平行对照试验（RCT）或自身前后对照试验等，使用中和试验、血凝抑制试验等方法检测抗体，或细胞介导的免疫反应，评价疫苗免疫前后血清抗体阳转率，以及抗体滴度（平均水平）、可信区间等，一般很少用细胞免疫反应指标。

2.疫苗效力　采用前瞻性随机双盲对照试验或前瞻性队列试验等评价受试者的保护率、发病率和（或）用免疫学检测保护抗体阳性率等；对于含已知抗原，且抗原诱导产生的保护性抗体在预防疾病方面与疫苗所发挥的保护效应密切相关的疫苗，免疫原性检测可作为效力指标。

3.疫苗群体保护效果　疫苗群体保护效果依赖疫苗接种覆盖的范围，同时也有赖于其预防疾病和控制感染的效果，即疫苗自身的效力。可采用前瞻性随机双盲对照试验、前瞻性队列试验、病例对照试验、优效性试验，评价受试者的发病率和感染率等。在评价时应明确病例诊断标准，并考虑疫苗本身的效力、接种覆盖率、个体因素（易感性、感染概率）、人群特征（如年龄分布等）、疫苗株与流行株的关系、病例的确定等影响因素。

4.免疫持久性　采用前瞻性随机双盲对照试验、前瞻性队列试验、病例对照试验等评价受试者的长期发病率、保护性抗体持久阳性率等。

5.评价时应注意的问题

（1）选用的方法要有可重复性和相对稳定性。

（2）检测的指标要与流行病学指标一致。

（3）要有可靠的参考标准品。

（4）依据大数据法则，样本越大越能接近总体。但样本过大，需考虑人力、财力、物力耗费的承受能力。一般，样本分布呈正态分布，则无须过大样本。若是再分组，样本就要增大，根据组距确定样本大小。

（三）其他评价指标

其他评价指标包括经济性评价、依从性评价、适应性评价等。

（四）提供疫苗说明书

疫苗在被批准时还需要提供本产品详尽的说明书，以便接种单位和工作人员能够了解疫苗的正确使用方法，包括疫苗的有益之处以及可能的风险，从而能够与受种者以及监护人进行交流，安全地在公众中使用疫苗。

七、桥接试验

桥接试验是指在国外完成的临床试验，允许其试验数据外推至其他国家或地区人群的药效动力学或有关有效性、安全性、剂量和给药方案的临床试验。其目的是使用国外的数据外推其有效性和安全性，以缩短开发周期，降低开发成本，促进全球化，从而使新疫苗在新地区迅速获得批准。目前该试验方法已逐步扩大，并作为一种研究方法用于其他方面的研究工作。

第三节 疫苗的生产制备

疫苗属于特殊药品，用于健康人接种。安全、有效是决定疫苗质量的两个主要因素，而安全是首先必须考虑的问题。

一、一般原则

疫苗的制备必须严格按照国家颁布的规程进行，并经过国家检定合格。安全是疫苗制备的第一要素，制备疫苗要经过纯化，不应含有杂质，接种后不会对机体造成损害，更不能引起疫苗针对疾病或持续感染；同时，疫苗必须是高效的，具有良好的免疫效果，机体接种疫苗后能产生保护性免疫，并具有较长期的免疫力。

二、工艺流程

疫苗种类不同，制备方法也有所差异，但基本的工艺流程是一致的。疫苗的基本制备技术都离不开细胞培养技术、基因工程菌的发酵技术，以及后期的分离。

（一）选择疫苗菌（毒）种

一个新疫苗的制备，由分离、筛选、培育、改造及保管具有高度免疫性的病原微生物种子开始。疫苗菌（毒）种的毒力、毒性、抗原性和免疫原性等是决定疫苗质量的关键。因此，研究疫苗所用的生产菌（毒）种必须证明为引起本病的细菌、病毒或其他病原微生物，并符合《中国药典》中《生物制品检定用菌毒种管理规程》的要求。

(1)菌毒株来源清楚:如该菌毒株分离自人体,应明确分离菌毒株的宿主一般情况。宿主发病地点、发病日期,临床确诊日期、实验室确诊日期,患者病程及患者转归,菌(毒)种分离标本名称,取样日期,取样时患者的病期,菌(毒)种分离过程。

(2)安全性:应进行细胞无菌检测、支原体和外源因子等检测;病毒分离不宜使用有肿瘤原性的细胞系,尽可能使用非肿瘤原性细胞,如人二倍体细胞等,不存在对机体潜在的致病性。

(3)免疫原性:菌毒株的免疫原性是衡量该疫苗是否有效的重要指标,应测定菌毒株的免疫原性,以评估候选菌毒株能否用于疫苗生产。

(4)遗传性状稳定性:即保持生物学特性,有典型的形态,并能感染特定的机体组织。

(5)易在特定组织中大量繁殖:如制备活疫苗,繁殖过程中不会恢复致病性。

(6)生产适用性:易于培养和生成。

(二)培养繁殖

不管是减毒活疫苗还是灭活疫苗,都需要选择合适的培养物(培养基、动物、禽胚或细胞等)进行大量繁殖。目前主要使用综合培养基,通常培养病毒需要活的细胞(动物、鸡胚的组织、细胞等)进行组织培养,制备细菌性疫苗多采用固体培养法。

(三)提纯抗原

培养繁殖后,必须从培养液中把病原微生物中的有效抗原成分提纯出来,以确保免疫效果并减少杂质引起的不良反应。一般常用甲醛或酚溶液灭活以制备灭活疫苗。

(四)配比分装

疫苗原液经过检定、毒价测定合格后,需低温保存一定时间以降低毒性,随后才能按照配比要求,在原液中加入已灭菌的生理盐水,以及适当的缓冲液和防腐剂,最后稀释为疫苗成品。

三、疫苗的成分

疫苗除有效抗原成分外,还包含一些保持疫苗稳定性、提高免疫原性的其他成分,这些成分必须经过各种权威机构认可,它们不仅是安全的,而且在疫苗中含量极少。疫苗种类不同,成分也各有差异,但其基本原理是一样的。了解疫苗成分对于预防接种特别是对接种疫苗的不良反应有着重要的意义。

疫苗的基本成分包括抗原、佐剂、杀菌剂和防腐剂、保护剂或稳定剂、灭活剂及其他活性成分。

(一)抗原

抗原是疫苗最主要的有效活性组分,是决定疫苗特异免疫原性的物质。抗原应能有效地激发机体的免疫反应,包括体液免疫和(或)细胞免疫,产生保护性抗体或致敏淋巴细胞,最后产生抗特异性抗原的保护性免疫。免疫原性较强的抗原有各类蛋白质、多糖等,类脂则较差。有些免疫原性较弱的抗原可以通过加入佐剂来增强免疫应答。

(二)佐剂

免疫佐剂是在疫苗中加入能够增加疫苗抗原免疫原性的物质。佐剂能增强抗原的特异性免疫应答和疫苗的黏膜传递，增强免疫接触和抗原的免疫原性等。理想的佐剂除应有确切的增强抗原免疫应答作用外，应该无毒和安全，且必须在非冷藏条件下保持稳定。目前，疫苗中最常用的佐剂为铝佐剂和油制佐剂，新型佐剂包括细菌毒素、脂质体以及细胞因子等。

(三)杀菌剂和防腐剂

使用防腐剂的目的在于防止疫苗在保存过程中被外来病原微生物污染。一般液体疫苗为避免在保存期间微量污染的细菌繁殖，均需加入适宜的防腐剂以防止细菌生长。大多数灭活疫苗都使用防腐剂，如硫柳汞、2-苯氧基乙醇、氯仿等。由于添加剂量比较低，一般情况下防腐剂不会引起人体不良反应。但随着近年来接种疫苗种类不断增加，进入人体的防腐剂也可能会累积。为此，目前已要求生产不含防腐剂的疫苗。

(四)保护剂或稳定剂

疫苗必须保持良好的稳定性。但是一些疫苗抗原对环境温度、光等因素非常敏感，还可能遇到其他情况导致抗原表位变性，疫苗免疫原性降低。因此，为保证作为抗原的病毒或其他病原微生物存活并保持免疫原性，疫苗中常加入适宜的保护剂或稳定剂，如明胶、山梨醇等。

(五)灭活剂

灭活疫苗在制造过程中必须保证疫苗株的灭活。灭活病毒或细菌抗原的方法除可用物理方法如加热、紫外线照射外，也常采用化学方法灭活。常用的化学灭活试剂有丙酮、酚、甲醛等，这些物质对人体有一定的毒害作用，因此，在灭活抗原后必须及时从疫苗中除去或降低至极低浓度，并经严格检测，以保证疫苗的安全性。

(六)其他活性成分

疫苗在制备时还需使用缓冲液、盐类等非活性成分。盐水或蒸馏水可以将疫苗稀释到合适浓度。缓冲液的种类、盐类的含量都可影响疫苗的效力、纯度和安全性，因此都有严格的质量标准。

第四节 疫苗批签发

生物制品批签发(以下称“批签发”)是指国家对疫苗类制品、血液制品、用于血源筛查的体外生物诊断试剂以及国家药品监督管理局规定的其他生物制品，在每批制品出厂上市或者进口时进行独立性、强制性的资料审查、实验室检验的管理制度，以决定该项制品是否可以上市，对检验不合格或者审核不被批准者，不得上市或者进口。

一、疫苗批签发的重要性和必要性

疫苗不同于普通药品。基于其成分及使用的特殊性，WHO 认为必须将疫苗纳入批签发管理，以保证疫苗质量和公众接种安全。

疫苗是用于健康人群的生物制品，其使用对象主要是儿童，疫苗质量是确保安全和有效的重要因素。因此，在每一批疫苗上市前对其效力和安全性进行严格的独立性审查，是保证疫苗质量的关键措施之一。

疫苗质量问题直接影响公众对预防接种的接受程度，进而对整个公共卫生管理产生潜在影响。因此保证每批产品上市前的质量一致性至关重要。

疫苗性质复杂，生产环节多，本身有较高的潜在变异性。因此，独立审核每批疫苗的关键指标对保证每一生产批次疫苗的质量一致性非常必要。

用于疫苗检验的参考品和标准品与疫苗本身一样，具备生物制品的天然属性，其成分的复杂性和稳定性均较易出现问题。对新产品而言，无国家或国际标准品或参考品可供使用，且实验室内使用的工作标准品稳定性数据可能有限，因此，只有对实验数据进行独立性审核，才能够依据使用此类标准品的检验结果获取可靠信息。

在批签发工作中，国家药品监督管理部门、国家药品检定机构应保证对在本国使用的疫苗进行独立的批签发管理，主要包括对企业检验的评价，即对企业的生产和检验记录摘要进行彻底的审核和批准，还包括对其他国家药品监督管理部门批签发证明的认可。

所有批次的疫苗均应由药品监督管理部门/国家药品检定机构签发，但对于规定的例外情况，如紧急公共卫生事件，也可豁免批签发过程。允许豁免批签发的情况，以及在缺乏批签发下的后续质量保证措施，应结合相关法规制定。

批签发是整个管理框架的组成部分之一，其中包括上市许可、药品生产质量管理规范(good manufacturing practices，GMP)检查和上市后监测(post marketing surveillance，PMS)等。药品监督管理部门与国家药品检定机构的关系在不同国家有所不同，但是在所有情形下，其管理体系中各部门之间必须相互配合，有效沟通。

二、疫苗批签发的实施

1992 年，WHO 提出进行疫苗批签发；1996 年，WHO 再次强调进行疫苗批签发，并开始评估批签发的实施；1998 年、2001 年、2002 年，WHO 先后对我国实施疫苗批签发进行 3 次评估。2001 年 12 月，我国开始试行批签发；2002 年 12 月 13 日，国家食品药品监督管理局下发《生物制品批签发管理办法(试行)》，并于 2003 年 1 月 15 日开始实施。

疫苗批签发由国家药品监督管理局主管，中国食品药品检定研究院具体承担疫苗批签发检验或者审核工作。另外，原国家食品药品监督管理局指定北京、上海、广东、吉林、四川、湖北、甘肃 7 个省(直辖市)药品检定机构负责部分疫苗的检验工作。

我国对疫苗批签发实行逐步实施的策略，首先于 2004～2005 年对 5 种细菌类和 9 种病毒类疫苗实施批签发;2006 年 1 月至 2006 年 7 月,对剩余的制品实施批签发,目前对所有疫苗均实行批签发。

三、疫苗批签发的内容

批签发可采取单独审查资料的形式,也可采取审查资料和样品独立性检验相结合的方式,样品检验可根据需要进行全部项目检验和部分项目检验。对于细菌性疫苗,每批均应进行鉴别试验、无菌试验和异常毒性试验,抽查多糖含量(流脑)、效力试验,抽查项目比例应大于等于 20%;对于病毒性疫苗,每批均进行牛血清蛋白残留量检测、异常毒性和无菌试验,抽查检验效力或病毒滴度,抽查检验比例应大于等于 20%。

四、疫苗批签发的程序

生产企业在疫苗生产、检验完成后,应当填写"生物制品批签发申请表",向承担批签发检验或审核的药品检验机构申请批签发,并送疫苗生产、质控等资料和检验样品。疫苗批签发检验机构对资料审查或进行部分检验后,决定是否签发批签发证书。批签发不合格的疫苗由疫苗生产企业按照有关规定予以销毁,销毁记录应当同时报送所在地省、自治区、直辖市药品监督管理局和实施批签发检验或者审核的药品检定机构备案。

五、WHO 疫苗预认证

(一)预认证的目的

WHO 预认证的主要目的是保证向联合国机构供应的疫苗质量符合 WHO 生物制品标准化专家委员会关于疫苗安全性、有效性和质量的指导意见以及联合国机构招标要求,符合国家免疫计划的要求,并适宜于现行免疫程序。它是一个采购概念,作为直接购买疫苗国家的质量参考,将疫苗采购的全球公开招标限定在有限的几个有资质的疫苗供应厂家而不是所有厂家。

(二)WHO 对疫苗国家监管体系的评估

WHO 对疫苗国家监管体系(NRA)的评估,是对国家疫苗监管能力评估的一项重要举措和有效手段,通过 WHO 的 NRA 评估也是我国疫苗出口全球的重要基础。我国疫苗监管体系已于 2011 年、2014 年、2022 年先后三次通过 WHO 的 NRA 评估,这意味着中国拥有稳定、运行良好且完整统一的监管体系,能确保在中国生产、进口或流通的疫苗质量可控、安全、有效。我国自首次通过 NRA 评估以来,已经有乙型脑炎减毒活疫苗、Ⅰ型Ⅲ型脊髓灰质炎减毒活疫苗、甲型肝炎灭活疫苗等 10 个疫苗产品通过 WHO 的疫苗预认证。

(三)WHO 疫苗预认证的程序

2012 年 2 月 1 日,WHO 正式开始实施修订后的疫苗预认证程序。WHO 疫苗预认证的步骤主要包括递交正式申请前的活动、正式递交申请和产品综述文件、产品综述文件的审核、样品检定、现场检查、评审结果和预认证通过后的持续监督。疫苗预认证评审程序的工作时间是12个月，但是WHO执行钟表停摆政策，即生产厂家采取相应行动的时间不计算在内。

样品检定是预认证的一个关键项目。WHO只检定部分项目，针对不同的疫苗，通常检测效价，有时会检测热稳定性、内毒素含量、无菌性等。

第五节 疫苗免疫反应

免疫应答(immune response)是机体免疫系统对内外环境中不同物质的反应，即能承受自身物质(自己)的存在及清除异物(非己)能力的全过程。在免疫功能正常情况下，免疫反应对“非己”物质产生排异功能，发挥免疫防御和保护作用，如抗感染、抗肿瘤的免疫；同时，也能监视并及时清除体内变异细胞、衰老细胞，起到自身监视和稳定作用。但在免疫功能失调情况下，免疫应答也会造成机体免疫损伤，出现变态反应、免疫缺陷、免疫耐受等。

一、免疫应答过程

机体免疫系统对特定抗原产生应答的过程十分复杂，它受很多因素的影响，有些因素目前还不十分清楚。但是，作为抗原，无论是病原微生物还是疫苗，无论是体液免疫还是细胞免疫，都可以分为三个互相关联的免疫反应阶段。

(一)感应阶段

感应阶段是识别和处理抗原的阶段。入侵的抗原被外周组织中的巨噬细胞特别是树突状细胞(DC)吞噬、消化为小片段肽或糖类。由抗原呈递细胞(APC)对抗原进行摄取、处理、加工，并将已被处理的抗原呈递给T细胞，与主要组织相容性复合体(HMC)结合，再经T细胞受体(TCR)将抗原信息传递给T细胞。初次感染或接触抗原，免疫活性细胞可以识别抗原；再次感染或接触抗原，主要依靠记忆细胞对抗原进行识别。

(二)激活阶段

激活阶段是淋巴细胞分化和增殖的阶段。T细胞接受巨噬细胞或树突状细胞呈递的抗原信息后，并不即刻作出反应，尚需巨噬细胞或树突状细胞等抗原呈递细胞分泌的白细胞介素-1(IL-1)的协同刺激才开始活化和增殖。此现象称为“双信号学说”，即通过T淋巴细胞和B淋巴细胞特异性识别抗原，产生其激活的第一信号；同时，T淋巴细胞、B淋巴细胞和APC表面的某些黏附分子之间相互作用，提供激活的第二信号。T细胞接受双信号刺激后，数量在短时间内可扩增数万倍，并开始分化为不同的亚群，激活的APC和T淋巴细胞产生多种细胞因子，参与淋巴细胞的增生和分化，最终形成浆细胞和效应T细胞，并分泌各种细胞因子。

(三)效应阶段

效应阶段是效应细胞和分子发挥免疫效应，杀伤、清除抗原的阶段。激活后的免疫活性细胞与抗原或被感染的细胞互相作用并将之清除体外。$CD8^+$细胞毒T淋巴细胞通过与表面具有抗原多肽和主要组织相容性复合体(MHC)的靶细胞，即被感染的细胞相接触，传递细胞凋亡信号杀死靶细胞。B淋巴细胞所分泌的抗体则通过激活经典补体途径或抗体介导的细胞毒作用来中和及杀死抗原及靶细胞。其主要效应如下：

(1)Th1细胞分泌的干扰素-γ(IFN-γ)促进细胞毒性T细胞和自然杀伤(NK)细胞直接杀伤抗原(病毒或肿瘤细胞)，是早期抗感染和抗肿瘤的最重要方式。

(2)Th2细胞辅助B细胞产生特异性抗体，通过以下途径达到清除抗原的目的：①特异性抗体作为中和抗体阻断抗原的致病性。②特异性抗体诱导依赖抗体的细胞毒性(antibody-dependent cell-mediated cytotoxicity，ADCC)活性而杀灭抗原。③特异性抗体与抗原结合形成免疫复合物，激活补体，溶解抗原。④活化的补体成分C3a、C3b和C5a以及多种细胞因子如IL-6、IL-7、IL-8等是中性粒细胞的趋化因子和调理素，促进中性粒细胞的游走、吞噬和氧化杀菌能力。

(3)巨噬细胞、树突状细胞等APC分泌炎症因子如IL-1、IL-6和肿瘤坏死因子-α(TNF-α)，诱导其他细胞如血管内皮细胞、成骨细胞、破骨细胞、肝细胞、成纤维细胞、嗜碱粒细胞、肥大细胞和嗜酸粒细胞等分泌更多的炎症性物质，如磷脂酶A2和花生四烯酸活化的产物，如前列腺素、血小板活化因子、白三烯、内皮素等。

二、体液免疫与细胞免疫

疫苗可诱发机体产生特异性体液免疫和细胞免疫，主要免疫类型则因疫苗种类(灭活疫苗、减毒活疫苗)、病原类型(细菌、病毒)、致病方式(胞内菌、细胞破坏、病毒释放)等因素的不同而异。如灭活疫苗引起的主要是体液免疫反应，减毒活疫苗能在机体内复制增殖，因而能诱导以细胞免疫为主的免疫反应。

(一)体液免疫

受抗原刺激的B细胞活化增殖，分化成浆细胞，再由浆细胞合成并分泌抗体，与血液、淋巴和组织内存在的特异性抗原结合，发挥免疫效应。抗体还可通过与抗原相结合而激活补体，或依赖抗体的细胞毒性作用等，引起杀菌、溶细胞等效应。这一过程称为体液免疫。在感染过程中，IgA主要是呼吸道和消化道中的局部抗体，IgE主要在寄生虫感染和变态反应中出现，IgM是近期感染的标志，IgG在恢复期时出现。接种灭活疫苗(包括白喉类毒素、破伤风类毒素)等主要是通过体液免疫起作用，机体受抗原刺激后，可产生抗体(抗毒素)，从而预防相应的疾病。

(二)细胞免疫

细胞免疫是由T淋巴细胞介导的免疫应答，活化的T细胞可通过释放细胞因子产生抗感染效应，也可直接识别、杀伤受感染的细胞。广义的细胞免疫包括吞噬细胞的吞噬作用，以及T细胞介导的特异性细胞免疫；狭义的细胞免疫仅指后者。在病毒、真菌、原虫和细胞内寄生的细菌感染中，细胞免疫起重要作用。

（三）不同类型疫苗的免疫应答

1.灭活疫苗免疫反应　接种灭活疫苗主要使受种者产生以体液免疫为主的免疫反应，并通常需要在疫苗中加入佐剂来增强抗体应答，如铝佐剂可以在接种部位形成沉淀，抗原从接种部位缓慢解离并释放入血，延长了B细胞和T细胞激活期，同时还能优先诱导巨噬细胞释放IL-4。它产生的抗体有中和、清除病原微生物及其产生的毒素的作用，对细胞外感染的病原微生物有较好的保护效果。但灭活疫苗诱导的免疫应答维持时间较短，因此常需要多次接种，其原因可能与未能启动生发中心反应、未诱导高亲和力的浆细胞抵达骨髓生发中心有关。

2.减毒活疫苗免疫反应　接种减毒活疫苗对宿主是一次轻型亚临床感染，疫苗株在宿主体内可以复制（繁殖），延长了宿主免疫系统对抗原的识别时间，有利于免疫力的产生和记忆细胞的形成。由于记忆细胞能自己复制且寿命可长达数年，甚至终身，因此其初次的成功免疫所诱导的抗体即使不是终身的，也可以持续数十年。接种减毒活疫苗诱导的免疫反应对细胞内病毒感染（如麻疹病毒等）、细胞内细菌感染（如结核杆菌等）、真菌感染（如白念珠菌）等有良好的作用。

3.黏膜免疫　黏膜是人体先天性免疫系统中防止病原微生物入侵的重要生理屏障，除了黏膜本身特性所形成的物理屏障外，由大量特殊淋巴组织及肠道淋巴结组成的黏膜免疫系统发挥了极重要作用，即黏膜免疫。黏膜广泛分布于机体的呼吸道、消化道及泌尿生殖道表面，黏膜表面的上皮细胞彼此之间紧密排列，形成一道天然屏障，与皮肤一起将机体内环境与外界环境隔离开来，使机体免受外界多种病原微生物的侵扰。另外，黏膜上皮细胞及其相关的分泌腺（如唾液腺）可以分泌各种黏蛋白、杀菌蛋白等杀菌物质，辅助消灭病原微生物，与黏膜本身的物理屏障筑起一道“围墙”，构成机体抵御外界病原微生物入侵的“第一道防线”。此外，黏膜免疫系统（common mucosal immune system，CMIS）存在大量的免疫细胞，它们广泛分布于黏膜下，或迁移游走，形成“哨兵”；或聚集成簇，形成火力较集中的“碉堡”，共同参与构建抵御外界病原微生物入侵的“统一战线”。这个“统一战线”即构成了机体黏膜相关淋巴组织（mucosal-associated lymphoid tissue，MALT）。

黏膜免疫在其黏膜表面产生高水平的分泌性IgA（sIgA），与黏膜上生成的分泌物结合，穿透上皮细胞进入肠腔、呼吸道等黏膜覆盖的部位，阻止病原微生物的黏附、繁殖或中和表面毒素；IgA抗体也可以通过补体和抗体介导的细胞毒作用参与对抗原的清除。通过黏膜途径接种疫苗不仅可以在免疫局部及其邻近部位诱导免疫应答，还可以在其他部位的黏膜表面诱导免疫应答，如经直肠或阴道免疫的抗原主要在直肠或阴道局部诱导免疫应答；经口服免疫的抗原可以在小肠、升结肠、乳腺和唾液腺中产生特异性抗体；经鼻腔免疫的抗原可以在头部、呼吸系统及泌尿生殖系统诱导免疫应答。黏膜疫苗与注射疫苗相比，成本低，给药方便，安全性高。目前，已有脊灰、霍乱、伤寒、轮状病毒等口服疫苗，流感病毒鼻喷黏膜疫苗等也上市应用，经阴道或气溶胶吸入接种的疫苗也在研究中。

三、免疫接种的潜在病理反应

接种疫苗的潜在病理反应可以分为特异性免疫损害与非特异性免疫损害。

(一)非特异性免疫损害

1.局部炎症　炎症是具有血管系统的活体组织对损伤因子所发生的一种防御反应。局部炎症在接种疫苗后的主要表现:部分皮下或肌内接种的疫苗在接种后数小时至24小时或稍后,局部出现红肿浸润、硬结,并伴随疼痛。有的伴有局部淋巴结肿大、疼痛,这种反应一般在24～48小时逐渐消退;绝大部分皮内接种BCG者于2周左右出现局部红肿,之后化脓或溃疡,4～8周结痂,形成瘢痕(俗称“卡疤”);部分接种含吸附剂疫苗者,接种局部不易吸收,刺激结缔组织增生,形成硬结,半年后逐渐吸收。如肌内注射的疫苗进行皮下注射、注射含有吸附剂的疫苗,或伴有感染时可引起严重的局部反应。

2.发热　由于疫苗中的热原质、毒素或异种蛋白的刺激,少数人在接种灭活疫苗后1～2天,或接种减毒活疫苗后7～10天会出现体温升高,一般发热持续1～2天,之后体温逐步恢复正常。

(二)超敏反应

超敏反应也称变态反应(allergy)或过敏反应(anaphylaxis),指对病原微生物或接触的抗原呈反应性增高状况,通常是机体对某些抗原初次应答后,再次接触相同抗原所引发的生理功能紊乱或组织细胞损伤的一种病理性免疫应答。接种疫苗发生异常反应以超敏反应最常见。根据反应发生速度、发病机制、临床特点等,可将超敏反应分为Ⅰ型、Ⅱ型、Ⅲ型和Ⅳ型。

1.Ⅰ型超敏反应　它是由IgE介导的超敏反应,又称速发型超敏反应。致敏原进入机体后,诱导B细胞产生IgE抗体,牢固地吸附在肥大细胞表面。当相同的抗原再次进入致敏的机体,与IgE抗体结合,就会引发一系列生物化学反应,促使肥大细胞释放组胺等介质,如细胞内预先形成组胺,细胞活化后形成的过敏性慢性反应物(SRS-A)、嗜酸粒细胞趋化因子等作用于效应器官,引起平滑肌收缩,血管通透性增加,腺体分泌增多,出现充血、水肿等症状。

Ⅰ型超敏反应可为局部反应或全身反应,可在接触抗原后几秒钟至十几分钟内发作,也可在2～4小时内发作,但消退也较迅速;反应中一般不发生组织细胞损伤;具有明显的个体差异和遗传倾向。

临床常见的Ⅰ型超敏反应性疾病:过敏性休克、呼吸道过敏症(过敏性鼻炎、支气管哮喘、喉头水肿)、消化道过敏症(食物过敏性胃肠炎)、皮肤过敏反应(荨麻疹、湿疹、血管性水肿)、特应性皮炎、过敏性肾炎等。

2.Ⅱ型超敏反应　某一细胞或组织的抗体与此细胞或组织反应并对其造成损伤过程的变态反应称为Ⅱ型超敏反应,又称细胞溶解型或细胞毒性超敏反应,主要是由IgG,少数是由IgM介导的超敏反应。可以通过抗体和补体介导的细胞溶解、炎症细胞的聚集和活化、免疫调理、抗体依赖性细胞介导的细胞毒作用对机体造成损伤。

疫苗中的防腐剂、培养基中的某些成分,以及生产原料中的化学药品等半抗原,吸附于血细胞表面;相应抗体和半抗原结合,血细胞被 NK 细胞或单核-巨噬细胞系统破坏,在补体参与下,血细胞溶解,出现溶血性贫血、血小板减少性紫癜等疾病。

临床常见的Ⅱ型超敏反应性疾病:输血反应、新生儿溶血病、自身免疫性溶血性贫血、肺出血-肾炎综合征、药物过敏性血细胞减少症、原发性血小板减少性紫癜、甲状腺功能亢进等。

3.Ⅲ型超敏反应　抗体与抗原分子结合成免疫复合物,中性粒细胞与免疫复合物反应且释放出对组织有损伤作用的溶酶体酶,使邻近的组织受到损伤的病理反应称为Ⅲ型超敏反应,也称免疫复合物型超敏反应。在抗体分子上有 2 个与抗原结合的部位,因此抗体可以同时与2 个抗原分子结合,这样由抗体连接多个抗原分子可形成免疫复合物。当免疫复合物较小时,巨噬细胞与其结合后可以吞入细胞内进行消化处理;但当免疫复合物大到一定程度时,巨噬细胞则不能将其吞入胞体内。对于这种免疫复合物,中性粒细胞与之反应,并且释放出蛋白分解酶、组织损伤性蛋白、活性氧等物质,从而损伤周围的组织,发生Ⅲ型超敏反应,所引发的疾病叫免疫复合物病。组胺有增加血管通透性的作用,在趋化因子如活化的补体成分 C5 的诱导下,中性粒细胞可以从通透性增高的血管中游走出来,与沉积在皮肤的免疫复合物发生反应,释放出损伤性物质,这些反应最终将使皮肤发红、水肿、坏死,引起局部阿蒂斯(Arthus)反应。这种炎症反应一般是在注射抗原数小时后出现,也是多次重复接种疫苗时产生炎症反应的一个原因。

临床常见的Ⅲ型超敏反应性疾病:局部免疫复合物病,包括 Arthus 反应、类 Arthus 反应;急性全身免疫复合物病,包括血清病、链球菌感染后肾小球肾炎、慢性免疫复合物病(系统性红斑狼疮、类风湿关节炎)、过敏性休克样反应。

4.Ⅳ型超敏反应　Ⅳ型超敏反应是细胞介导的细胞免疫应答造成的病理反应,由于此超敏反应发生较慢,多在抗原入侵 1～2 天后出现症状,故又称迟发型超敏反应,无抗体、补体参与。机体初次接触抗原后,T 细胞转化为致敏淋巴细胞,使机体处于致敏状态。当相同抗原再次进入时,致敏 T 细胞识别抗原,出现分化、增殖,并释放出多种淋巴因子,吸引、聚集并形成以单核细胞浸润为主的炎症反应,可在局部形成肉芽肿。其病理特点是充血、水肿、出血、血栓形成,甚至引起组织坏死,通常无明显的个体差异。

皮内注射结核杆菌抗原引起的结核菌素反应是典型的迟发型超敏反应。因毛细血管增殖及血管扩张而引起皮肤红肿,细胞浸润及纤维蛋白的析出而引起皮肤硬结。引起Ⅳ型超敏反应的抗原主要有病原微生物和某些化学物质。病原微生物中以胞内寄生菌,如结核杆菌、麻风杆菌引起的Ⅳ型超敏反应最为常见,此外,某些真菌如白念珠菌和某些病毒如麻疹病毒、乙肝病毒等也可以引起。化学物质则主要包括油漆、染料、汞、农药、青霉素和磺胺等。

临床常见的Ⅳ型超敏反应疾病:传染性超敏反应、接触性皮炎、某些自身免疫病等。

(张伟燕　冯霞)

参考文献

[1]国家药品监督管理局,国家卫生健康委. 药物临床试验质量管理规范[EB/OL]. (2020-4-27) [2024-12-05]. https://www.nmpa.gov.cn/xxgk/fgwj/xzhgfxwj/20200426162401243.html.

[2]国家食品药品监督管理总局. 疫苗临床试验质量管理指导原则(试行)[EB/OL]. (2023-10-31) [2024-12-05]. https://www. nmpa. gov. cn/xxgk/fgwj/gzwj/gzwjyp/20131031120001201.html.

[3]国家市场监督管理总局.生物制品批签发管理办法[EB/OL]. (2020-12-11) [2024-04-30]. https://www.gov.cn/gongbao/content/2021/content_5588831.htm.

[4]曹雪涛.医学免疫学[M]. 7 版.北京:人民卫生出版社. 2018.

第三章　疫苗使用管理

第一节　疫苗分类与使用原则

一、疫苗分类

根据 2019 年 12 月 1 日起施行的《疫苗管理法》，将疫苗分为免疫规划疫苗和非免疫规划疫苗。

（一）免疫规划疫苗

《预防接种工作规范》规定，免疫规划疫苗是指政府免费向居民提供，居民应当按照政府的规定接种的疫苗，包括国家免疫规划确定的疫苗，省级人民政府在执行国家免疫规划时增加的疫苗，以及县级以上人民政府或者其卫生行政部门组织的应急接种或群体性预防接种所使用的疫苗。

1.国家免疫规划疫苗　①适龄儿童接种疫苗：乙型肝炎疫苗（乙肝疫苗，HepB）、卡介苗（BCG）、脊髓灰质炎灭活疫苗（脊灰灭活疫苗，IPV）、口服Ⅰ型Ⅲ型脊髓灰质炎减毒活疫苗（脊灰减毒活疫苗，bOPV）、吸附无细胞百白破联合疫苗（百白破疫苗，DTaP）、吸附白喉破伤风联合疫苗（白破疫苗，DT）、麻腮风联合减毒活疫苗（麻腮风疫苗，MMR）、甲型肝炎减毒活疫苗（甲肝减毒活疫苗，HepA-L）或甲型肝炎灭活疫苗（甲肝灭活疫苗，HepA-I）、乙型脑炎减毒活疫苗（乙脑减毒活疫苗，JE-L）或乙型脑炎灭活疫苗（乙脑灭活疫苗，JE-I）、A 群脑膜炎球菌多糖疫苗（A 群流脑多糖疫苗，MPSV-A）、A 群 C 群脑膜炎球菌多糖疫苗（A 群 C 群流脑多糖疫苗，MPSV-AC）。②重点人群接种疫苗：双价肾综合征出血热灭活疫苗（出血热疫苗，EHF）、皮上划痕人用炭疽活疫苗（炭疽疫苗，Anth）、钩端螺旋体疫苗（钩体疫苗，Lep）。

2.省级人民政府增加的免疫规划疫苗　省、自治区、直辖市人民政府在执行国家免疫规划时，根据本行政区域疾病预防、控制需要，增加的免疫规划疫苗种类或剂次，需报国家疾控局备案并公布。

3.群体性预防接种疫苗　根据传染病监测和预警信息，为预防、控制传染病暴发、流行，在特定范围和时间内，针对可能受某种传染病威胁的特定人群，开展群体性预防接种所使用的疫苗。

4.应急接种疫苗 在疫苗针对传染病暴发、流行时，为控制传染病疫情蔓延，针对目标人群开展的应急接种所使用的疫苗。

（二）非免疫规划疫苗

非免疫规划疫苗，是指由居民自愿接种的免疫规划疫苗以外的其他疫苗。

二、疫苗使用原则

（一）免疫规划疫苗的使用原则

（1）国家免疫规划疫苗预防接种对象、接种剂次及间隔、起始月龄、接种部位、接种途径和剂量，按照国家有关部门公布的免疫程序执行。

（2）重点人群接种的疫苗使用原则依照有关部门制订的方案执行。

（3）省级人民政府增加的免疫规划疫苗的使用原则依照有关部门制订的方案执行，需报国家疾控局备案并公布。

（4）应急接种或群体性预防接种疫苗的使用原则依照有关部门制订的方案执行。

（二）非免疫规划疫苗的使用原则

（1）根据国家、省级制定的非免疫规划疫苗的使用指导原则、接种方案或疫苗使用说明书接种非免疫规划疫苗。

（2）受种者或其监护人知情同意的情况下，可以自愿选择非免疫规划疫苗。

（3）国家免疫规划疫苗和非免疫规划疫苗在接种时间上有冲突的，原则上应优先接种国家免疫规划疫苗。但在特殊情况下，用于预防紧急疾病风险的非免疫规划疫苗，如狂犬疫苗、黄热病疫苗或其他需应急接种的疫苗，可优先接种。

第二节 国家免疫规划疫苗的免疫程序

一、一般原则

国家免疫规划疫苗按照国家免疫规划疫苗儿童免疫程序表（2021 年版）（见表 3-1）进行接种。

（一）接种年龄

（1）接种起始年龄：免疫程序表所列各疫苗剂次的接种时间，是指可以接种该剂次疫苗的最小年龄。

（2）儿童年龄达到相应剂次疫苗的接种年龄时，应尽早接种，建议在下述推荐的年龄之前完成国家免疫规划疫苗相应剂次的接种：①乙肝疫苗第 1 剂，出生后 24 小时内完成。②卡介苗，小于3月龄完成。③乙肝疫苗第3剂、脊灰疫苗第3剂、百白破疫苗第3剂、麻腮风疫苗第1剂、乙脑减毒活疫苗第1剂或乙脑灭活疫苗第2剂，小于12月龄完成。④A群流脑多糖疫苗第2剂，小于18月龄完成。⑤麻腮风疫苗第2剂、甲肝减毒活疫苗或甲肝灭活疫苗第1剂、百白破疫苗第4剂，小于24月龄完成。⑥乙脑减毒活疫苗第2剂或乙脑灭活疫苗第3剂、甲肝灭活疫苗第2剂，小于3周岁完成。⑦A群C群流脑多糖疫苗第1剂，小于4周岁完成。⑧脊灰疫苗第4剂，小于5周岁完成。⑨百白破疫苗第5剂、A群C群流脑多糖疫苗第2剂、乙脑灭活疫苗第4剂，小于7周岁完成。

如果儿童未按照上述推荐的年龄及时完成接种，应根据补种通用原则和每种疫苗的具体补种要求尽早进行补种。

（二）接种部位

疫苗接种途径通常为口服、肌内注射、皮下注射和皮内注射，具体见第二部分“每种疫苗的使用说明”。注射部位通常为上臂外侧三角肌处和大腿前外侧中部。当多种疫苗同时注射接种（包括肌内、皮下和皮内注射）时，可在左右上臂、左右大腿分别接种，卡介苗选择上臂接种。

表 3-1 国家免疫规划疫苗儿童免疫程序表(2021 年版)

可预防疾病	疫苗种类	接种途径	剂量	英文缩写	接种年龄														
					出生时	1 月	2 月	3 月	4 月	5 月	6 月	8 月	9 月	18 月	2 岁	3 岁	4 岁	5 岁	6 岁
乙型病毒性肝炎	乙肝疫苗	肌内注射	10 μg 或 20 μg	HepB	1	2					3								
结核病[①]	卡介苗	皮内注射	0.1 mL	BCG	1														
脊髓灰质炎	脊灰灭活疫苗	肌内注射	0.5 mL	IPV			1	2											
	脊灰减毒活疫苗	口服	1 粒或 2 滴	bOPV					3								4		
百日咳、白喉、破伤风[②]	百白破疫苗	肌内注射	0.5 mL	DTaP				1	2	3				4					
	白破疫苗	肌内注射	0.5 mL	DT															5
麻疹、风疹、流行性腮腺炎	麻腮风疫苗	皮下注射	0.5 mL	MMR								1		2					
流行性乙型脑炎[③]	乙脑减毒活疫苗	皮下注射	0.5 mL	JE-L								1			2				
	乙脑灭活疫苗	肌内注射	0.5 mL	JE-I								1、2			3				4
流行性脑脊髓膜炎	A 群流脑多糖疫苗	皮下注射	0.5 mL	MPSV-A							1		2						
	A 群 C 群流脑多糖疫苗	皮下注射	0.5 mL	MPSV-AC												3			4
甲型病毒性肝炎[④]	甲肝减毒活疫苗	皮下注射	0.5 mL 或 1.0 mL	HepA-L										1					
	甲肝灭活疫苗	肌内注射	0.5 mL	HepA-I										1	2				

注：①主要指结核性脑膜炎、粟粒性肺结核等。

②自 2025 年 1 月 1 日起，百白破疫苗共接种 5 剂次，基础免疫于 2 月龄、4 月龄、6 月龄分别接种 1 剂，18 月龄和 6 周岁分别加强接种 1 剂。

③选择乙脑减毒活疫苗接种时，采用两剂次接种程序。选择乙脑灭活疫苗接种时，采用四剂次接种程序；乙脑灭活疫苗第 1、2 剂间隔 7～10 天。

④选择甲肝减毒活疫苗接种时，采用一剂次接种程序。选择甲肝灭活疫苗接种时，采用两剂次接种程序。

（三）同时接种原则

（1）不同疫苗同时接种：两种及以上注射类疫苗应在不同部位接种。严禁将两种或多种疫苗混合吸入同一支注射器内接种。

（2）现阶段的国家免疫规划疫苗均可按照免疫程序或补种原则同时接种。

（3）不同疫苗接种间隔：两种及以上注射类减毒活疫苗如果未同时接种，应间隔不小于28天进行接种。国家免疫规划使用的灭活疫苗和口服类减毒活疫苗，如果与其他灭活疫苗、注射或口服类减毒活疫苗未同时接种，对接种间隔不做限制。

（四）补种通用原则

未按照推荐年龄完成国家免疫规划规定剂次接种的小于18周岁人群，在补种时掌握以下原则：①应尽早进行补种，尽快完成全程接种，优先保证国家免疫规划疫苗的全程接种。②只需补种未完成的剂次，无须重新开始全程接种。③当遇到无法使用同一厂家同种疫苗完成接种程序时，可使用不同厂家的同种疫苗完成后续接种。④具体补种建议详见第二部分“每种疫苗的使用说明”中各疫苗的补种原则部分。

（五）流行季节疫苗接种

国家免疫规划使用的疫苗都可以按照免疫程序和预防接种方案的要求，全年（包括流行季节）开展常规接种，或根据需要开展补充免疫和应急接种。

二、每种疫苗的使用说明

（一）重组乙型肝炎疫苗（乙肝疫苗，HepB）

1.免疫程序与接种方法

（1）接种对象及剂次：按“0—1—6月”程序共接种3剂次，其中第1剂在新生儿出生后24小时内接种，第2剂在1月龄时接种，第3剂在6月龄时接种。

（2）接种途径：肌内注射。

（3）接种剂量：①重组（酵母）HepB，每剂次10 μg，无论产妇乙肝病毒表面抗原（HBsAg）阳性或阴性，新生儿均接种10 μg的HepB。②重组[中国仓鼠卵巢（CHO）细胞]HepB，每剂次10 μg或20 μg，HBsAg阴性产妇所生新生儿接种10 μg的HepB，HBsAg阳性产妇所生新生儿接种20 μg的HepB。

2.其他事项

（1）在医院分娩的新生儿由出生的医院接种第1剂HepB，由辖区接种单位完成后续剂次接种。未在医院分娩的新生儿由辖区接种单位全程接种HepB。

（2）HBsAg阳性产妇所生新生儿，可按医嘱肌内注射100国际单位乙肝免疫球蛋白（HBIG），同时在不同（肢体）部位接种第1剂HepB。HepB、HBIG和卡介苗（BCG）可在不同部位同时接种。

（3）HBsAg阳性或不详产妇所生新生儿建议在出生后12小时内尽早接种第1剂HepB；HBsAg阳性或不详产妇所生新生儿体重小于2000 g者，也应在出生后尽早接种第1剂HepB,并在婴儿满1月龄、2月龄、7月龄时按程序再完成3剂次HepB接种。

(4)危重症新生儿,如极低出生体重(出生体重小于1500 g者)、严重出生缺陷、重度窒息、呼吸窘迫综合征等,应在生命体征平稳后尽早接种第1剂HepB。

(5)母亲为HBsAg阳性的儿童,接种最后一剂HepB后1~2个月进行HBsAg和乙肝病毒表面抗体(抗-HBs)检测,若发现HBsAg阴性、抗-HBs阴性或小于10 mIU/mL,可再按程序免费接种3剂次HepB。

3.补种原则

(1)若出生24小时内未及时接种,应尽早接种。

(2)对于未完成全程免疫程序者,需尽早补种,补齐未接种剂次。

(3)第2剂与第1剂间隔应不小于28天,第3剂与第2剂间隔应不小于60天,第3剂与第1剂间隔不小于4个月。

(二)皮内注射用卡介苗(卡介苗,BCG)

1.免疫程序与接种方法

(1)接种对象及剂次:出生时接种1剂。

(2)接种途径:皮内注射。

(3)接种剂量:0.1 mL。

2.其他事项

(1)严禁皮下或肌内注射。

(2)早产儿胎龄大于31孕周且医学评估稳定后,可以接种BCG。胎龄小于或等于31孕周的早产儿,医学评估稳定后可在出院前接种。

(3)与免疫球蛋白接种间隔不做特别限制。

3.补种原则

(1)未接种BCG的小于3月龄儿童可直接补种。

(2)3月龄~3岁儿童对结核菌素纯蛋白衍生物(TB-PPD)或卡介菌蛋白衍生物(BCG-PPD)试验阴性者,应予补种。

(3)大于或等于4岁儿童不予补种。

(4)已接种BCG的儿童,即使卡痕未形成也不再予以补种。

(三)脊髓灰质炎(脊灰)灭活疫苗(IPV)、二价脊灰减毒活疫苗(脊灰减毒活疫苗,bOPV)

1.免疫程序与接种方法

(1)接种对象及剂次:共接种4剂次,其中2月龄、3月龄各接种1剂IPV,4月龄、4周岁各接种1剂bOPV。

(2)接种途径:肌内注射IPV,口服bOPV。

(3)接种剂量:IPV,0.5 mL。bOPV,糖丸剂型每次1粒;液体剂型每次2滴(约0.1 mL)。

2.其他事项

(1)如果儿童已按疫苗说明书接种过 IPV 或含 IPV 成分的联合疫苗,可视为完成相应剂次的脊灰疫苗接种。如儿童已按免疫程序完成 4 剂次含 IPV 成分疫苗接种,则 4 岁时无须再接种 bOPV。

(2)以下情况的人群建议按照说明书全程使用 IPV:原发性免疫缺陷、胸腺疾病、HIV 感染、正在接受化疗的恶性肿瘤、近期接受造血干细胞移植、正在使用具有免疫抑制或免疫调节作用的药物(如大剂量全身皮质类固醇激素、烷化剂、抗代谢药物、TNF-α 抑制剂、IL-1 阻滞剂或其他免疫细胞靶向单克隆抗体治疗)、目前或近期曾接受免疫细胞靶向放射治疗。

3.补种原则

(1)小于 4 岁儿童接种未达到 3 剂的(含补充免疫等),应补种完成 3 剂;大于或等于 4 岁儿童接种未达到 4 剂(含补充免疫等)的,应补种完成 4 剂。补种时遵循先 IPV 后 bOPV 的原则。两剂次间隔不小于 28 天。对于补种后满 4 剂次脊灰疫苗接种的儿童,可视为完成脊灰疫苗全程免疫。

(2)既往已有三价脊灰减毒活疫苗(tOPV)免疫史(无论剂次数)的迟种、漏种儿童,用 bOPV 补种即可,不再补种 IPV。既往无 tOPV 免疫史的儿童,2019 年 10 月 1 日(早于该时间已实施 2 剂 IPV 免疫程序的省份,可根据具体实施日期确定)之前出生的补齐 1 剂 IPV,2019 年 10 月 1 日之后出生的补齐 2 剂 IPV。

(四)吸附无细胞百白破联合疫苗(百白破疫苗,DTaP)、吸附白喉破伤风联合疫苗(白破疫苗,DT)

1.免疫程序与接种方法

(1)接种对象及剂次:共接种 5 剂次,基础免疫于 2 月龄、4 月龄、6 月龄分别接种 1 剂 DTaP,18 月龄和 6 周岁分别加强接种 1 剂 DTaP。

(2)接种途径:肌内注射。

(3)接种剂量:0.5 mL。

2.其他事项

(1)2025 年 1 月 1 日起,满 2 月龄的儿童应尽早接种首剂百白破疫苗。如适龄儿童按照疫苗说明书接种含百日咳成分的非免疫规划疫苗,可视为完成相应剂次百白破疫苗接种。

(2)2025 年 1 月 1 日起,未满 7 周岁儿童,如 6 周岁尚未接种白破疫苗,应在 6 周岁接种 1 剂百白破疫苗,不再接种白破疫苗;如 6 周岁已接种白破疫苗,不再接种百白破疫苗。

(3)已在 6 周岁接种白破疫苗的未满 7 周岁儿童,如接种百白破疫苗和白破疫苗累计不足 3 剂,应按照《国家免疫规划疫苗儿童免疫程序及说明(2021 年版)》补种原则进行补种。

(4)至2025年1月1日已满7周岁的儿童,如仍需补种白破疫苗,应按照《国家免疫规划疫苗儿童免疫程序及说明(2021年版)》补种原则进行补种。

3.补种原则

(1)2月龄～6周岁儿童的补种原则

未按国家免疫规划程序完成百白破疫苗接种剂次的儿童,需尽早补种未完成的剂次。补种时,前3剂每剂间隔不小于28天,第4剂与第3剂间隔不小于6个月,第5剂与第4剂间隔不小于12个月。补种漏种剂次后,在满足补种最小间隔前提下,后续免疫剂次应尽量按免疫程序推荐年龄接种。

(2)7～11周岁儿童的补种原则

接种百白破疫苗小于3剂者,用白破疫苗补齐3剂,第2剂与第1剂间隔1～2个月,第3剂与第2剂间隔6～12个月。

接种百白破疫苗大于或等于3剂者,如6周岁未接种百白破疫苗,则应尽早补种1剂白破疫苗;如6周岁已接种百白破疫苗,则无需补种。

(五)麻疹腮腺炎风疹联合减毒活疫苗(麻腮风疫苗,MMR)

1.免疫程序与接种方法

(1)接种对象及剂次:共接种2剂次,8月龄、18月龄各接种1剂。

(2)接种途径:皮下注射。

(3)接种剂量:0.5 mL。

2.其他事项

(1)如需接种包括MMR在内多种疫苗,但无法同时完成接种时,应优先接种MMR疫苗。

(2)注射免疫球蛋白者应间隔不小于3个月接种MMR,接种MMR后2周内避免使用免疫球蛋白。

(3)当针对麻疹疫情开展应急接种时,可根据疫情流行病学特征考虑对疫情波及范围内的6～7月龄儿童接种1剂含麻疹成分疫苗,但不计入常规免疫剂次。

3.补种原则

(1)自2020年6月1日起,2019年10月1日及以后出生儿童未按程序完成2剂MMR接种的,使用MMR补齐。

(2)2007年扩免后至2019年9月30日出生的儿童,应至少接种2剂含麻疹成分疫苗、1剂含风疹成分疫苗和1剂含腮腺炎成分疫苗,对不足上述剂次者,使用MMR补齐。

(3)2007年扩免前出生的小于18周岁人群,如未完成2剂含麻疹成分的疫苗接种,使用MMR补齐。

(4)如果需补种两剂MMR,接种间隔应不小于28天。

(六)乙型脑炎减毒活疫苗(乙脑减毒活疫苗,JE-L)

1.免疫程序与接种方法

(1)接种对象及剂次:共接种2剂次,8月龄、2周岁各接种1剂。

(2)接种途径:皮下注射。

(3)接种剂量:0.5 mL。

2.其他事项

(1)青海、新疆和西藏地区无乙脑疫苗免疫史的居民迁居其他省份或在乙脑流行季节前往其他省份旅行时,建议接种1剂JE-L。

(2)注射免疫球蛋白者应间隔不小于3个月接种JE-L。

3.补种原则

乙脑疫苗纳入免疫规划后出生且未接种乙脑疫苗的适龄儿童,如果使用JE-L进行补种,应补齐2剂,接种间隔不小于12个月。

(七)乙型脑炎灭活疫苗(乙脑灭活疫苗,JE-I)

1.免疫程序与接种方法

(1)接种对象及剂次:共接种4剂次。8月龄接种2剂,间隔7~10天;2周岁和6周岁各接种1剂。

(2)接种途径:肌内注射。

(3)接种剂量:0.5 mL。

2.其他事项

注射免疫球蛋白者应间隔不小于1个月接种JE-I。

3.补种原则

乙脑疫苗纳入免疫规划后出生且未接种乙脑疫苗的适龄儿童,如果使用JE-I进行补种,应补齐4剂,第1剂与第2剂接种间隔为7~10天,第2剂与第3剂接种间隔为1~12个月,第3剂与第4剂接种间隔不小于3年。

(八)A群脑膜炎球菌多糖疫苗(A群流脑多糖疫苗,MPSV-A)、A群C群脑膜炎球菌多糖疫苗(A群C群流脑多糖疫苗,MPSV-AC)

1.免疫程序与接种方法

(1)接种对象及剂次:MPSV-A接种2剂次,6月龄、9月龄各接种1剂。MPSV-AC接种2剂次,3周岁、6周岁各接种1剂。

(2)接种途径:皮下注射。

(3)接种剂量:0.5 mL。

2.其他事项

(1)两剂次MPSV-A间隔不小于3个月。

(2)第1剂MPSV-AC与第2剂MPSV-A,间隔不小于12个月。

(3)两剂次MPSV-AC间隔不小于3年,3年内避免重复接种。

(4)当针对流脑疫情开展应急接种时,应根据引起疫情的菌群和流行病学特征,选择相应种类流脑疫苗。

(5)对于小于24月龄儿童,如已按流脑结合疫苗说明书接种了规定的剂次,可视为完成 MPSV-A 接种剂次。

(6)如儿童 3 周岁和 6 周岁时已接种含 A 群和 C 群流脑疫苗成分的疫苗,可视为完成相应剂次的 MPSV-AC 接种。

3.补种原则

流脑疫苗纳入免疫规划后出生的适龄儿童,如未接种流脑疫苗或未完成规定剂次,根据补种时的年龄选择流脑疫苗的种类:

(1)小于 24 月龄儿童补齐 MPSV-A 剂次。大于或等于 24 月龄儿童不再补种或接种 MPSV-A,仍需完成两剂次 MPSV-AC。

(2)大于或等于 24 月龄儿童如未接种过 MPSV-A,可在 3 周岁前尽早接种 MPSV-AC;如已接种过 1 剂次 MPSV-A,间隔不小于 3 个月时尽早接种 MPSV-AC。

(3)补种剂次间隔参照本疫苗其他事项要求执行。

(九)甲型肝炎减毒活疫苗(甲肝减毒活疫苗,HepA-L)

1.免疫程序与接种方法

(1)接种对象及剂次:18 月龄接种 1 剂。

(2)接种途径:皮下注射。

(3)接种剂量:0.5 mL 或 1.0 mL,按照疫苗说明书使用。

2.其他事项

(1)如果接种 2 剂次及以上含甲型肝炎灭活疫苗成分的疫苗,可视为完成甲肝疫苗免疫程序。

(2)注射免疫球蛋白后应间隔不小于 3 个月接种 HepA-L。

3.补种原则

甲肝疫苗纳入免疫规划后出生且未接种甲肝疫苗的适龄儿童,如果使用 HepA-L 进行补种,补种 1 剂 HepA-L。

(十)甲型肝炎灭活疫苗(甲肝灭活疫苗,HepA-I)

1.免疫程序与接种方法

(1)接种对象及剂次:共接种 2 剂次,18 月龄和 24 月龄各接种 1 剂。

(2)接种途径:肌内注射。

(3)接种剂量:0.5 mL。

2.其他事项

如果接种 2 剂次及以上含 HepA-I 成分的联合疫苗,可视为完成 HepA-I 免疫程序。

3.补种原则

(1)甲肝疫苗纳入免疫规划后出生且未接种甲肝疫苗的适龄儿童,如果使用 HepA-I 进行补种,应补齐 2 剂 HepA-I,接种间隔不小于 6 个月。

(2)如已接种过 1 剂次 HepA-I,但无条件接种第 2 剂 HepA-I 时,可接种 1 剂 HepA-L 完成补种,间隔不小于 6 个月。

三、常见特殊健康状态儿童接种

(一)早产儿与低出生体重儿

早产儿(胎龄小于37周)和(或)低出生体重儿(出生体重小于2500 g)如医学评估稳定且处于持续恢复状态(无须持续治疗的严重感染、代谢性疾病、急性肾脏疾病、肝脏疾病、心血管疾病、神经和呼吸道疾病),按照出生后实际月龄接种疫苗。卡介苗接种详见第二部分“每种疫苗的使用说明”。

(二)过敏

所谓“过敏性体质”不是疫苗接种的禁忌证。对已知疫苗成分严重过敏或既往因接种疫苗发生喉头水肿、过敏性休克及其他全身性严重过敏反应的,禁忌继续接种同种疫苗。

(三)人类免疫缺陷病毒(HIV)感染母亲所生儿童

HIV感染母亲所生儿童的HIV感染状况分三种:①HIV感染儿童;②HIV感染状况不详儿童;③HIV未感染儿童。由医疗机构出具儿童是否为HIV感染、是否出现症状或是否有免疫抑制的诊断。HIV感染母亲所生小于18月龄婴儿在接种前不必进行HIV抗体筛查,按HIV感染状况不详儿童进行接种。

(1)HIV感染母亲所生儿童在出生后暂缓接种卡介苗,当确认儿童未感染HIV后再予以补种;当确认儿童HIV感染,不予接种卡介苗。

(2)HIV感染母亲所生儿童如经医疗机构诊断出现艾滋病相关症状或免疫抑制症状,不予接种含麻疹成分疫苗;如无艾滋病相关症状,可接种含麻疹成分疫苗。

(3)HIV感染母亲所生儿童可按照免疫程序接种乙肝疫苗、百白破疫苗、A群流脑多糖疫苗、A群C群流脑多糖疫苗和白破疫苗等。

(4)HIV感染母亲所生儿童除非已明确未感染HIV,否则不予接种乙脑减毒活疫苗、甲肝减毒活疫苗、脊灰减毒活疫苗,可按照免疫程序接种乙脑灭活疫苗、甲肝灭活疫苗、脊灰灭活疫苗。

(5)非HIV感染母亲所生儿童,接种疫苗前无须常规开展HIV筛查。如果有其他暴露风险,确诊为HIV感染的,后续疫苗接种按照表3-2中HIV感染儿童的接种建议进行。

表3-2 HIV感染母亲所生儿童接种国家免疫规划疫苗建议

疫苗种类	HIV感染儿童		HIV感染状况不详儿童		HIV未感染儿童
	有症状或有免疫抑制	无症状和无免疫抑制	有症状或有免疫抑制	无症状	
乙肝疫苗	√	√	√	√	√
卡介苗	×	×	暂缓接种	暂缓接种	√

续表

疫苗种类	HIV 感染儿童		HIV 感染状况不详儿童		HIV 未感染儿童
	有症状或有免疫抑制	无症状和无免疫抑制	有症状或有免疫抑制	无症状	
脊灰灭活疫苗	√	√	√	√	√
脊灰减毒活疫苗	×	×	×	×	√
百白破疫苗	√	√	√	√	√
白破疫苗	√	√	√	√	√
麻腮风疫苗	×	√	×	√	√
乙脑灭活疫苗	√	√	√	√	√
乙脑减毒活疫苗	×	×	×	×	√
A 群流脑多糖疫苗	√	√	√	√	√
A 群 C 群流脑多糖疫苗	√	√	√	√	√
甲肝减毒活疫苗	×	×	×	×	√
甲肝灭活疫苗	√	√	√	√	√

注：暂缓接种，当确认儿童 HIV 抗体阴性后再补种，确认 HIV 抗体阳性儿童不予接种；"√"表示"无特殊禁忌"，"×"表示"禁止接种"。

（四）免疫功能异常

除 HIV 感染者外的其他免疫缺陷或正在接受全身免疫抑制治疗者，可以接种灭活疫苗，原则上不予接种减毒活疫苗（补体缺陷患者除外）。

（五）其他特殊健康状况

下述常见疾病不作为疫苗接种禁忌：生理性和母乳性黄疸，单纯性热性惊厥史，癫痫控制处于稳定期，病情稳定的脑疾病、肝脏疾病、常见先天性疾病（先天性甲状腺功能减退、苯丙酮尿症、唐氏综合征、先天性心脏病）和先天性感染（梅毒、巨细胞病毒和风疹病毒）。对于其他特殊健康状况儿童，如无明确证据表明接种疫苗存在安全风险，原则上可按照免疫程序进行疫苗接种。

第三节 疫苗计划与管理

各级疾病预防控制机构和接种单位应按照《疫苗管理法》《预防接种工作规范》和《疫苗储存和运输管理规范》的有关规定，建立健全疫苗管理制度，安排专人负责，做好疫苗的计划、分发和管理工作。

一、免疫规划疫苗使用计划制订和报告

各级疾病预防控制机构和接种单位根据国家免疫规划程序和本地区传染病预防控制工作的需要，制订本地区免疫规划疫苗计划。

（一）制订疫苗使用计划的依据

（1）免疫规划疫苗的免疫程序和省级增加的免疫规划疫苗的免疫程序。

（2）本辖区应接种人数。数据可参考辖区适龄儿童预防接种档案或统计部门人口年报资料。

（3）本地区免疫规划疫苗可预防疾病发病水平及疫情预测、人群免疫状况以及群体性预防接种的安排。

（4）本年度年底预计库存量。综合考虑年初疫苗库存量、本年度疫苗采购量、本年度疫苗预计使用量等因素，估算本年度年底疫苗库存量。

（5）含免疫规划疫苗成分的非免疫规划疫苗接种数量。参考上一年度含免疫规划疫苗成分的非免疫规划疫苗的接种剂次数。

（6）单支疫苗剂次数。

（7）疫苗损耗系数。①疫苗损耗系数＝疫苗使用剂次数/疫苗实际接种剂次数。②疫苗损耗系数参考标准：单支 1 剂次疫苗为 1.05，单支 2 剂次疫苗为 1.2，单支 3 剂次疫苗为 1.5，单支 4 剂次疫苗为 2.0，单支 5 剂次及以上疫苗为 2.5。可根据接种服务形式、服务周期、疫苗规格等调整。

（二）疫苗使用计划的参考计算方法

（1）某种疫苗使用计划量（剂次）＝辖区应接种人数×免疫程序规定接种剂次数×损耗系数－本年度年底预计库存量（剂次）－含免疫规划疫苗成分的非免疫规划疫苗接种数量（剂次）。

（2）制订计划时需考虑本级和下一级本年度年底预计库存量。

（3）制订本级疫苗使用计划时，需要参考下一级上报的疫苗使用计划。

（4）省级疾控机构在制订疫苗使用计划时需考虑一定数量的疫苗储备，以满足可能发生的疫苗短缺和突发疫情防控需要。

（三）制订和上报疫苗使用计划

（1）接种单位应当根据预防接种工作的需要，每年 10 月 25 日前填写“免疫规划疫苗使用计划报表”（见表 3-3），上报县级疾病预防控制机构。每月 5 日前通过信息系统将下月疫苗需求计划及时上报县级疾病预防控制机构。

（2）县、市级疾病预防控制机构对下级上报的“免疫规划疫苗使用计划报表”汇总、调整后，分别于每年 11 月 5 日前、11 月 15 日前在山东省疫苗流通管理系统内制订本级下一年度疫苗使用计划，报同级疾控主管部门，并报告上一级疾病预防控制机构。分别于每月 10 日、15 日前通过信息系统将下月疫苗需求计划及时上报至上一级疾病预防控制机构。

(3)省级疾病预防控制机构对下级上报的“免疫规划疫苗使用计划报表”汇总、调整后,制订本级下年度疫苗使用计划,并依照国家有关规定向负责招标采购免疫规划疫苗的部门报告,同时报同级疾控主管部门。

(4)省级制订并上报的国家免疫规划疫苗使用计划应包括疫苗名称、规格(单支剂次数)、数量和数量单位(支或粒)等内容。

(5)接种单位以及县、市级疾病预防控制机构疫苗使用计划提交审核后,如需修改、变更,需提交书面申请至上一级疾病预防控制机构。

表 3-3 ______年度免疫规划疫苗使用计划报表

________省________市________县________乡(镇、街道) 接种单位:________________

疫苗名称	年底库存量(剂次)	应种人数	应接种剂次数	损耗系数	含免疫规划疫苗成分的非免疫规划疫苗接种数量(剂次)	计划量(剂次)
乙肝疫苗						
卡介苗						
脊灰灭活疫苗						
脊灰减毒活疫苗						
百白破疫苗						
白破疫苗						
麻腮风疫苗						
A 群流脑多糖疫苗						
A 群 C 群流脑多糖疫苗						
乙脑减毒活疫苗						
乙脑灭活疫苗						
甲肝减毒活疫苗						
甲肝灭活疫苗						
出血热疫苗						
钩体疫苗						
炭疽疫苗						

注:年底库存量综合考虑年初疫苗库存量、本年度疫苗采购量、本年度疫苗预期使用量等因素估算。

在本表内容基础上,各地可根据工作实际需要,适当调整本表格式、增添内容。

填报日期:________年________月________日 填报单位(盖章):____________填报人:________

（四）制订应急接种和群体性预防接种的疫苗使用计划

（1）由疾控机构根据应急接种和群体性预防接种的对象和范围制订。

（2）应急接种和群体性预防接种的疫苗使用计划可以在年度使用计划报表中上报，也可以在实施群体性预防接种和应急接种活动前上报。

（五）疫苗计划的调整

（1）各级疾病预防控制机构疫苗计划可根据本辖区的免疫规划疫苗可预防传染病发病水平及疫情预测、人群免疫状况以及应急接种和群体性预防接种的安排进行调整。

（2）调整的依据包括国家免疫规划政策改变、免疫程序变化、疫苗实际供应量、各地疫苗使用情况等。

二、非免疫规划疫苗使用计划制订和报告

（1）接种单位根据预防接种工作的需要和受种者接种需求（可以通过预约进行测算），制订"非免疫规划疫苗使用计划报表"（见表 3-4），按规定定期向县级疾病预防控制机构报告。

（2）"非免疫规划疫苗使用计划报表"由县级疾病预防控制机构汇总后，逐级上报至省级疾病预防控制机构。

（3）接种单位和县、市级疾病预防控制机构疫苗使用计划提交审核后，如需修改、变更的，需提交书面申请至上一级疾病预防控制机构。

表 3-4 ______年度非免疫规划疫苗使用计划报表

________省________市________县________乡（镇、街道）　接种单位：____________________

疫苗名称	计划数（剂次）	疫苗名称	计划数（剂次）
乙肝疫苗		4 价流感疫苗（儿童）	
白破疫苗		3 价流感疫苗（成人）	
百白破疫苗		4 价流感疫苗（成人）	
破伤风疫苗		13 价肺炎球菌疫苗	
麻风疫苗		23 价肺炎球菌疫苗	
麻腮疫苗		狂犬病疫苗	
麻腮风疫苗		伤寒疫苗	
腮腺炎疫苗		布病疫苗	
乙脑减毒活疫苗		鼠疫疫苗	
乙脑灭活疫苗		霍乱疫苗	

续表

疫苗名称	计划数（剂次）	疫苗名称	计划数（剂次）
A 群 C 群流脑多糖结合疫苗		森林脑炎疫苗	
ACYW135 群流脑多糖疫苗		脊灰灭活疫苗	
ACYW135 群流脑多糖结合疫苗		戊肝疫苗	
甲肝减毒活疫苗		DTaP-IPV-Hib 五联疫苗	
甲肝灭活疫苗		DTaP-Hib 四联疫苗	
甲乙肝疫苗		AC 流脑-Hib 联合疫苗	
b 型流感嗜血杆菌结合(Hib)疫苗		肠道病毒 71 型灭活(EV71)疫苗	
水痘疫苗		2 价 HPV 疫苗	
单价轮状病毒疫苗		4 价 HPV 疫苗	
三价轮状病毒疫苗		9 价 HPV 疫苗	
5 价轮状病毒疫苗		带状疱疹疫苗	
3 价流感疫苗(儿童)			

备注：在本表内容基础上，各地可根据工作实际，适当调整本表格式、增添内容。

填报日期：________年________月________日　　填报单位(盖章)：____________填报人：________

三、疫苗招标采购

(1)国家免疫规划疫苗由国家疾控局会同财政部等组织集中招标或者统一谈判，形成并公布中标价格或者成交价格，各省、自治区、直辖市实行统一采购。

(2)国家免疫规划疫苗以外的其他免疫规划疫苗、非免疫规划疫苗由各省、自治区、直辖市通过省级公共资源交易平台组织采购，具体采购方式、采购主体由各省、自治区、直辖市自行规定。山东省各级疾病预防控制机构(含代行县级疾病预防控制中心采购职能的机构)通过省级公共资源交易平台采购非免疫规划疫苗，供应给下级单位。具体见《山东省实施非免疫规划疫苗省级集中采购工作方案》。

四、疫苗供应和配送

(一)疫苗供应

(1)疫苗上市许可持有人按照采购合同约定，向疾病预防控制机构供应疫苗，疾病预防控制机构按照规定向接种单位供应疫苗。

(2)接种单位不得接收疾病预防控制机构以外单位和个人供应的疫苗。

（二）疫苗配送

接种单位每月上报下个月疫苗领取计划。县、市级疾病预防控制机构根据辖区疫苗申领情况和疫苗库存量，每月向上一级疾病预防控制机构上报下个月疫苗领取计划。实现免疫规划信息系统管理的疾病预防控制机构和接种单位，应通过免疫规划信息系统生成并逐级上报疫苗领取计划。原则上疫苗应实行逐级配送，上级单位应根据下级单位提交的领取计划制订配送计划，上级单位实际配送疫苗批号和数量应与疫苗流通管理系统内配送计划相一致。上级单位每月至少为下级单位配送一次疫苗，原则上不允许接种单位到疾控机构自提疫苗。

1.免疫规划疫苗的配送

（1）疫苗上市许可持有人按照采购合同约定，自行或委托符合疫苗冷链储存、运输条件的疫苗配送单位向疾控机构配送疫苗，也可配送至疾控机构指定的接种单位。

（2）疾控机构根据下级单位上报的疫苗领取计划，制订疫苗分配计划，自行或委托符合条件的配送单位将疫苗配送至接种单位。配送疫苗时要遵循“近有效期先出”的原则。

（3）疾控机构委托疫苗配送单位配送疫苗的，应当对疫苗配送单位的储存配送能力进行评估。配送单位应遵守《疫苗储存和运输管理规范》的有关要求，保证储存运输过程中的疫苗质量。接受委托配送的配送单位不得再次委托。

（4）传染病暴发、流行时，县级以上地方人民政府或其疾控主管部门需要采取应急接种的，市级及以上疾控机构可以直接向接种单位供应免疫规划疫苗。

2.非免疫规划疫苗的配送

（1）疫苗上市许可持有人按照非免疫规划疫苗采购合同约定，自行或委托符合条件的疫苗配送单位向疾控机构或其指定的接种单位配送疫苗。

（2）疾控机构承担非免疫规划疫苗配送工作，可向疫苗上市许可持有人收取非免疫规划疫苗储存运输费。

3.疾控机构委托第三方仓储和配送管理要求

（1）委托第三方企业进行仓储配送的单位，在招标采购时应充分考虑第三方企业与省平台的数据对接要求，将数据对接纳入经费预算。被委托的第三方企业应符合药品经营质量管理规范（GSP），并有足够数量的人员、仓储和配送车辆，相关档案信息应在信息系统内备案；还应遵守《疫苗储存和运输管理规范》，保证储存运输过程中的疫苗质量。疾控机构应建立对第三方仓储配送企业的技术指导和定期检查制度。

（2）严禁将免疫规划信息系统或疫苗流通管理平台用户账号等直接交给第三方使用，严禁将第三方企业人员添加到本单位信息系统内，以免出现信息泄露等安全问题。

（3）接受委托配送的第三方企业不得再次委托。

（三）疫苗接收

（1）疾病预防控制机构、接种单位、疫苗配送单位接收或者购进疫苗时，应索取加盖疫苗上市许可持有人印章的批签发证明复印件或者电子文件；接收或购进进口疫苗的，还应索取加盖其印章的进口药品通关单复印件或者电子文件。上述证明文件应保存至疫苗有效期满后不少于 5 年备查。省级疾控中心负责免疫规划疫苗批签发向疫苗流通管理系统的上传，各单位应及时登录系统下载批签发文件留存备查；市级疾控机构、县(市、区)级疾控机构等负责非免疫规划疫苗采购的单位应在接收疫苗后及时、准确地将非免疫规划疫苗批签发文件上传到疫苗流通管理平台。

(2)疾病预防控制机构、接种单位、疫苗配送单位接收或者购进疫苗时，应索取本次运输、储存全过程温度监测记录或电子文档(从供货单位出库到收货单位入库)，对采用冷藏箱(包)运送到接种单位的，要查看冰排状况或冷藏箱(包)内的温度计，并做好记录。对不能提供本次运输、储存全过程温度监测记录或者温度控制不符合要求的，不得接收或者购进，并应立即向县级以上地方人民政府药品监督管理部门、疾控主管部门报告。上述温度记录资料应保存至疫苗有效期满后不少于5年备查。

(四)疫苗出入库信息管理

(1)疾控机构、接种单位、疫苗配送单位疫苗出入库应扫描追溯码，建立真实、准确、完整的购进、接收、储存、供应/配送记录，通过扫描疫苗追溯码自动生成"疫苗出入库登记表"(见表3-5)。记录信息应包括出入库时间、疫苗名称、疫苗上市许可持有人、疫苗属性、批号、剂型、规格、有效期、出库/入库类型、出入库数量和出入库后的库存数量等，并记录发货/去向单位和疫苗配送单位名称等。双方单位经手人对产品包装、储存温度、运输条件、批签发证明文件(进口疫苗进口药品通关单)等进行核查后签名或由免疫规划信息系统生成后电子签核。相关记录保存至疫苗有效期满后不少于5年备查。

(2)疾控机构、接种单位、疫苗配送单位应当根据疫苗出库、入库实际情况，在免疫规划信息系统中选择对应的出库类型和入库类型(见表3-6)，保证出入库信息准确、规范。

(3)疾控机构和接种单位要在疫苗出入库的当日，对本单位各类疫苗使用情况、损耗情况和库存情况进行统计和核实，并于每月底最后一个工作日开展本单位的库存盘点，做到日清月结，账物相符。同时，在免疫规划信息系统中做好疫苗出入库信息维护，通过免疫规划信息系统上报。

(4)接种单位应对当日疫苗的使用情况和损耗情况进行核查，记录疫苗损耗剂次数及损耗原因等，通过免疫规划信息系统上报。

表3-5 疫苗出入库登记表

疫苗名称：__________疫苗上市许可持有人：______批号：______

疫苗属性：1 国家免疫规划疫苗 2 省级免疫规划疫苗 3 应急接种疫苗 4 群体性预防接种疫苗 5 非免疫规划疫苗 6 紧急使用疫苗

剂型：1 液体 2 冻干 3 丸剂 4 其他______ 规格：______剂/支

有效期：____年____月____日 批准文号：__________

批签发合格证明编号：__________ 进口通关单编号：__________

日期	出入库类型	发货/去向单位	入库数/(支/粒)	出库数/(支/粒)	库存数/(支/粒)	对方单位经手人	本单位经手人	备注

续表

日期	出入库类型	发货/去向单位	入库数/(支/粒)	出库数/(支/粒)	库存数/(支/粒)	对方单位经手人	本单位经手人	备注

注:①疫苗按品种、疫苗上市许可持有人和批号管理。
②入库类型:采购、供应、退货、生产、调拨、赠品、盘盈、召回、报废、其他。
③出库类型:销售、供应、盘亏、退货、抽检、调拨、销毁、赠品、使用、召回、损坏、报废、其他。
④发货/去向单位:入库为发货单位,出库为去向单位。
⑤批号按疫苗标明的实际批号填写。
⑥表格的具体形式可根据需要调整,但应包含以上内容。

表 3-6　疫苗入库和出库类型及定义

类型		定义
入库类型	采购入库	疾控机构从疫苗生产企业接收疫苗时使用
	供应入库	疾控系统内部常规逐级供应时使用
	退货入库	疫苗逐级退货,入库时使用
	报废入库	接收接种单位或下级疾控中心上交的报废疫苗时使用
	召回入库	疫苗逐级召回,入库时使用
	调拨入库	疾控系统内部临时调拨时使用
	赠品入库	接收赠品疫苗时使用
	盘盈入库	盘点时实际数量大于账面数量时使用

续表

类型		定义
出库类型	供应出库	疾控系统内部常规逐级供应时使用
	退货出库	疫苗逐级退货出库时使用
	报废出库	报废疫苗退回上级疾控中心时使用
	召回出库	疫苗逐级召回,出库时使用
	损坏出库	疫苗破损时使用
	调拨出库	疾控系统内部临时调拨时使用
	销毁出库	报废疫苗进行销毁处理时使用
	盘亏出库	盘点时实际数量小于账面数量时使用
	抽检出库	疫苗抽检出库时使用

五、疫苗储存和运输

(一)免疫规划疫苗储存数量

疾控机构和接种单位应根据年度工作计划、疫苗使用需求、接种服务形式、冷链储存条件等情况,合理确定免疫规划疫苗储存数量。原则上,省、市、县级疾控机构库存量应为2～3个月的计划使用量,设立在县级以上医疗机构、社区卫生服务中心和乡镇卫生院的接种单位库存量应为1～2个月的计划使用量。

(二)储存和运输温度

(1)疫苗和疫苗稀释液的储存、运输温度按照疫苗说明书与《疫苗储存和运输管理规范》的规定执行。

(2)疫苗应使用冷藏车在规定的温度下运输,未配备冷藏车的单位在配送疫苗时要将疫苗放在冷藏箱(包)中运输。

(三)储存和运输要求

(1)疫苗应按品种、批号分类码放,摆放整齐:①采用冷库存放疫苗时,疫苗应置于货架上,保证与冷库地面、库墙留有一定距离。放置的疫苗不能正对冷风机或高于冷风机,以免导致疫苗冻结或影响制冷效果。搬运疫苗时,应随时关门。②采用冰箱存放疫苗时,疫苗与箱壁之间至少留有1～2 cm的空隙,疫苗不可放置在冰箱门内搁架上。

(2)运输疫苗的冷藏箱(包),应根据环境温度、运输条件、使用条件放置适当数量的冰排。

(3)冷藏箱(包)中疫苗的放置:①脊灰减毒活疫苗、含麻疹成分疫苗、甲肝减毒活疫苗、乙脑减毒活疫苗等放在冷藏箱(包)的底层。②卡介苗放在冷藏箱(包)的中层,并有醒目标识。③百白破疫苗、白破疫苗、乙肝疫苗、脊灰灭活疫苗等疫苗说明书中标注严禁冻结的疫苗,要放在冷藏箱(包)的上层,不能直接接触冰排。④其他疫苗按照剂型和疫苗说明书规定的温度,参照上述要求放置。

六、疫苗的退货和召回

(一)疫苗退货

合格的免疫规划疫苗原则上不退货,如确需退货,须由县级疾病预防控制机构用冷藏车回收,逐级上送至省级疾病预防控制机构,或由疾病预防控制机构委托第三方具有资质的物流公司对退货的疫苗进行回收。合格的非免疫规划疫苗如需退货,由县级疾病预防控制机构用冷藏车统一回收,由采购合同签订单位或委托符合条件的疫苗配送单位直接退给疫苗生产企业,做到手续齐全、运输温度符合要求,且各单位同时完成免疫规划信息系统中疫苗管理的信息维护。

(二)疫苗召回

疫苗召回时,疾病预防控制机构、接种单位按照《疫苗管理法》相关规定采取相应措施,并在免疫规划信息系统中做好记录。

七、疫苗定期检查和处置

(一)疫苗定期检查

疾病预防控制机构、接种单位应建立疫苗定期检查制度。疾病预防控制机构、接种单位应每月对本单位疫苗进行检查并记录,内容包括疫苗的数量、来源、包装、储存温度和有效期等。

(二)疫苗处置

(1)对存在包装无法识别、储存温度不符合要求、超过有效期等问题的疫苗,要采取隔离存放、设置警示标志等措施,并按照医疗废物管理要求、《山东省疾控机构和预防接种单位疫苗销毁工作程序(试行)》等进行处置。接种单位应将需报废疫苗单独存放,贴上警示标识和标签,于每月25日前将需报废疫苗回收至上级疾病预防控制机构,并及时在信息系统内做好“报废出库”登记;如每月需报废疫苗数量较少,回收周期可延长至不超过半年。各级疾病预防控制机构应及时回收辖区内的需报废疫苗,统一单独存放,贴上警示标识和标签,并在信息系统内做好“报废入库”和“销毁出库”登记;需报废疫苗达到一定数量后,应启动集中销毁工作,最长销毁周期为1年。

(2)疾控机构、接种单位应如实记录处置情况,记录内容包括疫苗名称、数量、疫苗上市许可持有人、批号、处置方式等,处置记录应保存至疫苗有效期满后不少于5年备查。

八、疫苗电子追溯

(1)疾病预防控制机构、接种单位应在疫苗出入库和接种过程中扫描疫苗追溯码,在免疫规划信息系统中如实记录疫苗流通、预防接种等信息。

(2)省级疾病预防控制机构按照相关标准和规范从全国疫苗电子追溯协同服务平台

获取疫苗追溯码信息，并按照规定向全国疫苗电子追溯协同服务平台提供追溯信息。

九、疫苗储运温度异常现场评估原则

疾控机构和接种单位应严格遵守《疫苗管理法》，按照疫苗说明书与《疫苗储存和运输管理规范》的规定温度进行储存和运输。疾控机构和接种单位在日常疫苗储存和运输工作中，因冷链设备稳定性异常或装卸、存放、取用疫苗时开关冷藏车、冷库、冰箱门等造成监测温度短时间超出规定温度的，可结合疫苗热稳定性试验结果和现场实际情况，参考以下原则进行评估（疫苗储运温度异常现场评估原则，是疫苗短时间超温的现场评估参考标准，不是疫苗使用管理中温度暴露的许可范围）。疫苗说明书有明确规定的，严格按照说明书要求执行。

1.冷藏储运的疫苗

(1)动态监测温度在 0～2 ℃(不含 0 ℃、2 ℃)，冻干疫苗累计时间不超过 72 小时(≤72 小时)，液体疫苗累计时间不超过 48 小时(≤48 小时)的可以使用。

(2)动态监测温度在 8～15 ℃(不含 8 ℃)，累计时间不超过 48 小时(≤48 小时)的可以使用。

(3)动态监测温度在 15～25 ℃(不含 15 ℃)，累计时间不超过 24 小时(≤24 小时)的可以使用。

(4)动态监测温度在 25～37 ℃(不含 25 ℃)，累计时间不超过 8 小时(≤8 小时)的可以使用。

2.冷冻储运的疫苗

(1)动态监测温度在－15 ℃以下的，可以使用。

(2)动态监测温度在－15～0 ℃(不含－15 ℃)，累计时间不超过 48 小时(≤48 小时)的可以使用。

(3)动态监测温度在 0～25 ℃(不含 0 ℃)，累计时间不超过 24 小时(≤24 小时)的可以使用。

（孙靓　栾桂杰）

参考文献

[1]全国人民代表大会常务委员会.中华人民共和国疫苗管理法[EB/OL].(2019-06-29)[2024-04-30]. http://www.npc.gov.cn/npc/c2/c30834/201907/t20190702_299244.html.

[2]国家疾控局综合司，国家卫生健康委办公厅.预防接种工作规范(2023 年版)[EB/OL].(2023-11-30)[2024-04-30]. https://www.ndcpa.gov.cn/jbkzzx/c100014/common/content/content_1734730268199014400.html.

[3]国家卫生计生委，国家食品药品监管总局.疫苗储存和运输管理规范(2017 年版)[EB/OL].(2017-12-15)[2024-04-30]. http://www.nhc.gov.cn/ewebeditor/uploadfile/2017/12/

20171228151946998.pdf.

[4]国家市场监督管理总局.生物制品批签发管理办法[EB/OL].(2020-12-11)[2024-04-30]. https://www.gov.cn/gongbao/content/2021/content_5588831.htm.

[5]国家卫生健康委. 国家免疫规划疫苗儿童免疫程序及说明(2021 年版)[EB/OL].(2021-02-23)[2024-04-30]. http://www.nhc.gov.cn/jkj/s3581/202103/590a8c7915054aa682a8d2ae8199e222.shtml.

第四章　冷链系统管理

第一节　冷链系统及装备

一、冷链系统

(1)冷链是指为保障疫苗质量,疫苗从疫苗上市许可持有人到接种单位,均在规定的温度条件下储存、运输和使用的全过程。

(2)冷链设施设备包括冷藏车、疫苗运输车、冷库、冰箱、冷藏箱、冷藏包、冰排、冷链温度监测设备、备用发电机组和安置设备的房屋等。

(3)冷链系统是在冷链设施设备的基础上加入管理因素(即人员、管理措施和保障)的工作体系。

二、冷链系统的重要性

(一)从疫苗结构看

无论是活的、灭活的或亚单位疫苗,其成分多为蛋白质、多糖,或脂类、多糖-蛋白质的复合物,均是由内在不稳定的有机多聚体构成的。为保存其功能和活性,不仅须保持这些化学物质的一级结构,而且还必须保留其更精细的二级结构及相互关系。疫苗的二级结构由氢键连接而折叠并松散地聚集在一起。但是,氧和氧化剂作用于半胱氨酸中的巯基,导致蛋白质交联和变性,使蛋白质趋于不稳定;蛋氨酸的硫醚键中含有硫原子,在氧化过程中形成硫氧化物,从而使疏水性残基变为亲水性残基,也可引起蛋白质二级结构变性、多糖降解和微生物灭活。所有这些不利于蛋白质稳定的作用都随着温度的升高而增强。因此,当疫苗长期暴露于推荐储运温度范围以外时,效价的丧失速度会大大加快。疫苗的效价一旦丧失,即使重新放回正确的储存条件,效价也不能恢复,任何效价的丧失都是永久的和不可逆的。

(二)从疫苗的有效性和安全性看

疫苗除怕热、怕光外,有些疫苗还怕冻。疫苗冷冻后肽链断裂,影响疫苗效果;含吸附剂的疫苗，冷冻后吸附剂胶体破坏，失去吸附作用，降低疫苗效力；有的类毒素疫苗冷冻后，疫苗中类毒素解离成为毒素，从而增加疫苗接种反应。因此，在疫苗储运过程中，都要求疫苗保存在一定温度条件。

三、冷链设备的装备、补充与更新

（一）冷链设备的装备

1.省级疾病预防控制机构　负责配送疫苗的省级疾病预防控制机构需要配备冷藏车、冷库（普通冷库、低温冷库）及自动温度监测器材或设备。冷库的容积应与使用需求相适应，冷链设备应双路供电，配备备用发电机组，并配有备用制冷机组。

2.市、县级疾病预防控制机构　负责配送疫苗的市、县级疾病预防控制机构需要配备冷库、冰箱（包括冷藏和冷冻）、冷藏车或疫苗运输车、温度监测器材或设备。冷库或冰箱的容积应与使用需求相适应，冷链设备应双路供电或配备备用发电机组。

3.接种单位　需要配备冰箱（包括冷藏和冷冻）、冷藏箱或冷藏包、冰排、温度监测器材或设备，需要储存大量疫苗的接种单位可配备普通冷库。冷链设备可配备不间断电源、双路供电或备用发电机组。

（二）冷链设备的补充与更新

（1）疾病预防控制机构应定期评估辖区和本单位冷链设施设备状况，结合冷链设备使用年限和预防接种工作需要等，制订冷链设备补充、更新需求计划，报告同级疾控主管部门和卫生健康主管部门。

（2）冰箱补充、更新应选择医用冰箱。

（三）山东省冷链装备模式

自20世纪80年代中期，山东省开始实施免疫规划冷链系统建设。在各级政府，尤其是省财政的积极投入下，目前山东省已建立了较完备的冷链系统。根据山东省冷链装备状况和有关要求，山东省各级冷链装备的基本模式见表4-1。

表4-1　山东省各级冷链装备模式

储存或运输环节	储存设备或运输工具
省级疾病预防控制机构储存	低温冷库、普通冷库
省级疾病预防控制机构向市级疾病预防控制机构运输	冷藏车
市级疾病预防控制机构储存	低温冷库、普通冷库
市级疾病预防控制机构向县级疾病预防控制机构运输	冷藏车
县级疾病预防控制机构储存	普通冷库、低温冰箱、普通冰箱
县级疾病预防控制机构向预防接种单位运输	冷藏车
预防接种单位储存	普通冰箱

四、山东省冷链设备装备标准

为确保山东省实施扩大国家免疫规划工作需要，根据相关工作要求，在广泛征求各级意见的基础上，确定了山东省冷链系统装备参考标准，见表 4-2。按照该标准，自 2013 年起省财政开始为全省各级疾病预防控制机构和预防接种单位装备参考冷链设备，累计装备冷链温度监测系统 1 套、冷库 297 座、冷藏车和疫苗运输车 146 辆、医用冷藏冰箱 10297 台、医用低温冰柜 913 台、小冰箱 9144 台、冷藏箱/包(配套冰排)15595 个、冷库用备用发电机 143 台。

表 4-2　山东省冷链系统装备参考标准

级别	设备种类	用途	标准
省级	1.250 m^3 低温冷库(可调整为常温)	贮存 6 个月脊灰减毒活疫苗	1
	2.1200 m^3 常温冷库	贮存 1 年除脊灰减毒活疫苗外免疫规划疫苗	5
	3.5 ℃冷藏车(20～25 m^3)	向下级单位运送疫苗	2
	4.5 ℃冷藏车(30～35 m^3)		2
	5.疫苗运输车	免疫规划工作监测与督导	4
	6.5 ℃普通冰箱 300 L(台)	贮存疫苗	30
	7.－20 ℃低温冰柜 300 L		30
	8.6 L 冷藏包(含冰排)		10
	9.54 L 冷藏箱(含冰排)		5
	10.全省冷链温度监控系统	及时监控全省冷库、冷藏车等温度变化，防止温度异常导致疫苗失效	1 套
市级	大于 500 万人口的市(济南、烟台、潍坊、济宁、泰安、临沂、德州、聊城、菏泽)，共 9 个		
	1.20 m^3 低温冷库	贮存脊灰疫苗	1
	2.30 m^3 常温冷库	贮存除脊灰疫苗外其余免疫规划疫苗	1
	3.50 m^3 常温冷库	贮存除脊灰疫苗外其余免疫规划疫苗	1
	4.20 m^3 冷藏车	向下级运送疫苗	1
	5.10 m^3 冷藏车		1
	6.疫苗运输车	免疫规划工作监测与督导	2
	7.－20 ℃低温冰柜 300 L	贮存疫苗	6
	8.5 ℃普通冰箱 300 L(台)		6
	9.6 L 冷藏包(含冰排)		5
	10.54 L 冷藏箱(含冰排)		2
	300 万～500 万人口的市(淄博、枣庄、滨州)，共 3 个		
	1.15 m^3 低温冷库(可调整为常温)	贮存脊灰疫苗	1

续表

级别	设备种类	用途	标准
市级	2.30 m^3 常温冷库	贮存除脊灰疫苗外其余免疫规划疫苗	1
	3.50 m^3 常温冷库	贮存除脊灰疫苗外其余免疫规划疫苗	1
	4.15 m^3 冷藏车	运送疫苗	2
	5.疫苗运输车	免疫规划工作监测与督导	2
	6.－20 ℃低温冰柜 300 L	贮存疫苗	5
	7.5 ℃普通冰箱 300 L(台)		5
	8.6 L 冷藏包(含冰排)		5
	9.54 L 冷藏箱(含冰排)		2
	小于 300 万人口的市(东营、威海、日照),共 3 个		
	1.15 m^3 低温冷库(可调整为常温)	贮存脊灰疫苗	1
	2.30 m^3 常温冷库	贮存除脊灰疫苗外其余免疫规划疫苗	2
	3.15 m^3 冷藏车	运送疫苗	1
	4.疫苗运输车	免疫规划工作监测与督导	1
	5.－20 ℃低温冰柜 300 L	贮存疫苗	4
	6.5 ℃普通冰箱 300 L(台)		4
	7.6 L 冷藏包(含冰排)		5
	8.54 L 冷藏箱(含冰排)		2
县级	小于 50 万人口的县(共计 39 个)		
	1.20 m^3 常温冷库	贮存除脊灰疫苗外其余免疫规划疫苗	1
	2.－20 ℃低温冰柜 300 L	贮存 3 个月脊灰疫苗	8
	3.＋5 ℃普通冰箱 300 L	贮存除脊灰疫苗外其余免疫规划疫苗	6
	4.5～6 m^3 面包式冷藏车	向下级单位运送疫苗	1
	5.疫苗运输车	向下级单位运送疫苗	1
	6.6 L 冷藏包(含冰排)	贮存疫苗	4
	7.54 L 冷藏箱(含冰排)		2
	50 万～100 万人口的县(共计 74 个)		
	1.10 m^3 常温冷库	贮存疫苗	1
	2.20 m^3 常温冷库		1
	3.－20 ℃低温冰柜 300 L	贮存脊灰疫苗或冻制冰排	6
	4.5 ℃普通冰箱 300 L	贮存除脊灰疫苗外其余免疫规划疫苗	6
	5.5～6 m^3 面包式冷藏车	向下级单位运送疫苗	1
	6.疫苗运输车	向下级单位运送疫苗	1
	7.6 L 冷藏包(含冰排)	贮存疫苗	4
	8.54 L 冷藏箱(含冰排)		2

续表

级别	设备种类	用途	标准
县级	100 万以上人口的县(共计 15 个)		
	1.15 m³ 常温冷库	贮存疫苗	1
	2.25 m³ 常温冷库		1
	3.－20 ℃低温冰柜 300 L	贮存脊灰疫苗或冻制冰排	6
	4.5 ℃普通冰箱 300 L	贮存除脊灰疫苗外其余免疫规划疫苗	6
	5.5～6 m³ 面包冷藏车	向下级单位运送疫苗	1
	6.疫苗运输车	向下级单位运送疫苗	1
	7.6 L 冷藏包(含冰排)	贮存疫苗	4
	8.54 L 冷藏箱(含冰排)		2
预防接种门诊	1.5 ℃普通冰箱 300 L(仅冷藏)	贮存各种疫苗	2
	2.5 ℃普通冰箱 300 L		1
	3.小冰箱 50 L		4
	4.12 L 冷藏包(含冰排)		6
	5.54 L 冷藏箱(含冰排)		3
预防接种站	1.5 ℃普通冰箱 300 L(仅冷藏)	贮存各种疫苗	1
	2.5 ℃普通冰箱 200 L		1
	3.12 L 冷藏包(含冰排)		4
	4.54 L 冷藏箱(含冰排)		2
产科接种室	1.5 ℃普通冰箱 200 L	贮存卡介苗和乙肝疫苗	1
	2.12 L 冷藏包(含冰排)		2
	3.30 L 冷藏箱(含冰排)		1

第二节 冷链使用管理

一、基本要求

疾病预防控制机构和接种单位制定冷链管理制度，开展冷链设施设备维护和温度监测等工作，保障冷链设备在规定的温度条件下正常运转。

(1)疾病预防控制机构和接种单位应有专人对冷链设备进行管理与维护。

(2)冷链设备应按需求有计划购置和下发，建立健全领发手续，做到专物专用，禁止存放其他物品。

(3)冷链设备要有专用房屋安置，房屋应通风、干燥，避免阳光直射。

(4)疾病预防控制机构和接种单位应建立冷链设备档案，填写“冷链设备档案表”(见

表4-3),并通过免疫规划信息系统进行报告。对新装备或状态发生变化的冷链设备,应在变更后15日内通过免疫规划信息系统更新报告。

(5)对储存疫苗的冷链设备进行温度记录,记录保存至疫苗有效期满后不少于5年备查。

(6)定期检查、维护和更新冷链设备设施,保证设备的良好运转状态,符合疫苗储存规定要求。当冷链设备状况异常时,应及时报告、维修、更换,并做好设备维修记录。

(7)建立冷链管理应急预案,确保出现突发停电或者设备故障等问题时及时妥善处理。

二、冷链设备验收与安装的基本要求

(1)设备到货后及时组织技术人员按规定的程序及设备使用说明进行验收。

(2)每台设备配备专用接地插座(三相电源),不可与其他设备或电器共用。

(3)冷藏车、冷库的安装与调试必须由厂家或相关专业人员承担。

(4)设备报废应按照国有资产管理规定和国家相关标准推荐使用年限等执行。

三、常用冷链设备使用与维护

(一)冷藏车

(1)冷藏车应定期保养,保证车辆机械和制冷系统处于良好状态。使用前应根据疫苗运输的温度要求设定冷藏车厢内温度,达到规定温度并稳定后再装载疫苗。

(2)疫苗装车时要轻搬轻放,码放整齐,不遮挡出风口,保证车厢内气流循环。需多点配送时,要根据配送的顺序先装后配送的疫苗,保证卸货的便利性。

(3)每次运输时随车携带外接电源线,如运输途中停车时间较长,应接好外接电源,确保冷藏车制冷系统正常运行。

(4)每次配送完成后,要及时清洗车辆,保持车内外干净整洁。

(二)冷库

(1)冷库内应根据需要配备适当数量的木质或金属材质的货架,并留有适当宽度的通道。储存疫苗前应保证冷库内部达到规定的温度。

(2)冷库应配有自动温度监测器材或设备,能自动调控、显示、记录温度,并具备超温报警功能。

(3)要定期对冷库的冷风机和排管进行清霜,冷库内地面、门、顶部等也要定期除霜、除冰。要做好冷库库门清洁保养,保证冷库库门密封性能良好。

(三)冰箱

(1)冰箱应放置平整,避免震动。冰箱的上部和散热面要分别留有30 cm、10 cm以上的空间。安装3台以上冰箱的房间应安装空调或排气风扇。

(2)要经常保持冰箱内外的清洁。可用软布、洗涤剂擦洗内外壁及附件,清洁后用干布擦干。冰箱蒸发器结霜厚度≥4 mm时要及时除霜。

(3)定期对冰箱进行全面保养,切断电源后检查冰箱铰链、门封条、螺丝是否松动变形。

(四)冷藏箱和冷藏包

(1)储存和运输疫苗时，冷藏箱或冷藏包内应按照要求放置冻制好的冰排。疫苗瓶不能直接与冰排接触，防止冻结。

(2)每次使用冷藏箱或冷藏包后，应清洗擦干后保存。

(五)冰排

(1)冻制冰排时，冰排注水量为冰排容积的 90%。注水后冰排直立放置在低温冰箱或冰箱的冷冻室内，冻制时间应不少于 24 小时。预充式冰排按照说明书要求使用。

(2)每次冷链运转结束后，应将冰排的水倒出，清洗干净、晾干后与冷藏箱或冷藏包分开存放。

表 4-3 冷链设备档案表

设备基本信息：

1.设备编码：__________

2.设备类型：01 冷藏车　02 疫苗运输车　03 普通冷库　04 低温冷库　05 普通冰箱　06 冰衬冰箱
07 低温冰箱　08 台式小冰箱　09 冷藏箱　10 发电机组　11 冷藏包　99 其他

3.设备来源：(1)本级自购(2)上级下发(3)国际项目(4)设备迁入(5)捐赠(6)其他：______

设备状态：(1)正常 (2)待修 (3)报废 (4)备用 (5)迁出

4.生产企业：______________　　5.设备型号：______________

6.出厂编号：______________　　7.冷冻容积：______________

8.冷藏容积：______________　　9.设备数量：______________

10.出产日期：______________　　11.到货日期：______________

12.启用日期：______________　　13.是否配备自动温度监测设备：(1)是 (2)否

14.是否采用双路供电：(1)是(2)否　　15.是否配备双压缩机：(1)是(2)否

16.是否属于医用冰箱：(1)是(2)否

17.配备温度计类型：(1)自动温度监测设备(2)自带电子温度计(3)电子温度记录卡(4)普通电子温度计(5)普通温度计(6)无(7)其他：________

18.是否有外部温度显示：(1)是(2)否

19.是否为全自动发电机组：(1)是(2)否

维修记录：

故障时间	故障原因	是否修复	修复时间

报废/迁出记录：

报废/迁出时间	报废/迁出原因	经手人

填表单位：　　　　填表人：　　　　填表日期：

备注：①每个冷链设备填写一张档案表，设备当前运转状态应根据变化情况更新；②容积单位换算为升；③在上述内容基础上，各地可根据工作实际，适当调整格式、增添内容。

第三节　冷链温度监测

疾病预防控制机构和接种单位应当遵守《疫苗管理法》和《疫苗储存和运输管理规范》，在疫苗储存和运输的全过程中按要求定时监测、记录温度。

一、疫苗储存温度监测

（一）冷库温度监测

采用自动温度监测设备对普通冷库、低温冷库进行温度监测时，自动温度监测设备测量精度要求在±0.5 ℃范围内，在疫苗储存过程中应每隔 30 分钟自动记录一次温度数据。发现异常温度记录要及时评估，根据评估结果采取相应措施。采用自动温度监测设备记录温度的可代替人工记录。

（二）冰箱温度监测

采用温度计或自动温度监测设备对冰箱进行温度监测时，温度计应分别放置在冰箱冷藏室及冷冻室的中间位置。每日上午和下午各测温 1 次（间隔不少于 6 小时），并填写冷链设备温度记录表，每次应测量冰箱内存放疫苗的各室温度，冰箱温度应控制在规定范围（冷藏室为 2～8 ℃，冷冻室≤－15 ℃）。采用自动温度监测设备记录温度的可代替人工记录。

（三）人工记录

在进行自动温度监测的同时，可每天上午和下午各人工记录温度 1 次（间隔不少于 6 小时），并填写“冷链设备温度记录表”（见表 4-4）。发现异常温度记录要及时评估，根据评估结果采取相应措施。

（四）登记记录

冷链设备温度超出疫苗储存要求时，应及时将疫苗转移到其他设备中单独存放，经评估不能使用的疫苗按照有关规定进行处置。

二、疫苗运输温度监测

疫苗配送单位和疾病预防控制机构对疫苗运输过程进行温度监测并记录。记录内容包括疫苗运输工具、疫苗冷藏方式、疫苗名称、疫苗上市许可持有人、规格、批号、有效期、数量、疫苗属性、启运和到达时间、启运和到达时疫苗的储存温度和环境温度、启运至到达行驶里程、送/收疫苗单位、送/收疫苗人员签名，并填写或打印“疫苗运输温度记录表”（见表4-5）。运输时间超过 6 小时的，须记录途中温度，记录时间间隔不超过 6 小时。采用自动温度监测设备记录温度的可代替人工记录。

表 4-4　　年　月冷链设备温度记录表

冷链设备名称：____________设备编码：____________使用单位：____________

记录日期		记录时间	温度/℃		记录人	记录日期		记录时间	温度/℃		记录人
			冷藏	冷冻					冷藏	冷冻	
1	上午					17	上午				
	下午						下午				
2	上午					18	上午				
	下午						下午				
3	上午					19	上午				
	下午						下午				
4	上午					20	上午				
	下午						下午				
5	上午					21	上午				
	下午						下午				
6	上午					22	上午				
	下午						下午				
7	上午					23	上午				
	下午						下午				
8	上午					24	上午				
	下午						下午				
9	上午					25	上午				
	下午						下午				
10	上午					26	上午				
	下午						下午				
11	上午					27	上午				
	下午						下午				
12	上午					28	上午				
	下午						下午				
13	上午					29	上午				
	下午						下午				
14	上午					30	上午				
	下午						下午				
15	上午					31	上午				
	下午						下午				
16	上午										
	下午										

填写说明：每台冷链设备每月一张表，每天记录 2 次温度，间隔不少于 6 小时。

表 4-5　疫苗运输温度记录表

出/入库日期：__________年______月______日　　　出/入库单号：______________
疫苗运输工具：(1)冷藏车(2)疫苗运输车(3)其他________________
疫苗冷藏方式：(1)冷藏车(2)车载冷藏箱(3)其他________________

运输疫苗情况：

疫苗名称	疫苗上市许可持有人	规格/(剂/支)	批号	有效期	数量/(支或粒)	疫苗属性

运输温度记录：

	日期/时间	疫苗储存温度	冰排状态	环境温度
启运	___年___月___日___时___分	___℃		___℃
途中	___年___月___日___时___分 ___年___月___日___时___分 ___年___月___日___时___分	___℃ ___℃ ___℃	—	___℃ ___℃ ___℃
到达	___年___月___日___时___分	___℃		___℃

启运至到达时行驶距离(km)：____________________
送货单位：____________________
送货人签名：____________________
收货单位：____________________
收货人签名：____________________

填写说明：①本表供各级发放/购进疫苗运输时填写；②运输超过 6 小时需记录途中温度，每天记录 2 次，间隔不少于 6 小时；③使用无自动温度显示的冰排保冷设备时，只在启运和到达时填写冰排状态(冻结、冰水混合物、完全融化)；④疫苗属性，国家免疫规划疫苗、地方免疫规划疫苗、应急接种疫苗、群体性预防接种疫苗、非免疫规划疫苗、紧急使用疫苗。

三、山东省冷链温度监测系统

(一)硬件要求

(1)电源。各级疾病预防控制机构和接种单位均要保证监测设备 220 V 供电正常，不管在报警频繁、冰箱停用、盘苗、除霜等情况下，都不允许拔掉电源或者关闭设备开关。

预防接种门诊和产科接种室需在网络节点处(如路由器、交换机等)加装不间断电源(UPS),从而保证在市电中断情况下,网络通畅,可以正常发送断电报警信息。

(2)网络。各级疾病预防控制机构和预防接种单位应保证网络数据上传至省平台,如果冷库处在没有信号的地下室,需联系通信公司增加此区域网络信号或联系公司增加探头数量。

(3)设备脱落处理。如果遇到温度记录仪从墙壁脱落,如没有新粘双面胶,不得再强制按压粘贴在墙壁上,否则可能会造成二次摔落。若遇到这种情况,可以将旧的双面胶去除,粘贴新的双面胶重新固定;或者放置在防水、防潮的地方。冰箱冷藏室和冷冻室的所有标签不可随意调换。温度标签是防水的,但是不得人为放到水里浸泡。如果遇到温度标签脱落,需将其放在测温环境(冷藏室、冷冻室)中部区域,同时联系公司处理。

(4)冷链室搬迁。如果遇到冷链室搬迁等情况,需将墙壁上的网关温湿度记录仪、温湿度标签取下,连同冰箱搬至同一冷链室,接通电源、网络,即可恢复正常工作。

(5)冷链设备更新。各级各单位在旧冷链设备被新设备替代时应对温度监测设备进行拆装,并及时联系公司从平台上对原设备对应关系进行更新。

(6)单位名称和编码变更、单位新增和删除时应提交"山东省冷链监测系统问题提交单"(表 4-6)并逐级审核上报至省疾控中心备案。

(7)疾病预防控制机构、接种单位新增冷链设备时应按照《山东省冷链温(湿)度监测系统建设及应用工作实施方案》(鲁疾控免发〔2015〕14 号)要求,安装温(湿)度监测设备,并纳入全省冷链温(湿)度监测平台统一管理。

(二)管理要求

(1)由于离职、更换岗位、休假等原因,原冷链监测系统管理联系人不再负责冷链监测系统管理时,应及时向上级疾病预防控制机构报备,同时及时更新系统里冷链报警联系人电话,从而保证报警信息可以发送到新手机号码上,一旦发现冷链设备异常,也可以联系上真正的负责人。

(2)当盘苗或除霜时,需在系统中设置盘苗或除霜时间,否则冰箱温度异常会导致报警频繁。非盘苗或除霜时间,不得随意进行此种设置,否则会导致报警功能失效。

(3)管理人员每天上午和下午应至少审核 1 次温度监测记录(间隔不少于 6 小时),系统会自动记录查阅时间和查阅人,每月 5 号前通过系统打印出上月每台冷链设备温度记录表存档。

四、监测系统评价

各级疾控主管部门会同卫生健康主管部门对辖区内免疫规划用冷链系统实施监督管理,将冷链管理纳入各级免疫规划常规监督、评价内容,定期组织疾病预防控制机构对辖区的冷链管理进行监督、评价。

(一)评价指标

(1)冷链设备档案完整率=平台内档案完整填写的冷链设备/平台内所有的冷链设

备×100%。

(2)是否有疫苗运输温度记录:疾病预防控制机构对运输过程中的疫苗进行温度监测并记录,填写“疫苗运输温度记录表”(见表4-5)。

(3)是否有完整的冷链设备补充更新计划。

(4)数据上传及时率=探头实际上传数据量/探头应该上传数据量×100%。

(5)冷链温度监测系统注册率=注册冷链温度监测系统的人数/成员管理的人数×100%。

(6)单位审核完整率=(上午审核的探头和标签数+下午审核的探头和标签数)/本单位正常使用的探头和标签数×2×100%。

(7)报警处置及时率=及时处理的报警信息的次数/本单位报警信息总次数×100%。

(二)评价方法

1.监督检查与评价　开展专项或配合其他免疫规划管理工作进行监督检查与评价,内容包括设备装备是否符合冷链装备基本模式、管理制度是否健全、设备使用是否正确,以及专人管理和保养设备情况、设备损坏及维修情况和记录情况,设备温度记录情况,并根据冷链系统的工作状态分析和提出改进措施报告(见表4-6)。

2.监测数据评价　利用冷链监测数据,评价各级冷链监测系统质量以及冷链设施设备装备、运转和冷链管理工作情况。

表4-6　山东省冷链监测系统问题提交单

提交时间		提交人	
单位编码		单位名称	
市		区(县)	
街道		详细地址	
联系电话		电子邮箱	
登录用户名		用户类型	□市级　□县级　□接种单位
问题类型:□单位名称变更　□单位编码变更　□单位新增　□单位撤销　□其他			

续表

详细说明 (附资质证书)	
县(区)审核意见	签章: 年 月 日
市级审核意见	签章: 年 月 日

(栾桂杰)

参考文献

[1]全国人民代表大会常务委员会.中华人民共和国疫苗管理法[EB/OL].(2019-06-29)[2024-04-30]. http://www.npc.gov.cn/npc/c2/c30834/201907/t20190702_299244.html.

[2]国家疾控局综合司,国家卫生健康委办公厅.预防接种工作规范(2023 年版)[EB/OL].(2023-11-30)[2024-04-30]. https://www.ndcpa.gov.cn/jbkzzx/c100014/common/content/content_1734730268199014400.html.

[3]国家卫生计生委,国家食品药品监管总局.疫苗储存和运输管理规范(2017 年版)[EB/OL].(2017-12-15)[2024-04-30]. http://www.nhc.gov.cn/ewebeditor/uploadfile/2017/12/20171228151946998.pdf.

[4]栾桂杰,刘少楠,孙靓,等.山东省疫苗冷链监测平台建设与应用评价[J].中国疫苗和免疫,2024,30(2):225-230.

第五章　预防接种服务

第一节　预防接种组织和服务形式

一、预防接种组织形式

（一）常规接种

常规接种是接种单位按照免疫规划疫苗免疫程序、非免疫规划疫苗使用指导原则和接种方案，在相对固定的接种服务周期内，为受种者提供的预防接种服务。

（二）群体性预防接种

群体性预防接种是指根据监测和预警信息，为预防和控制传染病暴发、流行，在特定范围和时间内，针对可能受某种传染病威胁的特定人群，有组织实施的预防接种活动。比如既往开展的麻疹疫苗补充免疫和脊灰疫苗强化免疫。

（三）应急接种

应急接种是在传染病暴发、流行时，为控制传染病疫情蔓延，对目标人群开展的预防接种活动。

二、预防接种服务形式

（一）定点接种

接种单位在固定的场所提供长期、定期接种服务，按天或周提供预防接种服务。城镇地区预防接种单位应采取日接种服务方式，每周服务时间大于等于 3 天；农村地区预防接种单位应采取日、周接种服务方式，每周服务时间 1～2 天。

（二）入户接种

交通不便的边远山区、牧区、海岛等地区和福利院、养老院等特殊机构，可采取入户方式进行预防接种。实施入户接种的地区，每月应至少提供 1 次预防接种服务。对福利院、养老院等机构，可根据实际情况定期提供入户接种服务。

（三）临时接种单位

依托现有的医疗机构或预防接种单位新增的临时接种单位，用于提高预防接种服务能力，满足群众疫苗接种需要，可根据实际情况设置。

第二节 预防接种证办理和管理

一、预防接种证格式

预防接种证由国家疾控局会同国家卫生健康委设计，统一格式内容，省疾控局和省疾控中心确保各级规范登记和统一打印。

二、预防接种证办理

(1)新生儿出生后，无论是否接种卡介苗和首针乙肝疫苗，医疗机构产科接种室均应为其办理接种证，并在预防接种信息系统产科客户端(以下简称产科客户端)建立新生儿预防接种电子档案。

(2)预防接种单位要为成人受种者建立成人预防接种档案，提供纸质或电子接种凭证。

(3)办理预防接种证的接种单位应在预防接种证上加盖业务用章。

三、预防接种证管理

(1)接种单位对适龄儿童实施预防接种时，应当核对预防接种证，并按规定做好记录。

(2)接种单位人员负责打印预防接种证中的受种者基本信息和预防接种信息。如特殊情况确需手工填写，要求书写工整、内容规范、记录准确、项目齐全。预防接种证上应记录疫苗名称与剂次、接种日期、生产企业、疫苗批号、接种部位、接种单位等内容。接种部位包括左上臂、右上臂、左大腿、右大腿、左臀部、右臀部和其他(需注明)，有的可以口服。

(3)预防接种证由受种者或其监护人长期保管。未在产科建立预防接种证的新生儿或预防接种证遗失者应及时到居住地就近的预防接种单位或原预防接种单位补办。

第三节 预防接种档案建立和管理

一、预防接种档案建立

(1)预防接种档案按照受种者的居住地实行属地化管理。接种单位在为新生儿办理预防接种证或受种者首次接种疫苗时，应为其建立预防接种档案。原则上应采用身份识别设备采集受种者信息，在免疫规划信息系统中为受种者建立预防接种电子档案。

(2)医疗机构产科接种室为新生儿在免疫规划信息系统建立档案后，归属的接种单位应直接在免疫规划信息系统实时获取并核对、更新新生儿预防接种电子档案信息。

二、预防接种档案管理

(1)接种单位至少每月对辖区儿童的预防接种档案进行1次查漏分析，发现未种者要及时通知其监护人；至少每季度对辖区内儿童的预防接种档案进行1次核查和整理，对失去联系大于等于12个月或迁出、死亡的儿童的预防接种电子档案，及时进行状态转换。

(2)预防接种证、预防接种卡由接种单位的人员填写或打印，相关信息要求书写工整、内容规范、记录准确、项目齐全，日期填写以公历为准。儿童预防接种证、成人预防接种卡等由受种者或其监护人长期保管。纸质的预防接种卡(簿)资料由接种单位另行妥善保管。预防接种电子档案由医疗机构产科接种室和预防接种单位长期保存。医疗机构产科接种室和预防接种单位应在完成每次预防接种信息录入和上报的当天，对预防接种电子档案进行备份，并异处妥善保存。

(3)户籍在外地的适龄儿童在本地居住时间大于等于3个月，由居住地接种单位及时建立或迁入预防接种电子档案，无预防接种证者需同时建立、补办预防接种证。受种者因居住地迁移需要变更接种单位时，应携带预防接种证或预防接种卡，由迁入地接种单位从省级平台下载并更新预防接种信息，核准预防接种电子档案与预防接种证、卡一致后完成迁入。未在信息系统建立预防接种电子档案的应进行补建档。

(4)受种者在非现管理接种单位间隔3个月连续接种疫苗2剂次及以上时，现居住地接种单位应通过省级平台下载预防接种电子档案，核准预防接种电子档案与预防接种证、卡信息一致无误后，进行迁入操作，将档案纳入本地管理。

(5)医疗机构产科接种室应每年将新生儿预防接种电子档案打印存档，保存不少于5年。承担儿童预防接种工作的常规预防接种门诊，应在儿童满6岁后打印预防接种卡(簿)，保存不少于15年。已全面实施儿童预防接种信息化管理地区，可以用预防接种电子档案逐步取代预防接种卡(簿)，但不得代替儿童预防接种证。

(6)省级疾控机构定期组织对受种者预防接种电子档案进行档案查重处理，预防接种档案重复率应小于0.03%。

(7)疾控机构、接种单位及相关工作人员要负责做好受种者预防接种档案信息安全管理和隐私保护，未经同级疾控主管部门许可，不得擅自向其他任何单位和个人提供。

第四节　预防接种前准备

一、确定受种对象

(1)根据国家免疫规划疫苗的免疫程序、非免疫规划疫苗的使用指导原则和免疫程序、群体性预防接种、应急接种或补充免疫方案等，通过免疫规划信息系统筛选受种者。

(2)受种对象包括本次受种者、上次漏种者和流动人口等特殊人群中的未受种者。

(3)通过信息系统的预防接种电子档案筛查本次到期应种儿童,根据预防接种记录核实受种对象。

(4)每季度主动搜索流动人口和计划外生育儿童中未在信息系统中建档的受种对象。

二、通知受种者或其监护人

(1)采取口头预约、书面预约、电话联系、手机短信通知、手机 APP 预约、微信预约、邮件通知、广播通知、公示告知等方式,通知受种者或其监护人,告知接种疫苗的品种、时间、地点和相关要求。

(2)通过免疫规划信息系统或其他方式实现精准预约受种对象,预约接种疫苗日期和具体时间段(分时预约),根据工作量合理安排单位时间内服务的受种对象人数(限量预约),避免接种场所拥挤,减少受种者或其监护人等待时间。

三、准备预防接种器材

(1)按受种对象人次数的 1.1 倍准备一次性使用无菌注射器,注射器类型和规格应与所接种疫苗的剂量、接种途径和接种方式等相匹配。

(2)注射器使用前要检查包装是否完好并在有效期内使用。

四、准备相关药品和器械

(1)消毒用品:75%乙醇、镊子、棉球杯、无菌干棉球或棉签、治疗盘。干棉球、棉签等一次性无菌医疗用品和 75%乙醇等的使用符合《基层医疗机构医院感染管理基本要求》(国卫办医发〔2013〕40 号)等有关规定。无菌干棉球和棉签使用前须经高温、高压消毒,用前应检查小包装的密封性、灭菌日期及失效日期;灭菌物品一经打开,使用时间不得超过 24 小时。盛放用于皮肤消毒的非一次性使用的 75%乙醇的容器应密闭保存,每周更换 2 次,同时更换灭菌容器;一次性小包装的瓶装 75%乙醇,启封后使用时间不超过 7 天。

(2)体检器材:体温表、听诊器、压舌板、血压计。

(3)常用急救药械:1∶1000 肾上腺素、葡萄糖生理盐水、25%～50%葡萄糖注射液、地塞米松、抗过敏药、输液器、止血带和吸氧机等急救药品和设备。肾上腺素等急救药械应加强保管,并做好定期检查核对。

(4)接种安全器材:注射器毁型装置、锐器盒、医疗废物桶等。

第五节 预防接种流程及注意事项

实施接种前,要做到“三查七对一验证”,做到受种者、预防接种证和疫苗信息相一致,接种人员和受种者双方确认无误后方可实施接种。三查包括:一是检查受种者健康状况、核查接种禁忌;二是查对预防接种证;三是检查疫苗、注射器的外观、批号、有效期。

"七对"是指核对受种者的姓名、年龄,疫苗的品名、规格、剂量、接种部位、接种途径。"一验证"是指接种前请受种者或其监护人验证接种疫苗的品种和有效期等。

一、核实受种对象

(1)接种人员应查验受种者预防接种证、接种卡和预防接种电子档案,核对受种者姓名、出生日期及接种记录,确定本次受种对象、接种疫苗的种类。

(2)接种人员发现原始记录中受种者姓名、出生日期、联系方式等基本信息有误或变更的,应及时更新。

(3)对不符合本次预防接种的受种者,向受种者或其监护人做好解释工作。

二、询问健康状况和核查接种禁忌

(1)预防接种工作人员在实施预防接种前,应询问受种者的健康状况以及是否有接种禁忌等情况,并如实记录询问情况。受种者健康状况询问内容主要包括是否有发热、咳嗽、腹泻、过敏、用药史等,以及癫痫、白血病、肠套叠等疾病患病情况。

(2)对于有接种禁忌而不能接种的,接种人员应当向受种者或其监护人提出医学建议,并如实记录提出的医学建议情况。

(3)当对受种者的健康状况有怀疑时,应建议其到医院进行检查后决定是否接种。

三、预防接种告知

(1)接种单位可以通过家长课堂、视频播放、文字材料及移动互联网技术等方式进行预防接种的宣传,使受种者或其监护人知晓预防接种相关知识。

(2)在正式实施接种疫苗前,接种人员应采取面对面的方式进行告知,并做到知情同意。

(3)预防接种工作人员应当告知受种者或其监护人所接种疫苗的品种、作用、禁忌、注意事项、可能出现的不良反应以及预防接种异常反应补偿方式等信息,并如实记录告知情况。

(4)受种者或其监护人选择非免疫规划疫苗时,接种单位除告知上述内容外,还应当告知疫苗价格、接种服务费用等信息。

(5)告知后由受种者或其监护人在纸质或电子知情同意书上签名确认,纸质签字存根由接种单位留底保存,电子知情同意书由接种单位备份保存,纸质或电子知情同意书签名资料由接种单位留档保存至疫苗有效期满后不少于5年备查。

四、现场疫苗准备和检查

(1)实施接种前,将疫苗从冷藏设备内取出,尽量减少开启冷藏设备的次数。

(2)核对接种疫苗的品种,检查疫苗外观质量。凡过期、变色、污染、发霉、有摇不散凝块或异物、无标签或标签不清、疫苗瓶(或预充注射器)有裂纹的疫苗,一律不得使用。

(3)疫苗使用说明规定严禁冻结的疫苗,如百白破疫苗、乙肝疫苗、白破疫苗等,冻结后一律不得使用。

(4)检查含吸附剂疫苗是否冻结的方法：将被检和正常对照的疫苗瓶同时摇匀后静置竖立，被检疫苗在短时间(5～10 分钟)内与对照疫苗相比，如出现分层现象且上层液体较清，即可判断被检疫苗曾被冻结。

五、接种途径、部位和方法

疫苗接种途径通常为口服、皮下注射、皮内注射、肌内注射和划痕法等。注射部位通常为上臂外侧三角肌处和大腿前外侧中部。当多种疫苗同时注射接种(包括肌内、皮下和皮内注射)时，可在左右上臂、左右大腿分别接种，卡介苗选择上臂。皮内注射法应选择上臂外侧三角肌中部略下处；皮下注射法应选择上臂外侧三角肌下缘附着处；肌内注射法应选择上臂外侧三角肌或大腿前外侧中部肌肉(见图 5-1)。

监护人带儿童进行预防接种时的正确坐姿：如在儿童左上臂接种，儿童监护人取坐位，儿童应坐于监护人腿上；儿童监护人左臂抱紧儿童，使儿童头部靠在监护人左肩部；将儿童右臂置于监护人身后；儿童监护人用右臂固定儿童双腿，右手握住儿童左手，防止儿童在接种过程中乱动。

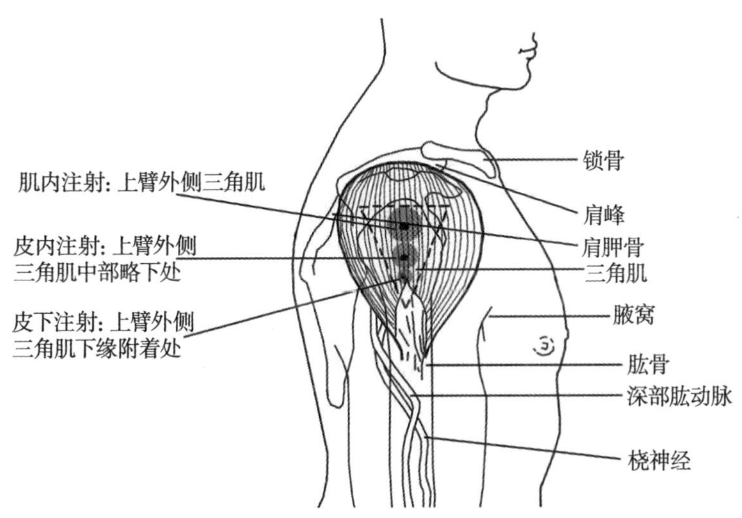

图 5-1　皮下皮内肌内注射位置

图源：国家疾病预防控制局，国家卫生健康委员会.预防接种工作规范(2023 年版)[S].中国病毒病杂志，2024，14(2)：101-118.

(一)口服法

1.适用疫苗　口服脊灰减毒活疫苗等。

2.操作方法

(1)液体剂型疫苗从冰箱取出放置室温复溶，待完全溶化，充分摇匀后，以垂直 90°或倾斜45°角将规定剂量的疫苗滴入儿童口中，每一人次用量为2滴(相当于0.1 mL)。

(2)糖丸剂型疫苗用消毒药匙送入儿童口中，用凉开水送服。对于小月龄儿童，喂服糖丸剂型时可将糖丸放在消毒的小药袋中，用手碾碎后放入药匙内，加少许凉开水溶解成糊状服用，或将糖丸溶于约5 mL凉开水中，使其完全溶化后口服。

(3)液体bOPV未能立即用完，应在2～8 ℃温度下保存，并于当天内用完，如有剩余应废弃。

(二)注射法

1.疫苗吸取和使用要求

(1)将疫苗瓶上部疫苗弹至底部，用75%乙醇棉球消毒开启部位。

(2)在乙醇挥发后将注射器针头斜面向下插入疫苗瓶的液面下吸取疫苗。

(3)吸取疫苗后，将注射器的针头向上，排空注射器内的气泡，直至针头上有一小滴疫苗出现为止。

(4)自毁型注射器的使用方法参见相关产品使用说明。

(5)使用含有吸附剂的疫苗前，应当充分摇匀。使用冻干疫苗时，用一次性注射器抽取稀释液，沿疫苗瓶内壁缓慢注入，轻轻摇荡，使疫苗充分溶解，避免出现泡沫。

(6)开启减毒活疫苗的疫苗瓶和注射时，切勿使消毒剂接触疫苗。

(7)疫苗瓶开启后应尽快使用。如不能立即用完，应盖上无菌干棉球冷藏。当疫苗瓶开启后，活疫苗超过半小时、灭活疫苗超过1小时未用完(疫苗说明书另有规定除外)，应将剩余疫苗废弃。

(8)多人份疫苗建议集中预约接种。多人份脊灰减毒活疫苗滴剂容器开启后，如未能立即用完，应置于2～8 ℃，并于当天内用完。

(9)采用预充式注射器分装的疫苗，按其使用方法进行注射。

2.接种部位皮肤消毒

(1)确定接种部位。接种部位要避开疤痕、炎症、硬结和皮肤病变处。

(2)用灭菌镊子夹取75%乙醇棉球或用无菌棉签蘸75%乙醇，由内向外螺旋式对接种部位皮肤进行消毒，涂擦直径≥5 cm，待晾干后立即预防接种。

3.皮内注射法

(1)适用疫苗：卡介苗。

(2)接种部位：上臂外侧三角肌中部略下处。

(3)操作方法：①固定受种者，露出受种者接种部位。②用相应规格注射器吸取1人份疫苗，排尽注射器内空气，皮肤常规消毒，待乙醇干后，左手绷紧注射部位皮肤，右手以平执式持注射器，食指固定针管，针头斜面向上，与皮肤呈5°～10°角刺入皮内。再用左手拇指固定针栓，然后注入疫苗，使注射部位形成一个圆形隆起的皮丘，皮肤变白，毛孔变大，注射完毕，针管顺时针方向旋转180°角后，迅速拔出针头(见图5-2)。

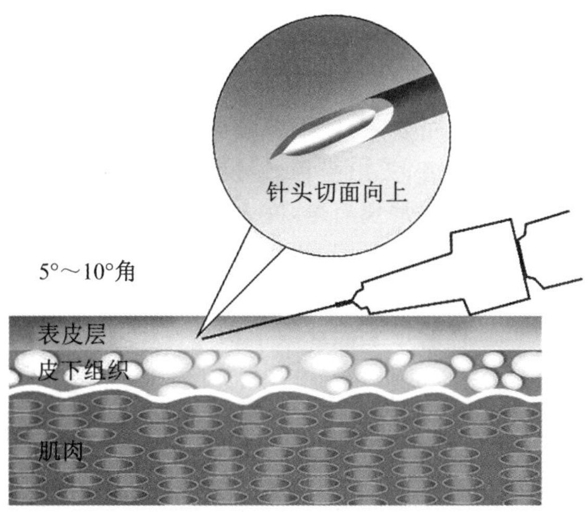

图 5-2 疫苗皮内注射法进针角度

图源：国家疾病预防控制局，国家卫生健康委员会.预防接种工作规范（2023 年版）[S].中国病毒病杂志，2024，14(2)：101-118.

4.皮下注射法

（1）适用疫苗：麻腮风疫苗、乙脑减毒活疫苗、A 群流脑多糖疫苗、A 群 C 群流脑多糖疫苗、甲肝减毒活疫苗、钩体疫苗等。

（2）接种部位：上臂外侧三角肌下缘附着处。

（3）操作方法：①固定受种者，露出受种者接种部位。②用相应规格注射器吸取 1 人份疫苗后，排尽注射器内空气，皮肤常规消毒，左手绷紧皮肤，右手持注射器，针头斜面向上，与皮肤呈 30°～40°角，快速刺入皮下，进针深度 1/2～2/3，松左手，固定针管，缓慢推注疫苗，注射完毕后用消毒干棉球或干棉签轻压针刺处，快速拔出针头（见图 5-3）。

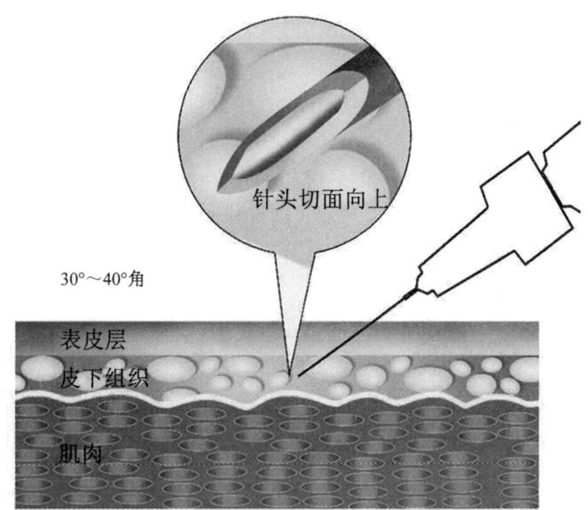

图 5 3 疫苗皮下注射法进针角度

图源：国家疾病预防控制局，国家卫生健康委员会.预防接种工作规范（2023 年版）[S].中国病毒病杂志，2024，14(2)：101-118.

5.肌内注射法

(1)适用疫苗:百白破疫苗、白破疫苗、乙肝疫苗、乙脑灭活疫苗、脊灰灭活疫苗、甲肝灭活疫苗、出血热疫苗等。

(2)接种部位:上臂外侧三角肌、大腿前外侧中部肌肉。

(3)操作方法:①固定受种者,露出受种者接种部位。②用相应规格注射器吸取 1 人份疫苗,排尽注射器内空气,皮肤常规消毒,左手将注射肌肉部位绷紧,右手持注射器,与皮肤呈 90°角,将针头快速垂直刺入肌肉,进针深度约为针头的 2/3,松左手,固定针管,缓慢推注疫苗,注射完毕后用消毒干棉球或干棉签轻压针刺处,快速拔出针头,观察有无渗血或药液渗出,若有渗出,应将消毒干棉球或干棉签按压片刻(见图 5-4、图 5-5)。

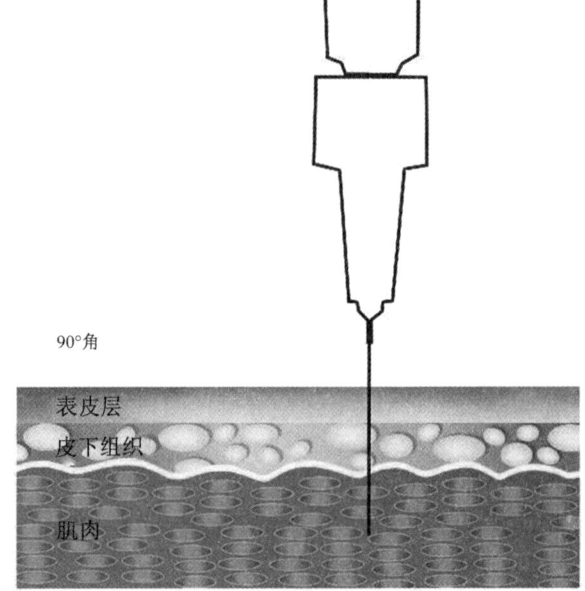

图 5-4　疫苗肌内注射法进针角度

图源:国家疾病预防控制局,国家卫生健康委员会.预防接种工作规范(2023 年版)[S].中国病毒病杂志,2024,14(2):101-118.

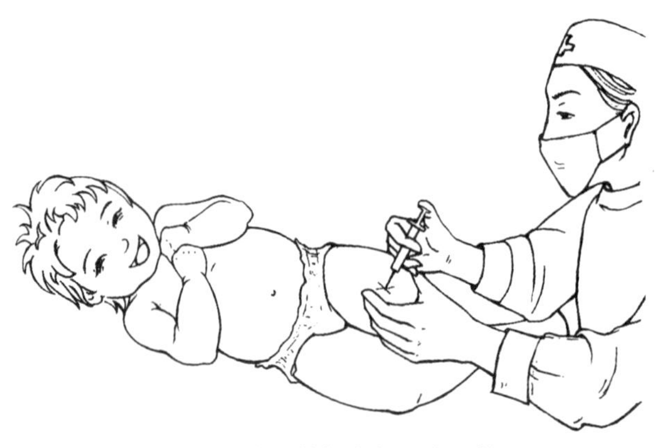

图 5-5　大腿外侧中部肌内注射

图源:国家疾病预防控制局,国家卫生健康委员会.预防接种工作规范(2023 年版)[S].中国病毒病杂志,2024,14(2):101-118.

六、安全注射

(1)预防接种前方可打开或取出注射器材。

(2)在注射过程中防止被针头误伤。若被污染的注射针头刺伤,应按照有关要求处置。

(3)使用后的注射器不得双手回套针帽,或用手分离注射器针头。

(4)注射完毕后应将注射器具直接或毁型后投入安全盒或防刺穿的容器内,按照《医疗废物管理条例》统一回收销毁。

七、接种后受种者留观

(1)告知受种者或其监护人,接种疫苗后要留在现场观察30分钟后方可离开。

(2)在现场留观期间出现疑似预防接种异常反应的,应按照疑似预防接种异常反应监测与处置相关要求,及时采取救治等措施。出现严重预防接种异常反应的,必要时转医院救治。

(3)对于出现的不良反应,应按照《全国疑似预防接种异常反应监测方案》要求进行报告。

第六节　预防接种记录和免疫规划信息系统记录

一、预防接种记录

(1)实施接种后,预防接种工作人员应在预防接种证和预防接种档案上登记受种者基本信息以及疫苗品种、疫苗批号、接种日期等信息。

(2)在为新生儿接种首剂乙肝疫苗和卡介苗后,负责办理预防接种证的产科可直接在预防接种证上记录首剂乙肝疫苗和卡介苗接种情况,原则上应同时在免疫规划信息系统建立预防接种电子档案,并主动将预防接种证纳入“出生一件事”办理,提升群众办事便利度。

(3)成人接种疫苗,接种单位需要登记包括受种者基本信息以及疫苗品种、疫苗上市许可持有人、批号、接种日期、接种单位等信息,并提供接种凭证。

二、免疫规划信息系统记录

(1)接种单位应通过信息系统采集疫苗接种信息,内容包括疫苗品种、疫苗上市许可持有人、疫苗批号、追溯码、有效期、接种日期、受种者、实施接种的人员等。

(2)接种单位应通过扫描疫苗追溯码获取疫苗最小包装单位的识别信息。

(3)接种单位应通过信息系统实现疫苗接种信息在预防接种证上的直接打印。

(4)预防接种档案和接种信息应在接种完成后24小时内,上传至国家免疫规划信息系统。

第七节　预防接种后处理

一、接种预约

本次接种完成后，视情况与受种者或其监护人预约下次接种疫苗的品种和接种日期。

二、清理器材

(1)清洁冷藏设备。

(2)处理使用后的自毁型注射器、一次性注射器及其他医疗废物，严格按照《医疗废物管理条例》的规定处理，实行入户接种或临时接种时应将所有医疗废物带回集中处理。

(3)镊子、治疗盘等器械按要求灭菌或消毒后备用。

三、处理剩余疫苗

(1)记录疫苗的使用和损耗数量。

(2)疫苗瓶开启后，减毒活疫苗超过半小时、灭活疫苗超过1小时未用完(疫苗说明书另有规定除外)，应将剩余疫苗废弃，按照医疗废物处置方法处理。

(3)接种单位应配备回收医疗废物专用包装袋或容器、警示标识和标签，以及安全储存废弃疫苗的空间。对于批量需报废疫苗，按照《山东省疾控机构和预防接种单位疫苗销毁工作程序(试行)》要求，进行报告、准备、清点、回收、销毁、资料管理与数据报告。待废弃疫苗不得继续放置在冷链设备中保存。

(4)冷藏包或小冰箱内未开启的疫苗做好标记，放回冷链室冰箱保存，于有效期内在下次预防接种时首先使用。

四、核对预防接种信息

核对受种者预防接种档案信息。核对知情同意书、受种者预防接种电子档案、疫苗出库数量、疫苗库存量等，确保各方面数据一致。确定需补种的人数和名单，下次预防接种前补发通知。

五、统计疫苗使用数量

统计本次接种疫苗使用数量和下次预防接种的疫苗计划使用数量，并按规定上报。

第八节 儿童预防接种管理

适龄儿童预防接种实行居住地管理，流动儿童与常住儿童享受同样的预防接种服务。

一、常住儿童预防接种管理

(1)县级疾控主管部门会同卫生健康主管部门明确辖区各接种单位在适龄儿童预防接种管理中的任务和责任区域，并督促落实。

(2)承担免疫规划疫苗接种任务的接种单位应及时将辖区新生儿和未建卡适龄儿童纳入预防接种管理。

(3)不承担接种工作的医疗机构发现新生儿和未建档案儿童，应及时报辖区接种单位。

二、流动儿童预防接种管理

(1)流动儿童是指户籍在外县或无户口，随父母或其他监护人在流入地暂时居住(小于 3 个月)的儿童。

(2)县级疾控主管部门应协调村(居)民委员会公共卫生委员会，将掌握的流动儿童分布和流向信息与接种单位共享，以便接种单位掌握流动儿童情况，为其提供预防接种服务。

(3)流动人口相对集中的地方，应增设接种单位，可通过增加接种单位开诊频次和延长服务时间等方式，提供便利的预防接种服务。

(4)在暂住地居住大于等于 3 个月的流动儿童，由现居住地接种单位负责预防接种并建立预防接种电子档案，纳入常住儿童管理与评价，无预防接种证者需同时建立或补办预防接种证。在暂住地居住不足 3 个月的流动儿童，可由现居住地接种单位提供预防接种服务，并如实记录接种信息。

(5)接种单位对主动搜索到的适龄流动儿童，应及时登记，按规定建立预防接种电子档案，无预防接种证者需建立或补办预防接种证，并及时接种或补种疫苗。

(6)接种单位应做好本地外出儿童的管理，掌握儿童外出、返回期间的预防接种情况，及时转档登记；可利用春节等节假日期间检查外出返乡儿童预防接种情况，并给予查漏补种。

(7)预防接种单位通过预防接种信息系统共享(下载)流动儿童预防接种个案信息；对未在预防接种信息系统建立预防接种电子档案的流动儿童，应在本地建立该儿童的预防接种电子档案，并做到儿童基本信息和接种信息完整、准确。

第九节　儿童入托、入学预防接种证查验

儿童入托、入学预防接种证查验参照国家卫生健康委和教育部印发的《儿童入托、入学预防接种证查验办法》以及山东省2021年发布《山东省儿童入托、入学预防接种证查验及补种工作实施方案(2021年版)》执行。

一、组织机构及职责

(1)卫生健康行政部门。卫生健康行政部门负责管理辖区托育机构预防接种证查验工作,会同教育行政部门管理辖区幼儿园和学校预防接种证查验工作,督促疾病预防控制机构和接种单位及时为预防接种证查验工作提供技术支持,组织开展预防接种证查验工作的检查和考核。

(2)教育行政部门。教育行政部门负责对幼儿园和学校的预防接种证查验工作进行管理,督促辖区幼儿园和学校完成预防接种证查验相关工作。

(3)疾病预防控制机构。疾病预防控制机构负责托幼机构(学校)预防接种证查验工作的培训和技术指导,指导接种单位做好儿童入托、入学预防接种完成情况评估和补证、补种以及预防接种证查验资料的收集和报告工作。

(4)托育机构、幼儿园和学校。托育机构、幼儿园和学校应当将预防接种证查验工作纳入儿童入托、入学报名程序,组织开展儿童入托、入学预防接种证查验工作。

(5)接种单位。接种单位负责收集辖区托育机构、幼儿园和学校基本信息,为辖区托育机构、幼儿园和学校提供预防接种证查验技术支持,评估儿童入托、入学预防接种完成情况,对无证、漏种儿童开展补证、补种工作,收集和报告预防接种证查验资料。

二、查验的对象、内容及原则

(1)查验对象:每年入托、入学的新生;学期中新接收的转托(学)的儿童(学生),原则上查验对象年龄应小于18岁。

(2)查验单位:现阶段托育机构、幼儿园、小学和中学(包括初高中)要进行入托、入学预防接种证查验,有条件的市或县(市、区)可以对大中专院校进行预防接种证查验。

(3)查验疫苗种类:包括纳入国家免疫规划范围的所有疫苗,目前主要包括皮内注射用卡介苗(BCG)、重组乙型肝炎疫苗(HepB)、脊髓灰质炎疫苗(PV)、吸附百白破联合疫苗(DPT)和吸附白喉破伤风联合疫苗(DT)、含麻疹成分疫苗(MCV)、乙型脑炎减毒活疫苗(JEV)、A群脑膜炎球菌多糖疫苗(MPSV-A)、A群C群脑膜炎球菌多糖疫苗(MPSV-AC)、甲肝减毒活疫苗(HepA)。按疫苗说明书完成含以上相应疫苗成分的非免疫规划疫苗接种的,视为已接种。

(4)查验原则:实行入托(学)前、后两次预防接种证查验。预防接种单位负责儿童报名后(入托/学前)预防接种证的初步查验,托育机构、幼儿园和学校负责儿童入托(学)后

的再次查验。

(5)补种原则:对未接种和未全程接种国家免疫规划疫苗的入托(学)儿童,要按照现行的《国家免疫规划疫苗儿童免疫程序及说明(2021年版)》规定的补种原则进行补种。

三、目标任务

(一)入学、入托儿童预防接种证查验

(1)以县为单位,各级各类托育机构、幼儿园和中小学校开展入托、入学儿童预防接种证查验工作普及率达到100%。

(2)以托育机构、幼儿园和中小学校为单位,所有在托(校)儿童(学生)预防接种证查验率、建证率、建卡率均达到100%。

(3)通过入托、入学时查验儿童预防接种证,进一步提高全社会,特别是广大儿童(学生)、家长依法自觉接受预防接种的意识,形成全社会重视、关心儿童预防接种工作的良好氛围。

(二)入学、入托儿童补种

(1)以乡镇/街道为单位,各级各类托幼机构和中小学入托、入学儿童补种含麻疹成分疫苗、甲肝疫苗、乙肝疫苗全程接种率≥95%,其他国家免疫规划疫苗全程接种率≥90%。

(2)通过疫苗补种,进一步提高在托(校)儿童(学生)国家免疫规划疫苗接种率,巩固免疫屏障,预防疫苗针对传染病暴发流行,保护儿童(学生)身体健康。

四、查验和补种程序

为确保漏种儿童入托(学)前能够及时得到疫苗补种,减少传播疾病的风险,预防接种证查验及补种工作应关口前移,具体工作程序见《山东省儿童入托、入学预防接种证查验及补种工作实施方案(2021年版)》。

五、保障措施

(1)各地卫生健康行政部门和教育行政部门要密切合作,每年部署安排好辖区儿童入托、入学预防接种证查验工作,并联合开展检查指导。县级卫生健康行政部门每年将接种证查验情况通报同级教育行政部门。

(2)各地卫生健康行政部门要安排疾病预防控制机构和接种单位查验预防接种证和漏种儿童补种工作经费。卫生健康监督机构要按照《传染病防治卫生监督工作规范》,对辖区疾病预防控制机构、接种单位预防接种工作进行监督检查。

(3)教育行政部门要加强对辖区幼儿园和学校预防接种证查验工作的监督检查。

(4)县级卫生健康行政部门和教育行政部门每年组织疾病预防控制机构开展辖区托幼机构(学校)的预防接种证查验业务培训。

(5)接种单位应当如实评估儿童入托、入学预防接种完成情况。

(6)托幼机构(学校)应当督促未评估预防接种完成情况的入托、入学儿童,在开学30日内完成预防接种完成情况评估和查验。对于无接种禁忌、未完成相应免疫规划疫苗全程接种的儿童,托幼机构(学校)应当在儿童入托、入学时,督促儿童尽快补种疫苗,并及时复查预防接种完成情况。

(7)鼓励各地利用免疫规划信息系统开展儿童入托、入学预防接种证查验工作。

(刘少楠　赵敏)

参考文献

[1]国家疾控局综合司,国家卫生健康委办公厅.预防接种工作规范(2023年版)[EB/OL].(2023-11-30)[2024-04-30]. https://www.gov.cn/zhengce/zhengceku/202312/content_6920274.htm.

[2]王陇德. 预防接种实践与管理[M]. 北京:人民卫生出版社,2006.

[3]国家卫生健康委. 国家免疫规划疫苗儿童免疫程序及说明(2021年版)[EB/OL].(2021-02-23)[2024-04-30]. http://www.nhc.gov.cn/jkj/s3581/202103/590a8c7915054aa682a8d2ae8199e222.shtml.

[4]山东省卫生健康委,山东省教育厅.关于印发山东省儿童入托、入学预防接种证查验办法(2021年版)的通知(鲁卫疾控字〔2021〕4号)[S].2021.

第六章　疑似预防接种异常反应监测与处理

第一节　基本概念与分类

接种疫苗是预防、控制传染病的有效措施，但没有一种疫苗是绝对安全的。随着疫苗接种率的提高和疫苗针对传染病发病率的下降，接种疫苗后的不良反应引起了人们的高度关注。

一、定义

《全国疑似预防接种异常反应监测方案》给出的定义如下：疑似预防接种异常反应(AEFI)是指在预防接种后发生的怀疑与预防接种有关的反应或事件。AEFI的特点为：①具有临床损害后果，即它可以是任何不适或无预知的体征、异常实验室结果、症状或疾病；②具有时间关联性，即接种疫苗至发生的时间间隔在疾病的发病潜伏期或前驱期之内；③不一定与疫苗的预防接种存在因果关联。

WHO对AEFI的定义为：免疫接种后发生的、不一定与疫苗使用有因果关系的任何不良医疗事件。不良事件可以是任何不利或意外的体征、异常实验室检测结果、症状或疾病。

二、相关概念

(一)严重AEFI

有下列情形之一者为严重疑似预防接种异常反应：死亡、危及生命、需要住院治疗或延长已在医院治疗的时间、持续或显著的人体伤残/失能、先天性异常或者出生缺陷(怀疑由受种者母亲孕期接种疫苗所致)，以及如不干预或者治疗可能出现上述所列情况的情形。一般需要采取住院治疗等措施，包括需要临床治疗的重度疾病。

(二)群体性AEFI

群体性AEFI是指短时间内同一接种单位的受种者中，发生的2例及以上相同或类似临床症状的严重AEFI；或短时间内同一接种单位的同种疫苗受种者中，发生相同或类似临床症状的非严重AEFI明显增多。

三、分类

AEFI经过调查诊断分析，按发生原因分为以下五种类型：

（一）不良反应

合格的疫苗在实施规范接种后，发生的与预防接种目的无关或意外的有害反应，包括一般反应和异常反应。

1.一般反应　在预防接种后发生的，由疫苗本身所固有的特性引起的，对机体只会造成一过性生理功能障碍的反应，主要有发热和局部红肿，同时可能伴有全身不适、倦怠、食欲不振、乏力等综合症状。

一般反应较为常见，反应程度较轻，通常不需临床处置或仅需一般处置。一般反应分为局部反应和全身反应；局部反应主要为接种部位疼痛、红肿、出现硬结等，全身反应主要为发热、全身不适、倦怠、乏力等。一般反应的特点为：①由疫苗本质因素引起；②发生频率相对较高；③反应程度较轻，一般不需临床处置或仅需一般处置即可恢复；④反应呈一过性，不留永久性损害。

2.异常反应　合格的疫苗在实施规范预防接种过程中或者实施规范预防接种后造成受种者机体组织器官、功能损害，相关各方均无过错的药品不良反应。

异常反应极为罕见，反应程度相对较重，一般需要临床处置。异常反应的特点为：①由疫苗本质因素引起；②发生频率相对较低；③反应程度相对较重，一般需要临床处置；④绝大多数反应能恢复，不留永久性损害；⑤接种疫苗合格；⑥接种实施规范。

（二）疫苗质量事故

由于疫苗质量不合格，预防接种后造成受种者机体组织器官、功能损害。

（三）接种事故

在预防接种实施过程中违反《预防接种工作规范》、免疫程序、疫苗使用指导原则、预防接种方案，造成受种者机体组织器官、功能损害。

（四）偶合症

受种者在预防接种时正处于某种疾病的潜伏期或者前驱期，预防接种后巧合发病。

（五）心因性反应

在预防接种实施过程中或预防接种后因受种者心理因素发生的个体或者群体的反应。

第二节 疑似预防接种异常反应发生原因

一、一般反应

一般反应的发生原因是一个复杂的问题，除与疫苗和使用有关外，还涉及个体因素和一些其他方面的原因。

（一）疫苗原因

疫苗大多是通过对病原微生物进行减毒、灭活、裂解、基因重组、提纯等方法制成的，因此多含有其固有的生物学特性，如毒力、毒性、菌体蛋白，以及代谢产物等。接种灭活疫苗可因其固有的生物学特性引起局部或全身反应；接种减毒活疫苗类似一次轻度人工感染，可出现轻度自然感染的临床反应。疫苗的纯度及均匀度与反应的发生有密切关系，如在生产卡介苗时，菌团研磨不均匀，含菌量多寡不一，均匀度较差，接种后的局部反应、淋巴结肿大亦随之增多。疫苗为异种蛋白，而且其接种后会引起炎症反应，也会引起发热。此外，疫苗的酸碱度、渗透压，以及所含的防腐剂，均可引起不同程度的炎症反应；注射含有铝佐剂的疫苗常可引起接种局部硬结。

（二）使用原因

疫苗在使用前未充分摇匀，致使液体疫苗浓度不均，特别是一些含有吸附剂的疫苗，不充分摇匀使用会引起局部反应加重。采用注射等方法，其本身刺激人体皮肤就可能造成轻微的创伤而引起炎症，出现局部红肿、疼痛等反应。

（三）个体原因

在个体健康状况较差的情况下，如重度营养不良、经常低热、消耗性疾病的恢复期进行接种疫苗，容易引起反应加重。接种疫苗后进行剧烈运动和重度体力劳动会加重反应。在空腹时或空气浑浊的环境中接种疫苗，以及接种疫苗后饮酒可加重局部和全身反应的发生，并且特别容易引起头痛。睡眠不足时接种疫苗也可使反应加重。

二、异常反应

（一）与疫苗成分有关

在疫苗生产过程中需加入一定量的吸附剂、防腐剂、稳定剂等，其中有些可导致异常反应。

1.蛋清　用鸡胚生产的疫苗，如流感疫苗和黄热病疫苗含有鸡蛋蛋清成分，在极少数情况下，鸡蛋蛋清抗原可能导致过敏或其他急性变态反应。麻疹疫苗是在鸡胚成纤维细胞中培养制成的，对鸡蛋过敏的人接种后发生变态反应的风险低，故鸡蛋过敏已不作为接种麻疹疫苗的禁忌证。

2.乳胶　乳胶含有天然杂质如植物蛋白和多肽，这些杂质可导致变态反应。乳胶被加工成天然橡胶乳胶和天然干橡胶，可能与乳胶含有相同的植物杂质。天然橡胶乳胶用于制作医用手套、导管及其他产品；天然干橡胶用于制作注射器推杆、小瓶塞及血管内管道系统的注射端口。如果对乳胶过敏，不能接种由天然橡胶制成瓶塞的安瓿疫苗或注射器包装的疫苗，如果只对乳胶有一般变态反应而非严重过敏症，如接触乳胶手套过敏，可以接种由天然橡胶制成瓶塞的安瓿疫苗或注射器包装的疫苗。

3.抗微生物制剂　减毒活疫苗可能含有痕量的一种或多种抗生素，如新霉素、链霉素及多黏菌素B。对新霉素最常见的变态反应是迟发型局部接触性皮炎，在接种疫苗后48～96小时出现红斑及瘙痒性皮疹。

4.内毒素　流感疫苗、流脑疫苗等含有内毒素，可致发热、血压下降、白细胞增高。

5.疫苗抗原　疫苗本身可能是致敏原，灭活疫苗去除或减弱了致病力，但仍保留了抗原性。亚单位疫苗尽管在疫苗制备中使用其组成成分的片段以减少变态反应，但仍有接种后发生局部红肿和红晕的过敏表现；减毒活疫苗有一定毒力，接种类似人工轻度感染，如接种麻疹疫苗可引起发热和轻型皮疹，风疹疫苗可引起关节炎，腮腺炎疫苗可引起腮腺炎样疾患和脑膜炎(Urabe株)，卡介苗可引起淋巴结炎。

6.防腐剂　苯酚与菌体蛋白结合不牢固而容易析出，可刺激中枢神经系统、胃肠道痉挛而发生呕吐、腹痛、腹泻等。硫柳汞是一种含乙基汞的有机化合物，自20世纪30年代以来被广泛用作疫苗防腐剂。含硫柳汞的疫苗有百白破疫苗、Hib疫苗、流感疫苗、乙肝疫苗等。汞及其化合物与机体内酶系统的巯基结合后，很多含巯基的酶受抑制而失去活性，导致细胞正常代谢障碍。如中毒可导致多系统功能障碍，尤以神经系统为最。硫柳汞中的汞或硫代水杨酸盐可能引起迟发型变态反应。美国曾主张不使用含硫柳汞的疫苗，但WHO认为目前没有更好的防腐剂代替硫柳汞前，仍可继续使用。

7.稳定剂　明胶是许多疫苗的增溶剂和热稳定剂，由动物胶原水解得到，来源于牛、猪等动物的皮、骨、腱与韧带中的胶原，分为牛源明胶和猪源明胶。麻腮风疫苗、流感疫苗、水痘疫苗等均含有高浓度的牛源明胶，明胶可导致受种者产生由明胶特异性IgE介导的速发型变态反应。

8.吸附剂　氢氧化铝能激活Th2淋巴细胞，从而产生高滴度IgE，因此可增加机体的致敏性，易发生速发型变态反应。铝盐也是接种疫苗引起局部反应的主要原因，特别是局部无菌性脓肿的直接原因，它与注射部位结节、肉芽肿和红斑相关。

此外，疫苗培养液中的小牛血清、营养素，以及细胞残片(蛋白质)、核酸等也可引起变态反应。

(二)与受种者个体因素有关

1.过敏性体质　过敏性体质的人在接受同一抗原物质再次或多次刺激后，清除、阻止抗原能力低下(IgA缺陷，易发生免疫复合物病)，抗体生成过度(IgE高数倍至数十倍)，易发生以组织损伤或生理功能紊乱为特征的特异性免疫反应。

2.免疫缺陷　具有IgA、补体缺乏，抑制性T细胞(Ts细胞)功能减退的人，接种减毒活疫苗容易发生严重异常反应。如接种卡介苗后可造成卡介苗全身播散症，服用脊灰减毒活疫苗后可能引发疫苗相关性麻痹性脊髓灰质炎（VAPP）。

（三）预防接种异常反应发生机制

(1)非特异性反应：①注射疫苗引起的创伤、异物反应、炎症、坏死、热原反应；②非特异皮肤反应，无菌性脓肿等。

(2)生物学特异性反应：①全身性变态反应，如过敏性休克、脑炎和脑脊髓炎、类中毒反应、全身播散性卡介苗感染等；②特异性皮肤反应，如荨麻疹、大疱性表皮松解症、特发性血小板减少性紫癜、过敏性紫癜、血管性水肿、局部过敏坏死反应、瘢痕疙瘩、多发性神经炎、臂丛神经炎等；③其他特殊类型的异常反应，如 VAPP。

三、疫苗质量事故

疫苗质量事故发生的主要原因是疫苗毒株、纯度、生产工艺、疫苗中的附加物、外源性因子、疫苗出厂前检定等不符合国家规定的疫苗生产规范或标准。

四、接种事故

接种事故发生的主要原因包括接种对象不当、禁忌证掌握不严、接种部位或途径不正确、接种剂量或接种次数有误、误用与剂型不符的疫苗稀释液、疫苗运输或储存不当、使用时未检查或使用中未摇匀、不安全注射等。接种事故可能造成某些疫苗的不良反应发生增多、局部或全身化脓性感染等。

五、偶合症

若受种者存在某些基础疾病（病史未知或未提供），接种时急性复发或加重，也属于偶合症。偶合症与预防接种的疫苗本质因素无关，即无论接种与否，必定会发生。预防接种中最常见的偶合症是偶合急性传染病、内科疾病等，其发生概率取决于疫苗接种率及疾病在受种人群中的基础发生率。

六、心因性反应

心因性反应与疫苗本质因素无关，主要发生在青少年中，因害怕注射，主要表现为紧张、焦虑、换气过度、晕厥（晕针）、癔症等。

第三节　疑似预防接种异常反应监测

一、报告

（一）报告范围

疑似预防接种异常反应报告范围按照发生时限分为以下情形：

(1)24 小时内：如过敏性休克、不伴休克的过敏反应（荨麻疹、斑丘疹、喉头水肿等）、中毒性休克综合征、晕厥、癔症等。

(2)5 天内：如发热(腋温≥38.6 ℃)、血管性水肿、全身化脓性感染(毒血症、败血症、脓毒血症)、接种部位出现的红肿(直径>2.5 cm)和硬结(直径>2.5 cm)、局部化脓性感染(局部脓肿、淋巴管炎和淋巴结炎、蜂窝织炎)等。

(3)15 天内：如麻疹样或猩红热样皮疹、过敏性紫癜、局部过敏坏死反应(Arthus 反应)、热性惊厥、癫痫、多发性神经炎、脑病、脑炎和脑膜炎等。

(4)6 周内：如血小板减少性紫癜、格林巴利综合征、疫苗相关麻痹性脊髓灰质炎等。

(5)3 个月内：如臂丛神经炎、接种部位发生的无菌性脓肿等。

(6)接种卡介苗后 1～12 个月：如淋巴结炎或淋巴管炎、骨髓炎、全身播散性卡介苗感染等。

(7)其他：怀疑与预防接种有关的其他严重疑似预防接种异常反应。

(二)责任报告单位和报告人

医疗机构、接种单位、疾控机构、药品不良反应监测机构、疫苗上市许可持有人其执行相关职务的人员为 AEFI 的责任报告单位和报告人。

(三)报告程序

1.行政报告　AEFI 报告实行属地化管理。责任报告单位和报告人发现属于报告范围的 AEFI(包括接到受种者或其监护人的报告)后应当及时向受种者所在地的县级卫生健康主管部门、药品监督管理部门报告。发现怀疑与预防接种有关的死亡、严重残疾、群体性 AEFI、对社会有重大影响的 AEFI 时，经初步核实后，责任报告单位和报告人应当在发现后 2 小时内向所在地县级卫生健康主管部门、药品监督管理部门报告；县级卫生健康主管部门和药品监督管理部门在 2 小时内逐级向上一级卫生健康主管部门、药品监督管理部门报告。

2.网络报告　责任报告单位和报告人应当在发现 AEFI 后 48 小时内填写 AEFI 个案报告卡，向受种者所在地的县级疾控机构报告。发现怀疑与预防接种有关的死亡、严重残疾、群体性 AEFI、对社会有重大影响的 AEFI 时，在 2 小时内填写 AEFI 个案报告卡或群体性 AEFI 登记表，以电话等最快方式向受种者所在地的县级疾控机构报告。有网络直报条件的接种单位应当直接通过中国疾病预防控制信息系统进行网络报告；不具备网络直报条件的，应当由县级疾控机构代报。县级疾控机构接到上述报告后，将属于本辖区预防接种后发生的 AEFI 立即通过中国疾病预防控制信息系统进行网络直报；不属于本辖区预防接种后发生的 AEFI，应将 AEFI 个案报告卡立即转报至其预防接种所在地的县级疾控机构，由预防接种所在地的县级疾控机构进行网络直报。各级疾控机构应当通过中国疾病预防控制信息系统实时监测 AEFI 报告信息。

3.其他　对于死亡或群体性 AEFI，同时还应当按照《突发公共卫生事件应急条例》的有关规定进行报告。

二、调查诊断

(一)核实报告

县级疾控机构接到 AEFI 报告后,应核实 AEFI 的基本情况、发生时间和人数、主要临床表现、初步临床诊断、疫苗接种等,完善相关资料,做好深入调查的准备工作。

(二)组织调查

(1)除明确诊断的一般反应(如单纯发热、接种部位的红肿和硬结等)外的疑似预防接种异常反应,均需调查。省级、设区的市级和县级疾病预防控制机构应当成立预防接种异常反应调查诊断专家组,负责预防接种异常反应调查诊断。调查诊断专家组由流行病学、临床医学、药学等学科专家组成。疾病预防控制机构、药品不良反应监测机构的人员不进入预防接种异常反应调查诊断专家组。

县级疾病预防控制机构对需要调查的疑似预防接种异常反应,应当在接到报告后48 小时内组织开展调查,收集相关资料,并在调查开始后 3 日内初步完成疑似预防接种异常反应个案调查表的填写,并通过中国疾病预防控制信息系统进行网络直报。

(2)对不在本县区接种疫苗,但在本县区医院就诊的病例,就诊医疗机构所在地的县级疾病预防控制机构应当在接到报告后根据工作需要协助收集相关资料,并及时转报至接种单位所在地的县级疾病预防控制机构,由其填写疑似预防接种异常反应个案调查表,并通过信息系统进行网络报告。

(3)怀疑与预防接种有关的死亡、严重残疾、群体性 AEFI、对社会有重大影响的AEFI,市级或省级疾控机构在接到报告后应立即组织预防接种异常反应调查诊断专家组进行调查。

(4)对于死亡或群体性 AEFI,同时还应当按照《突发公共卫生事件应急条例》的有关规定进行调查和报告。

(三)资料收集

1.临床资料　了解患者的预防接种异常反应史、既往健康状况(如有无基础疾病等)、家族史、过敏史,掌握患者的主要症状和体征,以及有关的实验室检查结果、已采取的治疗措施和效果等资料。必要时对患者进行访视和临床检查。对于死因不明,需要进行尸体解剖检查的病例,应当按照《医疗事故处理条例》规定执行。尸检费先由提出尸检的一方预缴,经诊断或鉴定属于预防接种异常反应,免疫规划疫苗由省级财政在预防接种工作专项经费中支付,非免疫规划疫苗由疫苗上市许可持有人支付;经诊断或鉴定不属于预防接种异常反应,尸检费由提出尸检的一方承担。

2.预防接种资料　疫苗进货渠道、供应单位的资质证明、疫苗批签发报告和购销记录;疫苗运输条件和过程、疫苗储存条件和冰箱温度记录;疫苗的种类、生产企业、批号、出厂日期、有效期、来源(包括分发、供应或销售单位)、领取日期等;预防接种服务组织形式、预防接种现场情况、预防接种时间和地点、接种单位和预防接种人员的资质;知情或告知相关资料；预防接种实施情况、接种部位、接种途径、接种剂次和剂量、打开的疫苗存放时间；安全注射情况、注射器材来源、注射操作情况；预防接种同批次疫苗其他人员的反应情况、当地相关疾病发病情况等。

（四）病例诊断

县级卫生健康主管部门接到AEFI报告后，对需要进行调查诊断的，交由受种者预防接种所在地的县级疾控机构组织预防接种异常反应调查诊断专家组进行调查诊断。若发生死亡、严重残疾、群体性AEFI，或对社会有重大影响的AEFI，由受种者预防接种所在地的市级或省级疾控机构组织预防接种异常反应调查诊断专家组进行调查诊断。调查诊断怀疑引起AEFI的疫苗有质量问题的，药品监督管理部门负责组织对相关疫苗质量进行检验，出具检验结果报告。药品监督管理部门或药品检验机构应当及时将疫苗质量检测结果向相关疾病预防控制机构反馈。省级预防接种异常反应调查诊断专家组对市、县级预防接种异常反应调查诊断进行技术指导。

AEFI的调查诊断结论应当在调查结束后30天内尽早作出。

疾病预防控制机构应当按照《预防接种异常反应鉴定办法》等相关要求，组织开展预防接种异常反应的诊断和分类。疑似预防接种异常反应的调查诊断结论应当在调查取证结束后30天内尽早作出。

预防接种异常反应调查诊断专家组应当审查相关材料，必要时听取受种方、接种单位以及疫苗上市许可持有人的陈述，对受种者进行医学检查。

预防接种异常反应调查诊断专家组应当依据法律、行政法规、部门规章、技术规范以及相关研究证据等，结合病例临床表现、医学检查结果或者疫苗质量检验结果等，进行综合评估分析，提出调查诊断结论及其依据。

死亡病例调查需要尸检结果的，受种方拒绝或者不配合尸检，承担无法进行调查诊断的责任。

组织调查诊断的疾病预防控制机构应当根据调查诊断专家组的合议意见，组织撰写预防接种异常反应调查诊断书，并加盖本级预防接种异常反应调查诊断专家组专用章。

疾病预防控制机构应当在作出调查诊断结论10日内，将预防接种异常反应调查诊断书以书面方式送达受种方、接种单位和疫苗上市许可持有人。同时，应当在上述时限内将调查诊断书报送所在地同级卫生健康主管部门，并通过中国疾病预防控制信息系统进行上报。

任何医疗单位或个人均不得作出预防接种异常反应诊断。

（五）调查报告

（1）对发生死亡、严重残疾、群体性AEFI，或对社会有重大影响的AEFI，疾控机构应当在调查开始后7日内完成初步调查报告，及时将调查报告向同级卫生健康主管部门、上一级疾控机构报告，并向同级药品不良反应监测机构通报。县级疾控机构应当及时通过中国疾病预防控制信息系统上报调查报告。

(2)调查报告包括以下内容:①调查方法及经过;②受种者基本情况,包括姓名、性别、出生时间、家庭住址、户籍地址等;③受种者接种情况,包括本次接种组织实施情况、接种同批次疫苗其他人员反应情况、同批次疫苗使用及库存情况;④既往史,包括既往健康状况、家族史、过敏史等,既往接种史、不良反应史,婴幼儿应调查其出生情况、母亲怀孕及生产情况等;⑤受种者发病情况;⑥受种者诊疗、临床辅助检查、病原学检测及尸检等情况;⑦当地已采取的措施;⑧初步印象;⑨处置建议;⑩撰写调查报告的人员、时间等。

(六)因果关联判定的参考原则

(1)病例调查诊断或鉴定工作应规范。对同时符合以下原则的,可以判定为预防接种异常反应:①疾病临床诊断明确,符合临床诊断标准。②明确排除其他病因,具有明确支持是由疫苗导致疾病的临床或实验室证据,或者具有明确排除其他重要致病因素(如感染、外伤、中毒等)的临床或实验室证据。详细的既往史、发病史、临床检查以及实验室检查等资料,有助于确定和解释是否有其他重要病因。③属于目前已知范围内确定的疫苗损害,属于《预防接种异常反应补偿范围参考目录及说明(2020年版)》中疾病与疫苗之间有确定的或倾向于支持存在因果关系的疾病。④接种疫苗至该疾病发生的时间范围可参考《预防接种异常反应补偿范围参考目录及说明(2020年版)》中的常见时间范围。

(2)病例调查诊断或鉴定工作应规范。对同时符合以下原则的,可以判定为不排除预防接种异常反应:①疾病临床诊断明确,符合临床诊断标准。②基本排除其他病因,具有倾向于支持是由疫苗导致疾病的临床或实验室证据,或者具有基本排除其他重要致病因素(如感染、外伤、中毒等)的临床或实验室证据。尤其对本目录中尚未有确定因果关联研究证据的疾病,应通过既往史、发病史、临床检查以及实验室检查等,排除其他重要的可能病因证据后,可作出不能排除预防接种异常反应的结论。③属于目前已知范围内基本确定或可能的疫苗损害,属于《预防接种异常反应补偿范围参考目录及说明(2020年版)》中所列的异常反应相关疾病范围。④接种疫苗至该疾病发生的时间范围可参考《预防接种异常反应补偿范围参考目录及说明(2020年版)》中的常见时间范围。

三、分析与评价

(一)监测指标

(1)AEFI在发现后48小时内报告率≥90%。

(2)需要调查的AEFI在报告后48小时内调查率≥90%。

(3)死亡、严重残疾、群体性AEFI、对社会有重大影响的AEFI在调查后7日内完成初步调查报告率≥90%。

(4)AEFI个案调查表在调查后3日内报告率≥90%。

(5)AEFI个案调查表关键项目填写完整率达到100%。

(6)AEFI分类率≥90%。

(7)AEFI 报告县比例达到 100%。

(二)数据审核与分析利用

中国疾病预防控制信息系统 AEFI 监测模块数据由各级疾病预防控制机构维护管理,各级药品不良反应监测机构应当共享疑似预防接种异常反应监测信息。县级疾病预防控制机构应当根据疑似预防接种异常反应调查诊断进展和结果,随时对疑似预防接种异常反应个案报告信息和调查报告内容进行订正和补充。各级疾控机构对 AEFI 报告信息实行日审核、定期分析报告制度。市、县级疾控机构至少每季度进行 1 次分析报告。

第四节　疑似预防接种异常反应处置

一、处置原则

(1)实施接种过程中或者实施接种后出现受种者死亡、严重残疾、器官组织损伤等损害,属于异常反应或者不能排除的,依照《疫苗管理法》《山东省预防接种异常反应补偿办法(2024 年版)》有关规定给予受种者补偿。

(2)当受种方、接种单位、疫苗上市许可持有人对疑似预防接种异常反应调查诊断结论有争议时,按照《预防接种异常反应鉴定办法》的有关规定处理。

(3)因疫苗质量不合格给受种者造成损害的,以及因接种单位违反《预防接种工作规范》、免疫程序、疫苗使用指导原则、接种方案给受种者造成损害的,依照《药品管理法》《疫苗管理法》及《医疗事故处理条例》有关规定处理。

(4)建立媒体沟通机制,引导媒体对疑似预防接种异常反应作出客观报道,澄清事实真相。开展与受种者或其监护人的沟通,对疑似预防接种异常反应发生原因、事件处置的相关政策等问题进行解释和说明。

二、常见反应的处置

接种人员对较为轻微的全身性一般反应和接种局部的一般反应,可给予一般的处理指导;对接种后现场留观期间出现的急性严重过敏反应等,应立即组织紧急抢救。对于其他较为严重的 AEFI,应建议及时到规范的医疗机构就诊。

(一)全身性一般反应

1.临床表现　少数受种者接种灭活疫苗后 24 小时内可能出现发热,一般持续 1～2 天,很少超过 3 天;个别受种者在接种疫苗后 2～4 小时即有发热,6～12 小时达高峰;接种减毒活疫苗后,出现发热的时间比接种灭活疫苗稍晚,如接种麻疹疫苗后 6～10 天可能会出现发热,个别受种者可伴有轻型麻疹样症状。少数受种者接种疫苗后,除出现发热症状外,还可能出现头痛、头晕、乏力、全身不适等情况,一般持续 1～2 天。个别受种者可出现恶心、呕吐、腹泻等胃肠道症状,一般以接种当天多见,很少超过 2～3 天。

2.处置原则　受种者发热，体温≤38.5 ℃时，应加强观察，适当休息，多饮水，防止继发其他疾病。受种者发热，体温>38.5 ℃或体温≤38.5 ℃并伴有其他全身症状、异常哭闹等情况，应及时到医院诊治。

（二）局部一般反应

1.临床表现　少数受种者在接种疫苗后数小时至24小时或稍后，局部出现红肿，伴疼痛。红肿范围一般不大，仅有少数人红肿直径>30 mm，一般在24～48小时逐步消退。接种卡介苗2周左右，局部可出现红肿浸润，随后化脓，形成小溃疡，大多在8～12周后结痂（卡疤），一般不需处理，但要注意局部清洁，防止继发感染。部分受种者接种含吸附剂的疫苗，会出现因注射部位吸附剂未完全吸收，刺激结缔组织增生，而形成硬结。

2.处置原则　红肿直径和硬结<15 mm的局部反应，一般不需任何处理。红肿直径和硬结在15～30 mm的局部反应，可用干净的毛巾先冷敷，出现硬结者可热敷，每日数次，每次10～15分钟。红肿和硬结直径≥30 mm的局部反应，应及时到医院就诊。接种卡介苗后出现的局部红肿，不能热敷。

三、过敏性休克的处置

（一）定义

过敏性休克为某些抗原性物质进入已致敏的机体后，通过免疫机制在短时间内发生的一种强烈的累及多脏器的症状群，通常突然发生而且剧烈，若不及时处理，常可危及生命。

布莱顿协作组对过敏性休克的定义：接种疫苗后发生涉及多系统器官的急性过敏反应，表现为迅速进展或威胁生命的严重反应。

WHO西太平洋区对过敏性休克的定义是：在接种疫苗1小时内发生的、严重的、速发型变态反应，导致伴或不伴有支气管痉挛、喉痉挛、喉头水肿的循环衰竭。

（二）发生机制

某些过敏性体质者，其血清固定组胺能力低，或体内缺乏胆碱酯酶等，注射某些疫苗后可产生过量的IgE，并固定于某些组织的肥大细胞上。若再次注射上述疫苗，这种抗原即与前述固定于组织上的肥大细胞IgE结合，使肥大细胞释放各种生物活性物质，导致平滑肌收缩、血管扩张和血管通透性增高，从而引起皮疹、水肿及过敏性休克等一系列典型症状和体征，属于Ⅰ型变态反应。

（三）临床表现

本病大都猝然发生，约半数患者在接种疫苗5分钟内发生症状，仅10%患者症状起于30分钟以后。过敏性休克有两大特点，即皮肤黏膜表现和休克。

1.皮肤黏膜表现　大多数患儿首发症状以皮肤症状开始，皮肤潮红并常伴出汗、红斑，瘙痒多见于手、足和腹股沟，继而出现广泛的荨麻疹和（或）血管性水肿。荨麻疹和（或）血管性水肿是暂时的，一般不超过24小时，严重时可出现发绀。

2.休克　血压急剧下降到80/50 mmHg以下，患者出现意识障碍，轻则朦胧，重则昏迷。在休克发生之前或发生时，常有一些与过敏相关的症状。

3.呼吸道阻塞症状　呼吸道阻塞症状是最多见的表现，也是最主要的死因。由于口腔、舌、咽或喉水肿、分泌物增加，加上喉和(或)支气管痉挛，患者出现声音嘶哑、喉头堵塞感、胸闷、气急、喘鸣、憋气、发绀，以致因窒息而死亡。

4.循环衰竭症状　患者先有心悸、出汗、面色苍白、脉速细弱，然后发展为肢冷、发绀、血压迅速下降、脉搏消失，乃至测不到血压，最终导致心跳停止。

5.胃肠道症状　少数人可伴有恶心、呕吐、腹绞痛、腹泻，其中腹痛常是本病的早期表现。

6.神经系统症状　往往先出现恐惧感、烦躁不安、抽搐和头晕，随着脑缺氧和脑水肿加剧，可发生意识不清或完全丧失。

上述症状和体征既可单独存在，也可同时出现，大多数严重反应涉及呼吸和心血管反应。开始就出现意识丧失者，可在几分钟内死亡，也可在几天或几周后死亡；症状出现越晚，反应程度越轻。约30%病例呈双向性表现形式，即发作—缓解—再发作，在早期变态反应消失后4～8小时，可再次出现，尽管采取适宜的治疗，仍可再次发作，较迟的再发作可出现在首次发作后8～12小时。

过敏性休克从出现皮肤症状开始到发生休克是一个渐进的演变过程，如能在早期发现，并采取治疗措施，往往不至于发展为休克。

(四)诊断

发病前有疫苗接种史，起病急，很快发生上述全身反应，又难以用其他原因解释时，应考虑接种疫苗所致过敏性休克的可能。

(五)处置

1.一般性处置　一般情况下，反应越严重，症状出现就越迅速，威胁生命的多数反应在接种疫苗后10分钟内开始发生。因此，在作出诊断后，无论目前症状是否严重，都应把患者视为可能有致命的危险，应立即开始治疗，并及时将患者转送医院。

2.具体处置步骤　如果患者已失去知觉，应确保呼吸道通畅；如果出现威胁生命的气道阻塞，立即气管插管。

记录心率、呼吸和血压(如果患者颈动脉脉搏强有力，可能并未患过敏症)。

注射肾上腺素：如果接种疫苗后出现脸部潮红、水肿、荨麻疹、瘙痒、口腔或喉咙水肿、气喘、呼吸困难或其他急性变态反应的征兆，应将患者平卧并抬高下肢，同时肌内或者皮下注射1∶1000的肾上腺素。

WHO推荐每次剂量为0.01 mL/kg。通常情况下，大部分患者在接受1～2剂肾上腺素注射后，休克症状即可在30分钟内缓解和恢复，若未恢复，可每隔5～15分钟注射1次(见表6-1)。

如果患者在注射肾上腺素后知觉清醒，应取头低脚高位并保持患者温暖。记录生命体征(脉搏、呼吸频率和血压)以及给予任何药物的时间和准确剂量。

有些患儿呈双向性表现形式,因此观察患儿 8～12 小时,如为严重反应或有哮喘病史,至少观察 24 小时。

表 6-1 WHO 推荐在急性过敏性休克初期抢救中肾上腺素的使用

注射的药品、部位和途径	注射频率	剂量(成人)	剂量(儿童)
立即在大腿中部 1/3 前外侧中点肌内注射 1∶1000 肾上腺素	按需要每隔 5～15 分钟注射 1 次,直到过敏性休克恢复	0.5 mg	根据年龄而不同: <1 岁:0.01 mg 2～6 岁:0.15 mg 6～12 岁:0.3 mg >12 岁:0.5 mg

注射肾上腺素时注意:①把握注射时机,在出现前驱症状和一种主要器官症状时注射。②注射用的针头需要足够长,以确保能把肾上腺素注射到肌内。③最好采用大腿前外侧肌内注射,它比皮下注射吸收快,维持时间长。④最大剂量 0.5 mg,如需要可每 5～15 分钟重复 1 次。

四、预防接种异常反应鉴定

山东省鉴定工作按照《预防接种异常反应鉴定办法》(2008 年中华人民共和国卫生部令第 60 号发布)、《关于印发山东省预防接种异常反应鉴定实施细则(试行)的通知》(鲁卫疾控发〔2012〕3 号)的有关规定执行。

(一)申请与受理

受种方、接种方、疫苗上市许可持有人对预防接种异常反应调查诊断结论有争议时,应在收到预防接种异常反应调查诊断结论之日起 60 日内,向接种单位所在地设区的市级医学会提出预防接种异常反应鉴定申请,提交预防接种异常反应鉴定所需的材料。申请预防接种异常反应鉴定,由申请鉴定方预交鉴定费。经调查诊断或鉴定,已确定为预防接种异常反应的,受种方需进行伤残等级鉴定。脊灰疫苗相关病例的受种方应在出现麻痹临床表现满 1 年后的 1 年内,其他预防接种异常反应的受种方应在预防接种异常反应调查诊断或鉴定专家组判定其病情稳定后(原则上为发病 6 个月后)的 1 年内,向接种单位所在地设区的市级医学会申请预防接种异常反应伤残等级鉴定。

(二)鉴定材料

(1)预防接种异常反应调查诊断结论。

(2)受种者健康状况、知情同意告知以及医学建议等预防接种有关记录。

(3)与诊断治疗有关的门诊病历、住院志、体温单、医嘱单、化验单(检验报告)、医学影像检查资料、病理资料、护理记录等病历资料。

(4)疫苗接收、购进记录和储存温度记录等。

(5)相关疫苗批次检验合格或者抽样检验报告,进口疫苗还应由批发企业提供进口药品通关文件。

(6)与预防接种异常反应鉴定有关的其他材料。

预防接种异常反应伤残等级鉴定材料应包括预防接种异常反应调查诊断或鉴定结论以及上述(2)(3)(6)条所规定的材料。同时,第(3)条所规定的材料应是调查诊断或鉴定专家组判定预防接种异常反应病例病情稳定后的相关资料。

负责组织鉴定的医学会因鉴定需要可以向医疗机构调取受种者的病程记录、死亡病例讨论记录、会诊意见等病历资料。

受种方应当提供上述(1)(2)(3)(6)条所规定的材料;接种方应当提供(1)(2)(4)(5)(6)条所规定的材料;疫苗上市许可持有人应当提供(4)(5)(6)条所规定的材料。

各方应当主动提供由自己保存或者掌握的与预防接种异常反应鉴定有关的材料,否则承担相关责任。

(三)医学会不予受理的情形

有下列情形之一的,医学会不予受理预防接种异常反应鉴定:

(1)无预防接种异常反应调查诊断结论,或预防接种异常反应调查诊断结论不明确。

(2)已向人民法院提起诉讼的(人民法院、检察院委托的除外),或者人民法院已经调解达成协议或者判决的。

(3)受种方、接种方、疫苗上市许可持有人未按规定提交有关材料的。

(4)提供的材料不真实或对鉴定材料有异议的。

(5)不缴纳鉴定费的。

(6)省级卫生健康主管部门规定的其他情形。

不予受理鉴定的,医学会应当书面说明理由。

(四)鉴定时限要求

负责组织鉴定的医学会对符合受理条件的申请、委托,自受理之日起 5 日内向申请人、委托人发送受理通知书,并通知相关当事人。受种方、接种方、疫苗上市许可持有人在接到通知后 10 日内提交书面陈述、答辩及其他鉴定材料。

负责组织鉴定的医学会应在自收到各方预防接种异常反应鉴定材料之日起 45 日内组织鉴定,并出具鉴定书,情况特殊的可延长至 90 日。

负责组织伤残等级鉴定的医学会应当自收到受种方有关材料之日起 45 日内组织鉴定,出具预防接种异常反应伤残等级鉴定书。

受种方、接种方、疫苗上市许可持有人对市级医学会预防接种异常反应鉴定结论或伤残等级鉴定结论不服的,可在收到首次鉴定书之日起 15 日内,向山东省医学会申请再次鉴定。

(五)经费安排

经鉴定属于免疫规划疫苗引起的预防接种异常反应,其鉴定和伤残等级鉴定费由同级财政部门按照规定统筹安排；由非免疫规划疫苗引起的预防接种异常反应，其鉴定和伤残等级鉴定费由相关的疫苗上市许可持有人承担。不属于异常反应的，鉴定费由提出异常反应鉴定的申请方承担。预防接种异常反应鉴定和伤残等级鉴定收费标准按照国家和山东省有关规定执行。

五、预防接种异常反应补偿

山东省补偿工作按照《关于进一步做好全省预防接种异常反应补偿工作的通知》《山东省人民政府办公厅转发省卫生厅等部门关于完善预防接种异常反应补偿和做好关爱救助工作的意见的通知》《山东省预防接种异常反应补偿办法（2024 年版）》的有关规定执行。

（一）补偿范围

2005 年 6 月 1 日以后受种者在山东省管辖范围内所有具有预防接种资质的预防接种单位接种了合格疫苗后发生预防接种异常反应，依法需要经济补偿的预防接种异常反应病例予以一次性经济补偿。

（二）经费安排

因接种免疫规划疫苗引起预防接种异常反应需要对受种者予以经济补偿的，所需资金按照分级负担的原则予以支付。因预防接种异常反应造成一至三级伤残的，由省级财政在预防接种工作专项经费中安排；四级及其他轻型损害由设区的市级财政在预防接种工作专项经费中安排。因接种非免疫规划疫苗引起预防接种异常反应，需要对受种者予以经济补偿的，所需资金由相关的疫苗上市许可持有人承担。

（三）补偿标准

（1）因预防接种异常反应造成死亡的病例，经济补偿金额＝山东省上一年度城镇居民人均可支配收入×22 年。

（2）因预防接种异常反应造成的伤残等级为一级乙等至三级戊等的病例，经济补偿金额＝山东省上一年度城镇居民人均可支配收入×伤残系数×22 年。一级乙等至三级戊等的伤残系数依次为 1.6、1.3、1.2、1.1、1.0、0.7、0.6、0.5、0.3、0.2。

（3）四级或经过治疗恢复正常的一过性器官组织损伤，补偿金额最高不超过山东省上一年度城镇居民人均可支配收入，具体补偿标准由各设区市制定。

经济补偿金额计算时，2011 年及以后发生的预防接种异常反应病例以《山东统计年鉴》公布的预防接种异常反应发生上一年度山东省城镇居民人均可支配收入作为补偿基数；2010 年及以前发生的预防接种异常反应病例统一采用 2010 年山东省城镇居民人均可支配收入作为补偿基数。

（四）补偿程序

各级疾控部门成立预防接种异常反应补偿管理办公室，负责预防接种异常反应补偿申请、受理及补偿实施等工作。

1.申请人提出补偿申请　申请人(受种者或其法定监护人、法定继承人)应当自收到预防接种异常反应损害等级鉴定结论之日起90日内,向接种单位所在地的县级预防接种异常反应补偿管理办公室提出预防接种异常反应书面补偿申请。申请补偿时,应向接种单位所在地县级预防接种异常反应补偿管理办公室提供下列材料:①受种者本人的身份证、户口本原件及复印件,受种者法定监护人或法定继承人申请的,还应当提交法定监护人或法定继承人的身份证明原件及复印件;②预防接种异常反应补偿申请书;③预防接种异常反应诊断或鉴定结论书原件;④受种者就诊相关费用票据原件或复印件(复印件需加盖提供票据的单位公章);⑤受种者预防接种证原件及复印件;⑥预防接种异常反应损害等级鉴定结论书原件。

其中①④⑤规定的原件由县级预防接种异常反应补偿管理办公室审核后返还申请人。

有下列情形之一的,各级预防接种异常反应补偿管理办公室不予受理申请人的补偿申请:

①无预防接种异常反应调查诊断或鉴定结论的,或者调查诊断或鉴定结论不明确的;

②已向行政复议机关提起行政复议的;

③已向人民法院提起诉讼的;

④已经达成和解的,或者由人民法院以及其他机构调解达成调解协议的;

⑤提供的材料不真实的;

⑥不符合法律法规及省级以上疾控部门、卫生健康部门、药品监督管理部门规定的其他情形。

2.各级预防接种异常反应补偿管理办公室审核　县级预防接种异常反应补偿管理办公室在收到因接种国家免疫规划疫苗导致预防接种异常反应病例的补偿申请后,应当及时审查申请材料,审查合格的,向设区的市级预防接种异常反应补偿管理办公室提出补偿受理申请,连同补偿材料一并报设区的市级预防接种异常反应补偿管理办公室。

设区的市级预防接种异常反应补偿管理办公室在收到补偿受理申请后,对补偿申请材料进行审核,申请材料存在完整性、真实性和程序合理性问题的,予以退回;对审核合格的,根据有关规定和标准计算补偿金额,填写经济补偿审批书,并将补偿受理申请书、经济补偿审批书原件和其他材料复印件报省级预防接种异常反应补偿管理办公室。

省级预防接种异常反应补偿管理办公室在收到补偿受理申请后,组织对申请材料的完整性、规范性、程序合理性等方面进行审核,审核不合格的,予以退回;对审核合格的,将依据有关规定进行补偿。

3.补偿款拨付及补偿协议签订　对于经各级预防接种异常反应补偿管理办公室审核合格并发放补偿款的,县级预防接种异常反应补偿管理办公室应在收到补偿款后10日内,向申请人出具预防接种异常反应经济补偿通知书。通知书一式两份,一份应在出具10日内送达申请人,另一份存档。

申请人应当自收到预防接种异常反应经济补偿通知书后 60 日内，与县级疾控部门签订预防接种异常反应经济补偿协议，逾期未签订补偿协议的视同申请人不同意接受补偿。签订补偿协议后 30 日内，由县级财政部门会同疾控部门将补偿费用一次性拨付给申请人。

县级疾控部门在拨付补偿资金后 30 日内将补偿协议书和补偿费用拨付凭证等资料逐级上报至省级预防接种异常反应补偿管理办公室。

4.其他事项　因接种其他免疫规划疫苗发生预防接种异常反应需要对受种者予以经济补偿的，参照国家免疫规划的补偿申请程序，由将其纳入免疫规划的政府疾控部门负责受理申请、拨付经费。

因接种非免疫规划疫苗发生预防接种异常反应需要对受种者予以经济补偿的，由县级预防接种异常反应补偿管理办公室在收到预防接种异常反应补偿申请材料起 30 日内协助申请人向疫苗上市许可持有人办理补偿事宜。

受种方对预防接种异常反应经济补偿有异议，已经提起行政复议或诉讼的，补偿程序中止，根据行政复议或诉讼结果重新启动补偿程序。

（谢萌　赵敏）

参考文献

[1]全国人民代表大会常务委员会.中华人民共和国疫苗管理法[S].(2019-06-29). https://flk.npc.gov.cn/detail2.html? ZmY4MDgwODE2ZjEzNWY0NjAxNmYyMTlhOWUxMDFiYmE%3D.

[2]中华人民共和国卫生部令.预防接种异常反应鉴定办法[S].(2008-09-11). https://www.gov.cn/gongbao/content/2009/content_1250932.htm.

[3]国家卫生健康委员会办公厅，国家药品监督管理局综合司.全国疑似预防接种异常反应监测方案[S].2022-06-15.

[4]国家卫生健康委办公厅.预防接种异常反应补偿范围参考目录及说明(2020 年版)[S].(2020-12-07).http://www.nhc.gov.cn/jkj/s3581/202012/58eb4a4b47694e5b81248b29cc315feb.shtml.

[5]谢广中，刁连东.预防接种的反应和处理[M].上海：上海科学技术出版社，2009.

[6]孙晓冬，刁连东.疑似预防接种异常反应和处理[M].上海：上海科学技术出版社，2024.

[7]山东省卫生健康委员会，山东省财政厅.山东省预防接种异常反应补偿办法(2024 年版)[EB/OL].http://wsjkw.shandong.gov.cn/zwgk/fdzdgknr/gfxwj/202412/t20241212_4777632.html.

[8]山东省人民政府办公厅.山东省人民政府办公厅转发省卫生厅等部门关于完善预

防接种异常反应补偿和做好关爱救助工作的意见的通知[EB/OL].(2012-9).http://www.shandong.gov.cn/art/2012/9/29/art_267492_12038.html.

[9]山东省卫生厅,山东省财政厅.关于印发山东省预防接种异常反应鉴定实施细则(试行)的通知[EB/OL].(2012-4)[2024-04-30].https://wenku.so.com/d/2e1456646aaac5bf54205bb5b.

第七章　接种率与免疫水平监测

接种率监测反映接种情况动态变化，它既是扩大国家免疫规划工作的重要内容之一，也是评价扩大国家免疫规划工作实施情况的重要依据。接种率监测结果能够反映预防接种工作开展情况和各级免疫规划工作执行情况；有利于及时发现接种工作薄弱地区和免疫空白点，为针对传染病的预测、预警提供依据；同时能够为制定、调整免疫策略和措施提供参考依据。接种率监测包括预防接种信息收集、报告以及接种率调查和评价。各地应结合免疫规划信息系统建设，逐步实现基于预防接种电子档案开展接种率监测，增加基于儿童出生队列国家免疫规划疫苗接种率的分析和研判。

第一节　接种率报告

接种率报告是指以监测国家免疫规划疫苗接种率、非免疫规划疫苗接种数变化趋势为目的，由接种单位、疾控机构，按照规定的报告程序和报表格式，连续、系统地收集、统计和报告辖区接种实施情况。

一、统计原则和报告单位

国家免疫规划疫苗接种率和非免疫规划疫苗接种数的报告应遵循“谁接种、谁统计”的原则。承担国家免疫规划疫苗接种服务的接种单位，均为接种率报告单位，单独计算国家免疫规划疫苗接种率；仅承担卡介苗和(或)首剂乙肝疫苗接种服务的产科接种单位，只计算此两剂次疫苗接种率；仅承担非免疫规划疫苗接种、新冠病毒疫苗接种的接种单位，不进行国家免疫规划疫苗接种率报告。

二、接种率报告的内容

(1)按照“国家免疫规划疫苗接种率月报表”(见表 7-1)，分疫苗、分剂次报告应种人数、实种人数和接种率。

(2)按照“非免疫规划疫苗接种数月报表”(见表 7-2)，分疫苗报告非免疫规划疫苗的实际接种剂次数。

表 7-1 国家免疫规划疫苗接种率月报表(各级通用)

疫苗名称		应种人数	实种人数
乙肝疫苗	1		
	1(及时)	—	
	2		
	3		
	*		
卡介苗			
脊灰疫苗	1		
	2		
	3		
	4		
百白破疫苗	1		
	2		
	3		
	4		
白破疫苗			
麻腮风疫苗	1		
	2		
A 群流脑多糖疫苗	1		
	2		
A 群 C 群流脑多糖疫苗	1		
	2		
乙脑减毒活疫苗	1		
	2		
乙脑灭活疫苗	1	—	
	2	—	
	3	—	
	4	—	
甲肝减毒活疫苗			
甲肝灭活疫苗	1	—	
	2		
出血热疫苗	1	—	
	2	—	
	3	—	
炭疽疫苗		—	
钩体疫苗	1	—	
	2	—	

注:“—”表示不需要填写。

本表表样依据国家免疫规划疫苗程序变更情况进行调整。

表 7-2 非免疫规划疫苗接种数月报表(各级通用)

疫苗名称	接种剂次数	疫苗名称	接种剂次数
乙肝疫苗		4 价流感疫苗(儿童)	
白破疫苗		3 价流感疫苗(成人)	
百白破疫苗		4 价流感疫苗(成人)	
破伤风疫苗		13 价肺炎球菌疫苗	
麻风疫苗		23 价肺炎球菌疫苗	
麻腮疫苗		狂犬病疫苗	
麻腮风疫苗		伤寒疫苗	
腮腺炎疫苗		布病疫苗	
乙脑减毒活疫苗		鼠疫疫苗	
乙脑灭活疫苗		霍乱疫苗	
A 群 C 群流脑多糖结合疫苗		森林脑炎疫苗	
ACYW135 群流脑多糖疫苗		脊灰灭活疫苗	
ACYW135 群流脑多糖结合疫苗		戊肝疫苗	
甲肝减毒活疫苗		DTaP-IPV-Hib 五联疫苗	
甲肝灭活疫苗		DTaP-Hib 四联疫苗	
甲乙肝疫苗		AC 流脑-Hib 联合疫苗	
Hib 疫苗		EV71 疫苗	
水痘疫苗		2 价 HPV 疫苗	
单价轮状病毒疫苗		4 价 HPV 疫苗	
二价轮状病毒疫苗		9 价 HPV 疫苗	
5 价轮状病毒疫苗		带状疱疹疫苗	
3 价流感疫苗(儿童)			

三、报告程序与时限

(1)接种单位在每月 5 日前,统计本单位上月疫苗接种情况,填写“国家免疫规划疫苗接种率月报表”和“非免疫规划疫苗接种数月报表”,通过免疫规划信息系统进行报告。

(2)县、市、省级疾控机构分别于每月 10 日、15 日和 20 日前,通过免疫规划信息系统审核辖区报告数据,发现问题应及时督促订正,再行报告。

四、接种率统计

(1)统计对象为接种单位辖区内 0～6 岁儿童,以及补种国家免疫规划疫苗小于18 周岁的人群。

(2)原则上,在接种单位辖区居住大于等于 3 个月的适龄儿童,均应纳入该接种单位辖区接种率统计;居住不足3个月的适龄儿童,接种的相应疫苗(剂次)纳入辖区接种单位接种率统计,儿童原管理单位应将其从该疫苗(剂次)应种人数统计中剔除。

(3)接种率统计仅适用于国家免疫规划疫苗(包括含国家免疫规划疫苗成分的非免疫规划疫苗)接种。

(4)应种人数计算:应种人数是指统计时间范围内,在某一辖区,按照国家免疫规划疫苗免疫程序规定,应接种某疫苗(剂次)的适龄儿童数与前期漏种适龄儿童数之和。①接种单位管理的0～6岁儿童,在达到免疫程序某疫苗(剂次)起始月/年龄后,即纳入当月该疫苗(剂次)应种人数统计报告;7～18岁儿童补种国家免疫规划疫苗,按照疫苗(剂次)数"实种＋1,应种＋1"进行应种人数统计报告。②在接种单位辖区居住不足3个月的适龄儿童,按照相应剂次"实种＋1,应种＋1"进行应种人数统计报告。③有接种禁忌适龄儿童原则上纳入应种人数统计。

(5)实种人数计算:实种人数是指应种人数中实际接种某疫苗(剂次)的人数。①实种人数包括接种国家免疫规划疫苗和含国家免疫规划疫苗成分的非免疫规划疫苗的人数。②查漏补种的儿童,纳入实种人数统计和报告。③首剂乙肝疫苗及时接种判断标准为出生后24小时内完成接种。乙肝表面抗原阳性或不详母亲所生新生儿的首剂乙肝疫苗及时接种判断标准为出生后12小时内完成接种,实际接种人数按照接种的相应剂次统计报告。

(6)报告接种率计算:某疫苗(剂次)报告接种率＝该疫苗(剂次)实种人数/该疫苗(剂次)应种人数×100％。

(7)累计报告接种率计算:某疫苗(剂次)(某时间段)累计报告接种率＝该疫苗(剂次)(该时间段)累计实种人数/该疫苗(剂次)(该时间段)累计应种人数×100％。

累计应种人数指该时间段某疫苗(剂次)上次累计实种人数与该时间段最后1次该疫苗(剂次)的应种人数之和。

累计实种人数指某疫苗(剂次)在该时间段的实种人数之和。

如果计算全年(或半年)的累计接种率,则累计实种人数是指1～12月(或1～6月)实种人数的总和;累计应种人数则指1～11月(或1～5月)实种人数总和加上第12个月(或第6个月)应种人数。在统计累计接种率时,累计实种人数计算方法比较简单,仅逐年累加每次接种的实种人数即可。累计应种人数计算比较复杂,不能采用单纯逐月累加应种人数的方法,否则会出现应种人数大于实际应种人数的情况,导致接种率统计结果偏低,一般推荐"靴型"统计方法(见表7-3)。

表7-3　某乡卫生院上半年的累计接种率

月份	当月达到免疫月(年)龄儿童数	本次应种人数	本次实种人数	未种人数	接种率
1	50	50	45	5	90.00％
2	40	45	41	4	91.11％

续表

月份	当月达到免疫月(年)龄儿童数	本次应种人数	本次实种人数	未种人数	接种率
3	45	49	46	3	93.88%
4	55	58	50	8	86.21%
5	50	58	57	1	98.28%
6	48	49	45	4	91.84%
合计	288	—	284	—	98.6%

注：①1～6月累计应种人数＝1、2、3、4、5月实种人数之和＋6月份应种人数＝(45＋41＋46＋50＋57)＋49＝288；
②1～6月累计接种率(%)＝284/288＝98.6%。

(8)超期不纳入应种数统计的情形：①大于等于4岁儿童不再纳入卡介苗应种人数统计。②儿童如在4岁前已完成4剂次含IPV成分疫苗接种，则4岁后不再纳入脊灰疫苗应种人数统计。③DTaP应种对象为3月龄至6岁儿童，白破疫苗(DT)儿童型应种对象为7岁至11岁儿童。超过以上年龄段的、未接种儿童不再纳入相应疫苗剂次的应种人数统计。④大于等于2岁儿童如既往接种了A群流脑多糖疫苗(MPSV-A)小于等于1剂次，则2岁后不再纳入A群流脑多糖疫苗第1剂和第2剂应种人数统计，应直接纳入A群C群流脑多糖疫苗(MPSV-AC)应种人数统计。

五、群体性预防接种、应急接种和补充免疫接种报告

群体性预防接种、应急接种和补充免疫接种率的报告按照相应的实施方案要求进行。

第二节　基于出生队列的接种率监测

通过接种率报告，可以快速获得某一时间段内某辖区的接种剂次数，便于核定该辖区接种工作量。但由于接种率报告的应种数为各个年龄组在某一时间段的累计数据，不能准确反映某一出生年度或某一年龄组儿童的疫苗接种率情况。随着免疫规划信息系统的建设和应用，预防接种电子档案采集质量日益提高，可以利用免疫规划信息系统预防接种电子档案进行基于出生队列的国家免疫规划疫苗接种率监测。

一、统计原则和报告单位

遵循“谁管理、谁统计”的原则，根据儿童预防接种电子档案中“现管理接种单位”，划分儿童归属的接种单位和辖区。承担国家免疫规划疫苗预防接种服务的接种单位，均为接种率监测单位，单独计算国家免疫规划疫苗出生队列接种率；仅承担卡介苗和(或)首剂乙肝疫苗接种服务的产科接种单位和仅承担非免疫规划疫苗接种、新冠病毒疫苗接种

的接种单位，不作为儿童国家免疫规划疫苗服务现管理单位，不进行国家免疫规划疫苗出生队列接种率监测。

二、接种率监测的内容

通过免疫规划信息系统实时或定时生成“国家免疫规划疫苗出生队列接种率报表”，分出生队列、分疫苗剂次统计应种人数、实种人数和接种率。

三、接种率统计

(1)统计对象为在某个统计时点(如某年度1月1日0时)的1～18岁适龄儿童，无论是否存在禁忌证。例如，在2023年6月1日0时，1岁出生队列儿童数是指在此时满1岁但不满2岁的儿童数，其他年龄组可以此类推。

(2)在统计时点前已经死亡的儿童，不再纳入该疫苗出生队列儿童应种数统计。

(3)适龄儿童各出生队列接种数统计要包括含国家免疫规划疫苗成分的非免疫规划疫苗接种数，以及由非“现管理接种单位”实施接种的接种数，包括外省接种、国外接种、港澳台地区接种等。超出国家免疫规划疫苗规定的接种剂次，不纳入统计。异地接种的儿童，其本次接种信息应及时回传至儿童的“现管理接种单位”，由“现管理接种单位”进行国家免疫规划疫苗出生队列接种率统计。

(4)各出生队列纳入统计的疫苗剂次根据《国家免疫规划疫苗儿童免疫程序及说明(2021年版)》相关规定确定，具体见表7-4。

表7-4　各出生队列应统计的疫苗剂次规定

出生队列	应接种疫苗剂次
1岁组	乙肝疫苗第1～3剂(HBsAg阳性或不详产妇所生新生儿体重小于2000 g者应为4剂)、卡介苗、脊灰疫苗第1～3剂、百白破疫苗第1～3剂、含麻疹成分疫苗第1剂、乙脑减毒活疫苗第1剂(或乙脑灭活疫苗第1～2剂)、A群流脑多糖疫苗第1～2剂(14剂)
2岁组	除1岁组儿童所有疫苗剂次外，增加百白破疫苗第4剂、含麻疹成分疫苗第2剂、甲肝减毒活疫苗(17剂)
3岁组	除2岁组儿童所有疫苗剂次外，增加乙脑减毒活疫苗第2剂(或乙脑灭活疫苗第3剂)(18剂)
4岁组	除3岁组儿童所有疫苗剂次外，增加A群C群流脑多糖疫苗第1剂(19剂)
5岁组	除4岁组儿童所有疫苗剂次外，增加脊灰疫苗第4剂(20剂)
6岁组	与5岁组儿童相同
7岁组	除6岁组儿童所有疫苗剂次外，增加白破疫苗、A群C群流脑多糖疫苗第2剂，使用乙脑灭活疫苗的地区增加乙脑灭活疫苗第4剂(22剂)
8～18岁	与7岁组儿童相同(22剂)

注：1岁组是指满1岁但不满2岁儿童，各年龄组以此类推。

1.应种人数统计 应种人数是指在某个统计时点(如某年度1月1日0时),满足条件的1~18岁适龄儿童数。接种单位在该统计时点管理的儿童均统计在内。

2.实种人数统计 实种人数是指应种人数中实际接种某疫苗(剂次)的人数。

3.接种率计算

(1)n岁组儿童某疫苗某剂次接种率=n岁组儿童某疫苗某剂次接种数/n岁组儿童数×100%。

(2)n岁组儿童某疫苗全程接种率=n岁组儿童某疫苗全程接种数/n岁组儿童数×100%。

(3)n岁组儿童全程接种率=n岁组儿童所有疫苗全程接种人数/n岁组儿童数×100%。

(4)1~n岁组儿童全程接种率=1~n岁组儿童所有疫苗全程接种人数/1~n岁组儿童数×100%。

四、非免疫规划疫苗接种数替代统计规则

(1)脊灰灭活疫苗(IPV):按剂次顺序替代脊灰减毒活疫苗(bOPV)。

(2)吸附无细胞百白破灭活脊髓灰质炎和b型流感嗜血杆菌(结合)联合疫苗(DTaP-Hib-IPV,简称五联疫苗):按剂次顺序替代DTaP、IPV、bOPV。

(3)无细胞百白破b型流感嗜血杆菌(结合)联合疫苗(DTaP-Hib,简称四联疫苗):按剂次顺序替代DTaP。

(4)乙脑灭活疫苗:①完成乙脑灭活疫苗第1~2剂次,计入乙脑减毒活疫苗第1剂统计;②对于小于6岁儿童乙脑灭活疫苗第3剂计入乙脑疫苗第2剂统计,对于大于等于6岁儿童乙脑灭活疫苗第4剂次计入乙脑疫苗第2剂次统计。

(5)甲肝灭活疫苗:①对于小于36月龄儿童,接种完甲肝灭活疫苗第1剂次,可替代甲肝减毒活疫苗;②对于大于等于36月龄儿童,需接种完甲肝灭活疫苗第2剂次,才可替代甲肝减毒活疫苗接种。

(6)甲乙型肝炎联合疫苗(HepAB):对甲肝减毒活疫苗的替代关系同甲肝灭活疫苗,对乙肝疫苗按剂次顺序替代。

(7)含流脑成分疫苗[包括A群C群流脑多糖结合疫苗、A群C群脑膜炎球菌(结合)b型流感嗜血杆菌(结合)联合疫苗(简称AC-Hib疫苗)、ACYW135群流脑多糖疫苗和ACYW135群流脑多糖结合疫苗]:①对MPSV-A的替代,当首剂次含流脑成分疫苗接种时,儿童年龄小于6月龄,第1剂和第3剂分别替代MPSV-A第1、2剂;当首剂次含流脑成分疫苗接种时,儿童年龄大于等于6月龄,第1剂和第2剂分别替代MPSV-A第1、2剂。建议在1岁前完成MPSV-A或其替代疫苗的接种。②对MPSV-AC的替代,当未完成MPSV-A接种(小于2剂次)时,大于等于2岁儿童可直接接种1剂次含A群C群流脑成分疫苗(与上一剂次含流脑成分疫苗间隔不少于3个月),替代MPSV-AC第1剂;大于等于5岁儿童可接种1剂次含A群C群流脑成分疫苗(与上一剂次含流脑成分疫苗间隔

不少于 3 年)，替代 MPSV-AC 第 2 剂次。当已完成 MPSV-A 接种时，分别于 3 岁(与上一剂次含流脑成分疫苗间隔不少于 1 年)、6 岁(与上一剂次含流脑成分疫苗间隔不少于 3 年)各接种 1 剂次含 A 群 C 群流脑成分疫苗，分别替代 MPSV-AC 第 1、2 剂次。

第三节　接种率调查

接种率调查是常规接种率监测报告系统的补充，常用于评价免疫规划项目执行情况和免疫规划目标的预期效果。客观的接种率调查结果有利于正确评价免疫接种实施和项目规划的进展情况，监测易感人群，发现免疫空白点，分析传染病发病原因。省、市级疾控机构应定期或根据实际工作需要对辖区国家免疫规划疫苗接种率进行抽样调查，县级疾控机构应每年组织对辖区国家免疫规划疫苗接种率进行抽样调查。对于流动人口密集、服务半径大、免疫服务能力不足、国家免疫规划疫苗接种率较低的地区，应适当增加调查频次。

一、调查内容

(1)以乡镇为单位，国家免疫规划疫苗接种率大于 90%的目标完成情况。

(2)适龄儿童预防接种档案的建档率(纳入信息系统管理率)、预防接种证的建证率。

(3)预防接种证填写完整率、准确率，与预防接种档案信息一致率。

(4)国家免疫规划疫苗接种率及其影响因素，以及未接种原因、不合格接种原因。①未接种原因：不知道要接种、不清楚接种时间和地点、怕有接种反应、有人说接种不好、接种地点太远、家长没时间带孩子去、接种时无疫苗、带孩子去时无人接种、等待时间太长、收费太贵、外地/超生儿童不让接种、儿童患病等。②不合格接种原因：无预防接种证、无预防接种卡(或信息系统无个案信息)、免疫起始月龄提前、接种间隔时间不符、超过规定接种时间接种、记录不清等。

(5)疫苗犹豫和预防接种知识知晓情况。

(6)免疫服务利用情况及其影响因素。

(7)国家免疫规划疫苗的接种率：①单苗接种率：包括单苗分剂次接种率和单苗全程接种率，指完成单苗各剂次接种的儿童数和单苗全程接种的儿童数占调查儿童数的比例。②全程接种率：完成全程接种的儿童数占调查儿童数的比例，每名儿童完成全部应种疫苗剂次的接种判断为全程接种。③合格接种率：合格接种的判断标准为 a.有准确的出生和接种时间(年月日)记录。b.免疫起始月龄不提前。c.剂次间隔时间不缩短。d.家长承认或证、卡(个案信息)记录相符。④及时接种率：a.乙肝疫苗，儿童出生后 24 小时内接种第 1 剂(乙肝表面抗原阳性或不详母亲所生新生儿在出生后 12 小时内接种第 1 剂)。全部 3 剂次(HBsAg 阳性或不详母亲所生新生儿体重低于 2000 g 者，接种 4 剂次)在儿童 12 月龄内完成。b.卡介苗，儿童小于 3 月龄完成。c.脊灰疫苗，儿童 12 月龄内完成接种第1～3 剂，在小于5 岁完成第 4 剂接种。d.百白破疫苗，儿童 12 月龄内完成第 1～3 剂接种，儿童小于2周岁完成第4剂接种，儿童小于7周岁完成第5剂次接种。e.含麻疹成分疫苗，儿童小于12月龄完成第1剂接种，小于24月龄完成第2剂接种。f.A群流脑多糖疫苗，儿童在小于18月龄完成第1剂、第2剂接种。g.A群C群流脑多糖疫苗，儿童在小于4周岁完成第1剂接种，小于7周岁完成第2剂接种。h.乙脑疫苗，儿童小于12月龄完成乙脑减毒活疫苗第1剂或乙脑灭活疫苗第2剂接种，小于3周岁完成乙脑减毒活疫苗第2剂或乙脑灭活疫苗第3剂接种；若接种乙脑灭活疫苗，应在儿童小于7周岁完成乙脑灭活疫苗第4剂接种。i.甲肝疫苗，儿童小于24月龄完成甲肝减毒活疫苗或甲肝灭活疫苗第1剂接种，小于3周岁完成甲肝灭活疫苗第2剂接种。

二、调查方法

根据调查的目的、适用范围的不同，可选用不同的抽样方法。我国常规免疫接种率调查主要采用了概率抽样调查法和非概率抽样调查法。其中概率抽样调查法包括标准组群抽样法（按容量比例概率抽样法）、批质量保证抽样法和接种率电话调查法，非概率抽样调查主要采用接种率市场调查法。评价县级及以上单位接种率常用按容量比例概率抽样法，评价乡级接种率常用批质量保证抽样法。

（一）标准组群抽样法

标准组群抽样法（standard cluster sampling）是WHO推荐的一种接种率抽样调查方法，也称按容量比例概率抽样法（probability proportional to size，PPS）。该方法适用于人口大于等于10万人的县级单位的抽样调查，抽样误差在±10%。PPS是一种二阶段的抽样调查方法：第一阶段是在一个大于等于10万人口的县中，根据人口容量采用系统抽样方法抽取30个村（居）级调查单位；第二阶段通过入户调查方法，从每个抽取的村级调查单位随机调查7名适龄儿童，一个调查县共调查210名适龄儿童。本法在日常工作中应用较多，具体抽样步骤如下：

（1）将全县各乡从县城所在地开始由里向外按顺时针方向排序，每个乡内的村，也按同样方法依次排序并列出各村人口数。人口不足1000人的村可与邻近的村合并成1000人以上的一个备选抽样单位。

（2）编制“村级抽样单位选定表”（见表7-5），列出各备选抽样单位（村）的人口数和累积人口数。

表7-5 村级抽样单位选定表

编号	村（居委会）名称	人口数	累积人口数	选定抽样单位
1	…	10000	10000	
2	…	12000	22000	1
3	…	11000	33000	
4	…	21000	54000	2
5	…	13000	67000	

续表

编号	村(居委会)名称	人口数	累积人口数	选定抽样单位
6	…	10000	77000	
7	…	13000	90000	3
8	…	12000	102000	
9	…	11000	113000	4
…	…	…	…	…
…	…	…	…	…
80			1000000	

(3)计算抽样组距(K):K=全县累积人口数/30(如除不尽,取整数),K=1000000/30=33333。

(4)确定随机数:随机抽取1张人民币,取其与组距位数相等的后几位数为小于等于随机数(R),若$R \leqslant K$,则随机数为R;若$R>K$,则用R除以K,取其余数作为随机数(R)。此例K=33333,若选定的人民币后5位数为10724,这个数即为R;若后5位数为44057,则44057÷33333,其余数10724即为R。

(5)确定第1个被抽样单位:R接近并小于累计人口数的备选抽样单位(村),即确定为第1个被抽样单位;本例10724小于表7-5中的编号2组的累计人口数(22000),因此编号为2的村即为第1个被调查单位。

(6)确定第2~30个被抽样单位:用随机数(R)+抽样组距(K)′(i−1),可依次确定第2~30个被抽样单位。i分别等于第2、3、4……30个选定抽样单位的编号,K为常数。

例如:要选定第4个被抽样单位,随机数(10724)+抽样组距(33333)′(4−1)=110723,此数接近并小于表7-5编号9组的累积人口数(113000)。因此,编号9组为第4个被抽样的单位。

(7)确定调查的第1户。以选定抽样单位(村)户口登记册中户号为序号,用人民币号码随机抽样的方法确定调查的第1户。在城镇可根据所辖街道的门牌号、楼栋和层次,随机确定第1户。第2户的选择可在第1户确定后,按预先规定的同一方向逐户调查,直到找到7名适龄儿童,最后1户若有2名适龄儿童,则均作为调查对象。

PPS法适用于大于等于10万人口县级单位的适龄儿童接种率抽样调查,可定量评估调查接种率水平,进行点值和区间估计,并能评估调查接种率抽样误差。PPS法需要花费较多的人力、物力和时间,目前人员频繁流动和城市化进程加快等因素导致其实施难度越来越大。

(二)批质量保证抽样法

批质量保证抽样法(lot quality assurance sampling,LQAS)是工业产品质量监督控制的一种方法。通过抽取少量样本来检验每批产品的质量,借此来收集工业管理信息,是一项成本低、效益高的抽样方法。LQAS法适用于对乡级的接种率抽样调查,具有快速、简便、易操作等优点。它的意义不在于评价当地预防接种率达到的具体水平，而是评价接种率是否达标或合格等定性分析。目前，此种抽样方法在全国应用较少。我国曾在1996年全国以乡为单位儿童免疫接种率85%目标审评时用此方法进行全国接种率调查。2013年全国以乡为单位扩大国家免疫规划疫苗接种率调查时也采用LQAS法对接种率进行定性评价。其具体方法如下：

（1）调查单位和对象：以乡（镇、街道）为单位开展接种率调查。被调查的乡级单位要求人口大于等于1万人。对于人口不足1万人的乡，按照就近原则（同一县且相邻）合并成一个人口大于等于1万人的调查单位。如一个县（区）总人口不足1万人，按照一个乡级单位开展。调查对象为2～3岁，且在被调查县区内居住大于等于3个月的儿童（不包括外籍适龄儿童）。每个乡（镇、街道）调查适龄儿童42名，尽量保证调查对象年龄组均衡。

（2）抽样和调查方法：采用入户方式调查，调查员填写适龄儿童免疫规划疫苗接种情况入户调查表。①调查村抽取：在调查乡（镇、街道）随机抽取5个行政村（居委会、社区）进行调查，其中乡政府所在地的行政村（居委会、社区）为必选，其他4个行政村（居委会、社区）随机抽取（可采取抓阄或利用随机数抽取）。不足5个行政村（居委会、社区）全部抽取。②调查儿童抽取：对于选定的调查行政村（居委会、社区），根据该村上年度（或最新）人口登记、户籍登记、门牌号、自然村（小区）及住户数量、居民健康档案、农村新型合作医疗档案（选取覆盖率最高的一种）等，利用系统抽样方法确定调查户。若调查户中有1名适龄儿童，则调查该儿童；若有多名适龄儿童，随机抽取1名调查；若无适龄儿童，选择距离最近的户继续调查，直至找到1名适龄儿童。当调查区域为楼群时，可按门牌号顺序由楼下到楼上寻找最近户。乡级政府所在地的行政村（居委会、社区）调查10名儿童，其余4个行政村（居委会、社区）各调查8名儿童（可根据人口容量调整村调查人数）。

（3）接种情况判断：调查儿童有接种证和接种卡（或信息系统个案信息），以接种证记录为准；无接种证但有接种卡，以接种卡记录为准；接种证和接种卡均无，判定为未接种。

（4）接种率判断：分疫苗、分剂次判断，以乡（镇、街道）为单位接种率。在42名适龄儿童中出现某疫苗/剂次小于等于1名未接种者，判定该乡某疫苗/剂次接种率大于等于90%；若出现大于等于2名未接种者，判定该乡某疫苗/剂次接种率小于90%。

（三）接种率电话调查法

近年来，有人采用计算机辅助移动电话抽样方法（computer-assisted telephone interviewing，CATI）开展了接种率调查的探索。在选定的县，收集所有在网移动电话号码，建立电话调查抽样框，根据一定的抽样间隔，随机抽出电话号码并逐一拨出，拨通后询问受访对象家庭中是否有目标调查儿童，最终随机确定某年龄段100名儿童作为调查对象，通过当地儿童免疫规划信息管理系统获得目标儿童的预防接种信息，评价其免疫规划疫苗接种率。该方法采用非入户调查方式，简单、实用，可试用于以县为单位儿童免疫接种率调查。

(四)接种率市场调查法

目前,常用的市场调查法主要用于某种疫苗补充免疫活动后,对接种率的现场进行快速评估。抽样评价方法为每个评估县抽取2个乡、1个流动人口聚集地等,每个调查地点随机抽取30名目标人群,通过预防接种记录和家长或本人认可,共同判定是否接种,并通过统计调查目标人群的接种率来快速评估补充免疫接种率目标完成情况。

其他接种率调查方法可参见有关材料。

第四节　接种率评价

一、报告接种率的及时性、完整性和准确性

1.及时性　在规定时限内报告国家免疫规划疫苗接种信息的接种单位数占应报告接种单位数的比例。

2.完整性

(1)报告单位完整性:在规定时限内报告国家免疫规划疫苗接种信息的接种单位数占应报告接种单位数的比例。

(2)目标人群完整性:每年报告的各出生队列儿童数与其他来源(包括统计局、妇幼系统、其他等)儿童数据间的比例。

3.准确性　报表中无逻辑性、技术性错误的单位数占应报告单位数的比例。

二、报告接种率的可靠性评价

(1)图表法:绘制监测曲线图,方法较简便,适合预防接种门诊进行自我监测。具体方法可参见有关材料。

(2)差值(D)评价法:通过比较报告接种率与估算接种率之间的差距来判断报告接种率的可靠性。

$D=|$估计接种率－报告接种率$|$。当$D<0.05$时,定为“可信”;当D为0.05～0.15时,定为“可疑”;当$D>0.15$时,定为“不可信”。

估算接种率＝报告实种人数/估计应种人数×100%。

估算接种率准确性取决于其数据来源中估计应种人数的准确性。估算应种人数可以来源于统计局发布的出生人口数、妇幼系统掌握的人口数、补充免疫摸底登记出生人口数、预防接种信息系统出生人口数、医疗机构产科新生儿数等,以及辖区进行出生率调查获得的人口数。

(3)比值(R)评价法:通过比较各种疫苗间的应种人数,判断报告接种率有无逻辑上的错误,对可能存在逻辑错误的报告接种率则需要进一步调查核实是否存在报告质量问题。

$R \approx 3$ MV1(BCG)/OPV(DPT)。当 $0.95 \leqslant R \leqslant 1.05$ 时,定为“可信”;当 $0.90 \leqslant R < 0.95$ 或 $1.05 < R \leqslant 1.15$ 时,定为“可疑”;当 $R < 0.90$ 或 $R > 1.15$ 时,定为“不可信”。

(4)脱漏率:脱漏是指应种对象按照免疫程序开始接种,但是由于种种原因未完成全程接种。①脱漏率常用于分析多剂次疫苗第一剂次与最后一剂次实种人数的差异,如:DropoutDTP3=(DTP1-DTP3)/DTP1×100%。其计算原理与 R 值计算原理相似,都是以某剂次疫苗应种或实种人数为基准,其他剂次疫苗应种或实种人数与之比较。阈值一般设置为10%,超过10%则认为可疑或不可信。②脱漏率的延伸应用:可将接种月/年龄相近的疫苗实种数进行比较,判断各类疫苗报告实种数之间有无逻辑上的错误,可反映数据报告质量和脱漏情况。因百白破疫苗较少开展补充免疫,数据稳定性较好,日常工作中可用百白破疫苗实种数作为比对标准,对其他疫苗实种数进行脱漏率评估。

(5)其他评价方法:①用疫苗使用量评估数据一致性,可用于县级对乡级以下的评价。用疫苗使用量计算出实际可接种人数,与报告实种人数进行逻辑比较,评价接种率报告的真实性。②用疫苗使用量估算接种率,原理同上。估算接种率=疫苗接种剂次数/应种人数×100%,疫苗接种剂次数=使用疫苗数量×人份数/损耗系数。该方法应用的前提是疫苗出库记录完整准确,对应种人数也有比较准确的估计,此外还要考虑替代疫苗的影响。③利用强化免疫摸底儿童数进行评价,与相同年龄组的建卡人数比较,评价漏卡情况。④针对疾病的发病情况,分析报告接种率是否与当地计划免疫针对疾病的发病情况、病例免疫史及其分布情况相符。例如,报告接种率高,小年龄组麻疹病例多,如病例无免疫史,表明报告接种率虚高;如病例有免疫史,说明免疫质量可能存在问题,应考虑冷链系统是否完善、接种方法是否得当等。⑤接种率调查,对怀疑接种率存在问题的地区,可直接开展随机抽样调查,核实接种率。⑥与免疫监测资料比较,如与某疫苗的人群抗体水平进行比较等,报告接种率高,抗体水平低,要考虑接种率虚报、疫苗效果以及冷链运转质量等因素。

第五节 免疫效果监测

疫苗效果监测应遵循伦理学原则,对监测对象执行知情同意制度。按照《山东省免疫监测实施方案》开展工作。

一、免疫成功率监测

(一)监测对象

完成免疫规划疫苗基础免疫后1个月(卡介苗除外)的儿童。具体为乙肝疫苗、脊灰疫苗、无细胞百白破疫苗分别完成3剂次;A群流脑多糖疫苗完成2剂次;麻腮风疫苗、甲肝减毒活疫苗、乙脑减毒活疫苗分别完成1剂次。

(二)监测人数

每种疫苗至少60人。

（三）检验方法、判定标准及免疫成功率指标（见表 7-6）

具体检验方法参见有关传染病诊断行业标准和其他参考资料。

（四）监测频度及分工

（1）省级疾病预防控制机构：每年对全省监测工作提出计划、组织实施，并进行质量控制，分析监测结果，进行总结反馈。

（2）市、县级疾病预防控制机构：每年有省级监测任务的市、县完成上级疾病预防控制机构布置的监测任务，并完成书面报告上报。其他市、县按照疾控机构绩效考核目标要求，参照省级监测任务，开展相应监测工作。

（五）结果与评价

监测工作结束后，应对开展免疫成功率监测疫苗的品种、免疫成功率指标、影响免疫成功率的因素进行分析，提出改进工作的措施，并向上级部门报告和反馈到下级部门。

二、流行病学效果监测

（一）监测内容

国家免疫规划疫苗所针对的传染病发病情况。

（二）监测方法

队列研究、病例-对照研究等流行病学方法，具体方法参见有关方案。

（三）监测频度及分工

（1）国家、省级疾病预防控制机构：每 2～3 年对全国和全省监测工作提出计划，制订监测方案，进行质量控制，分析监测结果，进行总结反馈。

（2）市、县级疾病预防控制机构：按照上级疾病预防控制机构制订下发的监测方案完成监测任务，并完成书面报告上报。

（四）结果与评价

监测工作结束后，应对监测结果进行分析，提出改进工作的措施，并对监测结果进行报告和反馈。

三、人群免疫水平监测

（一）监测内容

针对乙型肝炎、脊髓灰质炎、麻疹、风疹、腮腺炎、流脑、甲肝、白喉、百日咳、破伤风等疫苗针对传染病的人群免疫水平。

（二）监测对象和人数

《山东省免疫监测实施方案》规定人群免疫水平监测对象为小于 3 岁、3～5 岁、6～12 岁、13～16 岁、17～19 岁、大于等于 20 岁 6 个年龄组健康人群。当发病以大年龄组和成人为主时,可适当调整监测对象的年龄范围。每个年龄组、每种国家免疫规划疫苗针对传染病的监测样本量至少为 50 人。

(三)检验方法、判定标准

检验方法、判定标准见表 7-6。

(四)监测频度及分工

(1)省级疾病预防控制机构:每年对全省监测工作提出计划,进行质量控制。分析监测结果,进行总结反馈。

(2)市、县级疾病预防控制机构:完成上级疾病预防控制机构布置的监测任务,并完成书面报告上报。

(五)结果与评价

监测工作结束后,应对监测结果进行分析,提出改进工作的措施,并对监测结果进行报告和反馈。

表 7-6　健康人群免疫水平和疫苗免疫成功率检验方法、标本采集及用量、阳性判定标准及免疫成功率指标

疾病/疫苗	检验方法	每次检测需血清量	阳性判定标准	免疫成功率	
				血清采集时间	指标
脊髓灰质炎	血清中和试验(微孔塑料板法)	50 μL	中和抗体≥1：4 或有 4 倍及以上增长	基础免疫 3 针后 1 个月	≥85%
麻疹	酶联免疫吸附法(ELISA 间接法)	100 μL	麻疹 IgG 抗体≥200 U/mL 为阳性	基础免疫 1 针后 1 个月	≥85%
风疹	酶联免疫吸附法(ELISA 间接法)	100 μL	风疹 IgG 抗体≥20 IU/mL 为阳性	基础免疫 1 针后 1 个月	≥85%
流行性腮腺炎	酶联免疫吸附法(ELISA 间接法)	100 μL	腮腺炎 IgG 抗体≥12 U/mL 为阳性	接种第 1 针 MMR 后 1 个月	≥85%
乙肝	ELISA 双抗原夹心法(抗-HBs)	50 μL	抗-HBs≥10 mIU/mL	基础免疫 3 针后 1 个月	≥85%
	ELISA 双抗体夹心法(HBsAg)	100 μL	HBsAg≥临界值	—	—
甲肝	ELISA 法或化学发光法	50 μL	ELISA 法：HAV-IgG 抗体≤临界值； 化学发光法：依据检测试剂盒说明书	减毒活疫苗接种第 1 剂次后 1 个月； 灭活疫苗基础免疫 2 针后 1 个月	≥85%
流脑	酶联免疫吸附法(ELISA 间接法)	100 μL	IgG 抗体≥1：2	基础免疫 2 针后 1 个月	≥85%
白喉	酶联免疫吸附法(ELISA 间接法)	100 μL	<0.1 IU/mL 为阴性，≥0.1 IU/mL 为阳性，≥1.0 IU/mL 为保护性	DTaP 基础免疫 3 针后 1 个月	≥80%
百日咳	酶联免疫吸附法(ELISA 间接法)	100 μL	百日咳抗体(IgG-PT)<40 IU/mL 为阴性，40～100 IU/mL 为既往感染，≥100 IU/mL 为近期感染	DTaP 基础免疫 3 针后 1 个月	≥75%
卡介苗	PPD 试验	—	72 小时判定结果，局部反应直径≥5 mm表明已感染结核或接受过免疫	BCG 接种后 12 周	—

参考文献

[1]国家疾控局综合司,国家卫生健康委办公厅.预防接种工作规范(2023年版)[EB/OL].(2023-11-30)[2024-04-30]. https://www.ndcpa.gov.cn/jbkzzx/c100014/common/content/content_1734730268199014400.html.

[2]郑景山,曹雷,郭世成,等. 2013年全国省级抽查以乡为单位适龄儿童国家免疫规划疫苗接种率分析[J]. 中国疫苗和免疫,2014,20(6):492-498+546.

[3]全国人民代表大会常务委员会.中华人民共和国疫苗管理法[EB/OL].(2019-06-29)[2024-04-30]. http://www.npc.gov.cn/npc/c2/c30834/201907/t20190702_299244.html.

[4]国家卫生健康委. 国家免疫规划疫苗儿童免疫程序及说明(2021年版)[EB/OL].(2021-02-23)[2024-04-30]. http://www.nhc.gov.cn/jkj/s3581/202103/590a8c7915054aa682a8d2ae8199e222.shtml.

[5]卫生部. 全国常规免疫接种率监测方案[S]. 1998.

[6]张伟燕,熊萍,栾桂杰,等. 山东省基于出生队列的1~7岁儿童常规免疫接种率分析[J]. 现代预防医学,2023,50(13):2369-2373.

[7]中国疾病预防控制中心.关于印发国家免疫规划疫苗接种率监测方案(试行)的通知(中疾控免疫发〔2024〕46号)[S].2024.

(张伟燕　孙辉峰)

第八章　资料管理

第一节　常规资料管理

一、资料的种类和使用要求(见表 8-1)

(一)综合管理资料

(1)山东省______年免疫预防人员情况登记表:登记疾控机构和接种单位所有专兼职人员信息,人员有变动及时更新,省级免疫规划信息系统填报。

(2)山东省______年免疫预防人员情况统计表:省级免疫规划信息系统根据登记表自动汇总。

(3)山东省______年预防接种单位情况登记表:年报表,省级免疫规划信息系统填报。

(4)山东省______年预防接种单位情况统计表:年报表,省级免疫规划信息系统根据登记表自动汇总。

(5)山东省免疫预防管理工作现场评价记录及反馈表:登记表,上级部门督导后填写,接种单位留存。

(二)常规预防接种资料

(1)______年______月国家免疫规划疫苗接种率月报表:月报表,由常规接种单位报告,医疗机构产科接种室接种的卡介苗和首针乙肝疫苗由儿童首诊建档的接种单位代报;省级免疫规划信息系统填报。

(2)______年______月非免疫规划疫苗接种数月报表:月报表,数据来源于所有承担非免疫规划疫苗接种服务的接种单位预防接种个案,包括成人和儿童接种的所有非免疫规划疫苗。省级免疫规划信息系统填报。

(3)疫苗接种告知书:接种单位接种前告知时使用,一苗一告知,受种者(或其监护人)和接种单位人员双方签字后,由接种单位留存不少于 5 年。

(4)山东省儿童/成人预防接种健康询问情况登记表:接种单位接种前询问健康状况

和核查接种禁忌时使用，受种者（或其监护人）和接种单位人员双方签字后，由接种单位留存不少于5年。

(5)山东省首针乙肝疫苗和卡介苗接种通知书：医疗机构产科接种室使用，接种时家长签字后由产科接种室收回，留存不少于5年。

(6)山东省______年第______季度6岁以下流动儿童基本情况登记表：登记表，流动儿童主动监测使用，门诊留存。

(7)预防接种现场登记表：登记表，省平台故障不能及时进行数据交换时使用，省平台恢复正常后根据本表记录及时将接种信息录入信息系统，门诊留存。

(8)山东省______年______月医院及保健机构新生儿乙肝疫苗首针及卡介苗接种情况统计表：月报表，医疗机构产科接种室使用，省级免疫规划信息系统自动生成。

(9)山东省______年______月医院及保健机构新生儿乙肝疫苗及卡介苗未及时接种原因统计月报表：月报表，医疗机构产科接种室使用，省级免疫规划信息系统自动生成。

(10)山东省______年______月医院及保健机构不同乙肝病毒感染状态产妇新生儿主被动免疫情况统计表：月报表，医疗机构产科接种室使用，省级免疫规划信息系统自动生成。

（三）入托、入学接种证查验及补种资料

(1)儿童预防接种证查验通知单：托幼机构、学校报名时发放给儿童家长，通知家长携带儿童到预防接种单位办理接种证初步查验手续。

(2)国家免疫规划疫苗预防接种查验单：由预防接种单位开具，或从移动应用程序获取，由儿童家长交学校存入学生健康档案。

(3)山东省入托、入学儿童疫苗补种通知单：托幼机构、学校查验接种证后向需要补种的儿童家长发放，通知补种。

(4)山东省______年度儿童入托、入学预防接种证查验工作用表：登记表，托幼机构（学校）填写、留存。

(5)山东省______年度儿童入托、入学预防接种补种情况一览表：登记表，托幼机构（学校）填写需补种儿童信息和漏种情况后交预防接种门诊，预防接种门诊填写补种情况并留存。

(6)山东省______年度儿童入托、入学预防接种补种情况汇总表：年报表，预防接种单位填写，逐级汇总上报至省级。

（四）疑似预防接种异常反应监测资料

(1)山东省疑似预防接种异常反应个案报告卡：登记表，接种后发生疑似预防接种异常反应时由接种单位填写、留存。

(2)山东省群体性疑似预防接种异常反应登记表：使用同上。

（五）疫苗、注射器、冷链和消毒管理资料

(1)山东省疫苗运输记录表：登记表，每次疫苗运输时使用，接种单位保存至疫苗有

效期满后不少于5年。

(2)山东省______年免疫规划疫苗及一次性注射器计划用量统计表:年报表,省级免疫规划信息系统填报。

(3)山东省______年非免疫规划疫苗计划用量统计表:年报表,省级免疫规划信息系统填报。

(4)山东省______年______月免疫规划疫苗及一次性注射器计划用量统计表:月报表,省级免疫规划信息系统填报。

(5)山东省______年______月非免疫规划疫苗计划用量统计表:月报表,省级免疫规划信息系统填报。

(6)山东省______年疫苗及一次性注射器出入库登记簿:登记表,应按照时间顺序记录,不同疫苗要分品种,同种疫苗不同规格、不同批号要分别登记到不同表中;每次出入库均要进行登记,做到日清月结,数据与山东省免疫规划信息系统保持一致,保存至疫苗/注射器有效期满后不少于5年。

(7)山东省______年冷链设备档案表:登记表,每台冷链设备建立一个档案表,冷链设备有变动时更新,省级免疫规划信息系统填报。

(8)山东省______年______月冷链设备温度记录表:登记表,每台冷链设备记录一张表,每天上午、下午各测温一次,间隔不少于6小时,保存至疫苗/注射器有效期满后不少于5年。采用自动温度监测设备记录温度的可代替人工记录。

(9)山东省预防接种单位紫外灯环境消毒记录表:登记表,每个接种室记录一张表,每次接种前或接种后进行消毒并记录,接种单位留存。

(10)山东省预防接种单位物品高压消毒记录表:登记表,对非一次性使用物品进行高压消毒或自行制作一次性消毒物品时填写,接种单位留存;购买或领取使用的一次性消毒物品可不填写。

(11)山东省疾控机构和预防接种单位疫苗销毁程序表格:包括需报废疫苗登记表、需报废疫苗转运单、疫苗回收销毁工作记录表、疫苗回收销毁汇总报告表,分别用于需报废疫苗的登记、转运、回收、报告,保存至疫苗有效期满后不少于5年。

(六)疫苗可预防疾病监测资料

报表要求参见各疫苗可预防疾病监测方案。

(七)文字资料

(1)会议、培训资料:通知、报到簿、日程、内容/课件、小结、照片等。

(2)评价:评价记录、反馈表、评价报告等。

(3)宣传:通知、方案、宣传材料、照片等。

(4)计划、总结、报告、论文等。

表 8-1 山东省免疫规划资料管理目录

资料类别	编号	资料内容	资料类型	保存单位			
				接种单位	县级	市级	省级
综合资料	1	山东省______年免疫预防人员情况登记表	登记表	√			
	2	山东省______年免疫预防人员情况统计表	统计表	√	√	√	√
	3	山东省______年预防接种单位情况登记表	登记表	√			
	4	山东省______年预防接种单位情况统计表	统计表	√	√	√	√
	5	山东省免疫预防管理工作现场评价记录及反馈表	登记表	√			
常规预防接种资料	6	______年______月国家免疫规划疫苗接种率月报表	月报表	√	√	√	√
	7	______年______月非免疫规划疫苗接种数月报表	月报表	√	√	√	√
	8	疫苗接种告知书	登记表	√			
	9	山东省儿童/成人预防接种健康询问情况登记表	登记表	√			
	10	山东省首针乙肝疫苗和卡介苗接种通知书	通知单	√			
	11	山东省______年第______季度 6 岁以下流动儿童基本情况登记表	登记表	√			
	12	预防接种现场登记表	登记表	√			
	13	山东省______年______月医院及保健机构新生儿乙肝疫苗首针及卡介苗接种情况统计表	月报表	√	√	√	√
	14	山东省______年______月医院及保健机构新生儿乙肝疫苗及卡介苗未及时接种原因统计月报表	月报表	√	√	√	√
	15	山东省______年______月医院及保健机构不同乙肝病毒感染状态产妇新生儿主被动免疫情况统计表	月报表	√	√	√	√
入托、入学接种证查验及补种资料	16	儿童预防接种证查验通知单	通知单	儿童家长留存			
	17	国家免疫规划疫苗预防接种查验单	登记表	托幼(学校)留存			
	18	山东省入托、入学儿童疫苗补种通知单	通知单	儿童家长留存			
	19	山东省______年度儿童入托、入学预防接种证查验工作用表	登记表	托幼(学校)留存			
	20	山东省______年度儿童入托、入学预防接种补种情况一览表	登记表	√			
	21	山东省______年度儿童入托、入学预防接种补种情况汇总表	统计表	√	√	√	√

续表

资料类别	编号	资料内容	资料类型	保存单位			
				接种单位	县级	市级	省级
疑似预防接种异常反应监测资料	22	山东省疑似预防接种异常反应个案报告卡	登记表	√			
	23	山东省群体性疑似预防接种异常反应登记表	登记表	√			
疫苗、注射器、冷链和消毒资料	24	山东省疫苗运输记录表	登记表	√			
	25	山东省______年免疫规划疫苗及一次性注射器计划用量统计表	年报表	√	√	√	√
	26	山东省______年非免疫规划疫苗计划用量统计表	年报表	√	√	√	√
	27	山东省______年______月免疫规划疫苗及一次性注射器计划用量统计表	月报表	√	√	√	√
	28	山东省______年______月非免疫规划疫苗计划用量统计表	月报表	√	√	√	√
	29	山东省______年疫苗及一次性注射器出入库登记簿	登记表	√	√	√	√
	30	山东省______年冷链设备档案表	登记表	√	√	√	√
	31	山东省______年______月冷链设备温度记录表	登记表	√			
	32	山东省预防接种单位紫外灯环境消毒记录表	登记表	√			
	33	山东省预防接种单位物品高压消毒记录表	登记表	√			
	34	山东省疾控机构和预防接种单位疫苗销毁程序表格	登记表	√	√	√	√

二、资料保存和上报要求

(一)留存资料

留存资料主要为各类记录表、档案表、通知单和文字资料等。留存资料无须上报，其中人员登记和冷链设备档案资料在相关信息变动后15日内完成更新，其他资料根据相关方案要求及时建立和完成填写。所有资料均需保存至规定期限。

(二)上报资料

上报资料主要为各类工作报表，一式两份，一份上报上级疾控机构，一份本单位留存。

（1）月报表：预防接种单位、县级疾控机构、市级疾控机构分别于每年5日、10日和15日前逐级汇总上报。

（2）季报表：预防接种门诊、县级疾控机构、市级疾控机构分别于下一季度第一个月的5日、10日和15日前逐级汇总上报。

（3）年报表：预防接种门诊、县级疾控机构、市级疾控机构分别于每年2月20日前、2月底前和3月10日前逐级汇总上报。

（4）其他特殊要求的报表：根据具体要求时限上报。

三、资料管理要求

（一）全省统一和规范

要按照全省统一要求规范预防接种常规资料的种类、内容、规格及使用方法，不得随意取舍或另行一套。有条件的地区在满足全省统一要求的基础上，可根据辖区工作需要探索性使用个性化预防接种工作用表，内容不少于省级统一用表。

（二）定期分析和反馈

在收到下级报表或完成本级报表后，应对报表的内容进行审核，发现存在逻辑、填写错误的，应通知报告单位及时予以纠正。对报告资料，要及时分析利用，并定期将分析结果反馈给下级。

（三）及时整理和归档

各级资料需按时整理，装订成册保存，实行档案化管理。常规资料至少每季度整理一次，每年3月底前完成对上年度资料的装订存档；入托入学接种证查验与疫苗补种、补充免疫等阶段性工作资料在工作结束后15日内完成资料装订存档。

第二节　预防接种信息管理

一、硬件和人员保障

（一）硬件保障

1.各级疾病预防控制机构　具备用于辖区预防接种、疫苗管理和冷链监测等业务管理需要的计算机各1台，计算机配置能够满足日常工作需要，专人专用。

2.预防接种单位　①每个登记台和接种台配备计算机，用于建档、登记和接种信息采集；②登记台或接种台配备打印机，用于预约单、接种凭证等打印；③登记台配备身份识别设备，能够识别身份证、医保卡、电子健康卡等介质；④配备手持数据采集终端（PDA），用于疫苗扫码出入库；⑤每个接种台配备1台扫描设备，用于疫苗扫码接种；⑥配备冷链自动温度监测设备，温度测量精度要求在±0.5 ℃范围内；⑦有条件的单位可配备自动排队、电子健康询问、电子知情同意核签、“三查七对一验证”核签、电子显示屏等数字化设备和软件系统;⑧所有硬件设备配置能够满足日常工作需要,运行流畅。

3.其他要求 各级疾控机构和接种单位要有宽带网接入,网络畅通,确保各系统信息数据能够及时查询、上传和下载。应配置专门的移动存储硬盘用于数据备份,配备具有无线上网功能的便携式移动设备,能够满足辖区预防接种、疫苗管理和冷链监测等业务工作需要。

(二)人员保障

(1)建立信息化联络员制度。各级疾控机构和接种单位应指定1名熟悉计算机和网络的信息化联络员,负责解决本单位计算机软硬件、操作系统、网络、打印机等信息化基础问题,为信息系统良好运行提供保障条件。信息化联络员不局限于免疫规划相关人员,可以为单位其他科室工作人员,能够自主或在专业人员指导下解决信息工作中的实际问题。

(2)建立专人负责制度。各级疾控机构和预防接种单位应安排专人负责预防接种、疫苗管理和冷链监测等信息系统使用,熟练掌握业务要求和系统操作;应安排专人每天登录省级集成平台预防接种信息预警模块,查看辖区业务预警信息,及时进行核查和处理,进行系统安全管理。

二、系统安全管理

(一)用户和权限管理

(1)实行逐级权限管理。各级系统管理员负责下级系统管理员和本级业务用户权限的分配。各级用户需根据业务需要,填写山东省免疫规划信息系统省级平台用户权限变更申请表,经本单位业务负责人签字并加盖公章后,报本级系统管理员开通账号。系统管理员分配权限和角色时应根据用户业务需要,不得随意扩大权限范围。

(2)实行实名制登记。系统内所有用户信息须采用实名制登记,用户账号应专人专用,不得多人共用。用户应对其使用账号负责,对其所获得的数据信息负有保密责任,账号不得公开和转让。用户应每3个月修改一次账号密码,否则系统会直接将账号注销,使用时需重新申请。

(3)用户数量限制。各级疾控机构在省平台只能设置1名系统管理员;应根据实际业务需要开通业务用户权限,原则上每类业务用户不超过2人;每个预防接种单位申请省平台用户权限为1个,其账号管理责任人为预防接种单位负责人。申请省平台访问权限的用户需与已申请虚拟专用网络(VPN)访问权限的用户相一致,无VPN访问权限的用户可同时申请该权限,申请流程与省平台用户申请流程一致。

(4)用户权限停用。用户因工作调整或离职等原因不再使用信息系统时,要及时向本级系统管理员或上级系统管理员申请停用。因工作人员变动未及时进行用户权限变更上报而造成信息泄露的,由单位负责人承担责任。

（二）信息安全管理

（1）规范 VPN 使用。用户登录山东省免疫规划信息平台时，需先连接 VPN，通过 VPN 通道登录和使用平台。预防接种单位客户端每次实施预防接种登记前，必须先连接 VPN，保证与平台的通信畅通，以便及时上传和下载受种者信息。预防接种结束后，需查看数据库监控状态，确保数据已全部上传完毕后才可断开 VPN 连接。

（2）建立信息保密制度。各级疾控机构、接种单位及相关工作人员对所管理的受种者预防接种个案负有安全管理和隐私保护责任，未经县级及以上卫生健康部门许可，不得擅自向其他任何单位和个人提供。政府部门或相关机构需查询或使用受种者预防接种个案时，应当经县级及以上卫生健康部门批准后，由同级疾控机构办理，同时由信息使用单位与信息提供单位签订数据保密协议，双方经办人签字，并加盖使用单位公章后，由信息提供单位留存备查。预防接种单位所在医疗卫生机构不办理预防接种信息查询事宜。若预防接种个案的基本信息未经受种者或其监护人同意，不得向其他人员提供。

（3）及时进行数据备份。各级疾控机构和预防接种单位应配置专门的移动存储硬盘用于数据备份。预防接种单位应在每次接种信息录入和上报完成后的当天，对预防接种个案信息进行数据备份，并将备份文件复制到移动存储设备，异处妥善保存。

（4）加强信息安全排查。各级疾控机构要提高本级信息平台的软硬件防御入侵能力，定期核查系统运行环境及可能存在的安全隐患，做好系统日常安全监控。使用托管或代管数据服务器的单位，要与被委托单位签订保密及安全责任协议，确保数据安全。

三、预防接种单位信息维护

县（市、区）级疾控机构负责本辖区接种单位信息维护，市级、省级疾控机构负责辖区接种单位维护信息的审核。

（一）国家平台接种单位维护

县（市、区）级疾控机构在中国疾病预防控制信息系统（简称国家平台）标准编码管理系统模块进行接种单位的新增和信息变更，并提交市级、省级疾控机构逐级审核。接种单位名称、所属医疗机构、业务类型和接种疫苗类型等信息须与接种单位资质证书一致；成人接种门诊接种疫苗类型不得包含免疫规划疫苗。

（二）接种单位客户端开通

新建接种单位开诊前，县（市、区）级疾控机构将山东省免疫规划信息系统客户端用户档案表、接种单位资质证书（或相关单位批复材料）等材料提交到市级疾控机构，市级疾控机构将上述材料和国家平台中该接种单位“省级审核通过”截图发送到省疾控中心免疫所邮箱，省疾控中心审核材料无误后为接种单位开通客户端，并将接种单位添加到山东省免疫规划信息系统省级平台（简称省平台）。

（三）接种单位客户端信息变更

接种单位信息需要变更的，县（市、区）级疾控机构负责将山东省免疫规划信息系统客户端变更申请表、变更后的接种单位资质证书（或相关单位批复材料）等材料提交到市级疾控机构，市级疾控机构将上述材料和国家平台中该接种单位“省级审核通过”截图发送到省疾控中心免疫所邮箱，省疾控中心审核材料无误后进行接种单位信息变更。

（四）客户端停用/删除、合并、拆分、数据迁移等

县（市、区）级疾控机构负责将客户端停用/删除、合并、拆分、数据迁移等情况，详细填写到山东省免疫规划信息系统客户端变更申请表中，逐级提交至省疾控中心免疫所邮箱，省疾控中心审核材料无误后进行处理。如果申请处理的客户端较多（大于等于3个），应同时提交客户端变更情况汇总表（Excel 文件），以提高处理效率。

客户端变更申请表中需注明变更原因，注明涉及的客户端名称及编码；客户端停用要提前做好数据迁移，在申请停用前确保所管理数据已迁移到其他客户端，客户端在省平台传有个案数据的一律不予停用；客户端停用前应将实际库存疫苗退回上级，且客户端疫苗库存清零。批量停用客户端需要在 Excel 汇总表中备注是否启用过。

（五）接种单位命名和服务范围要求

（1）资质证书编号：县（市、区）级卫生健康部门对接种单位资质证书进行统一编号，编号位数为十位数，编号规则为前 6 位为县级行政区域国家代码，第 7 位为分类码，其中常规预防接种门诊为 A，产科接种室为 B，预防接种站为 C，狂犬病暴露预防处置门诊为 D，成人预防接种门诊为 E，新冠疫苗接种点为 F；第 8～10 位为顺序码。

（2）接种单位命名：各类预防接种单位按照统一规则进行命名，命名规则为：所属医疗机构名称＋预防接种单位类型（预防接种门诊/预防接种站/成人预防接种门诊/产科接种室/狂犬病暴露预防处置门诊/新冠疫苗接种点），医疗机构名称应与其执业许可证中名称保持一致。如同一医疗机构设有多个接种单位，命名规则为：所属医疗机构名称＋第一（第二、第三……）预防接种门诊/预防接种站/成人预防接种门诊/产科接种室/狂犬病暴露预防处置门诊/新冠疫苗接种点。

（3）接种单位服务范围（接种疫苗类型）：①预防接种门诊/站：免疫规划疫苗、非免疫规划疫苗、狂犬病暴露预防处置、破伤风暴露预防处置、新冠疫苗。②成人预防接种门诊：非免疫规划疫苗、狂犬病暴露预防处置、破伤风暴露预防处置、新冠疫苗。③产科接种室：新生儿首针乙肝疫苗和卡介苗。④狂犬病暴露预防处置门诊：狂犬病暴露预防处置、破伤风暴露预防处置。

四、预防接种信息管理

（一）预防接种单位客户端应用

所有预防接种单位均应启用预防接种信息系统客户端，不得出现信息系统管理空白区。单独设置的成人预防接种门诊、狂犬病暴露预防处置门诊，应单独申请开通客户端，不能漏建个案、漏报接种信息。

（二）预防接种个案的建立

（1）产科接种室：实行“谁接生、谁建档”制度。无论新生儿是否在所出生的产科接种室接种卡介苗和首针乙肝疫苗，产科接种室均应在新生儿出生后24小时内建立新生儿预防接种个案，并上传到省平台，同时发放预防接种证。出生时未在产科领取接种证或者小于等于18岁受种者接种证丢失的，由原出生产科接种室或居住地就近的预防接种门诊补办。

（2）预防接种门诊：①新生儿：实行“首诊负责建档”制度。新生儿出生后一个月内，由预防接种门诊在信息系统内建立正式预防接种个案，并在预防接种证“基本信息页”加贴条形码，与儿童预防接种个案编码进行关联。新生儿出院后首次前去接种疫苗的预防接种门诊（含卡介苗补种点）负责预防接种个案的建立，无论受种者是本地还是外地、居住时间长短、是否因接种禁忌而实施首次接种等情况，以确保所有新生儿及时建档并纳入信息系统管理。②对于本省出生的新生儿，应优先从产科平台下载新生儿预防接种个案进行建档，并补充儿童基本信息；对于产科平台查询不到或外省出生的新生儿，可根据儿童监护人提供的首针乙肝疫苗和卡介苗接种凭证进行建档。接种单位应每周登陆省平台下载户籍地址或居住地址为本辖区的满1个月未建档新生儿名单，通过电话或乡村/社区医生，通知其前往居住地预防接种单位建档。③儿童和成人：非本单位管理的受种者前来本单位接种时，接种单位首先应从省平台查询该受种者既往建档情况，如已在山东省免疫规划信息系统中建立预防接种个案，则可对该受种者进行档案迁入或异地接种，不得重复建档；如该受种者未在山东省免疫规划信息系统中建立预防接种个案，则按照“谁发现、谁建档”的原则，由本接种单位为其在信息系统中建立预防接种个案，无论受种者来自本省或外省、无论在本地居住时间长短。自2023年6月1日起，客户端取消临时建档功能，所有受种者均在客户端建立正式档案。

（三）预防接种个案基本信息采集

（1）产科接种室：产科接种室建立新生儿预防接种个案时，出生日期（含时间，精确到时、分）、父亲姓名、母亲姓名、母亲证件号码、胎次、移动电话、户籍地址、居住地址等标记为必填项的基本信息应录入完整，以便预防接种门诊下载建卡和主动搜索。

（2）预防接种门诊：①对于小于18岁儿童：儿童姓名、性别、出生日期、父亲姓名、母亲姓名、母亲证件号码、联系方式、户籍地址、居住地址等标记为必填项的基本信息应录入准确、完整；儿童大于等于6月龄，应录入身份证件号码（不允许录入18个8）。儿童每次前来接种时，接种单位应询问监护人联系方式和居住地址变更情况，并根据变更情况对基本信息进行及时更新。②对于大于等于18岁成人：姓名、性别、出生日期、证件号码、联系方式、户籍地址、居住地址等标记为必填项的基本信息应录入准确、完整，并及时更新。

（四）预防接种个案接种信息采集

（1）及时性：实行“谁接种、谁录入”制度。接种单位应在每次接种后通过“接种处理”操作，即时将本次接种信息录入客户端，避免后期补录，并于接种后 24 小时内将接种信息上传至省平台。省平台对本单位接种记录补录情况进行统计，“录入日期－接种日期大于 1 天”的剂次纳入补录统计，计算补录率。

（2）完整性：接种单位登记时，疫苗名称、接种日期、生产企业、疫苗批号、疫苗追溯码、接种医生、接种单位、接种部位等接种信息应录入完整，所有疫苗均实行扫码接种。接种人员实施预防接种前，应仔细核对接种证上已登记的疫苗信息，确认与实际接种疫苗一致后，方可实施接种；如有不一致，应及时告知信息登记人员进行订正。有条件的接种单位应实行接种后打印。

（3）准确性：接种记录中疫苗追溯码解析信息应与接种记录中的疫苗名称、生产企业、批号、有效期等信息完全一致，应与实际接种疫苗、接种时间完全一致。接种单位应在每天运转结束后核对疫苗出库数量和接种记录一致性，发现接种信息采集错误的应于当日内完成订正。本单位接种记录一经录入，不得随意修改；确需修改的，需向县（市、区）级疾控机构提交修改申请，县（市、区）级疾控机构应严格把关，审核通过后方可授予修改权限。省平台对本单位接种记录修改情况进行统计，修改后接种日期与修改前接种日期不一致的剂次纳入修改统计，计算修改率。省内接种非本单位接种记录不允许修改。

（4）真实性：接种单位应据实录入接种记录，不得进行虚假录入。信息系统接种记录应与儿童预防接种证接种记录保持一致。接种单位仅可录入本单位接种记录，以及补录国家平台能够查询到或受种者接种凭证上记录的外省接种记录，不得对本省内其他接种单位的接种记录进行补录。接种单位如发现本省内其他接种单位接种后未录入接种信息的，应告知受种者或其监护人由原接种单位进行补录，并可向省级进行投诉；接种单位如发现本省内其他接种单位代本单位补录接种信息的，亦可向上级投诉。

（五）流动儿童接种信息采集

对于前来接种的流动儿童，首先应在省平台进行异地受种者查询，并按以下规定操作：

（1）对于省平台有个案且在本地居住时间大于等于 3 个月的流动儿童，需要将其迁入本单位，纳入本单位管理，并对户籍类型进行合理归类。

（2）对于省平台有个案但在本地居住时间小于 3 个月的流动儿童，可仅进行异地接种登记，不进行个案迁入，本地接种信息会回传到该个案所在预防接种单位。

（3）对于省平台无个案的儿童，按照上述“谁发现、谁建档”的原则进行补建档和接种信息录入。

（六）预防接种个案变迁

对于常规预防接种门诊，可根据儿童实际居住情况将在本辖区内居住的儿童迁入本单位进行管理，无论居住时间长短。如儿童在本地居住时间≥3 个月且未按照国家免疫规划疫苗接种程序完成全程接种的，则必须迁入本单位管理；未迁入本单位管理的，一经发现，将记录为工作不规范投诉。对于非本单位辖区居住的儿童，尤其是已按照国家免疫规划疫苗接种程序完成全程接种的，不得将其预防接种个案迁入本单位。

对于狂犬病暴露预防处置门诊、成人预防接种门诊和新冠疫苗接种点，可仅实施异地接种，不做个案迁入；对于不满 18 岁的受种者，上述接种单位均不得进行个案迁入，仅允许异地接种。

（七）儿童户籍类型划分

(1)流入儿童：根据来源地将儿童划归为“县区内流动、地市内流动、省内流动、国内流动、国外流动”。

(2)流出儿童：对于反复流入流出儿童，可根据儿童流动范围将儿童划归到“县区内流动、地市内流动、省内流动、国内流动、国外流动”；对于长期流出到省外的儿童，可将户籍类型划归到“流出”，并备注其所在地。

(3)失访儿童：因儿童监护人联系方式变更，经乡村/社区医生查找仍失联的儿童，失访 1 年以上者，可将户籍类型划归到“失访”，并备注失访原因。

（八）重复个案处理

(1)各级疾控机构和接种单位应保持本辖区内预防接种个案的唯一性，所有预防接种个案均无重复。接种单位应在每个接种日结束后，通过客户端重卡查询功能对本客户端重复个案进行查询和处理。省平台会定期推送跨区域重复个案到客户端，客户端通过重复个案处理功能及时进行重档处理；推送到接种单位的重复个案应在一周内处理完毕。

(2)重复个案处理时，接种单位要仔细核实省平台推送个案是否为真正的重复个案，是否存在假阳性情况；经确认为真正的重复个案的，应根据重复个案记录情况进行接种记录的合并，保留一份完整档案，删除其他重复个案；经确认为非重复个案的，应对推送的重复个案进行标记，避免下次重复推送。重复个案记录存疑无法判定的，应向受种者或其监护人核实后再行合并删除。接种单位应提高预防接种个案姓名和身份证件号码采集的完整性和准确性，以提高重复个案推送的准确性。

(3)重复个案的推送规则：同一类接种单位间的重复个案，优先推送到后建档的门诊；常规预防接种门诊/站和其他预防接种单位间的重复个案，优先推送到常规预防接种门诊；成人预防接种门诊和狂犬病暴露预防处置门诊间的重复个案，优先推送到受种者后建档的门诊；成人预防接种门诊、狂犬病暴露预防处置门诊与新冠疫苗接种点间的重复个案，优先推送到成人预防接种门诊、狂犬病暴露预防处置门诊。在册个案和临时个案间的重复个案，优先推送到在册个案所在接种单位。在用接种单位和停用接种单位间的重复个案，优先推送到在用接种单位。重复个案优先推送的接种单位为重复个案责任处理单位。

（九）接种档案删除

接种单位仅可通过重复个案处理功能进行预防接种个案删除。死亡、流出和失访等情况均不允许进行个案删除。

（十）接种个案核查清理

预防接种单位应至少每季度对本单位管理的儿童预防接种个案进行一次全面核查和清理，根据儿童的不同居住状态、流出、失访、死亡等情况对个案重新进行户籍类型划分。对于划归到流出或失访状态，但 3 个月内在本接种单位有接种记录的个案，应将户籍类型变更为本地或流动。

（十一）预防接种信息资料保存

预防接种个案在山东省免疫规划信息平台和接种单位客户端永久保存，注意及时备份。信息系统预防接种个案可取代纸质预防接种登记簿，但不得代替儿童预防接种证。

（十二）省平台登录故障时的处理

当省平台登录故障，新生儿无法下载建卡或无法查询异地受种者信息时，预防接种单位应先为受种者实施本次疫苗接种，并记录到预防接种证和“山东省预防接种现场登记表”中，待省平台恢复正常后进行补充建档和信息录入。不得以省平台登录故障为由拒绝为受种者建档和实施疫苗接种。

（张伟燕　闫晟章　孙辉峰）

参考文献

[1]山东省疾病预防控制中心. 山东省免疫规划信息管理工作规范（2023 年版）[S]. 2023.

[2]山东省卫生计生委. 山东省预防接种信息化工作推进方案[S]. 2017.

[3]国家疾控局综合司，国家卫生健康委办公厅.预防接种工作规范（2023 年版）[EB/OL].（2023-11-30）[2024-04-30]. https://www. ndcpa. gov. cn/jbkzzx/c100014/common/content/content_1734730268199014400.html.

第九章　健康教育与健康促进

实现国家免疫规划目标受很多人的行为影响，如政府领导、社区负责人、预防接种服务人员、管理人员和督导者、儿童及其家长等。因此，通过健康教育和健康促进的手段，提高这些人群对预防接种的认识，取得他们的支持，是保证免疫规划工作开展的重要措施。

第一节　基本概念

一、健康教育

健康教育是指通过信息传播和行为干预，帮助个体和群体掌握卫生保健知识，树立健康观念，自觉采纳有益于健康的行为和生活方式的教育活动与过程。

健康教育提供人们改变行为所必需的知识、技术与服务等，使人们在面临促进健康、预防疾病、治疗、康复等各个层次的健康问题时，有能力做出行为抉择。健康教育强调社会人群自觉参与，通过改变自身认知态度和价值观念，自觉采取有益于健康的行为和生活方式。健康教育最适用于那些有改变自身行为愿望的人群。

二、健康促进

健康促进是一项综合性的社会及政治活动过程，不仅包括增强个体技能的活动，还有通过制定健康的公共政策，改变社会、经济和环境条件的活动，以减少对个体和大众健康的不利影响。因此，健康促进是一个增强人们控制影响健康的因素，改善自身健康能力的过程。

1986 年 11 月，第一届全球健康促进大会提出了健康促进的 5 项策略，即制定健康的公共政策、调整卫生服务方向、发展个人技能、创造支持性环境和强化社区行动(社区参与)。健康促进一方面强调通过健康教育改变人们行为和生活方式，同时要求在组织、政治、经济、法律上提供支持性环境，使行为改变的作用持久并带有约束性。

三、卫生宣传

卫生宣传是指卫生知识的单向传播，其受众比较广。卫生宣传的实际效果侧重于改变人们的知识结构和态度，是实现特定健康行为目标的一种重要手段。卫生宣传的主要作用是向人们提供健康的知识和技能，但并不对人们的接受情况和作出的反应进行反馈。

四、健康教育和健康促进的区别

健康教育和健康促进既紧密联系，又有区别。两者的联系表现在健康促进是健康教育的发展，健康教育主要运用教育和传播策略，以教育策略为主；健康促进运用的策略包括制定健康的公共政策、创造支持性环境、社区参与、发展个人技能、调整卫生服务方向等。健康促进以整个人群为对象，并具有丰富的实践内容，涉及面较为广泛。

第二节　传播理论

传播就是传递、散布、交流信息的行为和过程。传播是一种社会性传递信息的行为，是个体之间、群体之间以及群体与个体之间交换和传递消息、事实、意见等信息的过程。

健康传播的特点和规律：①健康传播活动具有公共性和公益性；②健康传播对传播者有突出的素质要求；③健康传播传递的是健康信息；④健康传播有明确的目的性；⑤健康传播的过程具有复合性。

一、传播类型

（一）人际传播

人际传播又称人际交流或亲自传播，是指 2 人或多人之间直接进行的一系列双向交流活动，即人与人面对面的直接信息交流。

1.人际传播的特点

（1）直接的人际传播不需要任何非自然的媒介，特别适用于媒介使用不够普及、不够方便的广大偏远农村。

（2）在同一次人际传播活动中交流的双方可以互为传播者和受传者，双方交流比较充分。

（3）相对于大众传播而言，人际传播的信息量较少，覆盖范围比较小，传播速度比较慢。

（4）在人际传播活动中，特别是在多级人际传播活动中，信息容易走样。

2.人际传播沟通技巧

（1）开场白和结束语。开场白是通过运用问候、介绍等用语和肢体语言，为正式沟通营造气氛和心理状态,以便引出传播主题的。有目的、有策略的结束语的作用比开场白更重要。

(2)说话、听话和问话技巧。运用对方能够理解的语言和能够接受的方式向其提供所需的信息是说话的关键技巧。通过主动参与、避免中断、注意观察和总结要点等技巧,有意识地听清和了解对方所说的话及表达方式,观察用语言和肢体语言所表达的内容,以理解说话人的真正含义和感情。

(3)听话技巧。听话技巧也就是倾听技巧。在与对方谈话时要专心,避免注意力不集中,不应在与对方讲话时被其他事情干扰,如接电话、看文件、看表等;不要轻易打断对方的讲话,必要时可以恰当引导;对对方的讲话要做出恰当的反应,始终保持友好的态度。对敏感的问题,更要善于听出话外音以捕捉真实的信息。

(4)反馈技巧。反馈是信息传播的要素之一。通过及时反馈,传播者得以了解教育对象的知、信、行及对健康教育各方面的意见和建议,便于针对性地调整传播技巧。①积极性反馈:受传者向传者做出理解、赞同、支持的反应是一种积极性的反馈,如"我认为你说得对""好""对"等;或者以点头、伸大拇指等体语来表达。②消极性反馈:受传者向传者做出不赞同、不拥护、不支持或反对的反应为消极性反馈,如说"不行""不对""我不同意"等,或以摇头、皱眉等表情或动作来表示。③模糊性反馈:做出没有明确立场、态度和感情色彩的反应为模糊性反馈,如说"哦!""是吗?",以及不置可否的表情等。

(二)大众传播

大众传播是由职业性传播机构和人员通过报刊、广播、电视、电影、书籍等大众传播媒介,将社会信息变化传递给不特定的大众人群的过程。其特点为:一是信息的发送者是职业性的传播机构和人员;二是信息的接收者众多;三是信息量大,覆盖范围广,传播速度快;四是传播是间接性和单向性的,缺乏即时和充分的反馈;五是具有时效性;六是信息可重复性。

选择传播媒介时应遵循如下原则:①保证效果原则;②针对性原则;③速度快原则;④可及性原则;⑤经济性原则。

二、传播模式

经典的传播是对健康教育的一个干预的过程,在这个过程中,健康信息的传播贯穿始终。传播过程是由各个传播因素所组成的。1948 年,美国学者拉斯韦尔(Lasswell)提出的传播过程的"5W 模式"是经典的传播过程模式。"5W"即为:who says(谁说,传播者)、says what(说什么,内容)、through what channel(通过什么渠道,媒介)、to whom(向谁说、受传播者)、with what effect(取得什么效果)。"7W 模式"增加了 why 和 where 两个因素,即"为什么"和"在哪里",分别反映了动机和情境两个要素。

三、重点人群适用的传播类型

调查分析认为,影响农村人口的最佳传播渠道是卫生人员、当地领导、广播电视;对于文化程度低的人员使用印刷资料，或对极少接触电视或其他大众传媒的人使用大众传媒，一般不是很有效。通常家长把卫生人员作为健康信息的可靠来源。

目前，我国城市常住儿童的国家免疫规划疫苗的接种率已达到并维持较高水平，流动儿童和边远地区适龄儿童的接种率还不容乐观，因此，预防接种健康教育的重点人群应该是边远贫困山区的居民和流动人口。

（一）边远贫困山区居民的健康教育

这些地区经济发展相对落后，人群健康知识水平普遍偏低，当地居民获取信息的方法比较单一，主要以人际传播为主，他们比较信任乡村医生、乡村干部和有威望的人等。因此，乡村医生讲解是使这类人群获得信息的有效方法。

（二）外来流动人口的健康教育

随着经济的不断发展，人口流动日益频繁。流动人口由于流动性大，受居住地不固定等因素影响，是一群难以达及的受众人群。可通过发放宣传品、广播、电视，定期开展大型广场宣传等大众传播活动，以实现覆盖该部分目标受众的目的。

第三节　免疫规划知识传播

免疫规划管理和接种工作人员，掌握和应用免疫规划知识传播的基本工作方法和技巧，将会大大提高为广大群众健康服务的水平。

一、健康教育计划设计

计划设计即制订健康教育计划，也就是基于健康教育诊断调查确定影响居民生活质量的健康问题、与此健康问题有关的行为、导致行为发生发展的倾向/促成/强化因素，以及目标人群的基本情况、可获得的资源等情况，通过分析研究形成理论假设，提出解决该问题的目标以及实现该目标所采取的策略和一系列的方法、步骤，为计划实施奠定基础，为科学评价提供量化指标。计划是质量控制的标尺和效果评价的依据。

原则：①目标指向原则；②参与性原则；③整体发展原则；④可行性原则；⑤灵活性原则。

二、计划设计的一般程序

在实践中，人们可能依据不同的思维逻辑和系统工作方法进行计划设计，不同机构或组织的健康教育项目招标也可能对健康教育计划提出特定的要求。但一般而言，进行健康教育计划设计，基本上都包括以下几个步骤：①选择优先项目，确定健康问题、导致问题的行为及行为影响因素。②制订计划目标和具体目标。③确定教育干预策略框架、项目活动内容、方法和日程。④确定组织网络和人员队伍。⑤制订监测与评价方案。⑥制订项目预算。

三、健康教育诊断

健康教育诊断又称为健康教育需求评估，是一个为科学制订健康教育计划提供依据的过程。其指在人们面对健康问题时，综合运用社会学、流行病学、行为学、统计学有关方法和技术，通过系统的调查、测量来收集各种有关事实与资料，并对这些资料进行归纳、分析、推理、判断，从而为确定健康教育干预目标、策略和措施提供基本依据。

健康教育诊断的目的是了解社区的特点，确定社区人群的生活质量、主要健康问题、社区内组织机构、政策、资源现状等。

（一）社会诊断

生活质量与健康问题之间的相互影响已经越来越多地得到人们的认识，健康教育不仅通过健康相关行为的改变，改善人群的健康状况，同时也对人们生活质量的提高有所贡献。社会诊断正是从分析人群生活质量入手，发现影响人群生活质量的主要健康问题，使健康教育项目更好地符合人群的健康需求。评估目标社区或人群的生活质量，并确定影响生活质量的主要健康问题；了解目标社区或人群的社会、经济、文化环境与健康问题相关政策，以及社区资源。

1.社会诊断内容

（1）生活质量：生活质量（quality of life）既反映人群生存的客观状态，如人均收入、住房条件、交通状况、环境质量、食物供应、卫生服务、教育、伤残犯罪等，也反映人群对生存状态的主观感受，如对社会服务、个人生活质量、健康状况等的满意程度。因此，界定和测量生活质量的指标也包括主观指标和客观指标两个方面。

（2）社会环境：社会环境包括经济文化、卫生服务、社会政策、社区资源等多方面情况及其历年变化情况。

2.社会诊断方法

问卷调查、小组讨论、个人访谈、文献资料法、观察法。

（二）流行病学诊断

流行病学诊断是在社会学诊断已经确定影响生活质量的主要健康问题之后，运用流行病学方法，进一步明确健康问题的严重性与危害性，从而明确社区的主要健康问题、健康问题的主要危险因素，并最终确定应优先干预哪个健康问题的分析过程。

流行病学诊断要描述人群的躯体健康问题、心理健康问题、社会健康问题，通常用疾病发生率、分布、频率、受累人群、健康问题的社会和经济后果等表示。

国外有学者提出具有综合性的“5D”指标，即死亡率（death）、发病率（disease）、伤残率（disability）、不适（discomfort）和不满意（dissatisfaction），通过对健康问题上述五方面的分析，以确定健康问题重要性的主次。

通过对疾病或健康问题进行流行病学诊断，能够明确社区的主要健康问题、健康问题的主要危险因素，以及该用何种策略解决该健康问题。

流行病学诊断最终应回答以下五个问题:①威胁目标人群生命与健康的疾病或健康问题是什么?②影响该疾病或健康问题的危险因素是什么?其中最重要的危险因素是什么?③这些疾病或健康问题的受害者在性别、年龄、种族、职业上有何特征?④这些疾病或健康问题在地区、季节、持续时间上有何规律?⑤对哪些(哪个)问题进行干预可能最敏感?预期效果和效益可能最好?

流行病学诊断常用的方法包括:①利用政府和卫生机构的统计资料(如疾病统计资料、健康调查资料、医学管理记录等),进行进一步的分析,从而确定疾病或健康问题的流行情况。在分析中还应注重分析疾病或健康问题人群分布,如不同年龄、不同性别、不同种族、不同职业、不同受教育水平、不同收入水平、不同地域人群的疾病与健康问题发生特点,来确定各类亚人群受疾病或健康问题影响的程度。②对熟悉目标人群或社区的医学、公共卫生专家进行咨询,依据专家对当地健康问题的了解和他们的经验,获得对需要优先解决的健康问题的判断。

四、确定干预框架

制订健康教育干预与健康促进的大体方案:①确定目标人群;②确定干预策略;③确定干预场所。

一个完整的健康教育计划,除了要明确目的/目标、目标人群,以及健康教育策略和场所外,还需要依干预策略设计各阶段各项干预活动的内容、实施地点、方法、所需材料、日程表、经费预算等,同时还需要对项目涉及的参与人员的职责、分工、沟通机制进行一定程度的明确,这样才能保障项目在计划的指导下顺利实施。

五、健康教育与健康促进计划的实施

(一)人员培训

健康教育与健康促进计划能否顺利实施,与是否拥有合格的人员密切相关,人才的数量和质量是决定项目成败的关键因素之一。

培训原则:目的明确、理论联系实际、及时评估。

培训方法:头脑风暴法、角色扮演法、小组讨论法、案例分析法。

培训内容:①项目管理人员培训,项目计划、质量控制、人员管理、财务和设备管理、项目评价和总结。②干预人员的培训,专业知识、传播材料制作、人际交流技巧、人员培训方法、健康干预方法。

(二)健康教育材料开发

在基层健康教育活动中,除了充分利用上级下发的现有健康教育资料外,可自行设计和使用文字及形象化的健康教育资料,如横幅、标语、口号、传单、墙报、小册子等,用于广泛宣传教育和健康信息的普及,应制订专门的健康教育资料分发计划,使资料分发畅通。

1.健康教育资料的制作　健康教育资料的制作应满足可理解性、可接受性、可行性的要求。材料制作的步骤分为:目标受众需求分析—选择和确定信息—制订制作计划—设计形成初稿—预实验—修改与定稿。下面重点阐述目标受众需求分析和预实验两部分。

(1)目标受众需求分析:在健康教育资料制作前,要注意收集以下有关目标受众的信息资料。①目标受众的背景:目标受众的不同背景对信息选择和制作的要求有所不同。不同目标受众对信息的接受能力与受教育程度有很大的关系,不同性别接受信息的选择也有不同。年龄、价值观、心理状态、社会位置等因素都会影响对信息的接受。在接受信息的习惯方面,不同背景的受众可能有不同的习惯和喜好。因此应针对目标受众的不同背景,选择和制作适合目标受众需求,适合目标受众接受能力和接受习惯的信息。②目标受众的信息基础情况:在对日标受众进行需求分析时,很重要的一方面是要了解目标受众已经了解哪些与预防接种目标相关的信息,未了解哪些相关信息。这样在确定信息时就应考虑和选择那些有针对性的信息。③目标受众中媒体的拥有情况和某些媒介在目标受众的覆盖情况:一是目标受众原先是否拥有相同主题的健康教育材料,内容和质量如何,是否可以继续使用;二是了解以前是否制作过这类媒体材料,是否有现成可用的资料,这些资料从哪里获取;三是了解某些常用媒介如广播、电视、手机等在目标受众中的拥有情况。

(2)预试验:材料设计人员将材料初稿在一定数量的目标受众中进行预实验,了解目标受众是否理解材料所传播的信息,是否喜欢内容的表达方式和表现形式,是否满意材料的形式,有什么修改意见等。预实验的方法应该是个人深入访谈,而不应该是小组访谈。因为小组访谈法容易造成趋同性,不利于每个访谈对象自由发表意见。在预实验结束后对所有访谈者的意见加以综合分析,从中提炼出有代表性的意见,作为对资料进行修改的依据。

2.健康教育资料的分发　在预防接种健康教育项目中需制订专门的材料分发计划,能够使材料畅通地到达预期的使用受众,而不至于被耽搁于某一中间环节。分发计划包括:需要发放数量、谁负责运送资料、谁负责接收和转发资料、资料通过哪些途径到达目标受众、完成上述活动的经费预算等。

六、评价

评价是把已经取得的成绩与既定的目标比较,了解预防接种健康教育工作是否达到预期目标,在多大程度上达到了,怎样达到的,目标成员怎样参与,目标受众有关预防接种的健康知识是否提高,对预防接种态度和不健康行为是否改变,资源利用情况是成功还是失败等。

(一)过程评价

过程评价的目的是保证项目按计划顺利进行并达到预期效果,为效果评价提供丰富信息。过程评价主要评估内容如下:

(1)评估信息传播活动的执行情况:要求每一项活动及其时间安排非常明确,只需要检查工作记录，然后对照活动安排中的时间进度表检查活动是否执行。

(2)评估信息传播活动的覆盖面：可以通过考察信息传播活动工作记录或通过实地调查进行估计。其主要内容包括：有多少人参与信息传播活动，参与活动的人群是否是预期的目标受众，干预活动的类型、次数、持续时间、参与对象，讲座的次数、参与人数、持续时间、主要内容、举办单位和地点，传播材料发放的种类、数量、对象，大众媒介宣传的方式、时间、内容、次数和频率。

(3)评估目标受众的满意程度：满意度评价包括对人际关系的满意程度、对服务安排的满意程度和对服务内容的满意程度。

(4)评估信息传播活动的质量：主要评估信息传播活动是否符合目标受众的需要，目标受众对免疫规划信息的掌握情况等。

(5)评价工作人员的工作情况：可以通过查阅工作记录和日志，访谈内部同事、领导和外部教育对象，观察实际工作等方法进行评估，重点考察工作人员的工作态度、知识、技能与管理水平。

(6)评估活动资源使用情况：主要包括项目预定活动经费分配比例与实际使用比例是否相符，活动进展和经费使用是否相匹配，项目资源是否得到充分有效利用等。

(二)效果评价

效果评价是评估健康教育活动导致的目标受众健康相关行为及其影响因素的变化，评价的重点在于活动对目标受众知识、态度和行为的直接影响。预防接种健康教育活动的预期目标主要有：目标受众的免疫规划知识明显增加、主动需求意识增强、接种率明显提高、针对传染病发病率明显下降。

常用评价方法有对同一人群不同时期的前后对照法、不同地区不同人群的横向比较。通过统计分析定性访谈和定量调查收集的资料，比较各项指标的变化情况或差异，结合对项目实施过程中环境因素的变化分析，合理解释健康教育活动对接种率、针对传染病发病率等影响。同时结合过程评价资料，对本次健康教育活动的成功与不足之处进行分析，积累经验，进一步改进预防接种健康教育相关工作。

第四节　免疫规划主题宣传日

一、全国儿童预防接种日

1986 年 6 月 20 日，经国务院批准，由卫生部、国家教育委员会、全国妇联、广播电影电视部、经济贸易部、国家民委联合发布通知，成立全国儿童计划免疫工作协调小组，确定每年 4 月 25 日开展全国儿童预防接种日活动。20 世纪 90 年代以来，每年选定 1 个重点内容作为当年全国儿童预防接种日活动的主题(见表 9-1)，对提高儿童免疫接种率起到了积极的推动作用。

1989年3月，经卫生部、联合国儿童基金会、世界卫生组织联合评审，确认我国已按期实现了以省为单位的儿童免疫接种率达到85%的目标。

1991年3月，经卫生部、联合国儿童基金会、世界卫生组织联合评审，我国已实现了以县为单位的儿童免疫接种率达到85%的目标。

1996年3月，经卫生部、联合国儿童基金会、世界卫生组织联合评审，我国已实现了以乡为单位的儿童免疫接种率达到85%的目标。

表9-1 历年全国儿童预防接种日宣传主题

年份	届次	主题
1990年	第4届	使全国免疫接种率达到85%以上
1991年	第5届	儿童的权利与机会——免疫、消灭脊髓灰质炎
1992年	第6届	消灭脊髓灰质炎，开展乙型肝炎疫苗接种，保护儿童健康
1993年	第7届	社会参与——消灭脊髓灰质炎
1994年	第8届	1995年——全国消灭脊髓灰质炎
1995年	第9届	无脊髓灰质炎世界
1996年	第10届	普及儿童免疫，向孩子们献出一片爱心
1997年	第11届	让每一个未免疫的儿童得到免疫
1998年	第12届	免疫——孩子健康与家庭幸福
1999年	第13届	乙肝——健康的大敌，疫苗——预防的武器
2000年	第14届	免疫——关注流动人口中的儿童
2001年	第15届	保持无脊髓灰质炎状态
2002年	第16届	为了孩子健康注射乙肝疫苗
2003年	第17届	乙肝疫苗——献给新生命的爱
2004年	第18届	免疫接种，预防乙肝
2005年	第19届	实施免疫规划，保护儿童健康
2006年	第20届	同样的权利，同样的健康——关注流动儿童预防接种
2007年	第21届	让每个儿童都能按时接种疫苗是各级政府的责任
2008年	第22届	预防接种，健康的保障
2009年	第23届	及时接种疫苗，人人享有健康
2010年	第24届	消除麻疹，控制乙肝，你我共参与
2011年	第25届	接种疫苗，宝宝健康
2012年	第26届	接种疫苗，家庭有责
2013年	第27届	宝宝健康——从接种疫苗开始
2014年	第28届	接种疫苗，保障健康
2015年	第29届	预防接种——孩子的权利，社会的责任

续表

年份	届次	主题
2016 年	第 30 届	依法预防接种,享受健康生活
2017 年	第 31 届	规范接种疫苗,共建健康中国
2018 年	第 32 届	预防接种,守护生命
2019 年	第 33 届	防控传染病,接种疫苗最有效
2020 年	第 34 届	及时接种疫苗,共筑健康屏障
2021 年	第 35 届	接种疫苗,防控疾病,守卫健康,守护一生
2022 年	第 36 届	及时接种疫苗,保障生命健康
2023 年	第 37 届	主动接种疫苗,共享健康生活

二、世界肝炎日

2010 年 5 月 21 日,世界卫生大会发布了关于病毒性肝炎的 WHA63.18 决议。决定将世界肝炎日由原先各国各自决定的 5 月 19 日改为全球统一日期 7 月 28 日,并将世界肝炎日确立为 WHO 的一个官方纪念日,以此增强人们对肝炎所造成的危害的认识,凝聚解决这一问题的共识。世界肝炎日核心信息为:肝炎最常见的原因是病毒感染,病毒性肝炎分为甲型、乙型、丙型、丁型和戊型,虽然病毒种类不同,但都足以对人类构成严重危害,其中乙型肝炎和丙型肝炎可以导致肝硬化和肝癌的发生,给全球带来严重的疾病负担。

2011 年 7 月 28 日是首个世界肝炎日,历年世界肝炎日宣传主题见表 9-2。

表 9-2　世界肝炎日宣传主题

年份	世界主题	中国主题
2011 年	这就是肝炎	认识肝炎,科学防治
2012 年	肝炎不像你想象的那么遥远	积极行动,共抗肝炎
2013 年	这就是肝炎,了解它,面对它	肝炎早预防,健康更主动
2014 年	重新思考,肝炎这一沉默的杀手	战胜肝炎,从我做起——疫苗接种好,铸就健康路
2015 年	战胜肝炎,从我做起	抗击肝炎,预防先行
2016 年	了解肝炎,立刻行动	爱肝护肝,享受健康
2017 年	消除肝炎	规范检测治疗 遏制肝炎危害
2018 年	检测治疗肝炎	积极预防,主动检测, 规范治疗,全面遏制肝炎危害

续表

年份	世界主题	中国主题
2019 年	积极预防,主动检测, 规范治疗,全面遏制肝炎危害	积极预防,主动检测, 规范治疗,全面遏制肝炎危害
2020 年	没有肝炎的未来	积极预防,主动检测, 规范治疗,全面遏制肝炎危害
2021 年	消除肝炎,时不我待	积极预防,主动检测, 规范治疗,全面遏制肝炎危害
2022 年	让肝炎护理离您更近	防治肝炎,健康你我
2023 年	一人一生,一个肝脏	坚持早预防,加强检测发现, 规范抗病毒治疗

(陈萌 孙大鹏)

参考文献

[1]WORLD HEALTH ORGANIZATION. The Ottawa Charter for Health Promotion[EB/OL]. (2012-06-16)[2024-04-30]. http://www.who.int/healthpromotion/conferences/previous/ottawa/en/index4.html.

[2]DEPARTMENT OF HEALTH&HUMAN SERVICES. Health Coverage for Homeless and At-Risk Youth[EB/OL]. (2016-04-11)[2024-04-30]. https://aspe.hhs.gov/sites/default/files/private/pdf/198441/Homeless Health.pdf.

[3]秦雪征. 提升全民健康素养服务健康中国战略[EB/OL]. (2022-03-18)[2024-04-30]. https://news.pku.edu.cn/xwzh/708b0c7795e1403c893b42e805923a39.htm.

[4]林函伊,王伟,付朝伟,等.健康促进工作国际经验与展望[J].中国健康教育,2023,39(3):263-267.

[5]杨爽,徐坤,敖博,等.我国健康促进领域研究热点的可视化分析[J].中华医学图书情报杂志,2021,30(8):32-38.

[6]刘影,伍冀湘,安莹.医务人员健康教育专业能力培训现状及影响因素调查[J].中国健康教育,2022,38(12):1128-1132.

[7]付志华,付晓静.从传播到实践:“健康中国”背景下的健康促进研究[J].武汉体育学院学报,2021,55(12):20-27.

第十章 人员培训

第一节 概 述

一、培训的概念与特点

(一)培训的概念

培训是对负有某种责任的在职人员进行专门化教育和技能训练的过程,是有计划地在教员与学员之间的交流过程。培训是一种以满足实际工作需要、解决实际工作问题为出发点的成人教育。

培训的目的是从工作需要出发,通过培训,提高学员(接受培训者)原有的知识、技能(含价值观念、行为规范等),改变其原有态度,使之掌握从事某项专门工作所必需的知识、技能和素质,能够适应目前开展工作的需要,为工作职责服务。

培训是对人力资源进行开发的一种活动,具有较强的针对性、适应性和速效性。培训活动形式灵活多样,结合学员的需要和原有条件,有组织、有计划、有目的地进行;培训活动最常用的形式是短期集中培训,即培训班的形式。

(二)培训的特点

(1)系统性。培训是一个组织有序的过程,包括科学地制订培训目标、确定培训内容、选择适当的培训方法,以及对培训工作进行有效的实施、管理和评价。

(2)专门性。培训针对的是学员在实际工作中所必需而又缺乏的具体知识和技能,内容必须与实际工作需要紧密相关。

(3)实践性。培训是为了完成某项特定的工作任务而进行的,教授专门的知识和技能。学习技能和形成技巧离不开反复练习和具体操作。

(4)互动性。培训是教员与学员之间双向互动的信息交流并用于实际工作之中。为了达到预期的培训效果,不仅要求教员言传身教,而且要求学员积极参与,共同分享学习体验和实践经验。

(5)传播性。培训能够及时将新知识、新方法传达给工作人员。

二、学员与教员在培训过程中的特点

（一）学员的特点

学员是承担一定工作任务的在岗成年人，虽然具有一定的生活与工作经验，熟知自身的学习需求，注重所学知识和技能的实际效用，但是他们的个人阅历不同，专业知识与技能、学习与思维方法以及社会活动能力存在差异，所以在学习过程中，具有主动的亲身经历和积极参与的愿望，参加培训的根本目的在于更好地胜任实际工作。从另外一个角度来看，学员既是新知识、新方法的接受者，又是新知识、新方法的传播者。

（二）教员的特点

在培训工作中，教员通常负有教学和管理双重职能。教员的双重职能要求教员应该做到：①教员是新知识、新方法的传授者。②教员必须掌握成人参与式培训方法，认识教学过程和学员学习过程，掌握必要的培训理论和教学技巧，引导、帮助和促进学员最大限度地参与学习，与学员共同分享学习与实践经验。③教员必须了解培训管理原理，掌握培训计划设计、管理与评价技能，合理制订学习计划，创造一个有利于学习的良好环境。④教员在培训过程中，应突出强调的不是教员教了什么，而是学员学到了什么。⑤随时评价培训效果，以便改进教学工作。

第二节　培训的基本原则

一、学习方法

学习方法反映的是学员更喜欢哪种方法，他们是如何学习新知识的。如果学习方法和教学方法不适应，学员往往变得烦躁、精力不集中，缺乏学习的主动性。

学习方法主要有以下几种：

（一）视觉学习（通过看）

通过视觉学习的人需要看到要学的东西，这样效果最佳。大约65%的人是视觉学习者。适合于视觉学习的教学方法有：①把主要的信息写在黑板上，或用幻灯片展示或写在大纸上。②使用彩色笔标记重点内容。③在脑海中回想、回忆要点。④使用图表展示要点。⑤卡片记录要点。⑥利用计算机做笔记、图表等。⑦下发一些带有图、表、笔记的材料。

（二）听觉学习（通过听）

听讲对适合于听觉学习的人来说，是最有效的学习方法。听，包括听别人说，或听自己说话的录音。大约有30%的人为听觉学习者，适合于听觉学习的教学方法有：①参与式讲课。②讨论。③朗读或将他们学的说出来。④磁带录音，以后再听录音磁带。⑤自言自语学习。⑥风暴式学习。

(三)动觉学习(通过动作)

这种类型的人通过各种动作学习，学习效果最佳。模仿、操作、练习等方法对这些人来说学习效果最好。大约有5%的人为动觉学习者，适合于动觉学习的教学方法有：①演示与练习。②学习时允许学生做各种小动作。③角色扮演。④让学生在学习中活动起来。⑤模拟现实操作模型。

二、成人培训的特点

接受培训的成人学员，年龄比接受系统教育的青少年大，一般有较丰富的社会经验和工作经验，在培训中易感受到社会、工作、生活及其他方面的压力，这些体会是在学校中接受系统教育的青少年不易感受到的。因此，成人培训一般通过参与式培训方法来体现，即通过组织多种形式的教学活动，力争学员最大程度地参与。具体来讲，成人培训有以下特点：

(一)自主性

成人比较成熟，有比较丰富的工作、生活经验，有自觉学习的愿望，有自己选择学习内容的要求和能力。参与式培训提倡每个学员积极参与，极大地调动学员学习的主动性，启发学员的思路，开阔视野，提高学员联系实际、发现问题、解决问题的能力，充分发挥每个学员的创造性，培养学员的自学能力和相互学习、相互交流的协作精神。参与式培训以实际问题为中心，鼓励学员发现问题，并进一步深入寻求切实可行的解决办法。

(二)各有所长

成人有一定的工作、学习基础，在此基础上进行提高学习，有助于理解和掌握新知识，并能将自己的经验作为学习资源提供给其他学员。每个成人学员都有自己特有的长处和短处，在向其他学员学习、进行资源共享、互教互学的同时，形成新的学习经验。参与式培训可帮助接受培训的人员发现自身工作中的薄弱环节与不足之处，采取相应的解决措施，提高工作水平和能力。

(三)联系实际

成人参加培训，是为了解决工作中遇到的新挑战或新问题，是为了适应新形势而增加现有的知识和提高现有的能力。因此，参与式培训强调理论联系实际，重点在于提高培训对象的理解能力和实际操作能力，可在相对短的时间内提高学员的知识、技能和适应能力。成人培训要求学习内容与实际需要相一致，实用性强。

(四)理解力强

由于生理、工作等诸方面原因，成人的记忆力虽然比接受系统教育的青少年弱，但分析能力、理解能力、逻辑思维能力较强，因此，在成人培训中，应采用灵活多样的方式、方法，通过成人的自觉学习愿望和较强的工作责任感来加深理解与记忆。

(五)面临不同的学习障碍

造成成人学习障碍的因素很多,主要有:①环境因素,如工作压力大、家务繁重、时间紧张、经费缺乏等;②心理因素,如认为自己年龄大、记忆力减退、文化水平及专业限制等;③思维模式固定,许多成人在工作中已经形成了一定的思维模式和学习方式,习惯于用固有的思维模式进行思考。

因此,在成人培训中,教员要注意多鼓励学员主动参与,积极思考和交流,大胆发表自己的观点和想法,尊重他人的个人价值观念和习惯,不要强求一致,要给学员以思考和转变观念的机会和时间。

三、成人培训的过程

培训总过程包括确定需求(目标)、制订计划、实施计划和效果评价四个主要步骤。这四个环节紧密相关、相互作用,每一个环节都受到其他环节的制约和影响,也为下一个环节提供了基础和保障,如图 10-1 所示:实线表示直接作用,虚线表示在培训过程中对各个环节的调整。

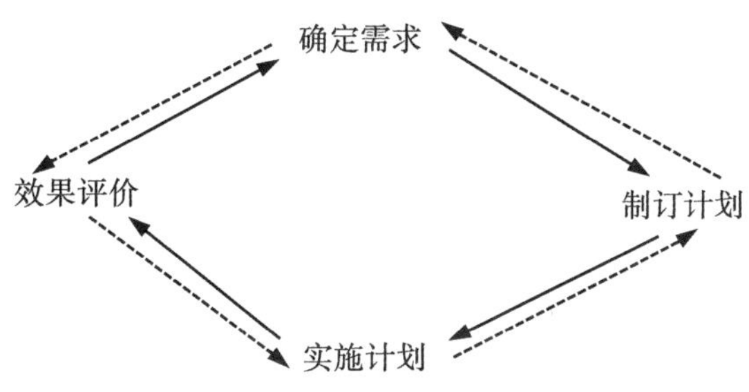

图 10-1 成人培训的过程

(一)培训需求性评价

培训需求性评价应遵循下列原则:①根据培训对象的工作现状和将承担的工作内容选择的原则:对培训对象实际具备的知识、态度和技能以及对培训的要求进行调查。调查方法可以采用专题小组讨论法、问卷调查法、现场观察法等。②根据培训对象特点选择的原则:年龄、性别、文化知识水平、工作经历等。③分析问题,明确培训目标、内容和方法。

针对承担专业工作的管理人员在实际工作中存在的问题,结合工作目标、任务、技术要求等规定,明确他们必须具备的知识、态度和技能,了解学员的基本情况和专业水平,明确培训目标、内容和所使用的培训方法,以及完成其任务所必需的客观物质条件和环境。

（二）确定培训内容的原则

(1)根据当地工作人员的基本知识需求的原则。对无工作经验的人员，应优先安排基本知识和技能的培训，对有一定工作经验的人员，则注重理论水平的提高，对具有相当工作经验和理论水平的人员，要注重理论知识的深度和广度，以及相应学科和相关知识的培训。一般用于中长期培训规划的实施。

(2)根据相应工作的新要求、新进展的原则。一些专项工作在常规工作基础上提出一些新的工作要求和执行策略，一般用于专项工作的贯彻和落实。

(3)根据工作中存在的实际问题与解决方法的原则。在工作执行过程中针对相关人员的某种知识缺陷进行相应的培训。

(4)遵循突出重点、学以致用、轻重缓急、合理利用资源的原则。优先安排工作所必备的知识和技能，后安排理论知识和提高工作水平的内容；先安排工作所急需掌握的知识与技能；同时，也应考虑时间和资源条件。

（三）培训内容的分类

从实际工作的需要来讲，培训的第一类内容应为工作必不可少的内容，即要完成规定的工作任务所必备的基本知识和技能；第二类为可以列入的内容，即为正确掌握基本知识和技能所必备的理论基础；第三类为参考性内容，即为更好地掌握和运用理论知识所必要的相关知识。因此，培训的内容大致包括以下几个方面：

(1)补充性质的：对在职工作人员完成工作进行必要知识的补课，主要熟悉和掌握将要开展的工作范围、专业性质、工作计划、个人任务及工作方法等。

(2)提高性质的：为了满足将要开展和从事工作的需要，对在职人员进行提高其专业知识和技能的培训。

(3)更新性质的：为适应科技发展和工作需要，进行知识更新，开设新的课程，主要是学习新规定、新知识和新技术。

(4)系统性质的：对新上岗人员进行比较系统的专业知识和技能培训，使其能适应将要进行的工作，如对新从事预防接种的工作人员及实验室人员举办的业务技术培训。

四、成人培训的基本原则

成人培训有许多方式和方法，有计划、有目的、灵活地运用下列6个基本教学原则，有利于提高培训的质量和效率，达到良好的培训效果：

（一）参与原则

成人培训是教员和学员共同参与的学习活动。在培训中，强调使用参与式教学方法，激发学员学习的积极性，组织、激励学员积极参与教学活动，使教员的主导作用和学员的积极性、自觉性紧密联系，而不是传统的“填鸭式”讲课。

在培训中，通过教员的教学来实现培训的目的。“教”的目的在于促进学习，“教”的方法在于最大限度地引导和帮助学员学习。教员除具有系统的专业知识，了解培训的内容外，还要注意采用启发式教学，帮助学员克服学习中遇到的困难，研究探讨如何解决实际问题。教员还应随时注意保护、诱发和强化学员的学习热情和主动精神。

需要注意的是，培训活动是学员主动学习的过程，是学员个体的经历，是学员自己的活动过程，教员只能是帮助和促进学员进行学习活动。

（二）按需施教原则

在培训中，除对教学中的基础理论、专业知识和技能做出统一规划和要求外，还要根据实际情况进行按需施教、因材施教。培训时间、内容取决于学员的工作需要，而不是教员的兴趣。在培训中，要考虑到学员年龄、知识水平、职业经历、思维方式、接受能力等方面存在的差异，尽量使教学环境、内容、方法、速度适合不同学员的个体特点，以使培训工作收到较快、较好的效果。

在良好的人际关系气氛中，以及没有不良干扰的教学环境下，学员最能发挥个人的特色去主动学习。在培训时，不要一刀切，要有快有慢，要给学员留有较大的自我发展余地，尊重每个学员的个人特点。

（三）温故知新原则

在培训过程中，要注意传授知识与发展能力相统一。在成人培训中，更重要的是直接、有效地培养和提高成人的工作能力，使之适应社会和工作的需要。鉴于成人记忆力较差，理解力较强的特点，在培训中，温故知新显得十分重要。

教员在培训过程中，应积极启发学员回顾自己以往的知识和学习经验，将这些知识和经验与目前正在学习的内容结合起来，进行积极的思维和概括。

教员在安排培训内容时，必须安排适量的练习，使学员通过参与，加强记忆和理解，掌握培训内容。

对培训的重点内容，应有适当的反复介绍，使学员加强记忆和深化理解。

（四）学用结合原则

成人培训的内容必须强调理论联系实际，与工作任务结合。培训工作的重点是围绕工作中的实际问题，以学员的工作任务为中心，以学员学到知识和技能为目的，而不是侧重基础理论和基础知识。培训的组织形式、教学方法除着眼于培训当时的效果外，更应注重技能训练，如通过实践与技术操作，学员是否掌握具体的技能和方法，通过培训，学员能在工作实践中，应用所掌握的知识和技能，并发挥作用。

（五）少而精原则

(1)内容精：培训班目标明确，1 个培训班围绕 1 个专题，目标明确，内容精炼，而且只培训必须掌握的内容，方法灵活，力求弄懂弄通，学以致用。

(2)人数少：培训班人数不宜多，以便于参与式培训方法的组织与实施。每个培训班学员一般不超过 30 人。

(3)时间短：每个培训班时间不宜过长，以 5～7 天为宜，有时可以根据实际工作需要再缩短培训时间。

(六)灵活性原则

教员应具有灵活应变能力,善于采用不同教学手段,创造良好的教学气氛。在培训过程中遇到新情况、新问题时,应准确、灵活地掌握培训计划、授课计划中的某些环节,及时地调整培训活动,始终创造活跃、良好的培训气氛,以更好地满足培训需求,达到预期培训目的。

第三节 成人培训方法

一、常用成人培训技术概述

培训方法的选择是培训过程的重要环节,也是实现培训目标的重要手段。借助教学方法,教员引导学员更新观念,掌握知识,形成技能和技巧;通过教学方法,教学双方实现良好的沟通与互动,达到互学互教,教学相长的目的。因此,在确定培训目标和相应的培训内容后,就必须采用适当的培训方法。

(一)常用技术

在进行项目培训活动中,教员常常采用各种技术来加强培训效果。

(1)表象技术:常用的形式有讲座、交谈、评论会、演示、阅读、计算机辅助教学等。

(2)讨论技术:讨论活动在成人培训中占有重要地位,一位好的教员能灵活地应用讨论技术,使培训收到好的效果。常用的技术有:受教员指导的讨论、以小组为中心进行的讨论、以书本内容为主进行的讨论、围绕如何解决问题进行的讨论、问答式的讨论、辩论、对案例进行的讨论等。

(3)模拟技术:结合培训内容,复制或仿制实际工作环境,组织学员进行角色扮演、参与实习、游戏、综合练习等活动,使学员通过训练和实际体验获取准确完成某一项工作的技能。

(4)非语言技术:在培训中,教员使用非语言的技术达到良好的培训效果,如目光的鼓励、适度的动作等。

(5)实践指导技术:在培训活动中,教员在学员进行技能实践和练习时,进行具体的示范和指导。

教员使用不同的方法授课,对学员的记忆率有很大影响。研究发现,讲课的记忆率最低,为5%,朗读为10%、听和看为20%、演示为30%、小组讨论为50%,练习的记忆率最高,为75%。

(二)选择培训方法的原则

(1)根据知识结构选择的原则:有的知识特别是大家都不了解、理论性较强的知识不适合小组讨论,如接种率抽样调查方法应以小讲课为主;大家较熟悉但理论性不强、实践性较强的知识,适用于小组讨论,如预防接种的实施;对有关技能的培训则适合示教、实习相结合;工作中具体问题的培训,最好采用案例分析方法。

(2)根据学员的自身素质和知识水平选择的原则:如学员的知识水平较高,可采用讨论和讲解相结合的方法;如学员的知识水平较低,则要采用游戏、角色扮演等方法。

(3)提高学习兴趣,以达到预期效果的原则:如学员中大部分人喜欢讨论参与,教学方法要以讨论或辩论为主,可适当编写一些小剧本进行角色扮演的编排。

(4)理论结合实际的原则:理论性较强,重在理解掌握的知识适合于讲课和讨论的方法;可操作性的知识技能适合示教和实习;容易混淆的知识概念则适合辩论的方法;人际交流的技能适合角色扮演的方法;对儿童实施健康教育则适合做游戏的方法。

二、常用的成人培训方法

(一)小讲课

讲课是一种传统的正式教育方法,是教员运用语言,系统连贯地向学员传授知识的方法。它易于实施,可以同时面向比较多的学员,有利于把理论性强的知识,通过教员的阐述或推理传授给学员。小讲课是从"讲课"演变而来的,是传授基本理论、知识的一条重要途径。与讲课的不同点在于:它强调"小",即学员人数少,以不超过 30 人为宜;讲授时间短,以 10～20 分钟为宜。

1.小讲课的方法和要点

(1)确定讲课内容。教员必须熟悉教材,确定在学员需要掌握的核心知识中,哪些是必须通过讲课才能理解的部分。因此,在讲课时,必须向学员说明要讲授内容的重要性,引起学员的注意。

(2)了解学员的情况。讲课前用不记名小测验或快速反应方式,了解学员对要讲授内容的了解程度及需要讲解的重点和纠正的概念。

(3)注意讲课的逻辑性。由于小讲课的内容一般理论性较强,讲课时应将大问题分解为几个小问题或若干层次,依次论述,逐渐推出必然的结论。在学员没有理解结论的逻辑必然性之前,不要急于给出结论。

(4)注意讲课的艺术性。语言力求简练、准确、清晰、生动、通俗易懂,避免使用冷僻少用的名词和术语。讲授的语调、速度、节奏要适合教学要求,并注意运用非语言手段,如手势、姿态等加强表达效果。

(5)注意启发式。讲课实质上是教员与学员双方共同进行积极思维的过程,教员的思维活动以语言为中介,引起学员思维的共鸣,调动学员学习的主动性,积极地与教员同步思维,这就是启发。

(6)注意适当运用辅助教具。讲课中应使用板书、活页材料、视听教材、模型、图表或案例等辅助进行教学。如使用投影仪,通常一张片子上以内容不超过 6 点、字数不超过 10 行、颜色不超过 3 种为宜。

(7)注意学员听课时的反应。观察学员听课时的表情和眼神,了解他们是否理解所讲的内容,以便调整讲课速度,并可在讲课中穿插师生之间的问答,鼓励学员提问,加强师生之间的交流。

2.小讲课的优点和局限性

(1)优点:能克服一次讲课安排内容过多带来的弊端,结合直观教具的使用,突出培训重点,有利于学员的消化吸收;能充分发挥教师的主导作用,使教师在学员原有知识的基础上系统连贯地传授新观念、新知识、新技术。

(2)局限性:如果教师不善于运用启发式教学方法,可形成“一人讲、满堂灌”的现象;由于小讲课是以教师的“讲”为主要手段,因此对教师的语言表达能力和教材组织能力有较高的要求。

(二)小组讨论

小组讨论是一种成人集体学习的方法,也是成人培训中大量采用的一种参与式教学法。在小组讨论过程中,小组成员是积极主动的参与者,信息在小组成员之间充分交流与沟通,易于形成一致性意见,从而产生一种群体倾向,乃至群体行为。小组讨论法适用于以改变态度、提高决策技能和沟通技能为目的的培训内容。小组活动中,强调合作与民主气氛,强调经验交流和互帮互学,整个过程就是教育者与教育对象之间的动态交流过程,与传统的授课法相比,有其鲜明的特点。

1.小组讨论的方法和要点　组织小组讨论有许多方法,在成人培训中常用的有以下几种:

(1)打破僵局。几乎每个人都有过这样的感觉,在首次参加小组会议或坐在一些陌生人中间时,会感到精神紧张,无话可谈。小组主持人的首要任务就是要打破僵局,创造良好的小组活动气氛。在小组活动开始前,提供机会使每个人向大家介绍自己的姓名和基本情况,坦率地表露自己的紧张心情,有助于小组成员建立相互信赖感。一般可采取以下两种方法打破僵局:①轮流介绍法:从小组主持人开始,每人轮流介绍自己的姓名、工作单位、职业、从事与培训内容相关的工作时间,以及对此次培训的希望和要求等。②结对介绍法:相邻而坐的两个人结为一对,轮流“采访”对方,了解对方的上述有关情况后,再由采访者向全体人员介绍他的新朋友。

(2)使用引发材料:主持人提出一个值得争论的开放式问题,是引起讨论的最简单方法。此外,还可以利用宣传画、图表、报刊上的短篇文章作引子,提出问题,启发人们的思路。精心选择的卫生科教片、幻灯片也是很好的引发材料,可以为人们提供生动形象的讨论背景和主题。

(3)快速反应法:又译为“头脑风暴”,亦称为“即兴发言”“快速联想”等,是教员需要在短时间内收集学员对某个问题的看法、意见和建议时所采用的方法。常用于小讲课及培训班评价时,也常用来培训学员的决策技能和人际交流技巧。其优点是能够充分发挥小组成员的能动作用,激发他们的兴趣,促使他们在积极的思考和交流中提高认识;并可通过集思广益,最大限度地收集和取得有用的信息。其不足之处正如其名称所意味的那样,当“风暴”来临,处于发言高潮时,组织者有时会出现失控现象。其具体方法:①首先,主持人提出一个开放式问题,如“儿童母亲最关心的是什么?”“流动儿童的接种率为什么低于常住儿童?”。所提的问题必须紧密结合讲授内容,并是人们较为熟悉的问题。②然后,集思广益,不加评论地在黑板或大白纸上记录下每一种意见。当少数人发言过多,影响其他人参与时,应主动邀请其他学员发表意见;学员发言过分热烈,以至失控时,应要求举手依次进行。③当人人畅所欲言后,组织大家一起将各种意见分门归类,分析各类别的特点。④最后,做出总结,得出必要的结论。

(4)轮流发言法:组织小组成员依次做简洁发言,使每个人都有均等的参与机会。教员本人亦可作为成员之一参加到讨论之中。运用这一方法有三条原则:①在发言过程中,不干扰、不打断每个人的发言;②在全体人员发言结束之前,不做评论和总结;③允许不想发言的人不参加讨论,即强调自愿参与的原则。轮流发言法适用于小组讨论开始或结束时,也适用于获取信息反馈。

(5)分散议论法:将大组化整为零,组成 2～4 人的小组,短时间内同时讨论某一议题,然后集中起来由各组向大家汇报。这种方法给人们以更充分的交流机会,人们在热烈亲切的气氛中坦率地倾诉己见,是动员全体参与教学活动的一种有效办法。

总之,不论采取上述哪种方法,运用小组讨论法进行培训要求做到以下几点:

①要出好讨论题目。讨论的题目要有吸引力,能激起学员的兴趣,有讨论、钻研的价值,并富有启发性,能引起学员发表不同意见,开展争论与辩论。

②要做好充分准备。讨论会或专题讨论要提前布置;课堂教学中的穿插讨论也要给予一定的思考、议论时间,使讨论能在每个学员都认真思考的基础上进行。

③要善于在讨论中对学员进行引导启发。要引导他们勇于发表自己的见解,要善于把大家的注意力集中到讨论的主题和争论的焦点上,研究关键问题,以便使问题得到解决。

④做好讨论小结。讨论结束前,教员要对讨论的情况进行简要的概括总结,得出明确结论,并提出有待于进一步讨论的问题。

2.小组讨论的优点与局限性

(1)优点:有利于创造人人参与的气氛和机会;有利于教师和学员互教互学,交流经验;有利于提高解决问题的能力,启发新思维,促使态度改变。

(2)局限性:通常需要占用一定时间,有时会造成课堂秩序混乱;在小组讨论时,可能有人发言太多,主宰着整个讨论,而其他人缺乏或失去交流机会;要求小组主持人具有较强的组织和引导能力,善于建立良好的人际关系。

(三)案例分析

案例分析也叫个案分析、实例教学,是以某地区、某部门实际业务工作中的一个真实事件或一种假设发生的情景为实例,提出一些需要解决的问题,要求学员联系所学过的知识,参与思考和分析讨论,提出可行的解决措施。案例选择的内容一般是与当地情况相关或相近的信息,以吸引学员的兴趣,并利于培训后的实际应用。

案例分析是当代参与式培训方法中最常用的方法之一。其用途十分广泛,可用于巩固和强化培训中学到的知识,也是提高学员的参与、理解和判断能力,实际决策及解决问题能力的一种实用方法，尤其适用于学员的决策、分析和解决问题能力的培训。

1.案例分析的方法与要点

（1）编写案例。案例由背景材料以及需要学员判断和解决的问题两部分组成。案例应由教员、有关培训人员和专业人员共同编写，也可以是实际发生的事例，根据培训需要进行整理。教员应明确通过案例分析要达到的目的。

案例编写要尽量精炼，同时又要提供充分的必要信息和背景材料，以助于分析案例中提出的问题。案例中要对当地的经济、文化、习俗及人们的健康状况给予必要描述。选择案例内容应有代表性，一般可结合培训的内容，选用学员熟悉的事例，但最好不用真人真事。

（2）小组进行案例分析的方法。①案例介绍：教员将案例和讨论题用黑板、大白纸或胶片展示给学员，也可用活页材料的形式发给学员，向学员讲解案例内容，明确案例讨论目的，交代小组讨论方法，提出须解决的问题。②案例讨论：4～6 名学员组成小组，围坐成圈，选出主持人和记录者，进行讨论。小组主持人应有较好的组织技巧。如案例内容较多，可将不同的问题分给各个小组；如案例过长，可分为几个部分进行分析。在小组讨论的过程中，教员在小组间巡回或参加到小组中去，及时发现问题，给予必要的帮助和指导。主持人应使小组成员有充分机会发表意见和交流观点。学员应学会清晰地表达自己的观点，并允许别人对自己的观点进行反驳或讨论。案例讨论以 10～20 分钟为宜。③汇报讨论结果：小组讨论后，全体集中，各小组代表向大家汇报讨论结果。汇报的内容应用黑板、大白纸向全体学员展示。某一小组汇报时，其他小组成员可提出补充意见或不同意见。④总结：汇报结束后，教员应对案例分析的全过程给予归纳总结，就案例中提出的问题给予解释，充分肯定案例分析所得结论的正确之处，指出案例分析所得结论的不足之处，促使学员将这些决策和措施运用到自己的社区实践活动中去。

（3）个人进行案例分析的方法。案例分析由学员独立完成，既可作为强化所学知识的练习，也可锻炼学员独立思考、解决问题的能力，还可作为对学员掌握知识程度和运用知识能力进行评价的方法。①案例学习：教员将案例用黑板、大白纸或胶片向学员展示，或以活页材料的形式发给学员。向学员解释案例分析的目的，说明案例分析的内容和要求，然后由学员独立阅读学习。②案例分析：学员在规定时间内独立完成案例分析，提出自己判断和解决问题的方案，写出书面报告或填在表格中。③总结：书面的案例分析结果可由学员互相评判，或由教员评阅，也可由学员向大组汇报，然后讨论，使决策方案更切实可行。要注意，个人案例分析的目的是提高学员的决策能力和解决问题的能力，而非仅仅得出“正确”的答案。

2.案例分析优点与局限性

（1）优点：①生动具体，易激发兴趣。由于教学内容是具体的实例，给人以亲临其境之感，易于引起学员的注意，激发参与讨论的兴趣，调动学习主动性，从而易于促使其知识消化。②易于达到教与学的沟通。案例讨论是学员运用所学知识发现问题、解决问题的过程，也是学员交流生活体验、工作经验的过程，因此，通过共同研讨，教师可以从学员那里得到大量的信息,学到新的知识,提高教学水平。③集思广益。由于调动了集体的智慧和力量,共同探讨问题,容易开阔思路,相互取长补短,互相学习,共同提高。

(2)局限性:①案例选编不好,学员会认为虚假、无实用性。②案例分析需要较多的教学时间。③案例提供信息不足,会影响讨论。

(四)操作性技能的示教与实习

1.示教　示教又称为演示,是教师在上课时,配合讲课内容,把实物、教具展示给学员,或者向学员做示范性实验,或利用录音、录像、标本、模型、电影、幻灯片、挂图等直观形式进行演示。这种从形象、具体的东西入手讲课,完全符合人们从感性到理性,从现象到本质,从具体到抽象的认识过程。示教对形象揭示事物本质,激发学员的学习积极性,培养观察问题、分析问题和解决问题的能力,有着巨大的作用。示教的方法和要点包括:

(1)示教要有明确目的,程序准确,教具真实。培训者要做好充分的准备工作。

(2)培训者要向学员介绍示教的目的、内容、做法、观察和掌握的要点。示教程序有关注意事项可用黑板、胶片或大白纸向学员展示,也可以活页材料的形式发给学员,便于复习和保存。

(3)示教时,应确保每位学员都能观察到正确的操作程序。学员较多或操作复杂时,可分组进行或请助手帮助。操作时应与语言指导结合起来,并鼓励学员随时提问。

(4)示教后,进行归纳总结。

2.实习　实习是在实际工作的条件下,教员为学员演示一个完整程序及正规的操作步骤后,由学员在教员和实习指导者的组织和帮助下,练习、重复这一正确操作的全过程。示教与实习突出了实践性和实用性,为学员提供了理论培训的内容运用到实践中去的机会,有利于及时发现存在的问题和纠正不正确的操作,提高学员学习知识和掌握各种技能的效果。实习的方法和要点包括:

(1)实习指南,或称学习指导,为教员和学员提供了具体的工作和学习方向。实习指导应包括以下内容:明确的实习目的、内容和要求,具体的操作步骤,考核评价的方法。

(2)在教员的指导下,学员独立或分组按照实习指导完成具体操作。

(3)教员对学员的操作质量和结果作出评价,也可由学员互评。评价的目的是及时得到反馈,及时改进,以取得更好的实习效果。评价的方法可采用观察、交谈、简短问卷、小组讨论、检查表等方式。

(4)学员总结讨论,必要时写出书面总结报告。

另外,角色扮演、辩论法、游戏法均为成人培训方法,因在日常工作中少用,在此不再一一赘述。

第四节　培训计划、管理和评价

一、培训计划

培训计划是在需求性评价的基础上，根据培训任务和指导原则制定的有关培训实施工作的指导性文件。它具体规定了培训的目的与目标、培训对象、课程设置、培训时间及评价考核等内容，是组织培训工作的重要依据。

在培训计划完成后，还应该制订课程计划，编写教材。课程计划是根据培训计划以纲要的形式编写的有关课程教学指导文件，具体规定一门课程的教学目标、内容、时间、方法以及授课计划，是编写教材和教学培训的主要依据。学员经过培训应当了解和掌握的内容以及达到的水平，均应通过课程计划反映出来。

教材是系统表述课程内容的教学用书，是学员培训中系统获取知识的重要工具，也是授课者进行教学的依据。熟练地掌握教材的内容，是教员顺利完成教学任务的基本条件。因此，教材的编写也是培训工作中重要的一环。

（一）培训计划种类

1.按时间分类

（1）长期培训计划：指较长时间（一般在 5 年以上）的培训计划，这类计划是根据工作的总体目标和发展趋势制订的，也称之为规划。

（2）中期培训计划：指 1～5 年的培训计划，如原卫生部下发的《全国乡、村级计划免疫工作人员培训行动计划（1993～1995 年）》。

（3）短期培训计划：指短时间（1 年以下）的培训计划，专业人员的培训多数属于此类计划。

2.按形式分类

（1）系统培训计划：依据培训的目的和目标，严格按照教材规定的教学方法、时间安排、教学内容，将学员集中起来脱产学习，逐一完成全部的培训内容。

（2）专项培训计划：根据需要什么学什么的原则，教员可选择实际工作中急需的内容，依据教材中的课程计划，有针对性地对学员进行集中强化培训，培训时间依内容而定。

（3）分期培训计划：对于不具备进行“系统培训”条件的地区，按照教材中的课程计划，分期分批逐步完成所有内容的培训任务。重点内容可根据工作需要进行反复培训，以强化培训效果，满足工作需要。这类培训计划一般适合于乡、村级工作人员的培训。

（二）撰写培训计划指导提纲

（1）背景：简述现状、培训的意义和目的。

（2）培训目标：根据培训需求制订培训目标。目标要具体，应该是可以具体操作性测量和评价的目标。

(3)学员来源、条件及名额:学员的来源范围、具体条件要求以及参加人数等。

(4)办班日期和地点:培训的天数、日期、地点,必要时说明主办和承办单位。

(5)课程设置:课程设置的内容按教学单元的名称排列,注明每一单元的教学时间及主讲人等。

(6)评价方法:学员的考核方法、培训过程的监督监测以及培训效果的评价方法。

(7)教学进度计划:以工作进度表形式,按时间顺序排出课程的先后顺序、课程分配以及实习、考核评价时间等。

(8)培训准备情况:包括教员、教材、教具、后勤保障及经费预算等。必要时将参加者和教员的名单、评价表和活动日程表附上。

二、培训管理

(一)培训计划阶段

在培训的计划阶段,需要根据培训的内容、拥有培训的资源(教员、经费、时间等)和计划培训的对象水平,决定举办培训的形式。

在计划阶段,应该确定培训班名称、培训目标和计划、举办的具体时间和地点;明确培训班组织者,确定讲课教员,提出对培训对象的要求;制订培训经费预算;下达举办培训班的书面通知,公布上述活动安排。

(二)培训准备阶段

在此阶段,培训班的组织者要检查举办单位和负责人是否收到通知,培训班负责人、教员是否收到通知;检查培训后勤和教材教具是否准备妥当,学员接站安排与回程安排是否妥当,开班第1天准备工作是否完成,是否准备好日程表和有关活动,是否安排好监督检测培训过程的方法。

(三)培训实施阶段

在培训活动正式开始进行后,培训班组织者应该检查:每天的培训活动是否顺利进行?培训是否按目标或计划进行?是否开展了相应的评价?是否妥善保存培训记录?是否准备好结束工作?同时,还要注意学员、教员与后勤人员对培训班的反应,发现问题及时纠正。

(四)培训结束阶段

培训完成后,培训班组织者要妥善保存管理后勤物资和培训资料,结算完成全部财务账目,完成培训评价和培训总结。

三、培训评价

(一)培训评价的类型

培训评价分为:培训计划前可行性评价、培训活动实施过程性评价、培训效果评价、培训对学员实际工作效果评价、培训社会效果评价。

一般而言，评价主要指计划的形成性评价、实施的过程评价和学习效果评价。

1.计划的形成性评价　培训计划要经过形成性评价，其目的在于评价：①培训目标是否明确？②培训目标与工作任务是否一致？③培训目标与工作内容、方法是否一致？④接受培训的学员是否明确？⑤培训教材的准备及教员的选择是否切实可行？⑥培训经费和资源是否可行？⑦培训是否有评价要求和必要的监督、检查报告。

第一，培训有明确的目标。其次，要把工作任务、培训内容和方法与培训目标相比较，并分析学员、教材、教员和后勤的准备情况。最后，还要检查是否有评价、反馈和监督报告内容的安排。

2.实施的过程评价　应对培训实施的过程开展及时的监督评价：①监督是否按计划进行，有什么问题。②及时了解学员、教员和后勤人员的反应。③在培训班上，通过讨论、考试、考核、练习等方法及时了解培训进行过程的情况。

3.学习效果评价

(1)短期效果评价：主要目的是了解培训后，学员在知识、态度和技能等方面的变化，通过在培训教室和培训现场的直接观察和测试来进行评价。进行短期效果评价时，多用考试、考察等方法，也常用问卷调查对每个学员进行具体技能学习效果判定。

(2)中期效果评价：主要目的是了解培训对学员实际工作产生的效果，实际上也是对培训目标和计划的评价，对需求判定的评价。进行中期效果评价时，多用实际工作调查法，了解学员接受培训后实际工作能力改变的情况。

(3)远期效果评价：目的是了解学员接受培训后，将接受的知识、改变的态度、提高的技能多年来用于工作中，而引起的社会效果。远期效果评价实际上是对培训项目的策略方针的评价，是对培训宏观方针的评价。

(二)培训评价常用方法

1.书面测验　比较同一个学员在培训前后书面测验的分数，是评价该学员对知识培训掌握情况的指标之一；统计和比较培训班全部学员培训前后平均分数的变化，是培训工作常用的评价指标之一。

书面测验除了用于评价之外，还有引导学员注意学习重点和强化复习的作用。培训前的测验可以帮助教员了解学员的知识水平，有针对性地选择培训内容和方法。评价知识学习的情况一般多采用这种方法。根据各单元教学重点，提供部分书面测验题，以便在每次培训时对学员进行培训前后的测验。教员也可以按此种方法，增补必要的书面测验内容。

2.技能观察评价表　技能观察评价表(对学员在实习或实际工作中运用技能的情况进行观察和记录)是评价技能最主要的方法，尤其是评价操作技能。

技能观察评价表，就是将某个操作技能，分解成若干必不可少的步骤，然后对学员操作的每一个步骤的情况打分。在培训中，学员之间可以使用技能观察评价表来互相评价，然后互相交换评分情况，总结经验。在培训结束后的考核中，或实习时可以用此技能观察评价表,来评价培训操作技能的培训学习效果。评价结果不但有利于教员和培训管理人员了解培训结果,而且有利于学员强化学到的知识和改进工作。

3.学员调查表 用调查表的形式向学员征求意见,也是一种常用的培训效果评价方法。它不但可以了解学员的学习效果,而且更重要的是可以了解学员对培训方法、内容、课程安排等方面的反应。据此,教员和培训管理人员可找到提高培训效果的具体途径和方法,以进一步完善整个培训工作,达到培训的目标。

学员调查可以采用座谈会或个别访问的形式。对于培训管理人员,还有必要征求教员的意见和反应。

4.行为量表 行为量表是一种把行为量化的方法,常用来评价学员培训后的变化。在评价态度的变化、人际交流技能的情况以及培训后在实际工作的运用产生的工作效果等诸方面,常用这种行为量表。行为量表可以复杂,也可以简单。但是,都应该注意量表的信度和效度。所谓信度,指的是量表重复测量时的稳定性;所谓效度,指的是量表中测量的条目,是真正要测量的行为。

(吕静静)

参考文献

[1]王陇德. 预防接种实践与管理[M]. 北京:人民卫生出版社,2006.

[2]国家疾控局综合司,国家卫生健康委办公厅.预防接种工作规范(2023 年版)[EB/OL]. (2023-11-30) [2024-04-30]. https://www. ndcpa. gov. cn/jbkzzx/c100014/common/content/content_1734730268199014400.html.

第十一章　指导与评价

第一节　指导的基本概念

指导是帮助卫生人员改进工作的过程，即通过现场查阅或对报告资料进行分析，对专业人员或单位的工作情况进行评估，发现问题与总结经验，并提供技术支持，帮助其改进工作，提高工作质量，实现工作目标的过程。

一、免疫规划工作指导的含义

免疫规划工作指导是指县级以上疾病预防控制机构为保证有关国家免疫规划法律、法规、方针政策的贯彻落实，促进计划执行和工作目标实现，对所辖地区的工作进行技术培训、引导、评价的方法。

指导也是专业训练的一种方法，它由上级疾病预防控制机构内资深或有专长的工作者（指导者），通过观察、分析、评价，对下级工作者在业务学习上与实践操作上给予及时的、集中的、具体的传授技术与知识，以不断提高学习者对业务知识的理解和操作技能，提高服务能力，保证工作质量。

各级疾控机构应依法依规对免疫规划制度的实施和预防接种活动等进行技术指导。加强指导是预防接种工作发展的需要，同时，由于各地工作发展不平衡，指导还必须从实际出发进行。

二、指导的目的

免疫规划工作具体实施在基层，项目的成功主要依靠对项目实施效力的指导和评价。因此，指导的主要目的包括：①指导疾病预防控制机构、基层预防接种单位等贯彻执行预防接种的有关法律、法规、方针、政策，按照规划、方案、规范等要求，组织实施预防接种工作，提高服务质量和工作效益。②帮助被指导单位找出问题的原因和解决问题的方法。③解释、培训并保障工作人员对项目目标的理解、技术措施的落实，保证管理目标和工作目标不出现技术偏差。④引导社会和儿童家长用正确的标准评价卫生机构，关心和支持预防接种工作，提升防病意识和能力，降低疫苗可预防传染病的发病率，保护群众身体健康。

三、指导类型

(一)综合指导与专项指导

依据指导的内容不同,指导类型可分为综合指导与专项指导。

综合指导是预防接种工作常用的手段,是指根据指导目的,对国家免疫规划工作的全部内容进行指导。

专项指导是针对国家免疫规划某一方面的工作过程或现状的特定内容进行的指导,如疫苗使用管理、冷链设备管理、预防接种服务、免疫规划信息化建设与应用、AEFI 监测、疾病监测,接种率监测等。指导项目单一,问题集中,便于精准掌握情况。

(二)定期指导与临时指导

依据工作的需要,指导可以分为定期指导与临时指导。定期指导是指导者按照计划规定的期限所进行的指导,临时指导是指导计划之外的,根据需要临时进行的指导。

四、指导方式

(一)现场指导

现场指导主要通过现场交流(座谈、访谈等)、查看实际操作、查阅资料等方式收集信息并指导。

(二)利用信息系统等进行指导

通过免疫规划信息系统等对收集的信息进行分析,掌握工作进度和工作质量,发现问题及时与被指导单位进行沟通解决。

五、指导频率

指导的频率要根据工作实际进行安排。一般国家级指导单位每年至少对一半的省(区、市)进行1次指导,省级指导单位对辖区的市级被指导单位每年至少进行 1 次指导,市级指导单位对辖区的县级被指导单位每半年至少进行 1 次指导,县级指导单位对所辖接种单位每季度至少进行 1 次指导。

第二节 指导的实施

指导的实施过程即指导活动的步骤或程序,包括准备阶段、实施阶段和总结反馈阶段。

一、准备阶段

指导的准备阶段的主要任务是明确指导目的,确定指导内容,制订指导计划或方案,并做好指导者的组织和培训工作,为保证指导活动的顺利进行做好充分的准备。有些指导活动,在指导者深入基层进行指导前,一般要提前与被指导单位取得联系,要求被指导单位准备或收集相关资料。

制订指导方案应依据指导活动的目的而定,至少包括指导的目的、内容、涉及的地区或单位、指导的时间与范围等。

(一)目的

被指导单位制订的工作目标与上级的整体目标是否一致;上级部署的工作、任务是否落实;总结成功经验;识别和解决问题;提高被指导者的技能;评估工作进展等。

(二)内容

根据指导的具体目的,确定相应的指导内容、步骤与收集资料的方法。指导内容可以制成指导表格形式收集信息。指导表格应包括被指导单位、具体人员、时间、内容、建议、指导人员和被指导单位负责人签名等。

(三)时间与地点

指导活动的日程安排、指导活动开展的地点、被指导单位和人员的选择。

二、实施阶段

这个阶段是指导的中心环节,主要任务是做好现场查看、调查,发现问题并现场予以指导解决,同时对相关工作进行培训。

(一)收集信息

在开展指导前,收集被指导地区和单位的相关信息。通过与被指导者交流、查阅相关工作记录和文件、观察被指导者的实际操作、访谈等方法收集信息。

(二)分析评估

在全面了解情况的基础上,对收集到的资料进行分析,要有重点地研究问题:一是被指导单位突出的成绩,要研究、总结其经验;二是被指导单位存在的主要问题,要分析其根源,找出解决的办法;三是调整和完善工作计划。

三、总结反馈阶段

指导完成后,指导人员要将本次指导的情况向被指导单位反馈,并撰写指导报告,向同级疾控主管部门报告。报告内容包括基本情况、成绩与经验,存在问题及解决措施或工作建议。指导者对发现问题的整改情况要进行跟踪评价,必要时可再次指导。

第三节 评 价

一、评价的基本概念

通过对照某些标准来判断观测结果，并赋予这些结果以一定的意义和价值的过程称为评价。免疫规划工作评价是用于评定预防接种工作目标、活动和资源，并提供信息的一系列程序，即对预防接种工作规划或项目目的、执行过程、效益、作用和影响所进行的系统的、客观的分析过程。其目的包括：了解现状，评价进展；提高常规预防接种服务的应用和可及性；改进预防接种服务的质量；引进新疫苗和新技术，增加预防接种服务经费；制订适宜策略，促进发展等。疾控机构应定期对辖区免疫规划制度的实施和预防接种活动等进行评价。

二、评价的分类与频次

评价可分为综合评价和专项评价。综合评价的目的是全面了解国家免疫规划工作状况，评价目标完成情况；专项评价的目的是对免疫规划工作中单项工作状况进行评价。

国家级、省级每2～3年组织1次评价，市、县级每年组织1次评价。

三、免疫规划工作评价实施

（一）抽取评价单位的原则

为保证评价结果的真实性，由评价组按照随机的原则统一抽取评价单位，并在评价前通知。近三年内发生疫苗可预防疾病暴发、流行，以及接种率不稳定、流动人口较多的地区，原则上应作为被评价单位。

（二）评价内容和指标

1.内容　预防接种工作评价的主要内容包括：①组织领导、部门协调、保障措施；②机构建设、专业人员配置和培训；③预防接种服务；④疫苗使用管理；⑤冷链系统管理；⑥国家免疫规划疫苗接种率；⑦疑似预防接种异常反应报告和处理；⑧儿童入托、入学预防接种证查验；⑨中央转移支付地方项目执行情况；⑩国家免疫规划相关资料管理；⑪免疫规划信息系统建设和应用；⑫疫苗可预防疾病监测及控制；⑬工作经验、存在问题以及下一步工作建议。

2.免疫规划评价的主要指标

（1）建立预防接种卡（证）率：建立预防接种卡（证）率（％）＝某地已建立预防接种卡（证）人数/该地应建立预防接种卡（证）人数×100％。

（2）预防接种卡（信息个案）、证填写符合率：预防接种卡（信息个案）、证填写符合率（％）＝预防接种卡（信息个案）、证填写符合人数/调查人数×100％。

(3)疫苗接种率:某疫苗(剂次)接种率(%)=某疫苗(剂次)实种人数/某疫苗(剂次)应种人数×100%;某疫苗(剂次)及时接种率(%)=某疫苗(剂次)及时接种人数/某疫苗(剂次)应种人数×100%;全程接种率(七苗或五苗)(%)=某年龄段七苗或五苗均接种人数/应完成七苗或五苗接种人数×100%。

(4)报表报告完整率:报告单位完整率(%)=实际报告单位数/应报报告单位数×100%;报告项目完整率(%)=报告项目完整的报表数/应报报表数×100%。

(5)报表报告及时率:报表报告及时率(%)=某报表按照规定的时限报告的次数/应报告次数×100%。

(6)入托入学儿童预防接种证补证率:补证率=已补预防接种证儿童/需补预防接种证儿童数×100%。

(7)入托入学儿童补种率:入托入学儿童补种率=已补种漏种剂次数/需补种剂次数×100%(BCG 漏种剂次不纳入统计)。

(8)疫苗可预防疾病监测和疑似预防接种异常反应监测指标参见相关监测方案。

(三)评价的实施

1.制订评价方案　在进行评价前,制订评价方案,内容包括评价的目的、内容、对象、抽样方法、组织领导、参加人员、工作程序、时间安排、经费预算等。

2.制作调查表　根据评价目的,确定具体内容、项目和要求,制作调查表和填表说明,调查表应具体、细致、全面、适用。

3.培训人员　要对参加评价的人员进行统一培训,使参加评价的人员明确评价目的,掌握评价方法、标准和要求。

4.实施评价　评价人员要严格按照方案,采取听取介绍、核实资料、实地查看、座谈访问等形式了解真实情况,认真记录,填写调查表。

5.质量控制　随机抽取1~2个被评价单位,核实调查资料的真实性;随机抽取3~5个村对接种率进行复查。

6.资料汇总　评价组对现场调查资料核实后统一汇总。

7.结果与评价　评价完成后要撰写书面总结报告,对国家免疫规划工作作出评价,并将结果上报有关部门和反馈给被评价单位。

(许青　俞自强)

参考文献

[1]王陇德. 预防接种实践与管理[M]. 北京:人民卫生出版社,2006.

[2]国家疾控局综合司,国家卫生健康委办公厅.预防接种工作规范(2023年版)[EB/OL]. (2023-11-30)[2024-04-30]. https://www.ndcpa.gov.cn/jbkzzx/c100014/common/content/content_1734730268199014400.html.

下篇 疾病监测与控制

第十二章　疫苗可预防疾病的监测与控制

第一节　脊髓灰质炎

脊髓灰质炎(poliomyelitis,以下简称“脊灰”)是由脊灰病毒引起的急性肠道传染病,主要通过粪-口途径在人与人之间传播,人是脊灰病毒的唯一宿主。人体感染脊灰病毒后,感染者多表现为无症状,只有约1%的病例可出现发热、咽痛、乏力或恶心、腹泻等类似感冒样症状;仅有少数感染者,在病毒侵犯脊髓前角运动神经元后,导致肌肉特别是肢体肌肉发生不对称弛缓性麻痹,并留下瘫痪后遗症。自1988年WHO开始在全球开展消灭脊灰活动后,全球消灭脊灰工作取得很大进展,目前仅在少数国家仍有脊灰野病毒传播。我国已于2000年实现无脊灰目标,进入到消灭该疾病的后期阶段。但是,在全球消灭脊灰前,我国仍然存在发生输入性脊灰野病毒(wild poliovirus,WPV)及疫苗衍生脊灰病毒(vaccine-derived poliovirus,VDPV)引起脊灰病例的可能。

一、概述

(一)病原学

脊灰病毒属微小核糖核酸病毒科的肠道病毒属,直径为20～30 nm,内含单股正链的RNA,约由7500个核苷酸组成,无包膜。该病毒耐寒,低温(−70 ℃)可保存活力达8年,4 ℃可存活数月。对热和干燥敏感,加热56 ℃,30分钟可灭活,煮沸和紫外线照射迅速致死。能耐受一般浓度的化学消毒剂,如70%酒精及5%煤酚皂液。耐酸、耐乙醚和氯仿等脂溶性溶剂,但对高锰酸钾、过氧化氢、含氯石灰(漂白粉)等敏感,能迅速被灭活。

病毒最主要的抗原决定簇在VP1蛋白上,是病毒的主要抗原,根据毒株抗原性的不同,将脊灰病毒分为Ⅰ、Ⅱ、Ⅲ 3个血清型,型间无交叉免疫。从不同脊灰野病毒血清型引发的疾病流行的分布来看,Ⅰ型野病毒最常见,占80%～90%,其次为Ⅲ型野病毒,Ⅱ型野病毒引发的病例或流行极少见,1999年后全球无Ⅱ型脊灰野病毒引发的病例或流行,2012年11月以来未再发现Ⅲ型脊灰野病毒导致的病例。

（二）临床表现

脊灰病毒由口进入胃肠道，潜伏期为3～35天，一般7～14天。感染脊灰病毒后有下列几种表现：

(1)隐性感染（无症状型）：占90%～95%，表现有轻度疲倦或无任何症状，病毒繁殖只停留在消化道，不产生病毒血症，不侵入中枢神经系统，但从咽部和粪便中可分离出病毒。

(2)顿挫型（轻型）：占4%～8%，患者只有轻度发热、疲倦、嗜睡，或伴有头痛、恶心、呕吐、便秘、咽痛等一般症状。症状持续1～3天，自行恢复。

(3)无麻痹型：占1%，病毒侵入中枢神经系统，除具有顿挫型症状外，还出现神经系统症状，但不发生麻痹，体温较高，头痛加剧，多汗，呕吐，烦躁不安或嗜睡，全身肌肉疼痛，腓肠肌触痛，皮肤感觉过敏，神情紧张，颈背肌痛、颈强直，不能屈曲，克尼格征和布鲁津斯基征阳性。肌腱反射开始大多正常或活跃，后期可减弱，腹壁反射减弱或消失。

(4)麻痹型：占感染者的1%～2%，在无麻痹型临床表现的基础上，出现累及脊髓前角灰质、脑及脑神经的病变，导致肌肉麻痹。通常分为前驱期、麻痹前期、麻痹期、恢复期和后遗症期。

二、流行病学

（一）传染源

脊灰患者及其带毒者为传染源，无症状的隐性感染及无麻痹型患者因不易发现，在传播该病上起主要作用。本病的潜伏期为3～35天（一般为7～14天）。患者自潜伏期末至整个病程都有传染性，发病前3～5天到出现症状后1周内可从43%～83%的患者咽喉部分离出该病毒，从发病前1周开始即从粪便排毒，发病后1～2周排毒率最高，可从69.8%～100%的患者中分离出该病毒，以后逐渐减少，至4周时仍有30%左右患者排毒，个别患者排毒时间可达4个月以上。

（二）传播途径

粪-口途径是本病的主要传播途径。易感者与患者或带毒者的密切生活接触，通过粪便污染的水、食物、双手和用具等，经口传染是本病传播的主要方式。其次，在发病早期，咽部排毒可经飞沫传播。

（三）易感人群

人是唯一自然宿主，对脊灰病毒普遍易感，其中主要是轻型患者及隐性感染者，麻痹型患者少见。人感染后能产生对同型病毒的持久免疫力。脊灰病毒主要影响5岁以下儿童。但如果人群抗体水平低，也可引起大年龄组儿童以及成人发病。只要有一个国家有脊灰病毒的传播，所有国家的儿童都有感染该病的危险。受感染的人口流动，可造成脊灰病毒跨地区或跨境传播，并可在未接受免疫接种的人群中迅速传播蔓延。

（四）流行病学特征

1.脊灰野病毒流行范围缩小 1988 年全球有 125 个国家或地区报告脊灰病例 35 万例；2005 年全球共报告脊灰野病毒病例 1882 例，95％以上的国家或地区无本土脊灰野病毒病例，只有少数国家还有本土病例发生或流行，2023 年只有巴基斯坦和阿富汗有本土脊灰野病毒流行。

2.VDPV 流行范围和病例增多 VDPV 病例：VDPV 指Ⅰ型和Ⅲ型脊灰病毒，与原始疫苗病毒 Sabin 株相比，VP1 编码区核苷酸序列变异大于等于 10 个，且小于 135 个（变异率大于 1％，且小于 15％），Ⅱ型脊灰病毒与原始疫苗病毒 Sabin 株相比，VP1 编码区核苷酸序列变异大于等于 6 个，且小于 135 个（变异率大于 0.6％，且小于 15％）。

2017 年以来，世界每年的 VDPV 流行国家和病例比 WPV 病例更多，全球范围内特别是 VDPV2 发病范围和病例数均有所增加。

3.输入性脊灰野病毒病例的威胁依然存在 随着全球经济一体化进程加快，人口流动频繁，脊灰野病毒可以远距离传播，在无脊灰国家，输入性脊灰野病毒病例已成为当前脊灰的主要传播方式。我国于 1994 年发生最后 1 例脊灰本土病例后，1995 年和 1996 年先后在云南发现 4 例由缅甸输入的脊灰野病毒病例，1999 年在青海又发现由境外输入的病例，2011 年新疆再次发生输入性脊灰野病毒造成的脊灰疫情。

（五）流行史

脊灰曾广泛流行。20 世纪 60 年代初期，每年报告 20000～43000 例。1960 年中国自行研制成功脊灰减毒活疫苗，1965 年开始在全国逐步推广使用，脊灰的发病数和死亡数急剧下降，20 世纪 70 年代的发病数较 20 世纪 60 年代下降 37％。进入 20 世纪 80 年代后，全国实施计划免疫，加强冷链建设和常规免疫活动，脊灰疫苗接种率进一步提高，脊灰的报告发病数进一步下降。1988 年，第 41 届世界卫生大会提出 2000 年全球消灭脊灰的目标，我国所属的世界卫生组织西太平洋区确定了 1995 年消灭脊灰的目标。1991 年，我国政府对世界做出实现消灭脊灰目标承诺，并将消灭脊灰作为我国政府的工作目标之一。通过实施疾病监测、免疫接种等策略，尤其是在加强常规免疫的基础上，开展了多轮强化免疫活动，人群免疫水平迅速提高，1991 年起脊灰野病毒传播范围逐年缩小，发病数逐年下降。监测结果表明，1994 年 10 月以来，我国未再发现本土脊灰野病毒病例，经过严格的认证，2000 年世界卫生组织证实我国实现了无脊灰目标。

山东省曾是我国脊灰高发省份之一。早在 1938 年齐鲁医院儿科就报道了 23 例脊灰病例，这是我国近代文献记载最早的病例；最早一次流行发生于 1955 年的青岛市，发病 386 例，发病率达 37.59/10 万；随后，其他市也陆续发生了不同程度的流行。1956 年全省开始将脊灰疫情纳入传染病报告系统。根据历年疫情资料分析，山东省脊灰发病可分为四个时期：无特异性免疫预防时期（1956～1964 年）、逐步推广使用疫苗时期（1965～1978 年）、实施计划免疫时期（1979～1990 年）、消灭脊灰时期（1991 年至今）。

三、疾病监测

从全球消灭脊灰的目标出发，WHO 要求各国建立急性弛缓性麻痹（AFP）病例监测系统，对 AFP 病例进行专门监测和报告。AFP 病例监测属症状监测。

（一）监测病例定义

1.AFP 病例　所有 15 岁以下出现急性弛缓性麻痹症状的病例，和任何年龄临床诊断为脊灰的病例均作为 AFP 病例。

AFP 病例的诊断要点：急性起病、肌张力减弱、肌力下降、腱反射减弱或消失。

常见的 AFP 病例包括但不局限于以下疾病：①脊髓灰质炎；②吉兰-巴雷综合征（GBS，又称急性炎性脱髓鞘性多发性神经根神经炎）；③横贯性脊髓炎、脊髓炎、脑脊髓炎、急性神经根脊髓炎；④多神经病（药物性多神经病、有毒物质引起的多神经病、原因不明性多神经病）；⑤神经根炎；⑥外伤性神经炎（包括臀肌药物注射后引发的神经炎）；⑦单神经炎；⑧神经丛炎；⑨周期性麻痹（包括低钾性麻痹、高钾性麻痹、正常钾性麻痹）；⑩肌病（包括全身型重症肌无力，中毒性、原因不明性肌病）；⑪急性多发性肌炎；⑫肉毒毒素中毒；⑬四肢瘫、截瘫和单瘫（原因不明）；⑭短暂性肢体麻痹。

2.高危 AFP 病例　年龄小于 5 岁、脊灰疫苗免疫中少于 3 次或免疫史不详、未采或未采集到合格大便标本的 AFP 病例；或临床怀疑为脊灰的病例。

3.聚集性临床符合病例　同一县（区）或相邻县（区）发现 2 例或 2 例以上的临床符合病例，发病时间间隔 2 个月以内。

4.VDPV 病例　AFP 病例大便标本分离到 VDPV。该病毒与原始疫苗株病毒相比，VP1 区全基因序列变异为 1%～15%。如发生 2 例或 2 例以上相关的 VDPV 病例，则视为 VDPV 循环（cVDPVs）。

（二）监测病例分类

AFP 病例分类参照 WHO 推荐的病毒学分类标准。省级专家诊断小组根据脊灰实验室检测结果，结合流行病学、临床等资料对 AFP 病例进行诊断分类。

1.脊灰野病毒确诊病例　凡脊灰野病毒检测阳性的 AFP 病例为脊灰野病毒确诊病例。

2.VDPV 病例　从大便标本中分离出 VDPV，经省级专家诊断小组审查，临床不能排除脊灰诊断的病例。

3.脊灰排除病例　具备下列条件之一者：①凡采集到合格大便标本，未检测到脊灰野病毒和 VDPV 的病例；②无标本或无合格标本，未检测到脊灰野病毒和 VDPV，无论 60 天随访时有无残留麻痹或死亡、失访，经省级专家诊断小组审查，临床排除脊灰诊断的病例。

4.脊灰临床符合病例　无标本或无合格标本，未检测到脊灰野病毒和 VDPV，无论 60 天随访时有无残留麻痹或死亡、失访，经省级专家诊断小组审查，临床不能排除脊灰诊断的病例。

（三）监测目的

（1）及时发现输入性脊灰野病毒，采取措施防止病毒传播，保持无脊灰状态。

（2）及时发现脊灰疫苗衍生病毒及其循环，采取措施控制病毒进一步传播。

（3）评价免疫工作质量，发现薄弱环节。

（4）监测脊灰病毒变异情况，为调整疫苗免疫策略提供依据。

（四）监测内容

1.AFP 病例报告　各级各类医疗卫生机构和人员发现 AFP 病例后，城市在 12 小时、农村在 24 小时内填写 AFP 病例报告卡，并通过网络进行直报。

2.主动监测

（1）AFP 主动监测医院：所有县级以上综合性医院、神经专科医院、儿童医院、传染病医院、中医院等均为 AFP 主动监测医院，每旬开展 AFP 病例主动搜索工作。人口集中的乡级医院每旬开展 AFP 病例主动搜索工作；交通不便以及边远的乡级医院也应定期开展 AFP 病例主动搜索工作。

（2）主动监测工作的内容：①AFP 主动监测医院每旬开展本院的 AFP 病例的主动搜索；县级疾控机构应每旬对辖区内 AFP 主动监测医院开展主动搜索。②开展主动监测时，监测人员应到监测医院的儿科、神经内科（或内科）、传染科的门诊和病房、病案室等，查阅门诊日志、出入院记录或病案，并与医务人员交谈，主动搜索 AFP 病例，并记录监测结果。如发现漏报的 AFP 病例，应按要求开展调查。

3.病例调查

（1）个案调查：接到 AFP 病例报告后，县级疾控机构应在 48 小时内派专业人员对病例开展个案调查，在临床医生配合下，详细填写“急性弛缓性麻痹病例个案调查表”。

调查按以下步骤进行：①了解发病过程，应了解麻痹发生时间、是否有发热或腹泻、麻痹部位是否对称以及是否疼痛、有无外伤或注射史、就诊过程、OPV 服苗史等。②进行神经学检查，重点检查肌力、肌张力、腱反射、肌萎缩和肢体活动情况。③填写个案调查表，要求完整、准确填写，避免缺项和漏项。如有调查表中未包括的症状或体征可用文字说明，力求明确临床诊断。

（2）高危 AFP 病例和聚集性临床符合病例的调查：按照《高危 AFP 和聚集性临床符合病例调查指南》的要求进行调查，并填写“对高危 AFP 病例和聚集性临床符合病例调查报告”。

（3）VDPV 病例、输入性脊灰野病毒病例等的调查：按照《脊髓灰质炎野病毒输入性疫情和疫苗衍生病毒相关事件应急预案（试行）》和《脊髓灰质炎野病毒输入性疫情和疫苗衍生病毒相关事件应急处置技术方案（试行）》的要求开展调查处置。

4.病例随访

（1）在发生麻痹 60 天后，对所报告的 AFP 病例进行随访。随访由县级或市级疾病预防控制机构完成，随访必须要见到患者本人，随访者应由对该病例进行调查的人员担任。

(2)随访时要填写“急性弛缓性麻痹(AFP)病例调查表——AFP病例麻痹60天后随访表”，并通过网络及时上传。

(3)在病例首次进行个案调查时没有明确临床诊断的病例，力求在随访时能够得出明确诊断，以补充个案资料。必要时组织省级专家组进行访视。

5.AFP病例的专家诊断　省级成立由熟悉AFP病例的流行病学、病毒学、临床医学(神经内科、儿科、传染病科)等学科专家组成的AFP病例分类专家诊断小组，定期开展诊断工作。

6.实验室监测

(1)AFP病例标本的采集：对所有AFP病例，应采集双份大便标本用于病毒分离。大便标本的采集要求是：在麻痹出现后14天内采集；2份标本采集时间至少间隔24小时；每份标本质量≥5 g(约为成人的大拇指末节大小)。

(2)接触者标本的采集：①AFP病例接触者，若有以下情况，应采集AFP病例的5名接触者的(原则上小于5岁)大便标本：a.每年检测AFP病例大便标本数少于150份的省；b.未采集到合格大便标本的AFP病例；c.根据临床或流行病学资料高度怀疑为脊灰的AFP病例；d.死亡的AFP病例。②VDPV病例、输入性脊灰野病毒病例接触者，对于VDPV病例、输入性脊灰野病毒病例，其接触者标本的采集要求见《脊髓灰质炎野病毒输入性疫情和疫苗衍生病毒相关事件应急处置技术方案(试行)》。

(3)标本运送：①标本采集后要求在7天内送达省级脊灰实验室。采集的标本应有完整的登记资料，应与标本一并送达省级脊灰实验室。标本标签登记要清楚，标本送检表项目要填写完整。②标本的运送应符合实验室生物安全的有关要求。要按照B类感染性物质进行包装和运输，标本应冷藏运送，在运达省级脊灰实验室时带冰状态良好，包装完整。省级脊灰实验室分离到的AFP分离物应按A类感染性物质进行包装和运输，在冷藏条件下送至国家脊灰实验室。标本运输工作要严格按照有关规定进行审批和管理。

(4)省级实验室检测：①标本送达省级脊灰实验室后要及时进行标本登记、编号，并于－20 ℃保存备检。②省级脊灰实验室要按照WHO编写的《脊髓灰质炎实验室手册(现行版)》进行病毒分离及型别鉴定。开展AFP病例大便标本检测的实验室需达到我国生物防护级(BSL)-2实验室标准。若一经实验室证实标本中含有脊灰野病毒，应立即转入BSL-3实验室内进行相关实验活动。

(5)阳性分离物的运送：省级脊灰实验室应在7天内将脊灰病毒阳性分离物送达国家脊灰实验室。标本应冷冻运送，在送达国家脊灰实验室时，带冰状态良好且包装必须完整。标本运送要符合实验室生物安全的有关要求。

(6)国家级实验室检测：国家脊灰实验室按照《脊髓灰质炎实验室手册》采用聚合酶链反应(PCR)、酶联免疫吸附测定法(ELISA)方法对送检标本进行脊灰病毒型内鉴定。

对使用上述 2 种方法检测结果异常的毒株进行 VP1 区基因序列测定和分析。

(7)结果报告与反馈:①省级脊灰实验室应将标本检测结果,包括脊灰病毒(PV)阴性、脊灰病毒阳性型别和非脊灰肠道病毒(NPEV),及时报告给同级流行病学监测人员和下级送检单位。②国家脊灰实验室将脊灰病毒型内鉴定和测序结果及时反馈给省级脊灰实验室,省级脊灰实验室将国家鉴定结果及时报告给同级流行病学监测人员和下级送检单位。

7.异地 AFP 病例的监测管理

(1)异地 AFP 病例是指非本地户籍的 AFP 病例。如病例麻痹前在本地居住 35 天以上,则不属于异地 AFP 病例。异地 AFP 病例归属原居住地县级以上疾控机构管理。异地病例可分为跨省异地 AFP 病例和本省异地 AFP 病例(跨县或跨市)。

(2)异地 AFP 病例的报告、调查、采样送检、随访等各项监测工作,由病例暂住地的县级以上疾控机构负责完成。病例标本检测由采样送检单位所在的省级脊灰实验室负责。

(3)省级疾控机构收到报告的异地 AFP 病例后,应及时将病例资料(个案调查表等)传真并邮寄报告病例归属地省级(跨省异地 AFP 病例)或市级(本省异地 AFP 病例)疾控机构。异地 AFP 病例实验室结果由省级脊灰实验室传真并邮寄报告病例归属地省级(跨省异地 AFP 病例)或市级(本省异地 AFP 病例)疾控机构。

(4)病例归属地疾控机构接到异地报告的 AFP 病例后,应及时与病例当时所在地省级(跨省异地 AFP 病例)或市级(本省异地 AFP 病例)疾控机构沟通,收集该病例的个案、病案、实验室检测、随访等资料进行综合管理。各相关疾控机构,特别是省级疾控机构,应协助病例归属地疾控机构做好异地 AFP 病例的各项监测工作。

8.资料管理与信息反馈

(1)资料管理:各级疾病预防控制机构要将所有的 AFP 监测资料(电话报告记录、旬报、主动监测报表、个案调查表、随访表、AFP 病例专家诊断资料、高危 AFP 病例调查资料、聚集性临床符合病例调查资料、高变异株 AFP 病例调查资料、AFP 病例标本送检表、AFP 病例标本实验室检测记录、AFP 病例标本实验室检测结果报告等)至少每年度整理 1 次,归档保存。同时做好 AFP 监测网络数据库的备份和保存。

对 AFP 病例个案调查表等珍贵资料,应使用专柜进行妥善保存,不得擅自处理销毁。至少保存至全球消灭脊灰后。

(2)信息反馈与交流:①国家和省级应定期分析监测数据,并将监测结果反馈到下级疾病预防控制机构。反馈可采用简报、通报等方式。内容应包括各项监测指标完成情况、存在问题和建议等。②各级对 AFP 监测问题,应随时进行信息交流和沟通。

9.监测指标与评价

(1)监测系统评价指标:①监测的敏感性:15 岁以下儿童非脊灰 AFP 病例报告发病率≥1/10 万。②监测的及时性:a.AFP 病例监测报告(包括“零”病例报告)及时率≥80%;b.AFP病例报告后 48 小时内及时调查率≥80%;c.AFP 病例 14 天内双份合格大便标本采集率≥80%;d.AFP 病例大便标本 7 天内送达省级脊灰实验室及时率≥80%;e.省级脊灰实验室 14 天内完成 AFP 病例大便病毒分离及时率≥80%;f.阳性分离物在 7 天内送国家脊灰实验室的及时率≥80%;g.国家脊灰实验室 7 天内完成省级送达阳性分离物型内鉴别的及时率≥80%;h.需进行核酸序列分析的阳性分离物应在完成病毒型内鉴别后 14 天完成序列检测;i.AFP 病例麻痹 60 天内完成病毒型内鉴别及时率≥80%;j.AFP 病例麻痹 75 天内随访及时率≥80%;k.对所有 AFP 病例麻痹 90 天内进行最终分类的及时率≥80%。③监测的完整性:a.省级疾病预防控制机构对高危 AFP 病例和聚集性临床符合病例调查处理率达到 100%;b.国家级 AFP 病例分类专家诊断小组对临床符合病例的复核率达到 100%;c.旬报完整性,旬报完整率＝收到的监测报告数/期望的监测报告数×100%(期望的监测报告数＝报告点数×报告频率);d.主动监测报表完整性,主动监测报表完整率＝收到的监测报告数/期望的监测报告数×100%(期望的监测报告数＝报告点数×报告频率)。

(2)监测系统资料分析:①AFP 病例流行病学分布:以县、市、省为单位绘制病例散点图;以市为单位绘制 AFP 发病率地图。每年重点分析 15 岁以下人口已达 10 万人而 AFP 报告发病率<1/10 万的地区,寻找原因。也可分析 15 岁以下人口累计已达 10 万人而未报告 AFP 病例(或报告敏感性较低)的县级单位,寻找原因,分析病例的年龄构成和时间分布。②AFP 病例免疫史:计算 AFP 病例 OPV“零”剂次免疫、未全程免疫、全程免疫和免疫史不详者所占比例,分析未全程免疫原因,重点分析“零”剂次免疫儿童。③AFP病例大便标本采集及检测结果:计算未采集、采集单份、采集双份标本病例所占比例以及脊灰病毒阳性率、各型别分离数,非脊灰肠道病毒分离率等。④分析 AFP 监测系统及时性、完整性:计算相关的监测指标,评价监测系统运转质量,分析存在的问题。

(3)工作质量评价:①个案调查表、随访表填写的真实性和完整性,有无缺项、有无逻辑错误,与实际情况是否相符等。②省、市级是否定期对监测医院开展 AFP 病例主动监测,评价县级 AFP 病例主动监测工作质量。③省级 AFP 专家诊断小组活动频次、活动及时性以及资料完整性。

四、免疫预防与疫情控制

(一)免疫预防

使用脊灰减毒活疫苗(OPV)和脊灰灭活疫苗(IPV)可有效预防脊灰的发生。

自 2016 年 5 月 1 日起,我国用 bOPV(Ⅰ＋Ⅲ型)替代了原先使用的 tOPV(三价),免疫程序是在新生儿出生后 2 月龄接种一剂 IPV,3 月龄、4 月龄和 4 岁时口服一剂 bOPV;2020 年1 月起,我国使用的免疫程序是在新生儿出生后 2 月龄、3 月龄接种一剂 IPV,4 月龄和4 岁时口服一剂 bOPV。

(二)疫情控制

当发生高变异株 AFP 病例、VDPV 病例、VDPV 循环病例或输入性脊灰野病毒病例时，应按照《山东省脊髓灰质炎野病毒输入性疫情和疫苗衍生病毒相关事件应急预案（试行）》和《脊灰野病毒输入性疫情和疫苗衍生病毒相关事件应急处置技术方案（试行）》的要求进行处理。

1.成立技术指导组和调查小组　发现脊灰野病毒、cVDPVs 或脊灰疫苗高变异株循环，国家、省级均应成立由流行病学、病毒学、卫生应急学和临床医学等学科专家组成的技术指导组，负责分析、预测疫情，指导现场调查处理工作；若发现 VDPVs 病例或携带者，由省级卫生行政部门成立调查小组，发现脊灰疫苗高变异株病例，由省级疾病预防控制机构立即成立流行病学调查小组进行调查处置。

2.现场调查与病例核实　重点调查病例发病过程、治疗情况、脊灰疫苗免疫史、发病前 35 天内的旅行史和接触史。对于脊灰野病毒病例或 cVDPVs 病例，需了解病例可能排毒期（大便标本检测阴性前）的活动范围、接触情况。分析发生的可能原因及可能波及的范围，分析高危 AFP 病例聚集性、脊灰临床符合病例聚集性、AFP 病例聚集性，了解密切接触者以及周围儿童中近年 AFP 病例的发生情况，若临床怀疑 iVDPV，在取得知情同意后，进行定量免疫球蛋白或细胞免疫功能测定。

3.标本采集　脊灰野病毒阳性者，每间隔 7 天采集 1 次粪便标本，直至连续 3 次采集的标本病毒分离或 PCR 检测阴性为止；VDPV 阳性者，每间隔 7 天采集 1 次粪便标本，直至连续 2 次标本病毒分离或 PCR 检测阴性为止；当确定为 iVDPV 时，前 2 个月每间隔 14 天采集 1 次粪便标本，从第 3 个月开始，每间隔 1 个月采集 1 次粪便标本，直至连续 3 次标本病毒分离或 PCR 检测呈阴性为止；脊灰疫苗高变异株病例，每间隔 14 天采集 1 次粪便标本，直至连续 2 次标本病毒分离或 PCR 检测呈阴性为止；在病例搜索时发现近 45 天内麻痹的 AFP 病例，采集双份粪便标本进行病毒分离或病毒核酸检测，同时采集接触者标本，原则上优先采集 5 岁以下儿童粪便标本。脊灰野病毒病例、在环境或健康人群中发现脊灰野病毒或发现 cVDPVs 病例、脊灰疫苗病毒高变异株循环病例，在病毒可能传播的地区，至少采集 50 名接触者或健康人群的粪便标本，其中每例脊灰野病毒病例或 cVDPVs 病例采集 5～10 名接触者粪便标本；VDPVs 病例或携带者、脊灰疫苗高变异株病例，应采集 5～10 名接触者的粪便标本。

4.标本运送和检测　应在采集后 72 小时内，将粪便标本冷藏运送至省级疾病预防控制中心进行检测。省级疾病预防控制中心应在 7 天内将脊灰病毒阳性分离物送中国疾病预防控制中心进行型内鉴别和基因测序。怀疑为脊灰野病毒的阳性分离物应于 48 小时内上送。运送应严格按照国家生物安全有关规定执行。脊灰实验室应在要求时限内完成检测，在检测结束后 1 个工作日内将检测结果录入 AFP 病例监测信息报告管理系统。对于来自脊灰野病毒流行地区的或其他怀疑为脊灰野病毒导致的 AFP 病例，要进行病毒核酸分子生物学检测，对核酸检测阳性的标本，要及时送中国疾病预防控制中心。一旦发现脊灰野病毒，各级疾病预防控制机构应就地封存标本及分离物，并严格按照相关生物安全规范要求进行后续工作。

5.开展接种率评估

(1)充分利用现有资料,初步估算脊灰疫苗接种率。

(2)根据发现病例的情况、流行病学调查结果判断可能的感染或传播地区,在一定范围内开展脊灰疫苗接种率快速调查工作。

(3)根据工作需要,可制订专门的方案,对适龄人群开展血清脊灰抗体水平调查,评估人群免疫屏障。

6.AFP病例主动搜索　开展医疗机构的AFP主动搜索和社区AFP病例主动搜索。查阅近2年医疗机构相关科室的门诊日志、出入院记录或病案等,调查有无漏报AFP病例,并记录主动搜索结果,跟踪漏报病例诊断情况,同时根据发生病例的性质,在不同范围内开展AFP病例社区搜索工作。如发现漏报的AFP病例,尽可能随访并明确临床诊断,当年的病例应纳入AFP病例监测报告信息管理系统。

(三)疫情处理原则

1.风险评估　风险评估包括分析病例的临床、流行病学和病毒学信息,结合既往脊灰疫苗接种情况、AFP病例监测系统工作质量、当地的卫生状况、人力资源和人口流动状况等,必要时开展接种率调查和人群血清抗体水平调查,初步评估病毒输入传播风险和危害,提出疫情发生地、其他地区的流行病学调查和控制传播的建议。结合应急强化免疫等措施落实情况,动态进行风险评估,以便适时调整相关措施。

2.开展应急强化免疫　省级卫生行政部门根据风险评估的结果,决定是否开展脊灰疫苗应急强化免疫(或查漏补种)活动。卫生健康委根据风险评估结果决定是否开展跨省或全国范围内的应急强化免疫(或查漏补种)活动。

开展脊灰疫苗应急强化免疫(或查漏补种)的地区、目标人群、时间和轮次、间隔应根据实际情况,综合评估后决定。

3.加强AFP病例监测　发现脊灰野病毒病例、cVDPVs病例、脊灰疫苗高变异株循环病例时,需要在病例所在省份全省范围或周边省的高风险地区内加强AFP病例监测,并根据疫情进展情况扩大加强AFP病例监测的范围。

4.隔离消毒与个人防护　医疗机构要做好脊灰野病毒和VDPV病例或携带者以及脊灰疫苗高变异株循环病例的隔离,医院内感染控制,以及卫生医疗人员的个人防护工作。

5.病例或健康携带者以及其接触者的医学观察　对脊灰野病毒和VDPV病例或携带者,以及脊灰疫苗高变异株循环病例周围存在感染风险的人群,如家庭成员、托幼机构或学校的老师同学等,应进行医学观察35天。一旦出现麻痹症状,应及时隔离治疗。

6.健康教育　发现疫情后,卫生行政部门要按照相关要求,主动发布疫情及防控进展信息,通过媒体开展脊灰预防等知识的宣传普及活动,提高公众对预防接种的认知水平和参与意识。专业人员在采集标本、开展脊灰疫苗接种率调查和AFP病例社区主动搜索时,可同时开展健康教育,引导公众形成良好个人卫生习惯,告知儿童家长出现肢体麻痹症状时主动就医。

(刘尧)

第二节 麻 疹

麻疹(measles)是由麻疹病毒引起的急性呼吸道传染病,传染性强。在疫苗前时代,除新生儿短时期内受母传麻疹特异性抗体保护外,人人易感,好发于儿童,发病率高,呈周期性流行,是严重危害儿童健康的一种疾病。随着麻疹疫苗的广泛应用,麻疹发病率大幅度下降。由于麻疹病毒只有1个血清型,抗原性稳定,人感染后可以产生持久的免疫力,人是唯一宿主,且有安全有效的疫苗可以预防,因此,理论上和技术上消除麻疹是可行的。尽管WHO六个区域都已确定或承诺实现消除麻疹的区域目标,但目前全球仅83个(43%)国家核实已达到或维持消除麻疹状态。由于2018年委内瑞拉和2019年巴西重新确立了麻疹地方性传播,美洲地区打破了已确立的麻疹消除状态。截至2019年底,世界卫生组织没有一个地区实现和维持消除麻疹的目标。我国积极响应西太地区号召,也提出到2012年消除麻疹的目标,但至今尚未实现,消除麻疹工作任重道远。

一、概述

(一)病原学

麻疹病毒属于副黏病毒科麻疹病毒属,该属中各病毒核蛋白有抗原交叉。麻疹病毒直径为120～250 nm,球形,有包膜,包膜上有突起,含血凝素和血溶素。麻疹病毒为单股RNA,负链,不分节段,基因组全长约为16 kb,有6个结构基因,编码6个主要结构蛋白,即核蛋白(N)、磷酸蛋白(P)、膜蛋白(M)、融合蛋白(F)、血凝素蛋白(HA)、依赖于RNA的RNA聚合酶(L)。HA和F为糖基化蛋白,诱导的中和抗体在保护病毒感染时具有重要意义。部分麻疹病毒基因型或实验室适应株的HA蛋白具有凝集和吸附猴红细胞特性,F具有膜融合特性,HA和细胞表面的麻疹病毒受体结合吸附到细胞,并且与F共同作用,诱导病毒包膜和细胞膜的融合,使病毒感染宿主细胞。

麻疹病毒对热不稳定,56 ℃,30分钟大部分被灭活,对紫外线、γ射线和β射线敏感,脂溶性溶剂、乙醚、氯仿可灭活病毒。病毒悬液经可见光照射迅速灭活,麻疹病毒存活时间与环境湿度密切相关,灭活时间随环境湿度增加而缩短。

长期以来,研究者一直认为麻疹病毒是遗传性、抗原性稳定的一种病毒,只有一个血清型,但从20世纪80年代以来,世界各地分离到的麻疹病毒野毒株,与20世纪50～60年代相比,在生物学特性和抗原性上出现不少差异,主要表现为血凝和血吸附性消失,细胞培养敏感范围缩小及发生抗原性漂移。通过测定各地流行的麻疹病毒野毒株基因序列,发现存在各种基因变异。麻疹病毒基因型别具有地理分布特征,不同地区有不同的本土流行株或优势流行株,同时全球麻疹野病毒流行也与年代存在一定相关性。通过监测不同国家甚至同一国家不同地区所流行的麻疹病毒的基因型分布,可以鉴定病毒的来源,确定病毒传播途径,提供评估麻疹控制策略效果的方法,科学地阻断麻疹病毒传播。麻疹病毒划分成A～H 8个基因组共24个基因型(A,B1～B3,C1～C2,D1～D11,E,F,G1～G3以及H1～H2),其中20个基因型已逐渐消失。在世界各地流行的基因型的数量从2005～2008年的11个减少到2009～2014年的8个,2016年的6个,2017年的5个,2018～2019年的4个,2020～2022年的2个。2022年仅B3、D8型在人群中流行,其中以D8(占78%)为主要流行基因型。我国自1993年通过对麻疹病毒分子流行病学的系统研究,证实H1基因型是中国麻疹病毒流行的绝对优势本土基因型。但由于经济的迅速增长,人员交流和流动的频繁,中国自2009年开始,部分省(区、市)共监测到B3、D4、D8、D9、D11、G3等6个输入性基因型麻疹病例。山东省开展麻疹病毒分离工作较早,山东省1993～1994年曾监测到A基因型野毒株,但除部分年份分离到疫苗株A基因型、2013年分离到缅甸输入D9基因型、2018～2019年分离到输入D8基因型外,其他麻疹病毒基因型别分布与中国目前基因型分布相同,均为H1基因型。2020～2022年山东省内一直未监测到麻疹野病毒,但2023年9月监测一例输入相关性D8基因型麻疹。尽管目前麻疹病毒基因型各地分布不同,且与过去相比,麻疹病毒出现些许变异,但对麻疹病毒全基因组序列的测定分析证实,我国麻疹疫苗株可以保护所有流行的麻疹病毒基因型。

(二)临床表现

由于近年来麻疹疫苗的应用,麻疹的临床症状变得不十分规律。麻疹潜伏期一般为7～14天,接种过疫苗者可延至21天。典型的麻疹临床经过可分以下几期:

1.前驱期　2～4天。发热,体温达39～40 ℃。上呼吸道卡他症状,患儿流涕、打喷嚏、咳嗽、流泪、畏光、患有结膜炎等。发热2～3天后,口腔黏膜周围可见0.5～1 mm灰白色小点,称科氏斑(Koplik斑),在上下唇黏膜上也可见到,是早期诊断麻疹的标志。

2.出疹期　多在发热2～5天后出现,皮疹为玫瑰色丘疹,自耳后、发际、前额、面、颈部开始自上而下波及躯干和四肢、手掌足底,疹间有正常皮肤。出疹时体温达到高峰,全身症状加重。

3.恢复期　若无并发症,皮疹出齐后体温开始下降,进入恢复期。皮疹出齐后,依出疹顺序逐渐隐退,色变暗,有色素沉着及糠皮样脱屑,2～3周消退。疹退同时体温也下降到正常,病情自愈。

另外,还有轻型麻疹、重型麻疹、异型麻疹的表现。麻疹常见的并发症有肺炎、喉炎、中耳炎、脑炎,其中以肺炎最常见。

二、流行病学

(一)传染源

麻疹患者是唯一的传染源。发病前1～2天至出疹后5天内均有传染性。传染性在前驱期,尤其是出现口腔黏膜斑时最强。

(二)传播途径

麻疹病毒主要通过空气飞沫经呼吸道传播。含有病毒的分泌物通过患者呼吸、咳嗽、打喷嚏排出空气形成气溶胶。易感者通过吸入含病毒气溶胶或眼结膜接触气溶胶而感染。患者曾经较长时间逗留的地方，如果通风不良，麻疹病毒气溶胶可以存留一定时间，易感者吸入后也会被感染。被气溶胶或分泌物污染的玩具、衣服等物品，作为机械携带工具，在短时间内可起到直接传播作用。日常生活中的密切接触亦可能传播本病。

外环境的相对湿度对麻疹病毒的传播有重要影响，在室温 20～21 ℃、相对湿度 12%～15%时，麻疹病毒能存活 2 小时，干燥环境可增强病毒的传播。室内通风良好，气溶胶病毒粒子浓度被稀释，传染能力就下降。

（三）易感人群

人类对麻疹病毒普遍易感。使用疫苗时代，易感者可通过接种疫苗获得免疫力。在疫苗前时代母传抗体高，20 世纪 70 年代后出生的婴儿，其母亲的免疫力主要来自疫苗，免疫力不如自然感染后获得的免疫力持久，婴儿获得的母传抗体水平较低，消失较快，还有少数母亲免疫不成功，故 8 月龄以下婴儿发病率上升。

（四）流行病学特征

1.麻疹流行强度显著减弱　麻疹疫苗使用后，尤其是实施计划免疫后，麻疹发病率和死亡率大幅度下降。在 1966～1977 年的疫苗推广使用阶段，我国麻疹发病率比 1950～1965 年的自然感染阶段下降 31.6%，免疫规划时期，麻疹发病率进一步降低，特别是 2010 年以来，全国麻疹发病率整体处于 5/10 万以下的历史最低水平。

2.暴发疫情是影响发病率高低的主要因素　一些预防接种工作薄弱的地区是麻疹的高发地区，这些地区时有麻疹暴发疫情发生，并影响到 1 个县、1 个市，甚至全省、全国的疫情。麻疹常在托幼机构、学校或易感人群集中的场所暴发，暴发有以下特点：一是与前次流行间隔时间长，这是由于一些儿童未接种疫苗或免疫未成功，以及未患过麻疹而又未接受疫苗接种或免疫失败的人逐渐积累，人群易感性增高，但这部分人群数量逐渐减少，需要较长时间的积累才能达到暴发流行；二是传染源从外地侵入；三是一旦发生二代病例，传染源迅速扩散，流行高峰突出；四是高峰后发病骤降，易感人群急剧减少；五是往往发生在一些预防接种工作薄弱、存在免疫空白的地区，可以是 1 个乡、1 个县，或更大范围。

3.流行周期不明显　在使用麻疹疫苗前，麻疹呈典型周期性流行，国内外均无例外。广泛使用麻疹疫苗后，流行周期不如以前明显。有些地区虽然还能观察到流行的周期性，但已不像使用疫苗前每隔 1～2 年流行一次那样规律。我国自 1977 年以来，麻疹发病率虽有大幅度下降，但在局部地区仍可见典型的流行周期存在，只是流行周期延长。

4.流行高峰季节推迟　使用疫苗前，多于 12 月份发病率开始上升，2～3 月份达到高峰，4 月份开始下降。使用疫苗后，流行高峰期推迟 1～2 个月。但受暴发的影响，发病高峰也可发生在任何月份，局部地区有可能形成夏季发病高峰。一些地区季节高峰推迟的原因，可能是疫苗接种后形成较为稳固的免疫屏障，使麻疹病毒传播受到限制，当麻疹输入后，一般要待到第六、七代才能形成高峰，这比以前第三、四代即形成高峰约推迟

1个月。

5.婴幼儿和成人发病增多,出现"双相移位"现象　疫苗时代小月龄婴儿和成人发病增多已成为普遍现象。国内大部分地区1岁以下的婴儿发病率是全人群发病率的数十倍。另外,成人发病也成为突出问题,尤其在城市和东部省份更为明显。麻疹发病年龄出现移位的原因:一是预防接种工作开展较好,免疫规划目标人群得到很好的保护;二是流行强度明显减弱,少数易感者接触麻疹病毒的机会大为减弱;三是经疫苗免疫成功若干年后,极少数人可能由于免疫力下降而发病;四是目前婴幼儿的母亲基本上是通过预防接种获得的麻疹免疫力,有研究表明,这种免疫力比自然感染获得的免疫力弱,因此胎传抗体消失早,且近年来由于过度集中医疗,婴幼儿医院感染机会增加,造成发病呈上升趋势。

6.外来人口在经济发达的地区发病明显增多　近年来,在一些经济比较发达、人口流动频繁的地区,麻疹发病增多。局部地区流动人口的发病率是当地人口的十余倍。目前麻疹仍时常在流动务工聚集人群中发生小规模的暴发流行。

(五)流行史

麻疹是一个古老的疾病,有文字记载表明,公元165年和251年在罗马帝国有麻疹大规模流行,162年和310年在我国也有类似流行。麻疹传染性强,发病严重时可引起死亡,严重危害儿童健康。全球每年有1.3亿人发病,死亡人数达700万～800万人。由于许多儿童死于麻疹,联合国千年发展目标提出在2015年实现儿童麻疹死亡人数比2000年水平下降95%以上。根据WHO估算,2000年至2016年,麻疹年发病率下降88%,从每100万人145例(2000年)下降到18例(2016年),为这一时期报告发病率最低;2017～2018年麻疹疫情开始复苏,2019年发病率上升567%,升至每100万人120例,为2001年以来最高。麻疹仍然是导致儿童死亡的最常见原因之一。目前WHO六大区基本均确立了消除麻疹或降低死亡率的目标,美洲区已于2000年成功消除麻疹,但由于2018年委内瑞拉和2019年巴西重新确立了麻疹地方性传播,美洲区打破了已确立的麻疹消除状态。WHO欧洲区提出2010年消除麻疹的目标,但因个别国家麻疹疫苗接种率不高,尤其在2008年东欧麻疹疫苗强化免疫活动执行不力,导致这些国家麻疹暴发,致使此目标又推迟至2015年。东地中海区、非洲区分别设立到2015年、2020年消除麻疹目标,我国所在的西太区确立到2012年消除麻疹目标,东南亚区确立到2015年实现麻疹死亡率下降95%目标。2012年全球疫苗行动计划又确立到2015年、2020年分别在4个、5个WHO大区实现消除麻疹目标。但截至2022年底,世界卫生组织没有一个地区实现和维持麻疹消除目标。2021年《2021—2030年全球麻疹和风疹战略框架》提出"一个没有麻疹和风疹的世界"的设想,提出2021～2030年的目标是"实现和维持区域麻疹和风疹消除目标"。

我国麻疹流行大体分为以下两个阶段:

1.疫苗前时代　在使用疫苗前,我国麻疹呈自然流行状态,发病非常严重。1950～1965年年均发病率为590.6/10万,其中1959年发生全国范围内的麻疹大流行,发病率高达 1432.4/10 万，病例数占当年全国报告传染病总数的 48.0%；因患麻疹而死亡的人数占全国报告传染病死亡总数的 71.1%，每 100 例麻疹患者中就有 3 人死亡。山东省麻疹疫情报告始于 1951 年，使用疫苗前的 1951～1966 年，麻疹发病呈隔年流行状态，法定传染病的报告发病率波动在 1245.86/10 万至 60.04/10 万(平均为 655.05/10 万)，病死率为 5.39%～0.89%(平均为 1.74%)。

2.疫苗时代　我国于 1965 年开始广泛使用疫苗，麻疹流行强度大为减弱，发病率和死亡率均大幅度下降。尤其在实施计划免疫后，发病率的下降更为明显。20 世纪 90 年代以来，与计划免疫前的 1978 年相比，发病率与死亡率降低了 95%以上。1995～2004 年发病率总体维持在 5/10 万左右。2008 年全国麻疹报告发病率达 9.95/10 万(131441 例)，流行地区不仅包括常规免疫工作薄弱的西部省份，也包括流动人口较多的东部经济发展较好省份。中国作为亚太地区一个大国，已向 WHO 承诺在 2012 年将麻疹发病率控制在 1/100 万以下。2006 年卫生部制定了《2006—2012 年全国消除麻疹行动计划》，并明确了采取提高 MV 接种率和加强麻疹监测为主的消除麻疹综合策略和措施。随着这些策略和措施的逐步落实，消除麻疹取得一定的进展，2009 年全国报告发病率较 2005～2008 年大幅下降，为 3.95/10 万(52461 例)，较 2008 年下降 60.30%。2010 年全国统一开展麻疹疫苗强化免疫后，麻疹发病率进一步下降，2012 年达历史最低水平，2013～2016 年，发病率维持在 3/10 左右，2017～2019 年麻疹发病率进一步下降至 2/100 万以下，2020～2023 年以后麻疹发病率降低至 0.5/100 以下，向实现消除麻疹的目标迈进了一大步。

山东省 1967 年开始推广应用麻疹疫苗，1967～1978 年，麻疹发病率和死亡率均较使用疫苗前有大幅度下降，分别为 589.75/10 万至 75.02/10 万(平均为 305.92/10 万)和 0.41%～0.16%(平均为 0.26%)；特别是自实施计划免疫以来，发病率和死亡率下降更为显著，分别为 81.75/10 万至 0.75/10 万(平均为 15.65/10 万)和 0.44%～0.00%(平均为 0.19%)。20 世纪 90 年代发病率在 2/10 万左右，进入 2000 年后，麻疹发病率进一步降低，2004 年下降至历史最低点(0.46/10 万)，尽管 2004 年前山东麻疹发病较以往呈显著下降趋势，但其间有小的波动，仍存在 6 年一次的周期性流行规律。2005 年以来受疾病本身发病规律的影响，在全国麻疹发病率上升的同时，山东省麻疹发病率出现较大回升，其中 2008 年报告麻疹发病率高达 10.08/10 万，为近 20 年来发病最高水平。2008 年12 月和 2010 年 9 月连续两年对 8 月龄至 6 岁儿童麻疹疫苗强化免疫后，麻疹发病率下降明显，2012 年，达历史最低水平；此后至 2016 年，我省麻疹发病率呈逐年上升趋势，2016 年下半年开始发病率逐渐下降，直至 2023 年底麻疹发病维持低发状态，2020～2023 年麻疹发病率均低于 0.5/100 万。

三、疾病监测

(一)病例定义

1.监测病例　发热(>37.3 ℃)、出疹(斑丘疹)，伴有咳嗽、卡他性鼻炎、结膜炎、淋巴结肿大、关节炎或关节痛等一种及以上症状，且排除已知病原所致发热出疹性疾病(如水痘、猩红热、手足口病）的病例。

2.疑似病例、临床诊断病例、确诊病例　麻疹疑似病例、临床诊断病例、确诊病例的定义参照《麻疹诊疗方案（2024 年版）》。风疹疑似病例、临床诊断病例、确诊病例的定义参照《风疹诊断标准》（WS 297—2008）。

3.排除病例　符合下列条件之一的监测病例、疑似病例、临床诊断病例，订正为排除麻疹风疹病例：

（1）血标本检测麻疹和风疹 IgM 结果均为阴性，病原学标本检测麻疹和风疹病毒核酸结果均为阴性，且不符合上述确诊病例和临床诊断病例定义者；

（2）明确诊断为其他疾病者；

（3）麻疹或风疹疫苗相关病例：鉴定出麻疹或风疹疫苗株病毒，且未检测出麻疹或风疹野病毒；或同时符合以下 5 种情形。

①有出疹，伴或不伴发热，无咳嗽等呼吸道症状；

②接种含麻疹或风疹成分疫苗后 7～14 天之间出疹；

③血标本在接种含麻疹或风疹成分疫苗后 8 周内采集，且检测麻疹和（或）风疹 IgM 抗体阳性；

④流行病学调查未发现该病例引起续发病例；

⑤流行病学调查和实验室检测未发现其他致病因素。

（二）监测目的

（1）及时发现麻疹、风疹病例，采取针对性措施，预防和控制疫情。

（2）掌握麻疹、风疹流行病学特征，分析人群免疫状况，确定易感人群，加强风险评估和预警。

（3）了解麻疹、风疹病毒学特征，追踪病毒来源、传播路径。

（4）评价麻疹、风疹预防控制效果，为适时调整疫苗免疫策略提供依据。

（5）在消除麻疹的同时，加速控制风疹，预防先天性风疹综合征（CRS）。

（三）监测内容

1.病例报告　传染病法定责任报告单位和责任疫情报告人发现监测病例，应按照《传染病防治法》《突发公共卫生事件与传染病疫情监测信息报告管理办法》和《国家突发公共卫生事件相关信息报告管理工作规范（试行）》等规定进行报告。县级疾控机构发现辖区内出现麻疹聚集性疫情，要向市级和省级疾控机构逐级进行快速报告，同时报告当地卫生计生行政部门。

为加快消除麻疹进程，提高监测敏感性，应开展发热出疹性疾病监测，各级各类医疗机构在发现发热出疹性病例时，均应按照麻疹疑似病例进行报告与监测，并同时采集患者的检测标本进行实验室诊断分类。

2.病例监测

(1)流行病学监测

1)病例调查:每例监测病例都应进行流行病学个案调查。报告单位所在地的县级疾病预防控制中心负责组织开展监测病例的流行病学个案调查。对于跨县(市、区)就诊的病例,因返回其现住址等原因无法完成调查、采样的,报告单位所在县级疾病预防控制中心应及时将信息反馈至病例现住址所在地的县级疾病预防控制中心,由病例现住址所在地的县级疾病预防控制中心负责最终完成调查、标本采集和送检工作。在开展流行病学个案调查的同时,报告单位所在地、病例现住址所在地、病例可能的感染地,县级疾病预防控制中心应对病例居住地或活动场所进行调查,了解传播情况。

负责调查的专业人员应在接到报告后48小时内开展流行病学个案调查,完整填写"麻疹/风疹监测病例流行病学个案调查表",各变量要准确、有依据。以下10个变量中任何一项空缺或不准确的,均认为个案调查不完整:病例姓名、性别、出生日期、现住址、含麻疹或风疹成分疫苗接种史、出疹日期、报告日期、调查日期、血标本采集日期、可能的感染地。调查发现传染病报告卡部分基本信息不正确或不准确的,要及时予以订正。

2)标本的采集与运送:医疗单位负责对就诊的监测病例采集血标本和病原学标本,完整填写标本送检表。合格血标本的基本要求是:出疹后28日内采集,血清量不少于0.5 mL,无溶血,无污染;合格病原学标本(咽拭子、尿液)的基本要求:出疹后5日内采集,冷藏运送,−70 ℃以下保存。病原学标本、血标本或分离的血清标本应放置4 ℃冷藏,并立即通知或24小时内送达县级疾病预防控制中心(CDC)。在流行病学调查、疫情处理等过程中发现的未就诊监测病例,由县级CDC负责组织采集血标本和病原学标本。县级CDC在收到标本后48小时内(即在标本采集后3日内)将血标本和病原学标本冷藏运送至市级CDC麻疹实验室。出现聚集性疫情时要快速送检。如患者出疹后3日内采集的血标本检测麻疹IgM抗体阴性,且病原学标本核酸检测结果阴性的,应在出疹后4～28日采集第2份血标本进行检测。

为掌握麻疹病毒基因型变化及其动态分布情况,各地应按照监测连续性和代表性的原则,努力采集每例散发监测病例病原学标本。当确认为麻疹或风疹聚集性疫情时,应至少采集疫情早期5例病例的病原学标本,病例数小于5例者应全部采集。

3)主动监测:医疗单位应每旬开展相关科室主动监测,并做好记录。承担主动监测任务的疾病预防控制中心或乡级防保组织应按照《预防接种工作规范》要求,每旬到辖区内监测医院开展主动监测,定期对医疗单位主动监测工作进行检查指导、督导评估。

(2)实验室监测　①血清学检测:由市级麻疹实验室负责。市级麻疹实验室在收到血标本后,应于4日内完成麻疹、风疹IgM抗体检测。血清IgM抗体检测应采用省级麻疹实验室统一规定的标准ELISA方法,严格按标准操作规程进行。②核酸检测:由市级麻疹实验室负责。市级麻疹实验室在接到病原学标本后4日内应完成麻疹或(和)风疹病毒核酸检测。核酸检测阳性的病原学标本及核酸提取物,应在完成核酸检测后10日内送达省麻疹实验室,阴性的病原学标本和核酸提取物可每3个月集中送省麻疹实验室复核。③病毒分离与基因定型:省麻疹、风疹实验室在收到核酸检测结果阳性标本后,应于28日内完成病毒分离工作;病毒分离完成14日内完成病毒基因定型,基因定型完成后3日内将基因序列原始图谱资料送国家麻疹实验室复核。④实验室质量控制:省级麻疹网络实验室接受国家麻疹网络实验室的认证、质量控制、考核和检测试剂的质量评估,并负责对市级麻疹、风疹网络实验室进行认证、质量控制和考核。

3.聚集性疫情监测　聚集性疫情是指在同一家庭、学校或工厂企业等集体单位或场所,10天内报告2例及以上麻疹或风疹确诊病例;在同一街道或乡镇,10天内报告5例及以上麻疹或风疹确诊病例。

(1)聚集性疫情调查和核实。聚集性疫情的调查由县级卫生计生行政部门组织,县级CDC具体实施,必要时省、市级CDC参与,提供技术指导。县级CDC在发现或接到聚集性疫情报告后应成立麻疹聚集性疫情调查组,24小时内到达现场开展调查。了解病例的发病与就诊经过,包括主要临床症状和并发症、医疗救治情况,尽快进行病例诊断和分类,结合病例临床表现和流行病学调查结果,初步判断是否为麻疹聚集性疫情。同时,采集聚集性疫情早期5例(病例数小于5例的全部采集)疑似病例血标本和病原学标本(应采集病例出疹后5天内咽拭子标本或尿液标本),采集的标本应立即送到有关实验室进行检测,进一步核实是否为麻疹聚集性疫情。发生聚集性疫情时要及时采集标本,并于采集后24小时内送达市级麻疹网络实验室进行检测;市级网络实验室要在收到合格标本后24小时内完成检测,并将检测结果以最快方式上报省疾控中心。

(2)开展主动搜索。在开展聚集性疫情病例调查的同时,对当地各级医疗机构特别是基层医疗单位开展病例主动搜索,必要时开展社区病例主动搜索。

搜索的病例定义为麻疹疑似病例,必要时定义为发热出疹性病例。

搜索的时间范围应从首发病例发病日期向前推21天。当发现新的首发病例时,应相应扩大搜索时间范围,直至首发病例前21内无病例。

搜索的范围及方式:①医疗机构:查阅内科、儿科、皮肤科、传染病科等相关科室门诊日志、出入院登记,访谈村医或个体医生。②村(社区):入村与村医和群众访谈搜索病例。③幼托机构、学校、机关、企业、厂矿、大型施工工地等集体单位:根据当地实际情况选择其他适宜的搜索范围,了解相关单位晨检记录或缺勤情况及原因,通过搜索及早发现既往和续发病例。

(3)密切接触者监测。监测与麻疹病例在其出疹前后5天内,有共同居住、工作、生活、学习等近距离接触的人员。并进行登记和医学观察,一旦出现发热、出疹等症状和体征,要主动报告,并及时就诊。

(4)开展流行病学特征描述。完成病例搜索和个案调查后,应迅速按照时间、地区、人群分布等流行病学特征对疫情进行描述,确定聚集性疫情的范围和严重程度、寻找可能的危险因素和聚集性疫情的原因线索等。时间分布主要描述聚集性疫情的时间范围、首例病例和末例病例发病时间分布、采取控制措施的时间以及疫情进展;地区分布主要描述病例在发病地区的分布,甄别疫情控制重点地区;人群分布主要描述病例年龄、性别、职业等人口学特征，以及流动性、免疫史等特点，判断疫情控制重点人群。

(5)开展传播风险评估。在疫情调查的同时，应了解周边区域人群免疫状态，对疫情向周边区域扩散的风险进行评估。

1)了解基本信息：需获取发生麻疹聚集性疫情的地区人口构成、地理环境特征、社会经济状况、卫生服务提供情况、含麻疹成分疫苗接种情况、近5～10年麻疹流行情况、近期开展的大型集会活动等相关信息。

2)接种率评估：若为单病例的麻疹聚集性疫情，可对病例所在的集体单位或居住的村(居委会)进行30名1～6周岁儿童及密切接触者麻疹疫苗接种情况调查。若病例分布在不同的集体单位或村(居委会)，可在发生聚集性疫情的乡(镇、街道)以病例较为集中的村(居委会)为中心，在近、中、远距离各选取1个村(居委会)，每个村(居委会)各随机入户调查10名(共30名)1～6周岁儿童，评价当地儿童麻疹疫苗接种情况。30名儿童中发现大于等于1名未按照免疫程序完成含麻疹成分疫苗接种的儿童，提示应采取相应免疫措施。

当发生聚集性疫情的人群以成人为主时，除了要对聚集性疫情地小年龄组儿童麻疹疫苗接种率进行调查外，还要对发生聚集性疫情的人群麻疹疫苗接种情况进行调查，评估麻疹在该人群扩散的风险。

3)常规免疫接种率分析：当某地的易感人数累积到一个出生队列人数时，一旦有病例发生或输入，就容易在该人群中传播扩散，发生聚集性疫情。可根据历年麻疹疫苗常规免疫和强化免疫开展情况，对易感人群积累情况进行分析。一般，同一出生队列中易感者积累数＝当地当年出生人口数×(1－常规免疫实际接种率×疫苗效力)。

4)聚集性疫情发展趋势评估：根据聚集性疫情流行病学特点、人群易感性评估结果、经济社会人口等因素，综合判断该起疫情发展趋势，为及时采取相应处置措施提供依据。疫情发展趋势评估主要考虑以下因素：已采取的病例管理措施；当地人群特点，如人口数量、密度、流动性和疫情发生特点(如是在整个社区传播还是只局限在某个特定集体单位人群有限传播、是否为贫穷地区)等；发生月份(考虑季节性高发的可能)和近期有无重大节日、大型集会或其他社会事件致使传播机会增加的可能；麻疹监测系统敏感性及本次麻疹疫情报告的及时性；其他如医院院内感染管理、营养状况(如维生素A的状态)等。

5)疫情处置：以乡为单位，10天内报告2例及以上麻疹临床诊断病例或实验室确诊病例时，市级疾控中心人员要在24小时内赴疫情现场进行核实疫情，并于调查后24小时内将初步调查报告逐级报送至省疾控中心。各地要及时采集疑似病例标本，并于采集后24小时内送达市级麻疹网络实验室进行检测；市级网络实验室要在收到合格标本后24小时内完成检测，并将检测结果以最快方式上报省疾控中心。省疾控中心将视情况以现场、视频会商、电话等不同方式尽早介入调查处置；经核实出现2例及以上实验室确诊病例，或发现与实验室确诊病例有流行病学关联病例时，省疾控中心将派员到现场指导调查处置。出现5例及以上重症病例或有2例及以上死亡病例报告的聚集性疫情，或疫情出现跨省传播时，中国疾控中心应赴现场指导调查处置。

4.免疫水平、疫苗效价和免疫成功率监测

(1)健康人群免疫水平监测。根据消除麻疹工作的需要,省级组织开展健康人群免疫水平调查,在兼顾监测具有连续性、代表性的同时,重点考虑常规免疫规划工作薄弱和流动人口聚集的地区。监测对象可分为8个年龄组,分别为小于1岁、1～2岁、3～4岁、5～6岁、7～9岁、10～14岁、15～19岁、20岁及以上的健康人群,或者根据当地麻疹发病的年龄特点、人口流动情况,适当调整分组。每个年龄组30～50人。

省级CDC负责制订监测工作方案、组织标本检测并进行质量控制,对监测结果进行分析、评价和上报;市级疾病预防控制中心负责监测工作的组织实施和技术指导;县级疾病预防控制中心负责标本的采集和运送工作。

(2)免疫成功率监测。省级CDC可根据实际工作需要,组织开展含麻疹成分疫苗免疫成功率监测。选择一定数量监测点,各采集30～50名适龄儿童疫苗免疫前后的血标本进行检测,评价免疫效果。

(3)疫苗效价监测。省级疾病预防控制中心根据实际工作需要,每年7～9月份选择省、市、县、乡(接种单位)的疫苗运输路线,开展疫苗效价监测。

5.麻疹疫情的预测预警　各级疾控机构要指定专人对辖区内网络直报系统的麻疹疫情进行实时监视和分析,及时发现聚集性疫情;同时组织有关专家,结合历年麻疹疫情、接种率及人群免疫状况等信息进行综合分析,对当地麻疹疫情发生发展趋势进行预测,并及时向同级卫生计生行政部门提出建议。卫生计生行政部门根据预测结果,及时制订和部署相应的预防控制措施,必要时提请政府发布预警信息。

6.资料管理与信息交流

(1)信息的录入和个案管理:监测病例的传染病报告卡信息由病例报告单位录入传染病报告信息管理系统。县级疾病预防控制中心要及时收集麻疹、风疹监测病例流行病学个案调查表,并在调查完成48小时内录入麻疹专病监测信息报告管理系统。实验室检测结果由检测单位于检测完成后24小时内录入麻疹监测信息报告管理系统,3日内将检测报告反馈至标本送检单位。基因定型结果由省级疾病预防控制中心录入系统,并接受国家麻疹、风疹网络实验室复核、检查订正。

根据流行病学信息和实验室检测结果,县级疾病预防控制中心应按照监测病例分类标准进行最终分类,原则上应在病例报告后10日内完成。同属一起聚集性疫情的麻疹或风疹病例,在监测信息报告管理系统中应通过赋予相同的聚集性疫情编码进行关联,完成疫情调查处置后10日内填写麻疹聚集性疫情信息汇总表,同时上传调查报告。

流行病学调查原始资料由县级疾病预防控制中心保存,实验室检测原始记录由检测单位保存。

(2)信息分析与利用:各级疾病预防控制中心应适时对监测资料进行汇总,综合分析麻疹流行病学特征,评价当地人群免疫状况,发现免疫接种薄弱地区和人群,提出相关工作建议,并及时将信息反馈至下级单位,报告同级卫生计生(卫生)行政部门和上级疾控机构。

7.监测指标和要求

(1)监测系统敏感性指标:以市为单位,排除麻疹、风疹病例报告发病率达到2/10万以上;辖区80%以上的县(市、区),排除麻疹、风疹病例报告发病率达到1/10万以上。

(2)监测系统及时性指标:监测病例报告后48小时内完整调查率达到80%以上,血清学和病原学标本采集后3日内送达网络实验室的比例达到80%以上,实验室收到标本后麻疹、风疹IgM检测结果4日内报告率达到80%以上。

(3)监测系统特异性指标:监测病例血清学和病原学标本采集率达到80%以上;出疹后3日内血清学和病原学标本麻疹、风疹IgM阴性采集第2份血标本的比例达到80%以上;麻疹、风疹聚集性疫情实验室确诊率达到90%以上;麻疹、风疹聚集性疫情采集病原学起数占聚集性疫情总起数的比例达到80%以上。

四、免疫预防与疫情控制

(一)免疫预防

提高人群免疫保护水平,减少麻疹易感人群是消除麻疹的关键。要实现消除麻疹目标,人群免疫力应达到并保持在95%以上。

1.疫苗常规免疫　接种麻疹类疫苗是控制和预防麻疹的有效手段。自2020年6月1日起,山东省在全省范围内实施国家统一的2剂次麻腮风疫苗免疫程序,即8月龄和18月龄各接种1剂次麻腮风疫苗,同时取消山东省原6岁儿童含麻疹成分疫苗常规接种。重点强调含麻疹成分疫苗及时接种率,使易感儿童及时、尽早得到保护,减少小年龄易感者的数量。另外,为减少免疫空白,在常规免疫基础上应定期开展适龄儿童查漏补种、儿童入托入学查验预防接种证及补种等工作。

2.疫苗应急接种　麻疹疫情发生后,结合疫情调查及疫情扩散风险评估结果,对重点人群开展麻疹疫苗应急接种,可短期内保护易感者,减少二代病例,提高人群免疫力,阻断病毒传播。

(1)开展时间:应急接种应尽快开展,越早开展越能有效控制麻疹疫情。对密切接触者的接种,尽量在暴露后72小时内完成。在社区内开展应急接种,应在尽可能短的时间(如一个最短潜伏期内)内完成(争取3天内接种率达到95%以上)。

(2)覆盖年龄组:目标人群的选择需要依据人群免疫状况评估、年龄别罹患率等资料综合分析确定。应特别关注常规免疫服务难以覆盖的人群、上次强化免疫未覆盖儿童、医院和其他卫生机构的工作人员等。当发生聚集性疫情的人群以成人为主时,建议可覆盖至1978年之后的出生队列。

(3)开展区域范围:应急接种开展的区域范围可根据麻疹疫情规模和扩散风险评估结果综合确定。当在学校、托幼机构、建筑工地、厂矿等集体单位发生聚集性疫情时,应对该集体单位内所有人员的免疫状况进行评估,开展该单位全人群的应急免疫或查漏补种。若病例在自然村、居委会等人口较为分散的场所,应对病例接触者及病例周围易感人群开展应急接种,必要时可跨社区(村)、乡镇、县区开展,并重点关注常规免疫工作比较薄弱、有较多易感儿童的地区。

(4)疫苗种类:为有针对性地控制疫情,在未作出实验室诊断前开展应急接种的,建议采用含麻疹-风疹成分的联合疫苗。在聚集性疫情经实验室确诊后,可使用相应单价疫苗或联合疫苗,在条件允许的情况下优先考虑使用联合疫苗。

(5)应急接种的形式:结合麻疹疫情扩散风险评估结果、目标人群既往接种率、免疫史记录质量、目标人群对重复接种的接受程度进行综合分析,确定选择查漏补种(需核实目标人群既往免疫史及患病史来确定接种对象)或应急接种(无论既往是否有麻疹疫苗免疫史均接种)。一般,病例接触者或周边社区人群麻疹疫苗全程接种率较高,且接种记录、登记较为完善,可对目标人群开展查漏补种;而在流动人口聚集或常规免疫薄弱地区,多数接种对象免疫史不清,应开展应急接种。

3.疫苗补充免疫　麻疹疫苗补充免疫是短期内迅速提高人群免疫力水平,阻断麻疹病毒传播的有效手段。补充免疫应在常规免疫的基础上,根据麻疹流行病学特征和消除麻疹进程,每隔3～5年针对薄弱地区开展。补充免疫要科学制订实施计划,合理确定目标人群(不考虑既往免疫史),统一组织实施,在尽可能短的时间内完成,确保接种率达到95%以上。

4.免疫球蛋白　免疫球蛋白可以对不能接种麻疹疫苗的麻疹确诊病例的接触者提供被动免疫保护,如有麻疹疫苗接种禁忌者、免疫功能低下的成人或儿童、孕妇、特殊情况下(如与确诊病例密切接触)的小于8月龄儿童等人群。在这些情况下,人免疫球蛋白在暴露后72小时内使用最有效,在6天内也可能有一定的作用。孕妇应在经检测无麻疹抗体情况下注射人免疫球蛋白;小于8月龄儿童应在危险性评估后注射人免疫球蛋白,注射人免疫球蛋白3个月后才能接种麻疹疫苗。

目前还不清楚具有保护水平的人免疫球蛋白中应含有的麻疹抗体最低水平,人免疫球蛋白中的麻疹抗体水平可能会随着麻疹发病率下降而下降。

(二)疫情控制

麻疹疫情控制措施不应等待所有危险因素完全调查清楚之后再采取,而应在疫情初期尽早落实,并根据新的疫情调查结果不断调整。

1.病例与密切接触者管理

(1)病例管理:对麻疹患者,应进行对症治疗和防治并发症。麻疹病例应自前驱期出现卡他症状时开始隔离,至出疹后4天,并发肺部感染者应隔离至出疹后14天。疑似病例未确诊之前,按确诊病例进行隔离。住院病例应实施呼吸道隔离措施,疑似麻疹病例应于单独病房诊治,确诊的麻疹病例可同住一个病房。未住院病例建议暂时离开学习、工作的场所,居家休息隔离,避免接触婴儿、无疫苗接种史的儿童或成人,尽量只与接种过麻疹疫苗或有麻疹患病史的家庭成员接触。

(2)密切接触者管理:调查人员应开展监测,找出麻疹病例密切接触者,结合疫情发展趋势评估结果,制订相应的管理措施。在医疗机构、托幼机构、学校、厂矿企业等集体单位及家庭内发生疫情时,接触者应在接触传染期麻疹病例后进行医学观察,观察期限到最后一次接触后21天，在此期间避免与其他易感者接触。告知接触者若出现发热、流鼻涕、咳嗽或结膜炎等症状，应及时就医。对无麻疹疫苗免疫史或免疫史不详的密切接触者，应立即接种疫苗，详见“免疫预防”部分。

2.感染控制　可对麻疹病例所在的一般场所和居家室内环境进行开窗通风，但不需要随时消毒。托幼机构、学校、影剧院等公共场所要搞好环境卫生，保持空气流通。集体单位发生麻疹疫情后避免集体活动，以减少病毒的传播。与病例近距离接触须戴口罩，接触后要及时洗手。负责现场流行病学调查、采样和医疗救治的工作人员要加强个人防护，易感者须及时接种麻疹疫苗。

收治麻疹患者的医疗机构必须具备隔离条件，独立设区，病房内通风良好。在麻疹聚集性疫情出现期间，要实施更严格的感染控制，按照《医疗机构传染病预检分诊管理办法》的有关要求，对具有发热、出疹等症状的患者进行预检分诊，防止在门诊输液室等区域造成交叉感染。

3.加强监测　落实疫情报告、主动监测等制度，聚集性疫情地疾控机构与医疗机构加强沟通，使所有责任报告单位、责任报告人都知晓有麻疹聚集性发生，及时发现并报告疑似麻疹病例，提高监测系统的敏感性、及时性与特异性。做好聚集性疫情地区疑似麻疹病例的主动搜索，如对学校、托幼机构和集体用工单位开展晨检，必要时开展病例“零”报告制度。

4.风险沟通　麻疹聚集性疫情可能会引起公众和媒体广泛关注，发生聚集性疫情期间应做好舆情监测，在负面消息或虚假信息广泛传播之前，及时、主动与媒体沟通，向公众传递正确信息，避免造成恐慌和误解，积极采取正确的个人防护措施，配合疫情防控工作。如开展麻疹疫苗群体性接种，应提前做好社会动员，告知发生麻疹疫情的信息、疫苗接种的目标人群、接种时间及地点等信息，取得媒体及社会的理解，及时为目标人群接种疫苗。

（三）特定场所防治措施

在特定场所发生的麻疹疫情，除了实施一般控制措施和免疫预防措施之外，还需要针对特定场所的特点，因地制宜、科学有据地采取针对性的防控措施。

1.学校与托幼机构　在学校、托幼机构等集体单位出现聚集性麻疹时，感染病例须暂时离开学校，住院或居家隔离治疗，出疹后4天内避免与易感者接触。病例所在班级应立即开展应急接种，同时对校内所有儿童进行免疫史查验并开展查漏补种，校内工作人员如果无免疫史，也应接种含麻疹成分疫苗。如病例数较多、传播风险较大，对同一地区暂时未受麻疹影响的学校与托幼机构的儿童，也应考虑开展接种率评估和查漏补种。

在发生聚集性疫情的学校及周边学校，应开展晨检和因病缺勤病因追查与登记，加强监测，做到早发现、早报告、早调查。教室等环境保持空气流通，开展预防麻疹的健康宣传教育，使师生养成良好卫生习惯，提高防病意识。

2.医疗机构　在麻疹流行地区和高发季节，医疗机构可能成为“助推”麻疹病毒传播的特殊场所，这对小月龄婴幼儿的影响尤为明显。应在以下几个方面加强医疗机构的麻疹防控工作。

(1)防止医护人员感染麻疹并成为传染源造成医源性传播。所有可能暴露于麻疹病例的医务人员,如无两剂次麻疹疫苗免疫史、既往患病史或血清学免疫力证据,均应接种麻疹成分疫苗。对于已经暴露于麻疹病例的医护人员,无免疫史者应进行隔离并采取适当的暴露后预防措施(如接种麻疹疫苗)等。

(2)防止医院成为"助推"麻疹病毒传播的场所。做好就诊病例的预检分诊,尤其防止门诊治疗、集中输液等环节造成的交叉感染。做好住院病例的隔离,免疫功能低下的病例应隔离更长时间,禁止麻疹病例与易感者接触。

(3)做好宣传教育。对于在医疗机构就诊并可能接触到麻疹病例的易感者,尽早接种含麻疹成分疫苗。未到免疫月龄婴儿,在医疗机构接受诊疗活动过程中,尽量避免与其他患者近距离接触。医生在诊治适龄儿童病例时,应常规询问疫苗接种情况,提醒及时接种免疫规划疫苗。

3.流动人口聚集地　在流动人口聚集地的儿童可能错过接种麻疹疫苗,麻疹聚集性疫情可以暴露出常规免疫薄弱环节并予以改进。发生聚集性疫情后,在开展应急接种措施控制疫情的同时,结合发现的常规免疫薄弱原因,制订加强常规免疫工作的长期计划,及时分析流动人口聚集地的健康教育需求,广泛开展有针对性的宣传教育,提高常规免疫接种率,避免新的聚集性疫情发生。

4.成人集体单位　在厂矿、工地、企业等成人为主的集体单位发生麻疹聚集性疫情时,由于发病人群免疫史不清,应根据发病年龄特点、人群免疫力评估结果等因素确定目标人群,做好宣传动员,尽早开展应急接种。避免由于人员流动性大、依从性差使疫情控制措施流于形式。

5.紧急情况　当发生突发自然灾害等紧急情况时,原有的秩序被严重破坏,生活环境恶劣、拥挤,极易造成传染病聚集性流行,尤其是麻疹这类传染性极强的疾病。在紧急情况发生的初期,如果当地常规免疫疫苗接种率低于90%,群体性接种麻疹疫苗应是最优先考虑的免疫预防措施,无须等待有病例报告才开展。

(四)防控措施效果评价

1.疫情终止　在最后1例麻疹患者发病后21天内,如果无新的可疑病例出现,则可考虑为聚集性疫情终止。

2.控制措施评价　在聚集性疫情得到控制后,可考虑进行如下评估:麻疹监测系统运转和聚集性疫情发现的及时性评估,发生聚集性疫情的原因、应对疫情的准备、治疗和疫苗接种等干预措施的评估,对以后可能发生聚集性疫情的提示等。

(王素婷　刘晓冬)

第三节 甲型病毒性肝炎

甲型肝炎(hepatitis A,HA,简称“甲肝”)是一种由甲型肝炎病毒(hepatitis A virus,HAV)引起的急性肠道传染病。该病主要经粪-口途径传播,易发生食物型和水型暴发流行,常呈季节性和周期性流行,主要感染对象为儿童,大多为隐性感染,临床患者多具有自限性,一般不会转变为慢性。随着卫生条件的改善和疫苗的应用,甲肝的流行特征发生了一系列变化,季节性和周期性逐渐消失,感染年龄后移。但迄今为止,甲肝仍是一个严重的公共卫生问题,预防与控制甲肝仍将是一项长期而艰巨的任务。

一、概述

(一)病原学

HAV呈球形,直径约27 nm,无囊膜,属于小RNA病毒科嗜肝病毒属。HAV只有1个血清型,分为7个基因型。感染人类的HAV的基因型有Ⅰ、Ⅱ、Ⅲ和Ⅶ,感染猿猴类的HAV基因型有Ⅳ、Ⅴ和Ⅵ。

HAV易污染食物和水,在环境中可存活数月至数年,在贝类、水、土壤或海底沉淀物中存活时间更长。

HAV对pH值有较强的耐受力,37 ℃条件下作用1小时,在pH 2.0～10.0范围时,感染滴度几乎不发生改变。对热有很强的抵抗力,60 ℃ 1小时对HAV没有影响,100 ℃ 1分钟能使其灭活。镁离子和钙离子可增强其热稳定性。HAV可被紫外线迅速灭活,也可被多种消毒剂如3%～8%的甲醛液、50%～90%的乙醇、2%的石炭酸等灭活,但却能抵抗0.1%的甲醛液、2%～5%的来苏水1小时以上。

二、流行病学

人感染HAV后,其临床症状与感染年龄关系密切。与成年人相比,儿童感染后临床症状较轻和发病率较低;小于等于5岁儿童感染HAV后无症状者占50%～90%,而成人感染后出现临床症状占70%～95%。感染HAV后幼儿很少出现黄疸,而成年人出现黄疸症状者较多。

HAV感染潜伏期一般在14～45天,平均30天。人感染HAV后,可出现发烧、乏力、食欲减退、恶心、呕吐、腹胀、腹泻、皮肤发黄,尿呈褐色,大便色浅,检查肝脏有肿大和触痛或叩痛体征。肝功能检查显示谷丙转氨酶(ALT)异常。患者血清抗-HAV抗体呈阳性或滴度明显升高。症状轻重各异,轻症病程1～2周,重症可致数周或更长。血清HAV特异性免疫球蛋白M(immunoglobulin M,IgM)是HAV感染性指标。

(一)传染源

甲肝无病毒携带状态,甲肝显性感染者(临床患者)、亚临床感染者和隐性感染者均是甲肝的主要传染源。

显性感染者是指感染 HAV 后出现明显临床症状和体征，肝功能明显异常，抗-HAV IgM(immunoglobulin M against hepatitis A virus)阳性或分离到 HAV 者，可分为急性黄疸型甲肝和急性无黄疸型甲肝两种。急性黄疸型甲肝在出现黄疸前或患者就医时，粪便中 HAV 阳性率为 30%～60%，但在传染性最强的黄疸前期，一般不易确诊，此类感染者是重要的传染源；急性无黄疸型甲肝病例数量多，占病例总数的 50%～90%，临床诊断较困难，此类感染者也是重要的传染源。

亚临床感染者是指感染 HAV 后未出现临床症状和体征，但有肝功能异常，抗-HAV IgM 阳性或双份血清显示抗-HAV IgG 有大于等于 4 倍升高，或分离到 HAV。在甲肝流行时，亚临床感染者数量众多。北京医科大学曾调查甲肝临床型与亚临床型的比例为 1∶3.5。因此，亚临床型甲肝在甲肝传播上也有重要的流行病学意义。

隐性感染者是指既无临床症状表现，也无肝功能异常表现，但抗-HAV IgM 阳性或抗-HAV IgG 有大于等于 4 倍升高，或从粪便中检出 HAV 者。隐性感染者无任何临床症状，与健康人一起工作、学习、生活不易发现，是重要的传染源。

实验研究发现，受 HAV 感染后第 5 天即可在粪便中检测到 HAV，第 12 周排毒达高峰，这时患者传染性最强，在患者出现黄疸后 8 天内的粪便和 3 天内的血液均有传染性。低滴度排毒可持续几周，在转氨酶达高峰前排毒即终止。发病后第三、第四周及以后的患者作为传染源的意义不大。儿童患者排出 HAV 的时间比成人长。

（二）传播途径

1.粪-口途径传播　患者体液和排泄物中排毒量以粪便和病毒血症期血液为主。患者在临床症状期前 3～10 天（ALT 开始增高以前）即可通过粪便排毒，症状出现后排毒量减少，仍可持续 1～2 周。婴幼儿的排毒期限较成人长。粪-口途径的传播方式有：①日常生活接触传播，主要是通过患者的粪便污染外环境物体表面后，通过手接触携带感染。这类传播方式多见于同患者密切接触，以及托幼机构内儿童间辗转传播等，是甲肝极为重要的传播方式，如托儿所、幼儿园、学校和军队人群接触频繁，甲肝的发病率较高。接触传播途径主要发生在卫生条件差、居住拥挤的地方，可通过 HAV 感染者的粪便污染手、用具、餐具、玩具、衣物等，直接或间接经口传播。日常生活接触多引起散发性疾病。②介水、食物传播：从事饮食服务业的隐性感染者或潜伏期患者可污染食物，大多为生冷食物如色拉等。介水传播大都由于输水管网污染、生食不洁水，但也有报道在被污水污染的游泳池中游泳而感染，可引起甲肝暴发。食用受海水污染的贝类曾多次引起甲肝暴发流行。

2.同性活动传播　国外的研究表明，肛交行为、口肛接触等都可传播 HAV。

3.经血传播　甲肝患者在疾病前驱期血液中可出现病毒，故可通过输血传播，但极少见。

（三）易感人群

易感人群指抗 HAV 阴性者。6 月龄以下婴儿有来自母亲的抗 HAV 而不易感染，

6月龄后,血中抗HAV逐级消失而成为易感者。在我国,大多在幼儿、儿童、青少年时期获得感染,以隐性感染为主,成人抗HAV IgG的检出率达80%。甲肝的流行率与居住条件、卫生习惯及教育程度有密切关系,农村高于城市,发展中国家高于发达国家。随着社会发展和卫生条件改善,感染年龄有后移的趋势。感染后可产生持久免疫。

(四)流行病学特征

随着甲肝疫苗(hepatitis A vaccine,HepA)的广泛应用,甲肝的流行病学特征也发生了一些改变,我国疫苗时代的甲肝流行病学特点如下:①由甲肝的高流行区向中、低流行区转变。②发病年龄有后移现象。③流行周期不明显,无明显季节性和发病高峰期。④农民和学生是甲肝高发人群:2004~2015年全国(不包括中国香港特别行政区、澳门特别行政区和台湾地区,下同)疫情资料显示,农民、学生和散居儿童发病最多,占总病例数的69.95%,其中农民发病人数占病例总数的39.63%。⑤学校暴发是影响当前导致疫情暴发的主要因素:近年来甲肝暴发屡有发生。2004~2009年学校发生甲肝暴发疫情162起,占暴发总起数的72%,暴发人数占暴发疫情总数的63.4%。2009年报告23起,占突发公共卫生事件的59%,暴发疫情主要发生在学校。

(五)流行史

甲型肝炎是一种古老的疾病,公元前8世纪就有类似甲型肝炎临床表现的病例记载。1947年,麦卡勒姆(MacCallum)在世界上第一次将传染性肝炎命名为甲型肝炎。甲肝大暴发一般以水源性和食物源性为主,1988年在上海发生的疫情,共有31万人发病,平均发病率为4082.6/10万;1993年,意大利发生的HAV ⅠA型的暴发流行,可能因污染的水或食物而引起。随着人们卫生条件改善,特别是饮水和饮食卫生的改善,出现暴发疫情的可能性降低。目前,世界各国的流行强度各不一致,根据HAV感染血清抗体阳性率,将甲肝在全球的流行分为高、中、低、很低流行区。其内容详见表12-1。

表12-1 全球HAV感染的地区分布

流行程度	流行地区	HAV血清抗体阳性率
高	含撒哈拉以南的非洲和南亚部分地区	10岁以下儿童血清抗体阳性率≥90%
中	亚洲、拉丁美洲、东欧、中东	15岁以下儿童血清抗体阳性率≥50%,其中10岁以下儿童血清抗体阳性率<90%
低	亚洲、拉丁美洲、东欧、中东	30岁以下儿童血清抗体阳性率≥50%,其中15岁以下儿童血清抗体阳性率<50%
很低	西欧、澳大利亚、新西兰、加拿大、美国、日本、韩国和新加坡	30岁以下儿童血清抗体阳性率<50%

来源:WHO,2012年,甲肝疫苗立场文件。

(1)地区分布:不同地区发病极不平衡,我国曾是甲肝的高流行区,在广泛使用疫苗前的1992～1995年调查,我国一般人群的抗HAV流行率为80.90%,每年新发生的急性病毒性肝炎约20万例,其中90%以上为甲肝,发病率>50/10万,在法定报告甲、乙类传染病中居首位。广泛应用HepA后发病率大幅度下降,2012年全国仅报告24453例,死亡5例。甲肝流行病学模式也发生了改变,由高度流行转为中、低度流行,但各地区间发病存在明显差别,2004～2015年,中国甲型肝炎平均发病率为3.62/10万,甲型肝炎报告发病例数居前3位的省份分别为四川、新疆和云南,其合计报告病例数占全国病例数的27.27%。2012～2015年中部、东部省份发病率均降至2/10万以下,分别为1.21/10万和1.08/10万,西部省份仍较高,为3.46/10万。

(2)时间分布:近10年的全国发病资料显示,甲肝发病周期起伏现象已不明显。同时,发病无明显季节性和发病高峰。2004～2009年全国疫情资料显示,全年均有甲肝病例报告,未见有明显的高发月份,以前甲肝在春季和秋季高发的趋势逐渐被削平,但暴发疫情仍有春末夏初和秋末冬初2个流行高峰。

(3)人群分布:在广泛应用HepA后,甲肝的发病年龄发生了明显变化。在接种率低、甲肝流行率高的地区,发病年龄以小年龄组(小于15岁)为主,成人发病率较低;在接种率高、流行率低的地区,易感年龄后移,成人中的易感者比例较高,发病增多。我国2004～2009年报告病例中,发病年龄主要集中在5～9岁和25～34岁2个年龄组。2004～2015年,甲型肝炎报告病例数在各年龄组均大幅下降,5～9岁、10～14岁、15～19岁下降最明显,降幅分别为86.42%、88.43%和84.29%,0～4岁儿童甲型肝炎发病数下降57.21%,但2012～2015年0～4岁儿童发病数却居各年龄组之首,病例主要集中在新疆和四川。

三、疾病监测

(一)监测目的

(1)掌握山东省病毒性肝炎的发病情况,对预防控制措施进行评价。

(2)及时发现和控制病毒性肝炎暴发疫情。

(3)分析山东省病毒性肝炎的流行特征和流行因素,为制定和调整预防控制策略提供科学依据。

(4)进一步丰富和完善全省以急性弛缓性麻痹(AFP)监测为核心的计划免疫监测系统。

(二)监测内容

(1)通过法定传染病报告系统对病毒性肝炎病例进行报告。

(2)通过计划免疫监测系统对病毒性肝炎病例进行专门报告,并对15岁以下病例进行个案调查。

(3)对部分15岁以下甲型肝炎病例的血清标本进行实验室检测。

(4)开展病毒性肝炎的暴发调查,并对暴发疫情进行实验室确诊。

(三)监测要求

1.监测对象和诊断标准　监测对象为首次被乡镇及以上医疗机构诊断为病毒性肝炎的所有病例。病毒性肝炎的诊断依照目前执行的国家标准(甲、乙、丁、戊四型肝炎)和卫生行业标准(丙型肝炎)进行。

为保证监测病例标准的一致性,应注意以下几点:①监测对象应包括甲、乙、丙、丁、戊和未分型等各型病毒性肝炎病例;②多次发病、就诊的病例,仅需报告1次,无须重复报告和调查。

2.监测方法

(1)病例报告:根据《传染病防治法》及其实施办法的规定,任何医疗卫生单位或其工作人员发现病毒性肝炎病例后,要通过法定传染病报告系统向发病地区的疾病预防控制机构(以下简称疾控机构)进行报告。此外,还要按照以下要求通过计划免疫监测系统进行专门报告:①快速报告:各级各类医疗、疾控机构在发现或接到本辖区内病毒性肝炎暴发疫情后,要在12小时内以最快的形式(如电话、网络或派人)向同级及上一级疾控机构以及当地卫生行政部门报告。②常规报告(包括"零病例"报告):各乡镇级及以上医疗机构的疫情报告员负责对本单位监测病例进行登记,并填写"山东省病毒性肝炎病例旬报表",分别于每月的9日、19日和29日上报至本辖区县级疾控机构;县级疾控机构负责汇总本辖区各医疗单位报告结果,填写本级旬报表,分别于每月3日、13日和23日上报至市级疾控机构;市级疾控机构负责汇总县级旬报表,分别于每月6日、16日和26日上报至省疾控中心。此外,县级和市级疾控机构在上报每月下旬旬报表时,还要填写并向上一级疾控机构报告"山东省病毒性肝炎病例旬报完成情况月报表"。

(2)病例调查:所有15岁以下监测病例要在病例报告7天内按照统一的调查表进行个案调查。调查工作由县级疾控机构负责组织实施,各级医疗机构及其他有关单位要予以积极协助。县级疾控机构要于完成调查后7日内将个案调查表上报市疾控机构,由市疾控机构于每月10日前将本月的个案调查表上报省疾控中心。

由于多方面因素的影响,目前病毒性肝炎患者在就诊时不愿留下真实的姓名和住址,可能导致病例失访。为保证个案调查工作的完成,要注意以下几点:①住院病例必须在患者出院前完成调查工作;②门诊病例可由医疗机构工作人员在就诊时调查,也可在保证不失访的前提下由县级疾控机构工作人员入户调查;③如病例确实无法查找而失访,要在旬报表该病例"调查结果"栏中注明"失访"。

(3)标本采集:县级疾控机构在进行病例调查时,要对部分15岁以下甲肝散发病例采集血标本(甲型肝炎病例≥90%),并于每月10日前将标本和采样单送省疾控中心免疫预防管理所肝炎实验室。省疾控中心根据送检标本量,应尽快安排检测,并于检测完成后1周内将结果反馈至市级疾控机构。

(4)暴发调查和控制:暴发是指在特定地区特定人群中,短时间内(一般为疾病的最长潜伏期内)突然发生较多的病例,通过共同的传播途径或由共同的传染源传播,其强度超过一般流行年份同期平均发病水平。①暴发调查:发生病毒性肝炎暴发后,县级疾控机构(必要时可在上级疾控机构指导下)要对所有暴发病例进行个案调查,同时采集血清标本(甲肝还应采集病例的粪便标本,并根据流行病学调查结果对可疑食物、水源进行采样)。血清标本采集的数量,原则上暴发病例数<20 例时要达到 100%,暴发病例数≥20 例时采样率要不低于 50%。②暴发控制:各级疾控机构要尽快综合分析流行病学调查资料和血清学、病毒学诊断资料,掌握暴发病例的分布情况,分析可能的暴发原因,预测疾病的流行趋势,并尽快制定和采取暴发控制措施。暴发控制可能采取的措施包括:尽快对病例或疑似病例进行隔离治疗;切断暴发的传播途径,如避免继续使用被污染的血源,停止食(饮)用污染的食物(水)等;甲肝暴发后,要根据发病情况尽早对易感人群进行甲肝疫苗应急免疫接种;甲肝或戊肝暴发时,还应对患者的排泄物和用具随时消毒,对疫区内可能污染的水源或饮用水进行消毒,同时开展公共卫生、个人卫生和饮食卫生的宣传教育和指导。

县级疾控机构在暴发处理结束后 7 天内,将暴发控制一览表和暴发调查报告一并逐级上报至省疾控中心。

(5)主动监测和主动搜索:县级疾控机构工作人员要每旬到辖区内各乡镇级及以上医院开展主动监测。各级疾控机构必须在主动监测的基础上,向上一级疾控机构进行病毒性肝炎疑似病例旬报(包括"零病例"报告)。

各级疾控机构每年还要有计划地对辖区内重点医疗单位进行病毒性肝炎病例的主动搜索,全面了解和评价病毒性肝炎监测的工作状况,进一步提高监测质量。

(四)监测评价指标

省级使用的监测评价指标包括:①监测报告完整率:每月按照要求递交完整监测报告的县(市、区)在全部县(市、区)中所占的百分比。②监测报告及时率:每月按照要求及时递交监测报告的县(市、区)在全部县(市、区)中所占的百分比。③15 岁以下病例调查完整率:15 岁以下病毒性肝炎病例中进行个案调查的病例在全部病例中所占的百分比。④15 岁以下病例调查及时率:15 岁以下病毒性肝炎病例中,报告后 7 天内进行个案调查的病例在全部病例中所占的百分比。⑤个案调查表填写完整性:a.免疫史调查完整率(%),15 岁以下甲型病毒性肝炎病例中,免疫史调查清楚(包括明确无免疫史和有免疫史)者所占的比例。b.年龄调查完整率(%),15 岁以下病毒性肝炎病例中有年龄记录者所占的比例。⑥15 岁以下病例调查失访率:15 岁以下病毒性肝炎病例中,失访病例在全部病例中所占的百分比。⑦经实验室确诊的暴发数:经实验室确诊的病毒性肝炎暴发在全部病毒性肝炎暴发中所占的百分比。⑧15 岁以下散发病例血标本采集率:15 岁以下甲型病毒性肝炎散发病例中,已采集合格血清标本者所占的比例。⑨血标本送检及时率:采集后 1 月内送达省疾控中心实验室的血标本在全部血标本中所占的百分比。⑩实验室结果反馈及时率:完成检测后 1 周内反馈结果的标本在全部送检标本中所占的百分比。

各市及县(市、区)可参照上述监测评价指标,制订本辖区内的评价指标。

（五）监测资料的管理

各级医疗和疾控机构要对监测资料实行档案化管理，省、市及有条件的县级疾控机构应对监测数据实行微机化管理。各市疾控机构要建立病毒性肝炎数据库，及时将旬报资料和个案调查资料输入数据库，并于每月 10 日前将本月数据库上传至省疾控中心。省疾控中心负责建立全省统一的数据库结构，并负责每月将各市上传的数据库进行连接，形成省级数据库。

数据库的命名规则：GYxxxxyymm.XLS。其中“xxxx”为各市的国标码，“yy”为上报数据的年份，“mm”为上报数据的月份。如济南市 2021 年 3 月份上传的病毒性肝炎数据库应命名为 GY37012103.XLS。

（六）监测资料的分析和利用

各级疾控机构应至少每季度对本辖区内上报的资料进行一次分析，结果应向当地和下级卫生行政部门以及上一级疾控机构报告。同时，应加强对下级单位的技术指导和监测报告资料的质量控制工作，及时对各单位报告的及时性、完整性与准确性进行分析，及时发现和解决存在的问题。监测资料的分析和利用主要包括以下内容：

(1)计算各项监测指标完成情况。

(2)病例分布情况分析：按照法定传染病报告系统及专报系统的数据，分别对病毒性肝炎的发病进行“三间”分布分析，并对两个系统的数据加以比较。①地理分布：以县或市为单位绘制病例散点图及发病率地图，发现高发地区。②时间分布：绘制报告病例按月、按年发病趋势的柱状图或线图，找出发病的时间规律和高发季节。③人群分布：对报告病例的年龄、性别及职业分布进行分析，绘制报告病例年龄、性别及职业分布的柱状图或线图。分析年龄分布时，可分为 0～、5～、10～、15～、20～、30～、40～、50～、≥60 岁 9 个年龄组，计算 15 岁以下病例数及所占的比例、各年龄组年龄别发病率，发现高发年龄；职业分布可按照法定传染病报告系统的方法，分为托幼儿童、散居儿童、学生、教师、保育保姆、饮炊食品业、商业服务业、医务人员、工人、民工、农民、牧民、渔（船）民、干部职员、离退人员、家务待业、其他等 17 类。

(3)流行因素分析：应对 15 岁以下病毒性肝炎病例个案调查表中涉及的各种流行因素进行分析，为寻找本地区该病的主要传染源和传播途径提供线索，为采取有效的防治措施提供依据。

(4)暴发资料分析：以县或市为单位对病毒性肝炎的暴发起数及暴发规模进行分析，绘制以县（或乡镇）为单位年暴发起数的地理分布图并分析不同规模暴发所占的比例；对暴发病例的个案调查表进行分析，寻找引起暴发的可能原因，为采取有效措施控制暴发提供依据。

另外，由于病毒性肝炎一般需病原学诊断进行确诊，而该病常以隐性或非显性感染为主，监测系统难以发现和报告，因此，在对病毒性肝炎监测数据解释时应予以慎重，如低发病率不应被错误地解释为低感染率。

（七）信息反馈

鉴于目前山东省病毒性肝炎监测工作刚刚纳入计划免疫监测系统，因此做好相关监测资料的定期反馈，不仅对基层制定和实施相应控制策略具有重要意义，而且对改进和提高监测系统的工作质量以及激励报告单位工作人员的积极性十分有利。各级疾控机构应至少每季度一次将辖区内病毒性肝炎的发病和监测情况及时向下级单位进行反馈，反馈内容应包括：①计划免疫监测系统报告的各型病毒性肝炎病例数及与法定传染病报告系统的比较、病例的“三间”分布情况；②各项监测指标完成情况；③存在的问题及解决问题的具体建议；④表彰奖励监测工作开展好的单位和人员。

（八）监测方案解释

2004 年 6 月 1 日，《山东省病毒性肝炎监测方案（试行）》（鲁疾控免〔2004〕11 号）下发；2011 年 11 月 18 日，省疾控中心印发《关于调整我省病毒性肝炎监测要求工作的通知》（鲁疾控免函〔2011〕26 号），将儿童病毒性肝炎病例监测工作进行调整，具体为：合并个案调查表分解成独立的甲、乙肝个案调查表；对甲肝和戊肝聚集性病例调查处置进行强调；各地要进一步加强送样工作，确保每月 10 日前将上月监测病例标本送达我中心病毒性肝炎实验室；异地就诊的儿童肝炎病例监测工作原则上由接诊地负责。住院病例必须在其出院前完成调查采样，门诊病例如接诊地无法进行调查和采样，由病例居住地负责完成。

四、免疫预防和疫情控制

（一）甲肝疫苗

1978 年，普罗沃斯特（Provost）和希勒曼（Hilleman）从感染 HAV 的狨猴肝脏组织中提取 HAV，经灭活、加入佐剂制备试验疫苗，对猴体接种可产生抗 HAV。20 世纪 80 年代中期，美国默克公司进行甲肝减毒活疫苗（live hepatitis A vaccine，HepA-L）研究，后因安全性等因素停止研制。自 1988 年首次进行甲肝灭活疫苗（hepatitis A inactivated vaccine，HepA-I）小规模人体试验至今。1991 年，史克公司在比利时研究成功并在欧洲使用 HepA-I，1995 年经美国 FDA 批准后进入美国市场，并同时进入我国市场。

我国首先由中国医学科学院昆明医学生物学研究所（以下称“昆明所”）和浙江省医学科学院共同研发 HepA-L，1987 年选育出 H2M20K5 毒种，并制备一批实验性疫苗，经数次临床观察后，1995 年，卫生部批准正式生产，并开展全国范围内的大规模接种。此后，HepA-I 也研制成功。2002 年和 2004 年，北京科兴生物制品公司和昆明所的 HepA-I 正式上市。21 世纪初期，北京科兴研发的甲、乙联合疫苗（hepatitis A and B combined vaccine，HepAB）也上市使用。

1.HepA-L　目前，已报道的 HAV 减毒株有：CR326F 株的 F' 变种、HM175 株 MRC5 适应株、H2 株和 LA-1 株。H2 株和 LA-1 株是由我国自行研制的 HAV 减毒株，也是目前世界上唯一用于生产 HepA-L 的疫苗株。

2.Hep-I 目前,WHO推荐使用4种甲肝灭活疫苗,3种疫苗是将HAV在人成纤维细胞中增殖、提纯,用甲醛溶液灭活,加氢氧化铝吸附制成;第4种疫苗是用感染的人二倍体细胞培养物提纯,并用甲醛溶液灭活制造而成。

(二)免疫预防

我国规定的国家免疫规划疫苗免疫程序见表12-2。接种HepA前不需要进行血清学筛选,但在HAV感染率高的地区对人群筛选可节省疫苗。

表12-2 我国规定的HepA免疫程序

疫苗	接种剂次	接种部位与方法	接种年龄
HepL	1剂	皮下注射	18月龄接种
HepA	2剂	肌内注射	18月龄和24月龄各接种1剂次

(三)疫情控制

甲肝的预防目前仍采用以切断粪-口传播途径为主的综合性防治措施,甲肝疫苗的应用是控制和预防甲肝的有效手段。其主要包括以下措施:

1.管理传染源 ①急性期患者管理:对患者要做到早发现、早隔离、早报告。隔离期从发病之日起为3周,可住院或留家隔离治疗,患者隔离后,对其居住和活动场所应尽早进行终末消毒。基层疾控机构对病例进行个案流行病学调查。②密切接触者管理:对密切接触者进行医学观察45天,以早发现新病例。重点是托幼机构,观察范围一般以患者所在班级为主,观察期间不办理入托手续。对饮食行业和保育人员患甲肝者,必须痊愈后才能恢复工作。

2.切断传播途径 广泛开展卫生宣教,提高个人卫生水平,养成饭前便后洗手的良好习惯。加强饮食、饮水和环境卫生管理,对饮食行业人员和保育员定期进行健康体检,发现病例及早隔离治疗;做好粪便的无害化处理,严禁粪便及污水污染水源;加强服务行业的公共用品管理,餐具要消毒;加强生食食品尤其是贝类水产品的生产、运输、加工、销售的卫生监督,以防发生污染;一旦发生污染,应立即采取相应措施。加强托幼机构、中小学等人群聚集机构的卫生管理,建立切实可行的卫生制度。

为控制中国HAV感染高流行态势,中国政府制定了以甲型肝炎疫苗预防接种为主的综合性防控措施,即通过大力开展健康教育与健康促进活动,提升广大群众HAV预防控制健康知识,逐步形成全社会养成健康生活方式的良好氛围,持续保障适龄人群甲型肝炎疫苗高接种率,将有效地降低中国人群HAV感染率和发病率。

3.保护易感人群

(1)被动免疫:应用人血免疫球蛋白对急性甲肝患者的接触者进行被动免疫,可减少甲肝临床病例的发生或减轻症状,也能阻断甲肝传播,有效率可达85%以上,保护期为3～6个月。此法对于控制托幼机构或学校等集体单位甲肝的暴发流行有重要意义,也可用于到高发区旅游或工作的易感者(见表12-3)。儿童免疫剂量为0.02～0.05 mL/kg,

注射时间越早越好，最迟不宜超过接触感染者后 14 天。但是应用免疫球蛋白并不能终止暴发或流行，使用 HepA 进行应急免疫是控制暴发疫情的最佳策略。

表 12-3　关于国际旅行者的暴露前预防和暴露后免疫预防的建议

<table>
<tr><th colspan="2">年龄/健康状况</th><th>免疫球蛋白(Ig)剂量</th><th>甲型肝炎疫苗</th></tr>
<tr><td rowspan="3">国际旅行者的暴露前预防①</td><td>小于 12 月龄婴儿，对疫苗过敏者或选择不接种疫苗者</td><td>逗留时间：
小于 3 个月：0.02 mL/kg
3～5 个月：0.06 mL/kg
大于 5 个月：0.06 mL/kg(对延长旅行者每 5 个月重复使用一次)</td><td>无：当婴儿 12 月龄时进行免疫接种</td></tr>
<tr><td>12 月龄至 40 岁人群</td><td>无</td><td>出发前尽快接种 1 剂疫苗</td></tr>
<tr><td>大于 40 岁人群，有特殊状况者</td><td>逗留时间：
小于 3 个月：0.02 mL/kg
3～5 个月：0.06 mL/kg
大于 5 个月：0.06 mL/kg(对延长旅行者每 5 个月重复使用一次)</td><td>出发前尽快接种 Ig 和 1 剂疫苗</td></tr>
<tr><td rowspan="3">既往未免疫接种者的暴露后预防</td><td>小于 12 月龄婴儿，有特殊状况者②</td><td>暴露后≤2 周：0.02 mL/kg；
暴露后＞2 周注射的效力尚未确定</td><td>无：当婴儿 12 月龄时进行免疫接种</td></tr>
<tr><td>12 月龄至 40 岁的健康人</td><td>无</td><td>尽快接种疫苗</td></tr>
<tr><td>大于 40 岁人群</td><td>暴露后≤2 周首选 0.02 mL/kg</td><td>如果无法查得 Ig，可以使用疫苗</td></tr>
</table>

资料来源：NOVACK R，WILLIAMS I，BELL B. Update：Prevention of hepatitis A after exposure to hepatitis A virus and in international travelers：update recommendations of the Advisory Committee on Immunization Practice (ACIP)[J]. Morb Mortal Wkly Rep，2007，56：1080-1084.

①对于暴露前预防，出发前≤2 周注射 Ig。肌内注射的 Ig 制剂不能静脉注射，静脉注射的 Ig 制剂不适于甲型肝炎预防且其球蛋白浓度较低。甲型肝炎疫苗应在出发前尽快接种。如果同时接种，免疫球蛋白和疫苗应于不同部位接种。对于暴露后预防，应在暴露后 2 周内尽快注射 Ig。

小于 1 岁的儿童及疫苗禁忌人群应按 0.06 mL/kg 注射 Ig，在暴露期间每 5 个月重复使用一次，首剂接种后 6 个月应接种第 2 剂以完成疫苗接种程序。

②特殊状况：免疫损害者、已诊断慢性肝病者和疫苗禁忌者，既往接种过 1 剂疫苗者应完成接种程序；既往接受过全程疫苗接种者无须进行进一步处置。

(2)主动免疫：即 HepA-L 和(或)HepA-I。我国从 2008 年开始已经将其逐步纳入国家儿童免疫规划，免疫程序见表 12-2。甲肝的免疫策略同各地甲肝的流行模式相关，因此各国应根据自己的国情使用甲肝疫苗。国外大多建议疫苗常规用于甲肝的流行区和周期性暴发流行区的儿童及高危人群，包括去流行区旅行者、多性伴的男同性恋、注射药瘾者、接受第Ⅷ因子浓缩制品的血友病患者，托幼机构、精神病院、儿童智力低下机构的成员和工作人员，医务工作者、餐饮业从事者、30 岁以上有慢性肝脏疾病者(预防暴发性肝炎)。目前，我国甲肝免疫策略以儿童常规免疫为主，总体来说，疫苗的应用应以免疫高危人群、控制流行为主。

2014 年 9 月 23 日，山东省疾控中心印发《关于进一步做好我省甲型病毒性肝炎防控工作的通知》(鲁疾控免发〔2014〕7号),要求对甲肝做好加强疫情监测、免疫预防接种、社会宣传等防控工作。

(吕静静　孟鑫)

第四节　乙型病毒性肝炎

乙型肝炎(hepatitis B,简称乙肝)是由乙型肝炎病毒(HBV)引起的、以肝脏病变为主并可引起多种器官损害的传染性疾病。乙肝的潜伏期为1～6个月,平均为3个月。临床表现呈现多样化,HBV感染人体后,可表现为急性乙肝、慢性乙肝、淤胆型肝炎、乙肝肝硬化和重型肝炎等临床类型,乙肝病程迁延,易转为慢性肝炎、肝硬化及肝癌。该病流行地区遍布全世界,我国曾是HBV感染高发区,目前已经过渡到乙肝中流行区。2006年全国血清流调显示,我国1～59岁人群乙肝表面抗原(hepatitis B surface antigen,HBsAg)流行率为7.18%,5岁以下儿童的HBsAg流行率为0.96%;2014年,我国1～29岁人群乙肝血清流行病学调查证实,5岁以下儿童HBsAg流行率已降至0.32%,防控成就瞩目。据Polaris国际流行病学合作组织推算,2016年我国慢性HBV感染者约为8600万例。虽已通过广泛接种乙肝疫苗预防HBV感染,但现有乙肝患者及HBsAg携带者的防治在今后几十年内仍将是一项艰巨的任务。

一、概述

(一)病原学

1965年,布隆伯格(Blumberg)发现HBsAg是乙肝病原学研究的重要突破。1970年,丹恩(Dane)等首先描述了HBV颗粒。随着免疫学、分子生物学等学科的发展,乙肝病原学的研究在各个方面均出现了飞跃性的进展。HBV属嗜肝DNA病毒科,是有包膜的DNA病毒。HBV的抵抗力较强,但65 ℃ 10小时、煮沸10分钟或高压蒸汽均可灭活HBV。环氧乙烷、戊二醛、过氧乙酸和碘伏等也有较好的灭活效果。

(1)乙肝病毒的形态和基本结构:用电镜观察HBV感染者血清中HBV的颗粒,至少可以发现3种形态的病毒结构:第一种为直径42 nm的完整的HBV球形颗粒,于1970年由Dane首先发现,故又称为“Dane颗粒”,被认为是有感染性的完整HBV。Dane颗粒为一种具有双层外壳的球形颗粒,可分为核心和外壳两部分。核心直径为28 nm,其外层为2 nm厚的内膜;外壳厚7 nm,由蛋白质和膜脂质组成,为病毒的包膜,即为HBsAg。电镜下高度放大后,可见核心表面有一种类似壳微粒的对称结构,称为核壳蛋白,即HBV核心抗原(HBcAg)和HBVe抗原(HBeAg)。第二种颗粒为小球形,直径为22 nm(16～25 nm)。第三种颗粒为管状或丝状物,其直径与小球形颗粒相同,亦为22 nm,长度为50～230 nm。“空心”球形颗粒、小球形及管状颗粒均不含病毒核酸,由于缺少病毒复制信息,称为缺陷颗粒(defective particle),它可能有干扰完整 HBV 在细胞水平的传播和细胞内复制的作用,又称其为干扰性缺陷颗粒。

(2)与 HBV 感染有关的抗原和抗体:包括 HBsAg、乙肝表面抗体(antibody to HBV surface antigen,抗-HBs)、HBeAg、抗 HBeAg 抗体(抗-HBe)和抗 HBV 核心抗原抗体(抗-HBc,包括 IgG 和 IgM)。在 HBV 感染的不同阶段,至少会存在一种血清学标志物。一般临床上常用乙肝五项血清学指标的不同组合来判断感染的现状和转归。HBsAg 检测阳性表明现行 HBV 感染,即所有 HBsAg 阳性者均应该被认为是 HBV 感染者;抗-HBs 是一种保护性抗体,阳性说明机体对 HBV 具有免疫力;HBeAg 阳性表示 HBV 在体内复制活跃,该患者传染性较强;而抗-HBe 阳性表示病毒复制减少或已停止,患者传染性减低;抗-HBc 阳性反映机体接触过 HBV。急性或新近感染 HBV,可通过检测抗-HBc IgM 加以区分,IgM 可在急性乙肝初期被检测到阳性,可持续 6 个月。但由于该指标在无症状病例的检测中阳性预测值较低,因此仅作为急慢性乙肝鉴别诊断的参考,急性乙肝的诊断还必须依赖临床证据或流行病学史。

(3)HBV 至少有 9 种基因型(A 型至 I 型)和 1 种未定基因型(J 型)。我国以 B 基因型和 C 基因型为主。B 型和 C 型 HBV 感染者的母婴传播发生率高于其他基因型,C 型与较早进展为原发性肝细胞癌相关。

二、流行病学

(一)传染源

传染源主要是急性、慢性乙肝患者和 HBV 携带者,其中以慢性患者和 HBV 携带者最为重要,其传染性高低与血液或体液中 HBV DNA 的含量成正比。动物作为传染源的意义不大。

(二)传播途径

HBV 在肝细胞内复制后释放至血循环,通过各种体液排至体外,如经血液、精液、阴道分泌物、唾液、月经、乳汁、胆汁、泪液、尿、汗等。事实上已在患者的所有分泌物中查到 HBsAg,但以血液、唾液、月经和阴道分泌物的传染性最受重视。HBV 可通过多种途径传播,主要是母婴传播、血液传播和性传播。

母婴传播:1978 年 Beasly 等报告了 HBsAg 阳性母亲围产期对新生儿的传播问题。母婴传播是 HBV 感染的最主要传播途径。新生儿期感染后,90%以上表现为慢性感染,是家族聚集性 HBV 感染的主要原因。在乙型肝炎疫苗广泛接种之前,我国 HBV 母婴传播率约为 50%,在 HBeAg 阳性孕妇中高达 72%~91%。新生儿接受乙型肝炎疫苗联合乙型肝炎免疫球蛋白后,母婴传播率降至 6%,但在 HBeAg 阳性高病毒载量孕妇中仍高达 11%。

血液传播:血液传播是乙肝的重要传播途径之一。它主要是通过输血或血制品,或被患者的血液、体液污染的医疗器械(如针具、手术刀、牙钻、窥镜等)及其他物品(共用剃须刀和牙具等),或意外摄入污染的血液和体液等途径,使 HBV 经皮肤或黏膜进入人体而感染。这种传播方式既可由乙肝患者或携带者将病毒传染给其他人或医务人员,也可由携带 HBV 的医务人员将病毒传染给患者。国内外都多次报道因输入 HBsAg 阳性的血液、血制品或因手术刀、注射器等不消毒或消毒不严格而引起乙肝发生流行的事例。

性传播:没有保护的性行为可以传播乙肝病毒。

特别需要指出的是,HBV 不经呼吸道和消化道传播。因此,日常学习、工作或生活接触,如在同一办公室工作(包括共用计算机等办公用品)、握手、拥抱、同住一宿舍、同一餐厅用餐和共用厕所等无血液暴露的接触,不会传染 HBV。

(三)易感人群

抗-HBs 阴性者均为易感人群。感染后出现的抗-HBs 可产生持续性的特异性免疫。新生儿通常不具有来自母体的先天性乙肝保护性抗体,因而普遍易感。高危人群一般包括 HBsAg 阳性母亲的新生儿、HBsAg 阳性者的家属、医务人员、经常接触或暴露血液及血制品的人员、器官移植患者、经常接受输血或血液制品者、免疫功能低下者、职业易发生外伤者、血液透析患者、多个性伴侣者和注射药瘾者等。

(四)流行特征

乙肝是一个世界性公共卫生问题,通过大量的血清学调查已知乙肝的主要流行病学特点是:连续的亚临床感染循环,造成相当多的外表健康的 HBsAg 携带者和更多的有其他 HBV 标志(如抗-HBs、抗-HBc)阳性的人。因此,临床急慢性乙肝患者只是 HBV 感染的冰山一角。据估计,全世界约有 3 亿人是慢性乙肝病毒携带者,我国约有 1.2 亿人是 HBsAg 携带者。在预期寿命超过 30 年的携带者中,25%~30%的人将死于乙肝及其并发症,人们往往带病生活数十年。

(1)地区分布。乙肝是世界性分布的传染病。就世界范围而言,可分为高度、中度和低度三类流行区。西欧、北美、澳大利亚为低流行区,其 HBsAg 流行率为 0.2%~0.5%,抗-HBs 为 4%~6%;东欧、日本、南美和地中海国家为中流行区,其 HBsAg 流行率为 2%~7%,抗-HBs 为 20%~50%;中国、东南亚和热带非洲为高流行区,其 HBsAg 流行率为 8%~20%,抗-HBs>50%。2014 年全国人群乙肝血清流行病学调查结果表明:我国 1~4 岁、5~14 岁和 15~29 岁人群 HBsAg 流行率分别为 0.32%、0.94%和 4.38%,农村高于城市,西部高于东部,南方高于北方。

(2)时间分布。由于乙肝的传播主要是经母婴传播、血液传播和性传播,因此,在发病的时间上没有明显的季节发病高峰和周期性。

(3)人群分布。性别分布上可见男性 HBsAg 阳性率高于女性。年龄分布与 HBV 感染流行程度相关,在低流行率地区,HBsAg 携带年龄高峰多为 20~40 岁,在高流行率地区,生命早期即可获得感染,一般以儿童和青少年乙肝发病率和携带率最高,20 岁以后携带率逐渐降低,而抗-HBs 逐渐增加。存在特殊职业和特殊人群 HBV 感染率高的现象。此外,HBV 感染有家庭聚集性,其聚集率一般为 40%~80%,在高流行区更为明显。

三、疾病监测

（一）病例报告

乙型肝炎是乙类法定传染病，各地设专人负责监测和管理全国肝炎监测网工作。要求各地区医院对乙肝患者作出及时准确的诊断和进行病例报告。全国肝炎监测网及时掌握疫情数字，按月统计发病数、死亡数，按年统计发病率、死亡率，对临床可疑病例做特异性血清学诊断（监测抗-HBc IgM），确定误诊率和漏诊率，以核实疫情。

（二）乙肝病例监测

1.15 岁以下儿童乙肝病例监测　2004 年颁布的《山东省病毒性肝炎监测方案（试行）》，要求在全省开展 15 岁以下儿童乙肝病例监测工作。

（1）病例调查：所有 15 岁以下乙肝监测病例要在病例报告 7 天内按照统一的调查表进行个案调查。调查工作由县级疾控机构负责组织实施，各级医疗机构及其他有关单位要予以积极协助。县级疾控机构要于完成调查后 7 日内将个案调查表上报市级疾控机构，由市级疾控机构于每月 10 日前上报至省疾控中心。

（2）标本采集：县级疾控机构在进行病例调查时，要对报告的所有 15 岁以下乙肝病例采集血标本，并于每月 10 日前将上月标本和采样单送省疾控中心免疫预防管理所病毒性肝炎实验室。省疾控中心根据送检标本量要尽快安排检测，并于检测完成后 1 周内将结果反馈至市级疾控机构。

（3）监测评价指标：①15 岁以下病例调查率：15 岁以下乙肝病例中进行个案调查的病例在全部病例中所占的百分比，要求大于等于 90%。②15 岁以下病例调查及时率：15 岁以下乙肝病例中，报告后 7 天内进行个案调查的病例在全部病例中所占的百分比，要求为 100%。③个案调查表填写完整性：15 岁以下乙肝病例中，个案表填写完整（指无空项）者所占的百分比，要求为 100%；免疫史有效率（不详和空项算无效）达到 90%。④血标本送检及时率：每月 10 日前将上月监测病例标本送达省疾控中心肝炎实验室者所占的百分比，要求为 100%。⑤实验室结果反馈及时率：完成检测后 1 周内反馈结果的标本在全部送检标本中所占的百分比。

2.乙肝病例监测点监测　山东省从 2005 年开始开展乙肝监测试点工作，近 10 年来已先后在 16 个县（市、区）建立了乙肝病例监测点，并于 2016 年统一了监测点工作要求，2023 年进行了部分调整。

（1）监测地区：目前，在山东省 16 个乙肝监测点，包括 10 个省级乙肝监测点和 6 个国家级乙肝监测点实施。省级监测点包括：济南高新区、济阳区、章丘区，东营广饶县，潍坊寿光市，济宁邹城市，临沂沂水县，德州德城区，泰安宁阳县，威海乳山市；国家级监测点包括：济南钢城区，青岛李沧区，淄博高青县，枣庄薛城区，烟台招远市和聊城临清市。

（2）监测对象：监测区内通过法定传染病报告系统报告的所有乙肝病例均为监测对象。

(3)监测内容和监测方法:①病例报告:各监测县(市、区)医疗机构接诊医生对所有监测病例填写乙肝专用疫情报告卡(含附加部分),确保填报的信息完整。医疗机构疫情报告员负责将乙肝专用疫情报告卡(含附加部分)及时通过中国疾病预防控制信息系统进行网络直报。②标本采集和检测:医疗机构负责对其报告的所有乙肝报告病例采集静脉血3～5 mL,离心后置于冰箱保存。辖区县(市、区)级疾控机构定期收集血清,根据报告病例是否为"明确诊断为慢性乙肝"(指报告卡附卡中 HBsAg 阳性时间大于 6 个月和(或)肝穿检测结果为慢性病变)分别按照以下要求进行:未明确诊断为慢性乙肝的报告病例,于每月20 日前送省疾控中心病毒性肝炎实验室,由其对其中抗-HBc IgM 1∶1000阳性者利用化学发光法进行复核;标本送检时应同时携带"未明确诊断为慢性乙肝标本检测登记表"。济阳区明确诊断为慢性乙肝的报告病例,由县级疾控机构将其血清标本于每月20 日前送省疾控中心病毒性肝炎实验室;标本送检时要同时携带"慢性乙肝标本送检表";"未明确诊断为慢性乙肝标本检测登记表"和"慢性乙肝标本送检表"电子版于每月 20 日前通过电子邮箱上报至省疾控中心。因济南市高新区和德州市德城区辖区医院接诊大量异地就诊病例,为避免工作量过大影响工作质量,仅要求对现住址为本辖区的病例进行标本采集和检测。③病例复核诊断:县级疾控机构负责根据乙型肝炎报告病例复核诊断流程对报告病例临床分类进行复核诊断,并负责将疾控机构抗-HBc IgM 1∶1000检测结果录入中国疾病预防控制信息系统中"抗-HBc IgM 1∶1000 检测结果"处;复核诊断结果与原报告临床分类不一致者,将复核诊断结果录入中国疾病预防控制信息系统中"病例分类 2"处,原"病例分类 2"转录至"备注"栏。④急性乙肝病例调查:本辖区医疗机构报告的、现住址为本辖区的、未能明确诊断为慢性乙肝的所有病例,均需开展流行病学调查。由于乙肝病例就诊后调查失访率较高,故原则上由各接诊医院医生负责对其接诊的需调查病例进行个案调查;医疗机构疫情报告员负责收集个案调查表,并于调查后一周内将调查表纸质版上报至辖区县级疾控机构,由其录入统一的数据库中;数据库结构由省疾控中心统一下发。⑤急性乙肝病例随访:由县级疾控机构对现住址为本辖区的复核为急性乙肝的病例,于发病后 6～8 个月进行随访。填写急性乙肝病例随访表,同时采集静脉血3～5 mL。随访表(纸质版和电子版)及血标本于每月 20 日前报省疾控中心,由其进行 HBsAg、抗-HBs 和抗-HBc 检测。⑥乙肝肝硬化和乙肝病毒相关原发性肝癌病例主动搜索:每年对在监测区内所有医疗机构就诊的乙肝肝硬化和乙肝病毒相关原发性肝癌病例开展主动搜索。县(市、区)级疾控机构于次年 3 月底前完成本年度1～12 月份的主动搜索。主动搜索范围包括辖区各级医疗机构内科、传染科、肝病科、介入科、外科等科室门诊;查阅以上科室门诊日志和出入院登记,对其中诊断为"乙肝肝硬化"和"乙肝病毒相关原发性肝癌"的病例进行登记,填写"乙肝肝硬化和乙肝病毒相关原发性肝癌病例登记表",以电子邮件形式上报到省疾控中心,纸质版由各地自行保存。出入院登记中初次诊断为肝硬化和肝癌的病例,应进一步查阅其病历,仅对其中与乙肝病毒感染相关者进行登记;门诊日志中初次诊断为肝硬化和肝癌的病例,如果无法确定其是否与乙肝病毒感染有关,仍作为登记对象。

(4)监测评价指标和要求:各级疾控中心应每月对辖区监测工作开展情况进行评价,主要评价指标包括:①附卡信息填写完整率=传染病网络直报系统附卡填写完整的监测病例数/监测病例总数×100%(≥95%)。②ALT 检测率=检测 ALT 的病例/所有报告病例×100%(100%)。③急性乙肝调查率=开展个案调查的急性乙肝病例数/应调查的急性乙肝病例总数×100%(≥90%)。④血标本采集率=采集血标本的监测病例数/监测病例总数×100%(≥95%)。⑤血标本及时送达率=每月 20 日前送达省疾控中心的上月监测病例血标本数/上月监测病例血标本总数×100%(100%)。⑥急性乙肝随访率=已经随访急性乙肝病例数/复核诊断急性乙肝病例数×100%(≥85%)。

四、乙肝的预防

(一)免疫预防

接种乙肝疫苗和乙肝免疫球蛋白是预防 HBV 感染的特异性措施。

1.我国乙肝免疫策略发展历程　1986 年,我国国产乙肝疫苗上市,开始对 HBsAg 阳性产妇的新生儿接种乙肝疫苗。1992 年,我国将乙肝疫苗纳入计划免疫管理,开始对儿童接种乙肝疫苗,但家长需支付乙肝疫苗费用和接种服务费用。2002 年,我国将乙肝疫苗纳入儿童免疫规划,乙肝疫苗对所有新生儿全部免费,但家长仍需支付疫苗接种服务费用。2005 年,国务院颁布《疫苗流通和预防接种管理条例》,规定不再收取儿童疫苗接种服务费用,儿童接种乙肝疫苗全部免费。2009 年,国务院将 1994～2002 年出生人群乙肝疫苗补种项目列为"国家医药卫生体制改革重大公共卫生项目"。2012 年通过技术研究,将 5 μg 乙肝疫苗替换成了 10 μg 乙肝疫苗,进一步降低了儿童发病的风险。2016 年和 2021 年分别颁布实施了新的国家免疫规划儿童的预防接种程序,进一步强调了乙肝疫苗接种和母婴阻断的工作。2006 年全国乙肝血清流行病学调查显示,1～14 岁人群 HBsAg 流行率下降明显,5 岁以下人群 HBsAg 流行率已小于 1%;2014 年,我国 1～29 岁人群乙肝血清流行病学调查证实,5 岁以下儿童 HBsAg 流行率已降至 0.32%。我国新生儿乙肝疫苗出生 24 小时内的及时接种率由 1992 年的 22%提高至 2019 年的 96%,全程3 针乙肝疫苗接种率由 1992 年的 30%上升至 2019 年的 99%,我国乙肝疫苗免疫取得了显著成效。

2.乙肝免疫策略

(1)暴露前免疫

1)免疫程序:乙肝疫苗要按照 0、1、6 月龄免疫程序接种 3 剂次,第1 剂在新生儿出生后 24 小时内尽早接种,第 2 剂在 1 月龄时接种,第 3 剂在 6 月龄时接种。规定最低间隔是为了刺激机体产生充分和持久的抗体反应;而较长的剂次间隔有助于提高乙肝表面抗体滴度,但无助于提高其血清阳转率。在任何年龄段,一旦发生乙肝疫苗接种程序中断,都不需重启免疫序列;若出生 24 小时内未及时接种,应尽早接种;对于未完成全程免疫程序者,需尽早补种,补齐未接种剂次即可;第 1 剂与第 2 剂间隔应大于等于 28 天,第 2 剂与第 3 剂间隔应大于等于 60 天,第 1 剂与第 3 剂间隔应大于等于 4 个月。

HBsAg 阳性或不详产妇所生新生儿建议在出生后 12 小时内尽早接种第 1 剂乙肝疫苗；HBsAg 阳性或不详产妇所生新生儿体重小于 2000 g 者，也应在出生后尽早接种第 1 剂乙肝疫苗，并在婴儿满 1 月龄、2 月龄、7 月龄时按程序再完成 3 剂次乙肝疫苗接种。危重症新生儿，如极低出生体重(出生体重小于 1500 g 者)、严重出生缺陷、重度窒息、呼吸窘迫综合征等，应在生命体征平稳后尽早接种第 1 剂乙肝疫苗。母亲为 HBsAg 阳性的儿童接种最后一剂乙肝疫苗后 1～2 个月进行 HBsAg 和抗-HBs 检测，若发现 HBsAg 阴性、抗-HBs 阴性或小于 10 mIU/mL，可再按程序免费接种 3 剂次乙肝疫苗。

2)接种部位：乙肝疫苗接种途径为肌内注射。新生儿接种部位为上臂外侧三角肌或大腿前外侧中部，儿童和成人接种部位为上臂外侧三角肌，乙肝疫苗一般不推荐在臀部接种，因其可致保护性抗体滴度下降或伤及坐骨神经；若与其他疫苗同时接种，应在不同部位注射；HBsAg 阳性母亲的新生儿在出生后 12 小时内接种乙肝疫苗的同时，在不同(肢体)部位肌内注射 100 个国际单位乙肝免疫球蛋白(HBIG)。

3)接种剂量：重组(酵母)乙肝疫苗每剂次 10 μg。不论产妇 HBsAg 阳性或阴性，所生新生儿均接种 10 μg 的乙肝疫苗。我国儿童已常规使用 10 μg 重组乙肝疫苗替换 5 μg 重组乙肝疫苗，因高剂量可刺激机体产生更高的抗-HBs 阳转率和抗体水平；重组(CHO 细胞)乙肝疫苗每剂次 10 μg 或 20 μg。HBsAg 阴性产妇所生新生儿接种 10 μg 的乙肝疫苗，HBsAg 阳性产妇所生新生儿接种 20 μg 的乙肝疫苗。对成人建议接种 3 针 20 μg 重组(酵母)乙肝疫苗或 20 μg 重组(CHO 细胞)乙肝疫苗。

4)不同疫苗同时接种：乙肝疫苗不会干扰其他疫苗诱导的免疫应答，也不会受其他疫苗的影响，因此乙肝疫苗可同卡介苗等其他疫苗同时接种，但应在不同部位接种，除非使用包含乙肝疫苗成分的多联疫苗。

5)乙肝疫苗替代使用：全程接种三针乙肝疫苗应优先使用同一厂家的乙肝疫苗。在特殊情况下无法用同一种疫苗完成全程接种者，如一种疫苗出现短缺、未完成全程接种儿童流动到其他地区、迟种漏种等原因需要补种但无法使用同一厂家疫苗等情况，可使用其他厂家的乙肝疫苗，按照程序的要求完成后续剂次接种。目前用于预防的乙肝疫苗均为基因工程疫苗，可替代使用，当一种疫苗出现短缺时，可使用其他厂家、不同种类的乙肝疫苗进行替代，安全性及免疫源性均未降低。但相关研究较少，尚需进一步的研究以明确序贯接种的长期保护效果。

6)接种禁忌证：对酵母或疫苗的任何成分有过敏史。

7)接种注意事项：以下情况慎用乙肝疫苗，如家庭和个人有惊厥史者、慢性疾病者、有癫痫史者、过敏体质者。

使用前摇匀，如出现摇不散的凝块、异物、疫苗瓶有裂纹或标签不清者，均不得使用。

疫苗瓶开启后应立即使用。

应备有肾上腺素等药物，以备偶尔有发生严重过敏反应时急救用。接受注射者在注射后应在现场观察至少 30 分钟。

注射第 1 针后出现高热、惊厥等异常情况者，一般不再注射第 2 针，对于母婴阻断的婴儿,如注射第2、3针,应遵照医嘱。

疫苗于2～8 ℃避光保存和运输,严防冻结,冻结后不得使用。

严禁将乙肝疫苗与其他疫苗在一个注射器内混合后接种。

(2)意外暴露后预防:意外暴露者是指其皮肤或黏膜接触HBsAg阳性或HBsAg不详患者的血液或体液,或被其污染的针头刺伤者。意外暴露HBV者可按照以下方法处理:①在伤口周围轻轻挤压,排出伤口中的血液,再对伤口用0.9%NaCl溶液冲洗,然后用消毒液处理。②应立即检测HBV DNA、HBsAg,3～6个月后复查。③如接种过乙型肝炎疫苗,且已知抗-HBs阳性(抗-HBs≥10 mIU/mL)者,可不进行处理。如未接种过乙型肝炎疫苗,或虽接种过乙型肝炎疫苗,但抗-HBs<10 mIU/mL或抗-HBs水平不详者,应立即注射HBIG 200～400 IU,同时在不同部位接种1针乙型肝炎疫苗(20 μg),于1个月和6个月后分别接种第2针和第3针乙型肝炎疫苗(20 μg)。

3.几个相关问题

(1)接种前筛查建议:《慢性乙型肝炎防治指南(2022年版)》推荐在不涉及入托、入学和入职的健康体格检查或就医时,应进行HBsAg筛查。对一般人群均应进行HBsAg筛查,特别是HIV感染者、男男性行为者、注射药瘾者、HBV感染者的性伴侣和家庭接触者、接受免疫抑制剂或抗肿瘤药物治疗者、抗丙型肝炎病毒(hepatitis C virus,HCV)药物治疗者等,以及孕妇和育龄期、备孕期女性。乙肝病毒血清学标志物检出模式及结果解释见表12-4。

表12-4 乙肝病毒血清学标志物检出模式及结果解释

血清学标记物				结果解释
HBsAg	抗-HBc	抗-HBc IgM	抗-HBs	
—	—	—	—	从未感染
+	—	—	—	见于急性感染早期或乙肝疫苗接种初期临时反应
+	+	+	—	急性感染期
—	+	+	+/—	急性感染恢复期
—	+	—	+	既往感染已恢复产生免疫力
+	+	—	—	慢性感染期
—	+	—	—	假阳性;既往感染;慢性感染低水平期;或抗-HBc被动转运至HBsAg阳性母亲所生的婴儿
—	—	—	+	乙肝疫苗接种后产生免疫力;高效价免疫球蛋白被动免疫

资料来源:STANLEY A P,WALTER A O,PAUL A O,et al.疫苗学[M].6版.罗凤基,杨晓明,王军志,等译.北京:人民卫生出版社,2017.

(2)乙肝疫苗接种后抗体检测建议:乙肝疫苗接种后抗体检测是评价乙肝疫苗免疫效果最为有效的方法。与其他类型的疫苗相比,人群接种乙肝疫苗具有较高的抗体阳转率,考虑到接种后采血检测的负担及接种对象抗体检测的需求程度,一般人群乙肝疫苗全程接种后不建议进行常规抗体检测。然而，对乙肝高危人群，由于感染乙肝病毒的风险较大，在可行的情况下，推荐对下列乙肝感染高危人群接种后检测抗-HBs：①因职业而具有感染危险的人群，如医务人员，尤其是一线工作的医务人员，如传染科、口腔科、妇产科、手术室、检验科和血液透析室的医务人员。因接触血液的诊疗操作非常多，面临严峻的职业暴露危险，HBV 职业暴露风险和频率尤为突出。此外，救援人员（公安警察、司法警察、消防员、应急救援者等）、福利院和残障机构的工作人员、托幼机构工作人员等也存在 HBV 感染的风险。②血液透析者、慢性肾脏疾病患者、慢性肝脏疾病患者、糖尿病患者、HIV 感染者等免疫力低下者。③HBsAg 阳性者的配偶及性伙伴。上述人群推荐在全程接种乙肝疫苗后 1～2 个月内采血定量检测抗-HBs 水平。④HBsAg 阳性母亲所生新生儿全程接种乙肝疫苗后 1～2 个月时检测血清中 HBsAg 和抗-HBs，以判定母婴阻断效果。

(3)低/无应答者再免疫建议：乙肝疫苗接种后抗体水平判断标准国内外有所不同，世界卫生组织及美国免疫实施咨询委员会（the US advisory Committee on Immunization Practices，ACIP）确定的接种乙肝疫苗后应答良好的标准定义为，首次完成 3 针乙肝疫苗接种后抗-HBs 的峰值期抗-HBs≥10 mIU/mL 者。国内研究对于低/无应答的定义没有统一的标准，一般将完成 3 针乙肝疫苗接种后，血清抗-HBs 滴度＜10 mIU/mL 判为无应答；10 mIU/mL≤抗-HBs＜100 mIU/mL 判为低应答，抗-HBs≥100 mIU/mL 判定为高应答。全程接种乙肝疫苗后，绝大多数人群产生乙肝保护性抗体，然而依然有 1%～10% 的人群无保护性抗体产生（无应答）或抗体水平较低（低应答）。导致乙肝疫苗接种后低/无应答的影响因素是多方面的，主要包括机体因素、疫苗因素和接种因素几个方面，早产、母亲为 HBsAg 及 HBeAg 双阳性、使用低剂量乙肝疫苗、接种操作不规范等均可导致新生儿乙肝疫苗低/无应答，患糖尿病、配偶为乙肝病毒感染者以及大年龄组人群可导致成人乙肝疫苗低/无应答。

接种乙肝疫苗后的低/无应答人群仍是 HBV 的易感者，解决低/无应答问题对控制人群 HBV 感染的发生具有重要意义。根据《慢性乙型肝炎防治指南（2022 版）》的建议，对免疫功能低下或无应答的成人，应增加疫苗的接种剂量（如 60 μg）或剂次；对 3 针程序无应答者，可再接种 1 针 60 μg 或 3 针 20 μg 乙型肝炎疫苗，并于第 2 次接种乙型肝炎疫苗后 1～2 个月时检测血清抗-HBs 水平，如仍无应答，可再接种 1 针 60 μg 重组酵母乙型肝炎疫苗。

(二)非特异性预防

1.健康教育　应向群众宣传乙肝知识，认清乙肝病毒传播途径的复杂性和乙肝在我国人群中的普遍性，树立预防为主、自我保护意识。服务行业所用的理发、刮脸、修脚、穿刺和文身等器具应严格消毒。

2.使用安全的血液和血制品　血液传播是乙肝主要的传播途径，要尽量减少输血。输入被 HBV 感染的血液和血液制品后，可引起输血后乙型肝炎的发生。

3.防止医源性传播　大力推广安全注射（包括取血针和针灸针等针具），并严格遵循医院感染管理中的标准预防原则。

4.感染者定期随访　慢性 HBV 携带者建议每 6～12 个月进行血常规、生物化学、病毒学和肝脏硬度值测定等检查，必要时进行肝活体组织检查。每 6 个月检测甲胎蛋白和腹部超声。若符合抗病毒治疗指征，及时治疗。

（冯艺）

第五节　戊型病毒性肝炎

戊型病毒性肝炎（简称“戊型肝炎”，hepatitis E，HE）是由戊型肝炎病毒（hepatitis E virus，HEV）感染导致的急性传染病，是一种人畜共患的传染病。在老年人聚集的养老院，时有小型的食源性或水源性暴发发生。随着中国人口老龄化加重，养老院须采取有效干预措施，防止老人因患戊型肝炎导致的发病及死亡。

一、疾病概述

（一）病原学

HE 属于肝炎病毒科戊肝病毒属，病毒颗粒呈球形，直径 27～34 nm，无包膜。目前 HEV 尚不能在体外组织培养，黑猩猩、食蟹猴、恒河猴、非洲绿猴、须狨猴对 HEV 敏感，可用于分离病毒。目前，已从患者的胆汁和粪便中成功分离到 HEV。

HEV 只有 1 个血清型，但不同地区的 HEV 基因变异较大。HEV 可分为若干基因型和亚型，可感染人类的主要有 4 个基因型。基因 1、2 型只感染人，基因 3、4 型为人畜共患病，猪是主要动物宿主。HEV 各基因型有一定的地域性分布规律，不同地区的流行型别不同，目前中国从感染人群中分离的 HEV 主要为基因 4 型，少数为基因 1 型。

（二）临床表现

戊型肝炎潜伏期一般为 15～60 天，平均 40 天。病毒血症期短暂，主要在潜伏期和急性期早期，黄疸出现前（平均 5 天）粪便可排泄病毒，黄疸出现后 2～3 周逐渐消退。

临床表现多种多样，大多为急性肝炎（包括急性黄疸型肝炎和急性无黄疸型肝炎），少数可进展为严重肝功能损伤，甚至肝衰竭。近年来，也有慢性肝炎和肝外表现的报道。3%～10%的急性戊肝患者可有病程超过 6 个月的迁延现象。宿主因素（如年龄、妊娠、基础肝病、免疫功能等）和病毒因素（如基因型、病毒载量、混合感染等）共同决定 HEV 感染的严重程度。

二、流行病学

最早关于该型肝炎的报道见于 1955 年 12 月的印度新德里，因贾木纳河洪水泛滥致新德里各大医院挤满了急性肝炎患者，并于 1980 年经双份血清检测阳性，证实存在经粪-口传播的另一种病毒性肝炎，称为非甲非乙型肝炎。1983 年，苏联 Balayan 等首次用免疫电镜技术从志愿者粪便中观察到1种新的病毒性肝炎颗粒。1989年,在东京召开的国际病毒会议上正式将该病毒以及由此引起的肝炎分别命名为戊型肝炎(以下称“戊肝”)病毒和戊肝。2017年,全球有1944万例急性戊肝病例报告,在亚洲和非洲等地区HE已成为一个严重的公共卫生问题。HEV感染后平均潜伏期为40天,可表现为临床型和亚临床型。成人感染以临床型多见,儿童则多为亚临床型。

(一)传染源

(1)患者及隐性感染者:HE传染性最强的时间是在症状出现前约1周,持续2周,发病后2周很少能从粪便中检出病毒。对33例HE患者及其70名家庭接触者随访研究表明,HE临床型和亚临床型感染率分别为32%(33/103)和31.7%(32/103),两者之比为1∶1。

研究发现HEV感染者有迁延性病毒血症,患者可长期经粪便排出HEV,但慢性患者和病毒携带者很少见。

(2)动物源性:HE是人畜共患传染病,被感染的家养或野生动物可直接传播或通过污染水源传播本病。①灵长类:已明确恒河猴、黑猩猩等非人灵长类容易感染人源HEV和猪源HEV。②猪:大量研究发现,猪是无症状的HEV携带者,猪感染后可维持HEV的自然循环,是HEV的自然宿主。我国调查发现,家庭养殖的猪比大型规模养殖的猪体内抗-HEV IgG阳性率高,可能与猪和人接触程度有关。③其他动物:对其他动物的抗-HEV阳性率检测表明,牛、山羊、马、鸡、鸭、鸽等动物与HEV感染密切相关,可能为HEV的自然宿主。鸭、鹅、牛、羊与人密切接触程度高,值得关注。

(二)传播途径

其主要经粪-口途径传播、动物源性传播,其次是直接接触传播,输血传播存在潜在可能。

(1)粪-口途径传播:水源污染是引起大规模流行的主要模式。食物污染传播是粪-口传播的另一种途径,食物在生产和加工过程中被HEV污染而引起传播。生食海鲜贝壳类食物是我国沿海地区戊肝发病的原因之一。

(2)动物源性传播:基因序列分析表明,从动物体内分离的HEV与人的HEV有极高的基因同源性,证实感染动物与人接触传播。动物源性传播在戊肝高地方性流行区较为常见。

(3)血液传播:有研究者取体内存在HEV的健康人静脉血10 mL注入恒河猴体中,猴体内有HEV存在,表明经血液也是HEV传播的一个危险途径。我国健康献血人员中,0.16%~0.3%的人员可检出HEV RNA,血液传播是传播HE的重要途径。

(4)垂直传播:有学者报道19名HE孕妇所生的婴儿中,15名婴儿(78.9%)有感染HEV的指征(12人HEV IgM阳性,10人HEV RNA阳性),其中7名婴儿在出生后1周内死亡。阿根廷母婴传播导致婴儿感染率在33.3%~50.0%。

(5)日常生活密切接触传播:可能是通过粪-口途径或口-口途径传播,人口流动可导致远距离传播。

(三)易感人群

人群普遍易感,无种族差异,发病与年龄有关,儿童与老年人常表现为隐性感染,青壮年感染后发病较多,孕妇易感性较高,约为20%。男性发病率高于女性(3∶1至9∶1),主要与男性感染HEV的机会较多有关。感染后有一定免疫力,但免疫持续时间较短。因此,年幼时感染HEV后虽然获得一定免疫力,但到青壮年时期还可再次感染而发病。在一般人群中,戊肝的平均病死率为0.5%~4%,孕妇、慢性肝病患者和老年人感染HEV后重症戊肝发生率及病死率较高,孕妇感染者病死率高达20%~30%。免疫力低下人群,如器官移植者、HIV感染者感染HEV可发展为慢性感染,甚至肝硬化。感染HEV后可产生保护性抗体,一般可持续20年以上。

(四)流行病学特征

近年来,HEV的研究越来越受到人们的重视,其已成为中国乃至全球关注的公共卫生问题。在北美、欧洲等国家和地区,HE散发病例和局部暴发疫情逐年增加,欧洲健康人群HEV抗体阳性率为7.5%~31.9%。中国是戊型肝炎病毒高流行区;戊型肝炎抗体阳性率在不同地理位置的地区之间,以及不同经济发展水平的地区之间分布不平衡。HE发病呈逐年上升趋势,同时出现多起暴发流行。

1.戊肝的流行强度及变化

(1)我国戊肝发病呈快速增长趋势:2004~2018年我国共报告HE 358122例,年均发病率为1.78/10万,发病率从2004年的1.27/10万上升到2018年的2.06/10万,呈逐渐上升趋势。HE在病毒性肝炎中的比例从2004年的1.43%上升到2018年的2.23%。

(2)病死率高:孕妇病死率高是本病的重要特征之一,尤其是晚期孕妇的病死率最高,可达10%~50%,此外还可见孕妇流产和死胎。

(3)暴发疫情时有发生:HE以散发为主,但HE流行和暴发也有报道。1986年9月至1988年4月在新疆南部的和田、喀什和克孜勒苏3个地区发生水型HE流行,波及23个县市,经历1981~1983年、1986~1988年两个流行高峰,持续20多个月,共发病119280例,死亡707例,病死率为0.59%。而其中孕产妇的罹患率为23.8%,死亡率达13.46%,是迄今世界上最大一次HE流行。2004~2017年,我国HE突发公共卫生事件共报告7起,东部省份5起,其中敬老院3起;全年四季均有发生,时间跨度为8~45天,共报告发病79例(16例源于敬老院),死亡4例(3例源于敬老院);暴发中病例平均年龄40~76岁。

(4)发病年龄后移:20世纪80年代,我国HE发病年龄主要是20~25岁,儿童与老年人发病较少。近年来,一些地区发现发病年龄出现后移现象。2004~2017年,我国65~69岁人群HE报告发病率最高。

(5)经食物传播途径逐渐增多:我国以往HEV传播以水源污染为主,曾发生多次水型HE流行,但随着饮水设施的改善、生活水平和环境卫生的逐步提高,HE水型流行得到基本控制。目前,我国居民饮食方式多元化,使HEV经食物传播的发病率逐渐增加。

近年来，我国报道的几次戊肝小型暴发均属于食源性感染。2004～2017年，我国HEV引起的7起暴发中，3起为食堂食物或餐具污染；而3起在敬老院中发生的暴发原因分别为水源污染(2起)和食堂餐具污染(1起)。进食生或半熟的动物肉制品和海产品可能感染HEV。

(6)戊肝可与乙肝发生重叠感染：有学者通过血清流行病学调查显示，44%的慢性肝病患者有感染HEV的风险。慢性肝病患者重叠感染HEV易引起并发症，如自发性脑膜炎、肝肾综合征、肝性脑病、上消化道出血等，造成严重的疾病负担，病死率可达75%。国内有人通过对慢性乙肝重叠感染HEV临床分析表明，HBeAg阳性组的重叠感染率为56%，而HBeAg阴性组则为20%。对50例HBV/HEV重叠感染患者进行分析，17例发生重型肝炎(34.0%)，其中8例死亡，6例为50岁以上人群；而单独HBV感染组的50例患者中，仅4例(8.0%)发生重型肝炎，1例死亡，两组差异有统计学意义($P<0.01$)。有人比较了戊肝重叠感染乙肝、单独感染乙肝或戊肝的并发症发生情况，得出同时感染戊肝和乙肝者的并发症和死亡率均显著高于单独感染乙肝和戊肝(见表12-5)。

表12-5 三组临床并发症发生率

并发症	重叠组($n=87$)		乙肝组($n=95$)		戊肝组($n=62$)	
	例数	所占比例	例数	所占比例	例数	所占比例
重型肝炎	27	31.0%	4	4.2%	1	1.6%
自发性腹膜炎	22	25.3%	3	3.2%	2	3.2%
肝性脑病	10	11.5%	10	10.5%	7	11.3%
急性黄疸	56	64.4%	62	65.3%	41	66.1%
死亡	8	9.2%	2	2.1%	1	1.6%

资料来源：刁连东，孙晓冬.实用疫苗学[M].上海：上海科学技术出版社，2015。

(7)流行基因型发生变迁：20世纪我国戊肝患者的基因型主要是1型，自2004年后，我国HEV基因型已发生从1型到4型的变迁。有学者在广西急性HE患者血清标本中分离到24株HEV，其中23株(95.8%)为基因4型，仅1株(4.2%)为基因1型。有学者对江苏农村地区常住人口调查发现，67例HEV RNA阳性标本中，基因4型62例(92.5%)，而基因1型仅4例(6.0%)。

2.戊型肝炎的三间分布

(1)地区分布：我国健康人群HEV感染率高，有明显地区差异。2005～2006年中国第三次全国病毒性肝炎流行病学调查结果显示，中国普通人群戊型肝炎血清阳性率为23.46%。居住在中国中西部地区、中东部地区以及新疆维吾尔自治区的人群，戊型肝炎抗体阳性率最高。

(2)时间分布：2004～2017年全国疫情资料显示，HE呈现春季高发，每年3月份为周期性高峰，但季节性较弱。

(3)人群分布:2004～2017年,我国20岁以下人群HE报告发病率＜0.20/10万,40岁及以上人群报告发病率均高于2/10万。65～69岁发病率达到最高(2012～2017年为5.22/10万),报告发病率随年龄增长逐渐升高。农民、离退休人员、家政/家务及待业人员报告病例数占总报告病例数的67.46%。离退休人员多为60岁以上老人,老人感染后病死率较高。与海产品直接接触人员抗-HEV阳性率为32.54%,显著高于其他职业人群,且从事职业年限越长,感染率越高;对吉林、山东、内蒙古地区研究显示,农民、兽医的抗-HEV阳性率分别为34.8%和26.7%。

三、疾病监测

(一)监测目的

(1)及时发现和处置戊肝聚集性疫情,避免疫情蔓延。

(2)掌握戊肝聚集性疫情的流行病学特点,查找流行因素和传播途径,为制定和调整预防控制策略提供科学依据。

(3)为建立和完善山东省戊肝病例监测系统积累经验。

(4)建立山东省HEV基因库,为分子生物学溯源提供依据。

(二)监测内容

1.监测对象　所有戊肝聚集性病例均为监测对象。戊肝聚集性疫情是指在1个最长潜伏期(60天)内,同一乡镇(街道)或在同一学校、集体单位发生2例或2例以上戊肝疑似病例;戊肝疑似病例指临床医生诊断为戊肝的病例。

2.聚集性病例的发现和报告　本监测基于中国疾病预防控制中心传染病报告信息管理系统(以下简称法定疫情报告系统)。省、市、县各级疾控机构均要指定专人负责每天浏览法定疫情报告系统;省级和市级发现戊肝聚集性病例后要在24小时内逐级电话通知县级疾控机构人员,由其将该病例基本信息登记于“山东省戊型病毒性肝炎聚集性病例月报表”中。如达到突发公共卫生事件相关信息标准,即在1周内,同一学校、幼儿园、自然村寨、社区、建筑工地等集体单位发生5例及以上戊肝病例,则按照《国家突发公共卫生事件相关信息报告管理工作规范(试行)》要求进行网络直报。

3.聚集性病例的调查　由县级疾控机构对所有戊肝聚集性病例,于报告7日内进行个案调查;每份个案调查表的右上方均要粘贴条形码。条形码为每个病例的唯一标识码,该条形码由10位数组成,其中前6位为病例报告县(市、区)的国标编码,第7～8位为聚集性病例起数编码,第9～10位为该起聚集性疫情中每名病例的顺序码;条形码一式三联,由省疾控中心统一提供。

4.标本采集和检测　所有聚集性病例应于发病1周内采集静脉血标本3～5 mL,离心后将血清于－20 ℃以下冷冻保存,于每月20日前将上月标本送省疾控中心进行抗-HEV IgG、抗-HEV IgM和HEV RNA检测;如因就诊延迟导致无法在发病一周内采集的,亦应在其就诊后尽快采集。离心后的血清要置于螺旋口血清管中保存,每份血清管上要粘贴与该病例个案调查表一致的条形码；血清管由省疾控中心统一提供。必要时可以采集粪便、水或食物。

5.主动监测和主动搜索　结合病毒性肝炎病例的主动监测，县级疾控机构每旬应至少一次深入辖区内各哨点医院进行戊肝主动监测。各级疾病控制部门在向上一级进行戊肝“零病例”和非“零病例”报告时，必须是在对辖区内医疗单位进行主动监测的基础上进行月报。另外，各级疾病控制机构每年还要有计划或不定时地在辖区内的重点医疗单位或居民人群中，开展戊肝病例的主动搜索工作，以了解和评价戊肝监测的工作状况，进一步改善和提高戊肝监测工作的质量。

（三）监测资料管理

各级疾控机构要对纸质监测资料实行档案化管理，对监测数据实行微机化管理。县级疾控机构负责将月报表和个案调查表录入统一的数据库中，汇总至所在市级疾控中心，市级疾控中心于每月10日前统一将全市上月月报表和个案数据库以电子邮件形式上报至省疾控中心。省疾控中心负责采用EPI DATA软件编制数据库后下发，每次上传数据库为累计数据库，即应包括截至上传前所有月报或个案数据；纸质月报表和个案调查表由县级疾控机构留存。

月报数据库命名原则为：HEV1＋县国标编码（6位数）＋年份（4位数）＋月份（2位数）；个案数据库命名原则为：HEV2＋县国标编码（6位数）＋年份（4位数）＋月份（2位数）。例如：2015年济南市历下区7月月报数据库和个案调查数据库应分别命名为HEV1370102201507和HEV2370102201507。

（四）监测资料的分析、利用和反馈

各级疾控机构应至少每季度对本辖区内上报的资料进行一次分析，结果应向有关部门反馈。同时，应加强对下级单位的技术指导和监测报告资料的质量控制工作，及时对各单位报告的及时性、完整性与准确性进行分析，及时发现和解决存在的问题。省疾控中心将于每月月底前将上月实验室检测结果进行反馈。

（五）监测评价指标

（1）月报告及时率：每月按照要求及时递交监测报告的县（市、区）在本年度各次报告中所占的百分比（要求：100％）。

（2）月报告完整率：通过月报告上报的戊肝聚集性病例数在全部聚集性病例数中所占的比例（要求：100％）。

（3）病例调查完整率：个案调查的病例在全部监测病例中所占的百分比（要求：≥90％）。

（4）疑似病例调查及时率：监测病例中，报告后7天内进行个案调查的病例数在全部病例数中所占的百分比（要求：≥80％）。

（5）个案调查表填写完整率：开展个案调查的病例中个案表填写无空项者所占的比例（要求：100％）。

（6）血标本采集率：戊肝监测病例中，已采集合格血清标本者所占的比例（要求：≥90％）。

(7)标本采集及时率:发病后 1 周内采集的血标本在全部送检标本中所占的比例(要求:≥80%)。

(8)血标本送检及时率:所有采集的血标本中,每月 20 日前将上月血清标本送达省疾控中心的病例所占的比例(要求:≥90%)。

四、免疫预防与疫情控制

戊肝的预防目前仍采用以切断粪-口传播途径为主的综合性防治措施,戊肝疫苗的应用是控制和预防戊肝的有效手段。

(一)主动免疫

1.疫苗发展史　目前,戊肝疫苗研发产品较少,主要集中在重组蛋白疫苗和 DNA 疫苗的研制。2002 年,英国葛兰素史克公司与美国军方合作研制了以昆虫为表达系统的重组戊肝疫苗,并率先在美国进入Ⅰ期临床试验,而撤回了在尼泊尔的Ⅱ期临床试验。中国长春生物制品研究所有限责任公司研发的 HEV P179 已完成Ⅰb 期临床试验。厦门大学和厦门万泰沧海生物技术有限公司联合研发的戊肝疫苗 HEV 239(Hecolin©)于 2012 年在中国上市,这是全球首个上市的戊肝疫苗,该疫苗的成功研发打破了传统思想——“原核系统不能表达类病毒颗粒”,开创了与酵母、昆虫细胞、哺乳动物细胞并行的第 4 种基因工程疫苗研发路径。其他疫苗也在积极研发中。

2.免疫机制　HEV 239(Hecolin©)是 HEV-1 中国株在大肠埃希菌开放阅读框(ORF)2 p239(368～606 aa)表达的病毒样颗粒,有两个抗原表位(533～552 aa),能刺激效应 T 细胞产生抗体反应。

3.免疫策略　适用于 16 岁及以上易感人群,推荐用于戊型肝炎病毒感染的重点高风险人群,如畜牧养殖者、餐饮业人员、学生、部队官兵、育龄期妇女、疫区旅行者等。

4.免疫程序和应用　采用 0、1、6 个月 3 剂的非国家免疫规划疫苗免疫程序,即当天接种第一剂;第一剂接种后 1 个月接种第二剂;第一剂接种后 6 个月接种第三剂,于上臂三角肌肌内注射,每次注射 0.5 mL,含纯化重组戊型肝炎病毒抗原 30 μg。

5.禁忌证　①对本品任何成分过敏者。②有接种其他疫苗过敏史者。③患血小板减少症或其他凝血障碍者。④对卡那霉素或其他氨基糖苷类药物有过敏史者。⑤患急性疾病、严重慢性疾病、慢性疾病的急性发作期和发热者。⑥未控制的癫痫和患其他进行性神经系统疾病者。

6.疫苗效力和效果　HEV 239 疫苗已在中国完成了Ⅳ期临床试验,现有的临床试验数据表明,HEV 239 疫苗在正常人群和 65 岁以上老年人群中具有良好的有效性、安全性、免疫原性和免疫持续性。免疫后 4～5 年,HEV 239 疫苗保护率为 86.8%,接种疫苗患者的保护性抗体水平为 87%,而对照组为 9%。该疫苗在 HEV-1 基因型(疫苗产品)～HEV-4(感染流行的研究地区)之间具有交叉保护效果。HEV 239 疫苗在 HEV 流行基因型为 HEV-4、发病率为 0.03%的低流行地区人群中非常有效。

7.接种反应　HEV 239 疫苗Ⅲ期临床观察表明,不良反应以一般反应为主,一般不需要特殊处理,可自行缓解,必要时可对症治疗。常见局部反应为接种部位疼痛、红肿和瘙痒。常见全身反应为发热、疲倦无力和头痛。未发现与疫苗相关的严重不良反应。

(二)被动免疫

将高滴度抗 HEV 血浆或血清输入非人灵长类动物中,然后用 HEV 进行感染,证实了 HEV 抗体的保护作用。因此暴露前给予高滴度的 HEV 抗体,在机体抵御后续病毒感染过程中具有保护作用。目前,该方法尚未在人体内使用。

(三)疫情控制

1.常规措施　采取以切断传播途径为主的综合措施:①保护水源,防止水源被粪便污染,保证安全用水;②加强食品卫生和个人卫生,改善卫生设施,提高环境卫生水平。

2.流行时的控制措施

(1)发生疫情时及时向当地卫生行政部门报告;通过流行病学调查确定传播方式、暴露人群,消除共同的传染源;隔离感染者,对感染者的粪便、尿液和血液随时消毒;搜索未发现的感染者,针对患者家庭或者同源暴发中的接触者,以及暴露于相同危险的人群继续进行监测。

(2)戊肝暴发时,在尽可能减少或预防戊肝暴发、减轻高危人群(如孕妇)感染 HE 后果时,可以考虑开展疫苗接种。

(3)采取专门的措施改善公共卫生和个人卫生习惯,以消除食物和水的污染。

(吕静静)

第六节　风　疹

风疹(rubella),又名“德国风疹”(German measles),是由风疹病毒引起的急性呼吸道传染病,最常发生在儿童和年轻成人中间。儿童患病时通常病情轻微,但孕妇患病则具有严重后果,可能会导致胎儿死亡或者先天性缺陷,即先天性风疹综合征(congenital rubella syndrome,CRS)。世界上每年估计有 10 万名婴儿在出生时就患有先天性风疹综合征。目前,尚没有特异性风疹治疗方法,但该病可通过免疫接种得到预防。由于风疹病毒只有 1 个血清型,抗原性稳定,人感染后可以产生持久的免疫力,人是唯一宿主,且有安全有效的疫苗可以预防,因此,理论上和技术上消除风疹是可行的。2012 年 4 月,风疹行动(Measles Initiative),现称为麻疹和风疹行动(Measles and Rubella Initiative)发起了一份新的全球麻疹和风疹战略计划,涵盖了 2012～2020 年周期,该计划包括针对 2015 年和 2020 年的全球新目标:①到 2015 年底,实现区域性风疹/先天性风疹综合征消除目标;②到 2020 年底,至少在世界卫生组织的五个区域消除风疹。到 2015 年底,全球消除风疹工作虽然取得了很大进展,但区域性风疹/先天性风疹综合征消除目标并未如期实现。截至 2018 年底,仅美洲区自 2015 年确立消除风疹以来一直维持风疹消除状态，另外有 93 个国家确认了接近风疹消除状态，消除风疹/先天性风疹综合征的任务仍然很艰巨。

一、概述

（一）病原学

风疹病毒属于马氏病毒科风疹病毒属，抗原结构稳定，只有一个血清型。风疹病毒属单股正链 RNA 病毒，直径50～70 nm，电镜下多呈球形，有时呈多形态。其表面有包膜，包膜表面有短的刺突。风疹病毒有3 个重要的结构蛋白——E1、E2 和 C 蛋白，分子质量分别是 60000 kDa（E1）、42000～47000 kDa（E2）、30000 kDa（C）。糖蛋白 E1 和 E2 位于包膜，E1 与风疹的血凝有关，又具有中和抗原作用。C 蛋白是一种非糖化蛋白，位于壳体。本病毒可在兔肾、绿猴肾、兔角膜等细胞中培养生长，能凝集鸡、鸽、鹅和人“O”型红细胞。风疹病毒可在胎盘或胎儿体内（以及出生后数月甚至数年）生存增殖，产生长期、多系统的慢性进行性感染。

风疹病毒对热不稳定，对紫外线敏感，脂溶剂乙醚、氯仿均可灭活。本病毒不耐热，56 ℃ 30 分钟，37 ℃ 1.5 小时均可将其灭活。4 ℃保存不稳定，－70～－60 ℃可保持活力3 个月，干燥冰冻可保存 9 个月。

（二）临床表现

1.风疹潜伏期平均 18 天（14～21 天）

（1）前驱期：较短暂，1～2 天，症状较轻微。低热或中度发热，头痛，全身不适，食欲减退，疲倦，乏力，咳嗽，打喷嚏，流涕，咽痛，结合膜充血等轻微上呼吸道炎症，偶伴呕吐、腹泻、鼻出血、牙龈肿胀等，部分患者软腭及咽部可见玫瑰色或出血性斑疹，但颊黏膜光滑，无充血及卡氏斑。

一般说来，婴幼儿患者前驱期症状常较轻微，或无前驱期症状，而年长儿及成人患者则较显著，并可持续 5～6 天。

（2）出疹期：通常于发热 1～2 天后即出现皮疹，皮疹初见于面颈部，迅速向下蔓延，1 天内布满躯干和四肢，但手掌、足底大多无疹，皮疹初起呈细点状淡红色斑疹、斑丘疹或丘疹，直径为 2～3 mm，面部、四肢远端皮疹较稀疏，部分融合类似风疹，躯干尤其背部皮疹密集，融合成片，又类似猩红热。面部有疹为风疹之特征，少数患者出疹呈出血性，同时全身伴出血倾向，出疹期常伴低热、轻度上呼吸道炎、脾肿大及全身浅表淋巴结肿大，其中尤以耳后、枕部、颈后淋巴结肿大最明显，肿大淋巴结轻度压痛，不融合，不化脓，有时风疹患者脾脏及淋巴结肿大可在出疹前 4～10 天就已发生。

（3）消退期：皮疹一般持续 3 天（1～4 天）消退，疹退时体温下降，上呼吸道症状消退，肿大的淋巴结亦逐渐恢复，但完全恢复正常需数周以后，皮疹消退后一般不留色素沉着，亦不脱屑，仅少数重症患者可有细小糠麸样脱屑，大块脱皮极少见。

无皮疹性风疹：风疹患者可以只有发热、上呼吸道炎、淋巴结肿痛症状，而不出现皮疹，也可以在感染风疹病毒后没有任何症状、体征，血清学检查风疹抗体为阳性，即所谓隐性感染患者，在不同地区的流行病学调查中发现显性感染和无皮疹的或隐性感染患者的比例为1∶6～1∶9。

2.先天性风疹综合征　孕早期妇女感染风疹有可能累及胎儿，重者可导致死胎、流产、早产，轻者可导致胎儿发育迟缓，出生体重、身长、头围、胸围等均比正常新生儿低，此差距至1岁时往往还不能纠正。此类患婴易有多种畸形，有谓新生儿先天畸形中5％以上由先天性风疹所致，常见先天性畸形或疾病有白内障、视网膜病、青光眼、虹膜睫状体炎、神经性耳聋、前庭损害、中耳炎、先天性心脏病、心肌坏死、高血压、间质肺炎、巨细胞肺炎、肝脾肿大、淋巴结肿大、肾小球硬化、血小板减少性紫癜、溶血性贫血、再生障碍性贫血、脑炎、脑膜炎、小头畸形、智力障碍等。从先天性风疹患儿的咽部、血、尿、脑脊液内可分离出风疹病毒，阳性率以1岁内为高，也有报告经先天感染后，风疹病毒于脑组织内持续存在达12年，而引起进行性风疹性全脑炎。多数先天性风疹患儿于出生时即具临时症状，也可于出生后数月到数年才出现进行性症状和新的畸形，1岁以后出现的畸形可有耳聋、精神动作异常、语言障碍、骨骼畸形等，因此对有先天性风疹和疑似先天性风疹的儿童，自出生后需随访2～3年或3～4年。国外有报道，在一次风疹大流行期中出生的4005例新生儿经病毒分离或血清检查证明，先天性风疹超过2％(当地平时新生儿中只0.1％为先天性风疹)，此4005例中68％为亚临床型，在新生儿时期无畸形或缺陷症状，但其中71％在出生后头5年内的随访中，在不同时期陆续出现上述各种不同的先天性风疹病症，可见先天性风疹综合征是风疹病毒感染的严重后果。我国近年也有报道，在825例早孕妇女中，查出风疹IgM抗体阳性率占1.44％，其胎儿血风疹IgM阳性率占感染孕妇的62.5％。

二、流行病学

(一)传染源

患者是唯一的传染源，包括亚临床型和隐性感染者，其实际数目比发病者高，因此是易被忽略的重要传染源。妊娠期妇女，无论是显性感染还是隐性感染，均可使胎儿受感染，导致CRS的发生。传染期在发病前5～7天和发病后3～5天，起病当天和前一天传染性最强。患者口、鼻、咽部分泌物，以及血液、大小便等中均可分离出风疹病毒。

(二)传播途径

风疹病毒主要经空气飞沫和微滴传播，也可经密切接触传播，孕妇体内的风疹病毒可经胎盘感染胎儿。CRS患者和先天性风疹感染(congenital rubella infection，CRI)患者咽部可排毒数周、数月甚至1年以上，因此通过污染的奶瓶、乳头、衣被、尿布及直接接触均可感染。

(三)易感人群

人群对本病普遍易感。感染风疹后可获得较牢固的免疫力，甚至提供终生保护，但抗体水平低，特别是呼吸道局部抗体水平低者可以发生再感染。再感染者可不表现为临床症状，仅表现为特异性 IgG 抗体升高，其出现时间早，效价高，消失快，一般 2～3 个月即迅速降低。

（四）流行病学特征

1995 年，山东省将风疹疫苗纳入常规计划免疫管理以来，通过对儿童开展免疫接种，风疹的发病得到了有效控制，风疹疑似病例血清标本中风疹所占比例明显下降，由 1990～1995 年的 8.38%～43.61%下降到 1996～1998 年的 1.95%～4.39%。1999 年开展加速风疹控制以来，山东省把风疹作为风疹疑似病例纳入风疹监测系统开展监测，2004 年以来开展疫情网络直报，对风疹发病有了较系统的了解。近年来，通过提高风疹监测质量，风疹监测工作也得到了加强，且随着风疹发病的进一步降低，风疹发病的严重性日渐暴露。风疹在山东省呈周期性流行，3～4 年为一个流行周期。1999～2023 年共报告风疹病例 13495 例，年发病率在 0.016/10 万～4.22/10 万，其中 2006 年发病率最高，2023 年发病率最低，且从 2014 年以来一直处于下降趋势。风疹在局部地区主要呈点状或灶状暴发状态，几乎每年都会在学校中尤其是中学发生风疹暴发疫情。但进入 2020 年以来，风疹高度散发，无暴发疫情发生，主要发病人群为散居儿童和学生。

（五）流行史

风疹是世界广泛流行的传染病。在风疹疫苗问世前，因风疹易感人群的积累，可发生周期性流行。世界各国的流行规律不尽一致。美国疾病预防控制中心提供的 1928～1983 年的流行病学资料显示，风疹每隔 6～9 年流行一次，其中 1964 年的流行，发病率高达 550/10 万。欧洲国家如捷克、斯洛伐克、匈牙利等国每隔 4 年流行一次，英国每 8～9 年流行一次。以色列报告每 6 年流行一次。在两次流行期，会发生小流行。流行周期的出现和间隔周期的长短取决于易感人群的积累，与人口流动速度、人口密度等相关。1993 年，风疹发病资料显示，全国各地均有暴发，仅上海市就报告风疹病例 58104 例。1994 年，北京市报告本地 10～14 岁儿童风疹发病率为 1350.1/10 万。疫苗应用前，欧洲国家、美国的风疹发病高峰年龄在 5～9 岁，1 岁以内发病少见。风疹疫苗应用后，发病高峰年龄后移，甚至在高中、大学中也有流行。我国上海市 1993 年、北京市 1994 年资料显示，10～14 岁人群为风疹发病的主要人群，占当年发病的 40%。

由于风疹属于丙类传染病，2004 年前不要求进行法定传染病报告，因此，在 1999 年以前，有关风疹的发病情况不甚明了。1990～1998 年对风疹疑似病例开展风疹 IgM 检测，结果表明风疹疑似病例中风疹检出率为 4.39%～43.61%；1993 年对莱芜市育龄期妇女，1994～1995 年对全省部分大、中专学校女生风疹 IgG 抗体监测，1994 年对烟台、青岛、济南、淄博等地的育龄期妇女（15～40 岁）进行了风疹 HI 抗体水平抽样调查，结果显示风疹抗体阳性率在 88%～92%，表明风疹曾在山东省广泛流行。

三、疾病监测

风疹已纳入麻疹监测系统，详见本章第二节麻疹监测部分。

四、免疫预防与疫情控制

风疹已纳入麻疹监测系统，详见本章第二节麻疹监测部分。

（刘晓冬　王素婷）

第七节　流行性腮腺炎

流行性腮腺炎(epidemic parotitis，简称“流腮”)是由腮腺炎病毒引起的以腮腺肿大为特征的急性传染病，临床表现除了单侧或双侧腮腺非化脓性的肿胀、疼痛伴发热外，流腮病毒还可侵犯各种腺组织、神经系统、肝、肾、心脏、关节等，引起严重并发症，甚至有永久性后遗症，严重危害儿童及青少年的健康，所造成的社会负担不容忽视。

一、概述

(一)病原学

腮腺炎病毒属副粘病毒科副粘病毒属，属单股核糖核酸病毒(ssRNA)。病毒颗粒呈球形，大小为 100～200 nm，外被包膜分为三层，外层为糖蛋白，含有血凝素(HA)、神经氨酸(NA)和血溶素(F)，各有其重要的生物学特性和免疫原性，对宿主细胞上特异性受体的识别、吸附、穿入和复制后病毒体的释放，以及细胞病变的发生都有密切关系。腮腺炎病毒含有两种抗原成分，即病毒抗原颗粒(Vi 抗原)和可溶性抗原(S 抗原)。S 抗原和 Vi 抗原各有相应的抗体，S 抗体有无保护作用尚有争议，Vi 抗体具有保护作用。S 抗体于起病后第 7 天即出现，并于 2 周内达高峰，以后逐渐降低，可保持 6～12 个月，可用补体结合方法测得。Vi 抗体出现较晚，起病 2～3 周时才能测得，1～2 周后达高峰，但存在时间长久，可用补体结合、血凝抑制和中和抗体法检测，是检测免疫反应的最好指标。病毒外膜的血凝素，能凝集鸡和豚鼠红细胞，可产生血凝抑制抗体。用 S 抗原进行补体结合试验，证明腮腺炎病毒只有一种血清型。

腮腺炎病毒耐寒，－70～－50 ℃可存活 1 年以上，在 4 ℃时其活力可保存 2 个月，37 ℃可存活 24 小时，55～60 ℃ 20 分钟死亡。对紫外线及一般消毒剂敏感，强紫外线下仅存活半分钟，甲醛溶液、30％来苏水、75％乙醇等接触 2～5 分钟可灭活。

1934 年，琼森(Jonson)和古德帕斯彻(Goodpasture)首先从患者唾液中分离到病毒，从而认识到腮腺炎病毒是引起该病的病原体。1946 年，病毒鸡胚接种成功，从而为进一步促进病原学研究奠定了基础。1968 年，美国成功制备减毒活疫苗，随后苏联、日本、英国、法国、德国均研制成功减毒活疫苗并以单价或多价联合剂型广为应用。20 世纪 80 年代，我国研制成功 S79 株减毒活疫苗，具有良好的预防效果，为流腮的免疫预防开辟了广阔的前景。

(二)临床表现

腮腺炎的潜伏期为 14～25 天，平均为 18 天。多数病例无前驱期症状，少数病例在前驱期可出现倦怠、肌肉酸痛、咽炎，偶尔出现脑膜刺激症状。发病后，多数病例起病急，发热、畏寒、头痛、食欲不振、全身不适，1～2 天后出现腮腺肿痛，体温可升高到 39～40 ℃，成人症状重于儿童。腮腺肿大以耳垂为中心向前后下方肿大，咀嚼和吃酸性食物时更甚。可有发热，但无化脓征象，病程 10～14 天。两侧腮腺受累者占 70%～75%，在腮腺肿胀时或其后亦有累及颌下和舌下唾液腺者。腮腺管口（位于上颌第二臼齿对面颊黏膜上）在发病早期明显红肿，此征有助于诊断。

不典型病例可始终无腮腺肿大，而单纯以睾丸炎、脑膜炎的症状为主，也有的仅见颌下腺或舌下腺肿大。

二、流行病学

（一）传染源

自然界中人是腮腺炎病毒的唯一宿主，早期患者和隐性感染者都是传染源。自患者腮腺出现肿大之前 6 天至肿大后 9 天，均可从其唾液中分离到病毒，此期有高度的传染性。隐性感染者在流行期可占 30%～50%，因此其也是重要的传染源。

（二）传播途径

流腮以飞沫传播为主，污染唾液的衣服、食品、玩具均可传播。幼儿常把腮腺炎病毒引入家庭，从而传播给其他易感者。目前，学校、托幼机构成为流腮暴发的主体，在医疗单位和其他公共机构也有暴发的报道。近年来对孕期病毒感染的观察表明，腮腺炎病毒可经胎盘传染给胎儿，从而有导致胎儿发生畸形，甚或死亡的危险。

病毒存在状态、易感人群积累速度与数量、自然条件成为影响流腮流行的主要因素。当易感人群大量存在，气候条件适宜流腮病毒传播时（如每年的 3～6 月份），一旦有流腮病毒传入，若防控措施不及时，很容易在易感人群聚集的集体机构引起暴发流行。

（三）易感人群

人群普遍易感。在病毒存在的条件下，易感人群的存在并大量积累是引起流腮暴发的主要原因。一次病毒自然感染后可获得较持久的免疫力，很少发生再次感染。

（四）流行史

流腮是一种古老的传染病，我国古代医籍中早有流腮的记载，曾称为“痄腮”“蛤蟆瘟”等。公元前 500 年，希波·克拉底（Hippocrates）可能描述过一次伴有单侧或双侧耳部附近肿胀和睾丸肿大的流腮暴发。1790 年，哈密顿（Hamilton）进一步指明睾丸炎为本病的特殊表现，并认识到本病与中枢神经系统的关系。1964 年美国流腮发病率估计为 63.6/10 万，并出现脑炎、睾丸炎、卵巢炎、心肌炎、肾炎和糖尿病等并发症；1960～1973 年，美国报告，每 1000 例流腮病例中发生 2.5 例脑膜炎，而每报告 10000 例流腮病例有 1.6～3.8 例死亡。1968 年起流腮成为美国法定报告的传染病，随着疫苗逐步应用，报告发病率迅速下降，2007～2009 年年报告发病率为 0.03/10 万。流腮不仅常在儿童中暴发或流行，也可在军队、大学、医院和其他公共机构中暴发。中国 CDC 报告，1986～1987 年 16 所大学共报告流腮 480 例，我国某军区曾报告由新兵自地方将流腮带入部队引起暴发，发病率高达 33%。1990 年，流腮被我国纳入丙类传染病管理，2004 年开始网络直报，因此缺乏完整系统的资料，但一些典型调查资料表明，流腮在我国，尤其在城市地区和学龄前儿童人群中广泛流行。

2004 年山东省对辖区内县级及以上医疗单位诊断为流腮病例开展回顾性流行病学调查显示，2001～2003 年流腮年均调查发病率为 10.09/10 万，发病以 15 岁以下人群为主，该人群调查发病率为 30/10 万～70/10 万。自 2004 年开始实施疫情网络直报，数据显示山东省每年报告流腮病例均在 5000 例以上，年报告发病率均在 6/10 万以上，3～4 年有一个流行周期。2012～2013 年流腮疫情达到近 18 年来最高峰，报告发病率高达 25/10 万，2014 年起疫情出现明显回落，2020 年发病率降至最低点，为 4.33/10 万。

（五）流行病学特征

2008 年实施扩大国家免疫规划后，山东省流腮流行病学特征未发生明显变化。每年的 4～7 月和 11 月～次年 1 月为两个发病高峰。山东省流腮发病呈明显的地区分布，病例主要分布在鲁西和鲁中地区，城区病例构成呈上升趋势，目前城区与农村病例构成各占 50%。山东省流腮报告病例中的学生、幼托儿童、散居儿童每年均占总病例数的 80%以上；发病高峰年龄为 3～14 岁，每年均占到总病例数的 70%以上，发病率高峰年龄组在 4～9 岁，最高达到 214.79/10 万（2012 年，6 岁组）；流腮报告病例中男女性别比约为 1.94∶1。

三、疾病监测

（一）监测对象和诊断标准

监测对象为首次被各级医疗机构诊断为流腮的所有病例。依照目前执行的我国卫生行业标准《流行性腮腺炎诊断标准》（WS 270—2007），流腮的诊断标准如下：

1.诊断依据

（1）流行病学史。发病前 14～28 天有与流行性腮腺炎患者接触史或当地有流行性腮腺炎流行。

（2）临床表现：①发热、头痛、乏力、食欲不振等；②单侧或双侧腮腺和（或）其他唾液腺肿胀、疼痛，张口和咀嚼或进食酸性食物时疼痛加剧；③伴脑膜脑炎时有头痛、呕吐、脑膜刺激征或意识改变；④伴睾丸炎时有睾丸或附睾肿痛；⑤伴胰腺炎时有呕吐、上中腹疼痛与压痛。

（3）实验室检测：①白细胞计数和尿常规一般正常，有睾丸炎者白细胞计数可增高；②90%患者发病早期，血清和尿淀粉酶增高；无腮腺肿大的脑膜脑炎患者，血和尿淀粉酶也可升高；血清脂肪酶增高，有助于胰腺炎的诊断；③约半数患者可出现病毒性脑膜脑炎的脑脊液改变；④1 个月内未接种过腮腺炎减毒活疫苗，血清中检测出腮腺炎病毒特异性 IgM 抗体；⑤恢复期与急性期血清（间隔 2～4 周）腮腺炎病毒 IgG 抗体滴度比呈 4 倍或

4 倍以上升高(含抗体阳转);⑥在唾液、尿、脑脊液等体液中分离到腮腺炎病毒。

2.诊断原则　主要依靠流行病学史、腮腺和(或)其他唾液腺急性肿大,排除其他原因引起的腮腺肿大,从而做出诊断。确诊病例需要做实验室特异性检查。

3.诊断　①疑似病例:符合下列任何一条为疑似病例:a.符合临床表现的第二条;b.符合流行病学史+临床表现中第二条以外的任意一条。②临床诊断病例:符合下列任何一条为临床诊断病例:a.符合临床表现的第二条+临床表现中其他任意一条;b.符合流行病学史+临床表现中第一条+实验室检测中前三条里的任意一条。③确诊病例:疑似病例或临床诊断病例,同时符合实验室检测中后三条里的任意一条。

4.鉴别诊断　应与其他病毒所致腮腺炎、化脓性腮腺炎、腮腺导管阻塞和其他原因的腮腺肿大鉴别。

(二)监测方法

根据《山东省流行性腮腺炎监测方案(试行)》(鲁卫字〔2005〕411 号)的要求,结合《2017 年全省免疫预防管理工作意见》,山东省主要采取以下途径开展疫情监测工作:

1.病例报告　根据《传染病防治法》及其实施办法的规定,任何医疗卫生单位或其工作人员发现流腮病例后,要通过疫情网络直报系统进行报告,此外,还要按照以下要求通过免疫规划监测系统进行专门报告:

(1)快速报告:各级各类医疗、疾控机构在发现或接到本辖区内流腮暴发疫情后,要以最快的方式向当地卫生行政部门和同级疾控机构以及上一级疾控机构报告,并同时向省 CDC 进行报告。当地卫生行政部门要以最快方式向上级卫生行政部门报告。

(2)常规报告:常规报告分两部分。一部分是由各托幼机构和中小学校每月向所在地疾控机构报告校区内儿童流腮发病情况;另一部分为疾控机构监测医疗机构的流腮病例,并核对、汇总由教育部门报告的流腮病例,逐级上报。常规报告流程为各乡镇级防保机构的疫情报告员负责对本辖区流腮病例进行监测,并填写“山东省流行性腮腺炎病例报告一览表”,各托幼机构和中小学校监测本校区内患流腮的儿童,填写“山东省教育部门流行性腮腺炎病例报告一览表”,并报告至所在地疾控机构;各级疾控机构负责逐级核对并汇总上报至省 CDC。该病例报告一览表每月逐级上报一次,各托幼机构和中小学校报告至所在地疾控机构的时间为每月的 28 日,乡镇级防保机构上报的时间为每月的 29 日,县级疾控机构于每月的 3 日上报至市级疾控机构,市级于每月的 10 日前将上月流腮病例报告资料录入省级流腮专病数据库并报送省 CDC。

2.病例调查　鉴于目前流腮发病较多,开展病例个案调查困难较大,目前暂且不开展病例个案调查工作,仅填报“山东省流行性腮腺炎病例报告一览表”,同时对部分病例开展标本采集工作。

3.标本采集　县级疾控机构在进行监测和报告时,要对部分流腮病例采集血清和咽拭子标本。具体要求为散发的流腮病例血清标本采集率在 50%以上,暴发病例要采集暴发早期 5～10 例病例血清标本进行确诊,同时还要采集部分咽拭子标本,以确定病原体。所有标本于采集后 10 天内连同采样单一起送至市 CDC。流腮疑似病例早期血清学检测工作已在市级实验室全面展开，自 2017 年起，病毒核酸检测工作也由市级实验室承担。市级实验室应在收到标本后 10 内完成并报告检测结果，咽拭子阳性标本及核酸提取物应在完成检测后 10 日内送省级实验室进行病毒分离及基因分型，阴性标本每半年一次集中送样；血清和核酸检测结果要有专人及时录入专病数据库并按时逐月上报，省级实验室负责质控工作。

4.暴发调查与控制　暴发是指在特定地区、特定人群中，短时间内(一般为疾病的最长潜伏期内)突然发生较多的病例，通过共同的传播途径或共同的传染源传播，其强度超过一般年份同期平均发病水平。

(1)暴发调查：发生流腮暴发后，县级疾控机构(必要时可在上级疾控机构指导下)要对暴发进行调查，同时采集血清和咽拭子标本。

(2)暴发控制：各级疾控机构要根据流行病学调查和血清学、病毒学诊断资料尽快进行综合分析，迅速确定暴发的发生，掌握暴发病例的分布情况，分析可能的暴发原因，并尽快制订和采取暴发控制措施。

县级疾控机构在暴发处理结束后 7 天内，将暴发控制一览表和暴发调查报告一并逐级上报至省 CDC。

5.主动监测和主动搜索　各乡镇级防保机构每月要深入辖区各村卫生室和个体诊所、县级疾控机构监测人员每月要到辖区内各乡镇级及以上医院开展主动监测。各级疾控机构必须在主动监测的基础上，向上一级疾控机构进行月报。

各级疾控机构每年还要有计划地对辖区内重点医疗单位或个体诊所进行流腮病例的主动搜索，全面了解和评价流腮监测的工作状况，进一步提高报告和监测质量。

6.人群抗体水平监测　为正确评价山东省流腮抗体水平情况，为山东省流腮防控提供有价值信息，在开展疫情监测、疫苗预防接种等工作的基础上，山东省还开展了正常人群流腮抗体水平和含流腮成分疫苗免疫成功率的监测。各市要按照《山东省免疫监测实施方案》(鲁疾控免函〔2015〕18 号)和《关于进一步做好全省免疫监测工作的通知》(鲁疾控免函〔2016〕12 号)的要求，切实加强组织领导，形成市级主导，县、乡级配合的组织实施模式，确保监测工作具有良好的代表性及质量，确保免疫监测工作落到实处，为监测结果资料分析提供基础数据。

(三)监测评价指标

1.监测报告完整率　每月按照要求递交完整监测报告的县(市、区)在全部县(市、区)中所占的比例。

2.监测报告及时率　每月按照要求及时递交完整监测报告的县(市、区)在全部县(市、区)中所占的比例。

3.散发病例血清标本采集率　散发流腮病例中，已采集合格血清标本者所占的比例。

4.经实验室确诊的暴发起数　经实验室确诊流腮暴发的病例在全部流腮暴发的病例中所占的比例。

5.血清和咽拭子标本送检及时率　采集标本后 10 天内送达市 CDC 的在全部标本中

所占的比例；咽拭子阳性标本及核酸提取物 10 日内送达省 CDC 的在全部咽拭子阳性标本及核酸提取物中所占的比例。

（四）监测资料的管理

各级疾控机构要对监测资料实行档案化管理，省、市、县级疾控机构应对监测数据实行微机化管理。各市级疾控机构要及时将月报资料录入流腮专病数据库，并于每月的 10 日前将上月数据库上传至省 CDC。省 CDC 负责每月汇总整理各市上传的数据库资料，形成省级数据库。

（五）监测资料的分析和利用

各级疾控机构应至少每季度对本辖区内上报的资料进行一次分析，并将结果向当地和下级卫生行政部门以及上一级疾控机构报告。同时，应加强对下级单位的技术指导和监测报告资料的质量控制工作，及时对各单位报告的及时性、完整性与准确性进行分析，及时发现和解决存在的问题。监测资料的分析和利用应包括计算各项监测指标完成情况、病例的流行病学分布、流行因素分析以及暴发资料分析等。

（六）信息反馈

做好流腮相关监测资料的定期反馈不仅对基层制订和实施相应控制策略具有重要意义，而且对提高工作质量和基层工作人员的积极性十分有利。反馈内容应包括本监测系统与疫情网络直报系统比较、病例的流行病学分布、各项检测指标完成情况、存在的问题和解决的具体建议，以及表彰奖励监测工作开展较好的单位和人员等。

四、免疫预防和疫情控制

（一）免疫策略

对易感儿童开展含流腮成分疫苗（MuCV）的免疫接种是控制流腮的最经济、有效的方法。我国含流腮成分疫苗包括单价流腮疫苗、麻腮联合疫苗（MM）、麻腮风联合疫苗（MMR）。自 2020 年 6 月 1 日起，山东省实施国家统一的 2 剂次麻疹-腮腺炎-风疹联合减毒活疫苗免疫程序，即 8 月龄和 18 月龄各接种 1 剂次 MMR，同时取消山东省原 6 岁儿童含麻疹成分疫苗常规接种，即 2014 年 6 月 1 日以后出生儿童 6 岁时不再常规接种含麻疹成分疫苗。

（二）疫情控制措施

各级医疗卫生机构、疾控机构应严格按照《山东省流行性腮腺炎监测方案》要求做好疫情报告、病例调查、标本采集与上送、实验室检测等工作。在疾病监测工作基础上，各级疾控机构应定时分析、研判本地流腮疫情，及时发现本地流腮病例，及早采取包括病例隔离、消毒、易感人群预防接种等在内的一系列针对性措施，积极做好流腮防控工作。

1.加强宣传教育，提高公众对流腮的认识和个人防护能力　流腮疫情发生后应进一步加强宣传教育力度，提高群众对防治流腮的认识和自我保护能力，使患者自觉接受隔离和治疗，易感人群尽可能采取自我保护的措施。

2.隔离患者 对流腮患者进行在家或者医院隔离，减少与他人接触，流腮的传染期为自腮腺肿大前 6 天至肿大后 9 天，隔离期一般认为应从起病到腮肿完全消退为止。

3.开展晨检制度 集体单位发生腮腺炎疫情后，可在疾病的最长潜伏期内（21 天）开展晨检制度，每天早上测量体温，并询问有无身体不适。如有发热、腮腺肿大等症状，及时报告并进行隔离与治疗。

4.加强室内通风、换气

（1）流行季节应注意保持教室、宿舍、食堂等人员聚集场所的空气流通，经常开窗通风，保持空气新鲜。每天通风不少于 2 小时。

（2）自然通风不良的，应加强机械通风。如确要使用中央空调和分体空调，需请专业消毒公司清洗消毒空气滤网、管道后再使用，并保证足够的新风量。

（3）使用分体式空调的场所应采取间断性通风换气，间隔时间应在 1 小时左右。换气时应开启门窗，启动换气风扇进行换气，换气完毕后再继续使用，换气时间按风扇流量、室内空间大小确定，保证室内空气交换 1 次以上。

5.消毒 发生疫情的学校、幼托机构应做好课桌椅、玩具等日常生活学习用品的消毒，课桌椅、玩具、门把手等用 0.5％的漂白粉上清液擦拭。

6.做好个人卫生 养成良好的个人卫生习惯，勤换洗衣物，勤晒被褥，勤洗手。

7.孕妇避免感染 由于本病毒可经胎盘感染胎儿，从而增加感染孕妇发生胎儿畸形、死胎、流产的风险，因此，流腮流行季节孕妇应特别注意，尽量避免暴露机会，防止流腮感染。

8.应急接种 及时接种疫苗是预防流腮最有效的措施，疾控机构应根据本地流腮流行现状、既往疫苗接种情况、正常人群血清监测情况，采取加强常规免疫、查漏补种、应急免疫、强化免疫等形式开展疫苗接种工作，减少易感人群数量，保护个体身体健康。

（熊萍）

第八节 水 痘

水痘是由水痘-带状疱疹病毒（varicella-zoster virus，VZV）引起的急性呼吸道传染病。VZV 为水痘和带状疱疹两种疾病的病原体，水痘为原发感染表现，主要侵犯儿童，其典型特征是瘙痒性水疱疹，并伴轻度发热；带状疱疹是潜伏于感觉神经节的水痘-带状疱疹病毒再激活后发生的皮肤感染，以沿身体一侧周围神经出现呈带状分布的、成簇出现的疱疹为特征，多见于成人。水痘有高度传染性，虽无麻疹强，但超过流行性腮腺炎和风疹病毒，易感者接触后 96％以上呈显性感染，隐性感染者仅占 4％。

一、概述

(一)病原学

VZV属疱疹病毒科,为脱氧核糖核酸(DNA)病毒,与单纯疱疹病毒Ⅰ、Ⅱ型(HSV-Ⅰ、HSV-Ⅱ)同属于α疱疹病毒亚组(目前被正式命名为人疱疹病毒3型),和单纯疱疹病毒有部分抗原交叉反应。病毒只有一个血清型,人是唯一宿主,属人类疱疹病毒3型。

病毒呈球形,直径为150～200 nm,由4部分组成:中央为圆杆状病毒的核心,主要为双股DNA;核心外面为核衣壳,是由162个壳粒构成的二十面体对称结构;核衣壳表面有一皮层,含有蛋白质和酶类;最外层为囊膜,呈典型的脂质双层膜结构,囊膜上有很多突起,囊膜主要由脂质、糖类和蛋白质组成。补体结合抗体存在于核衣壳内,未发现有血凝素或溶血素。

病毒包膜上的糖蛋白有9种,与病毒的致病性和免疫原性有着密切关系。病毒糖蛋白命名为gB、gC、gE、gG、gH、gI、gK、gL、gM、gN,其中gE、gB、gH均能诱导机体产生中和抗体。gE的分子量较大,具有与中和病毒相关的表位,在病毒包膜上的含量最高,是主要病毒抗原,也是制备病毒亚单位疫苗的主要来源。

VZV DNA上含有71个基因,几乎均匀分布在两条链上,这些基因的功能现已基本清楚。基因产物按立早期(1E)、早期(E)、晚期(L)次序进行表达。L基因编码一些结构蛋白如衣壳及糖蛋白,病毒在潜伏期时只表达1E、E和开放阅读框63(ORF63)及62(ORF62)蛋白,L不表达。

世界各实验室对VZV的基因分型主要通过选择VZV基因组不同的单核苷酸多态性(single nucleotide polymorphism,SNP)位点及其组合进行分析。目前,被公认的主要有美国学者根据VZV基因组*ORF 22*基因中6个SNP位点将VZV分为*E 1*、*E 2*、*J*、*M 1*和*M 2*基因型;美国另一学者根据VZV的5种糖蛋白及*ORF 62*全序列将VZV分为A、B、C、D基因型;英国有学者则主张综合VZV的*ORFl*、21、50、54中特异*SNP*位点将VZV分成A、B、C和J基因型。上述学者在研究方法和基因型的命名上存在差异,不利于实验室间数据分析、比较和交流。2008年国际VZV基因型命名专题会议上,建议根据VZV Dumas株全基因组序列统一将VZV分为5个遗传支(clade 1～5)和2个暂定遗传支(Ⅵ和Ⅶ)。2017年,有学者在此基础上,又提出了一种新的基因分型方案,能够可靠地鉴别所有已识别的VZV亚型。新方法确认了*clade 1～6*分支和1个暂定遗传支*clade Ⅷ*,并引入了新的基因型*clade 9*。VZV在全球范围普遍存在,但基因型有地域性差异。在欧美等地区以*clade 3*为主要流行基因型;热带地区如刚果民主共和国以*clade 5*为主;而在我国,通过对*ORF 22*的5个*SNP*位点分析,大部分地区以*clade 2*为主。病毒存在于早期患者口咽分泌物和血液中、水痘和带状疱疹患者的疱疹液中。2023年监测表明,山东省水痘流行基因型主要为*clade 2*基因型。

本病毒极不稳定,在人体外生存力很弱。pH值<6.2或pH值>7.8时即丧失感染性。对温度同样敏感,水疱液内病毒在60 ℃迅速灭活,一般需在−70～−65 ℃保存。

VZV 具有包膜,对有机溶剂如乙醚敏感。VZV 具有高度的种属特异性,其自然感染仅限于人和大猩猩,对动物不敏感。目前已知有些小儿患水痘后,病毒可长期潜伏在颅、脊神经节中,不被血清中抗体清除。成年后,或当机体免疫状态发生变化时,此病毒可再度活跃而引起带状疱疹。

(二)临床表现

1.潜伏期　10～24 天,以 14～16 天多见。

2.前驱期　婴幼儿常无症状或症状轻微,在出现低热、全身不适的同时已有皮疹出现。年长儿童和成人可有发热、头痛、咽痛、咳嗽、厌食等症状,持续 1～2 天后出现皮疹。

3.出疹期　皮疹首先见于躯干和头部,以后延及面部及四肢。水痘皮疹呈向心性分布,主要位于躯干,其次为头面部,四肢相对较少。部分患者可能有口腔黏膜、眼结膜等黏膜部疱疹。皮疹初为红色斑疹,有瘙痒,后发展为斑丘疹。丘疹基底部呈环形红斑,表面形成水疱,直径 3～5 mm,单房,疱液几小时后由透明变浑浊,易破溃。1～2 天后疱疹从中心开始干枯、结痂,底部红晕消失,1 周左右痂皮脱落愈合,一般不留瘢痕。由于皮疹分批连续出现,故同一部位可见不同期皮疹。

二、流行病学

(一)传染源

水痘患者为唯一传染源,自水痘出疹前 1～2 天至皮疹干燥结痂时,均有传染性。易感儿童接触带状疱疹患者,也可发生水痘,但少见。

(二)传播途径

病毒主要通过飞沫和直接接触传播(接触患者新鲜的水疱液或黏膜分泌物、人与人之间皮肤的直接接触)。在近距离、短时间内也可通过健康人间接传播。

(三)易感人群

普遍易感。6 个月以内的婴儿由于获得母体抗体,发病较少,妊娠期间患水痘可感染胎儿。感染后获得持久免疫,但可发生带状疱疹。

(四)流行病学特征

1.发病率和死亡率下降　水痘是一种高度传染性疾病,在全球均有发生,未实施疫苗接种之前,大多数人至中年期几乎都受过感染。带状疱疹病例经常暴露并将 VZV 传入人群,否则可能传播强度不够大、不足以维持 VZV 的流行传播。美国在实施水痘疫苗接种计划之前,每年的水痘发病率为 15/1000～16/1000,实施水痘接种显著降低了水痘的发病率和死亡率。与 1995 年相比,截至 2000 年,3 个社区中 19～35 月龄儿童的疫苗接种率已达到 74%～84%,报告的水痘病例数分别下降 71%、84%和 79%,与水痘相关的住院率减少了约 80%。与预防接种开始前 5 年(1990～1994 年)相比,1999～2001 年,全国所有年龄段人群发生的水痘作为直接死因与间接死因所造成的死亡病例从平均 145 例/年下降到 66 例/年。如果仅考虑水痘为直接死因，该时期 1～4 岁儿童的死亡率降低 92%，而 1 岁以下婴儿和 5～49 岁人群的死亡率降低 74%～89%。

2.周期性变得不明显　在温带气候条件下，水痘显示强烈的季节性，冬、春季发病率达到高峰，在许多热带气候条件下水痘也显示出季节性。每 2～5 年 1 个流行周期，发生 1 次阶段性的大暴发。疫苗接种后，每年发病的季节性仍然存在，但周期性变得不明显。

3.发病年龄的变化　在加利福尼亚州和宾夕法尼亚州，水痘感染的高峰年龄从 1995 年的 3～6 岁，上升到 2005 年的 9～11 岁，而同期病例中接种疫苗的比例也从不足 1%增加到 60%。

（五）流行史

水痘为世界范围流行的疾病，具有高度的传染性，是儿童时期发生的一种普遍的急性病毒性感染。96%的病例表现明显的临床症状，隐性感染仅占 4%。在美国，每年估计发生水痘感染 310 万例，其中 32%为 1～4 岁儿童，50%为 5～9 岁儿童，0～6 月龄婴儿因有母传抗体保护，发病率低。20 岁以上尚未感染水痘者仅占 8%。日本的报道显示，发病年龄小于 1 岁者占 6.4%，小于 5 岁者占 63.4%，小于 9 岁者占 94.7%，30～40 岁人群普遍具有免疫力。在热带和亚热带国家发病年龄偏低，甚至育龄妇女也常无免疫力。如索马里，水痘发病者 46%为 15 岁以上人群；西孟加拉的平均感染年龄为 23.7 岁。全年均可发生，冬、春季多见。该病传染性很强，易感者接触患者后约 92%发病，故幼儿园、小学等儿童集体机构易引起流行。

山东省 2023 年通过国家疫情网络直报系统共报告水痘病例 15273 例，报告发病率为 15.03/10 万，无死亡病例。16 市均有水痘病例报告，报告病例数居前五位的市为济南(2505 例)、青岛(2357 例)、济宁(1453 例)、烟台(1123 例)和临沂(1048 例)，占全省报告病例总数的 55.56%；报告发病率居前五位的市为东营(37.21/10 万)、济南(26.61/10 万)、枣庄(26.58/10 万)、青岛(22.79/10 万)和滨州(20.16/10 万)；近几年水痘发病的时间分布特征基本相同，全年均有病例报告，发病高峰在冬季和春末夏初(11 月～次年 1 月及 3～5 月)，显示出典型的双峰发病特征。各年龄组均有发病，其中 15～19 岁年龄组的发病率最高，报告病例数占总数的 27.88%。男女性别比为 1.31∶1。学生、幼托儿童和散居儿童为主要人群，占病例总数的 69.46%。

三、疾病监测

（一）监测目的

(1)掌握山东省水痘发病及并发症发生情况，对预防控制措施进行评价。

(2)及时发现和控制水痘暴发疫情。

(3)分析山东省水痘的流行病学特征和流行因素，为制订和调整预防控制策略提供科学依据。

(4)不断丰富、完善和拓展全省免疫规划针对疾病的监测系统，为免疫规划工作注入新的活力。

（二）监测病例定义与分类

1.疑似病例　急性发作且无其他明显原因的播散性（全身性）斑丘样小疱疹，或伴轻度发热、咳嗽、流涕等上呼吸道感染症状的病例均为水痘疑似病例。典型水痘病例头、面、发际及全身其他部位均可出现疱疹，以躯干居多，四肢较少，疱疹位置表浅，呈椭圆形，直径 3～5 mm，周围有红晕，疱壁薄，易破，常伴瘙痒。皮疹分批出现，此起彼落，同一时期丘疹、疱疹、干痂并见。

2.病例分类

（1）临床诊断病例：符合疑似病例定义，且有水痘接触史，医务人员诊断为水痘，但缺乏实验室证实的病例。

（2）实验室诊断病例：疑似病例或临床诊断病例有下列情况之一者为实验室诊断病例。①一个月内未接种过水痘疫苗，血清中水痘带状疱疹 IgM 抗体检测呈阳性。②恢复期血清水痘 IgG 抗体较急性期呈 4 倍或 4 倍以上增高。③分离到 VZV，或检测到 VZV 抗原［利用实时聚合酶链反应（RT-PCR 或 real-time PCR）］。

（三）监测内容

1.病例报告　根据《传染病防治法》规定，任何医疗卫生单位或其工作人员发现水痘病例和疑似病例时，应遵循疫情报告属地管理原则，参照国家有关丙类传染病管理规定的内容、程序、方法和时限进行报告。当发现托幼机构、学校等集体单位一周内发生10 例以上水痘暴发时，除进行快速报告外，还要按突发公共卫生事件信息报告管理工作规范的要求进行突发事件相关信息报告。所有疑似病例在通过疫情网络直报系统进行报告的同时，还要通过免疫规划针对疾病监测系统进行专门报告。

2.病例调查　当一个县域内在一个平均潜伏期内出现 2 例及以上病例时，当地疾控部门要按照预警信息处置原则实行现场调查与处置。鉴于目前水痘发病较多，除特殊情况外，暂不要求开展病例个案调查，填报“山东省水痘病例报告一览表”，并对部分病例开展标本采集工作。

3.标本采集及实验室检测　医疗单位负责对部分就诊的水痘患者采集血标本、疱疹水疱液标本，分别完整填写采样单，并及时通知县级疾控机构。

（1）血标本：在出疹后 14 天内采集急性期血标本 2 mL，全血在 2～8 ℃保存，24 小时内分离血清（血清量不少于 500 μL），血清于 －20 ℃保存备检，检测水痘特异性 IgM 抗体。

（2）水疱液：选择患者 5～10 个充盈度较好的水疱，在无菌条件下用注射器抽取疱液，保存于 0.5 mL 标本保存液中，低温冻存，送实验室进行病原学检测。

4.疫情处理原则　根据山东省目前水痘防控工作的需要，暂将疫情性质分为散发疫情、暴发疫情（即突发公共卫生事件）。散发疫情指水痘病例之间在发病时间和地点方面无明确联系，表现为散在发生。暴发疫情暂定义为一周内，同一所学校、幼儿园等集体单位发生 10 例及以上临床诊断或确诊水痘病例，即突发公共卫生事件。

（1）散发疫情：幼儿园、学校等集体单位发现病例后，校医或集体单位辖区乡镇级防保机构要协助县级疾控机构做好病例的调查，填写“山东省水痘病例报告一览表”，并指导采取有效可行的综合措施，防止疫情传播。

（2）暴发疫情：发生水痘暴发后，辖区县级疾控机构（必要时可在上级疾控机构指导下）要开展暴发调查，填写“山东省水痘病例报告一览表”，并进行疫情处理，同时采集血清和咽拭子标本。疾控机构要根据流行病学调查和血清学、病毒学诊断资料尽快对疫情进行综合分析，迅速确定暴发的发生，掌握暴发病例的分布情况，分析暴发原因，并尽快制订和采取以隔离传染源和保护易感人群为主的综合控制措施。教育部门要协助疾控机构开展疫情调查和处理，及时隔离治疗患者，并采取相应措施加强对密切接触者的保护，同时，加强晨检，做好疫情监测报告工作，严防疫情蔓延导致较大暴发流行。县级疾控机构在暴发处理结束后 7 天内，将暴发控制一览表和暴发调查报告一并逐级上报至省疾控中心。

（3）突发公共卫生事件：构成突发公共卫生事件的水痘暴发疫情，按照相关要求进行报告、调查和处理。

5.主动监测和主动搜索　冬季和春末夏初（11 月至次年 1 月及次年 3～5 月）为水痘高发季节，各乡镇级防保机构每旬要深入辖区各村卫生室、个体诊所及辖区托幼机构、学校，县级疾控机构监测人员每旬要到辖区内各乡镇及以上医院、重点托幼机构及学校开展主动监测；全年其余时间，乡镇级防保机构、县级疾控机构每月不少于一次到以上相关机构开展主动监测。各级疫情报告均必须在主动监测的基础上进行病例月报。

各级疾控机构每年还要有计划地对辖区内居民人群、重点医疗单位、个体诊所及托幼机构、学校开展水痘病例的主动搜索、漏报调查，全面了解和评价水痘监测的工作状况，进一步提高报告和监测质量。

6.预测预警　各级疾控机构应定期结合历年疫情、接种率状况等信息进行综合分析，对本地区水痘疫情发生发展趋势进行预测，并及时向同级卫生行政部门提出预防控制工作建议。在流行季节，要指定专人对辖区内网络直报系统水痘疫情进行实时监测，早期识别可能的暴发疫情，及时向卫生行政部门提供预警信息。

（四）监测评价指标

1.监测报告完整率　每月按照要求递交完整监测报告的县（市、区）在全部县（市、区）中所占的比例要达到 100％。

2.监测报告及时率　每月按照要求及时递交完整监测报告的县（市、区）在全部县（市、区）中所占的比例要达到 80％以上。

3.散发病例血清标本、水疱液或咽拭子采集数或采集率　以市为单位，血清标本合格采集数不少于 100 份、水疱液标本合格采集数不少于 10 份；若散发病例少于 100 例，血清标本合格采集率在 80％以上。

4.经实验室确诊的暴发起数　经实验室确诊水痘暴发起数占全部暴发起数的比例要

达到80%以上。

5.血清和水疱液标本送检及时率　水疱液标本于采集后7天内、血清标本于采集后30天内送达的标本在全部标本中所占的比例要达到80%以上。

(五)监测资料的管理

各级疾控机构要对监测资料实行档案化、微机化管理。县级疾控机构要建立水痘病例数据库,及时将月报资料录入数据库,并于每月的5日前将数据库上报至市级疾控机构,市级疾控机构审核汇总后于每月的10日前上报至省疾控中心。乡镇、县级报表书面资料由当地留存备查。省疾控中心负责建立全省统一的数据库结构,负责每月将各市上传的数据库进行连接,形成省级数据库。

(六)监测资料的分析和利用

各级疾控机构应至少每季度一次对本辖区内上报的资料进行分析,结果应向当地和下级卫生行政部门以及上一级疾控机构报告。同时,应加强对下级单位的技术指导和监测报告资料的质量控制工作,及时对各单位报告的及时性、完整性与准确性进行分析,及时发现和解决存在的问题。监测资料的分析和利用应包括计算各项监测指标完成情况、病例的流行病学分布、流行因素分析以及暴发资料的分析等。

四、免疫预防和疫情控制

(一)免疫预防

1.水痘疫苗　1974年日本人高桥从一名患天然水痘男孩的疱液中用人胚肺细胞分离到VZV,并在人胚胎肺细胞、豚鼠胚胎细胞和人二倍体细胞(WI-38)的培养物中通过连续繁殖减毒。通过人二倍体细胞培养物(MCR-5)经历进一步传代,建立疫苗毒种(Oka株),是当今世界广为应用的疫苗毒种。21世纪初北京生物制品研究所、上海生物制品研究所、长春生物制品研究所相继研制成功冷冻干燥水痘疫苗。

2.免疫程序　目前,山东省水痘疫苗接种策略已将水痘疫苗纳入常规免疫接种服务,建议2针次免疫,向满12～24月龄和4～6岁的儿童提供接种服务。具体实施方案由各地自行制订,即在儿童12～24月龄接种1针次的基础上,儿童4～6岁时接种第2针次水痘疫苗。

3.接种方法　儿童及成人均于上臂皮下注射,绝不能静脉注射。疫苗应通过提供的稀释液复溶,并应完全溶解。应在消毒剂完全挥发后再行接种。对于健康人,水痘减毒疫苗可与其他减毒活疫苗或灭活疫苗同时接种;对于免疫缺陷患者及其他高危人群,水痘减毒疫苗可与其他灭活疫苗同时接种,但均需接种于不同部位,且不能在注射器中混合。如水痘减毒活疫苗不能和麻疹疫苗同时接种,则接种间隔至少1个月。

4.反应处理　接种本疫苗后一般无反应,在接种6～18天内少数人可有一过性的发热或轻微皮疹,一般无须治疗会自行消退,必要时可对症治疗。严重反应/过敏性休克发生时由医生采取措施。最初处理:皮下或肌内注射1/100肾上腺素(由主治医生决定剂量)，支气管痉挛时应给予支气管扩张药，发生休克时，在必要情况下可静脉给予氨茶碱、皮质类固醇、血浆代用品。

5.免疫效果　水痘疫苗的免疫持久性较好。美国的调查表明，免疫5年后有93%的儿童和94%的成人具有VZV抗体，有87%的儿童和94%的成人具有细胞介导的免疫力。接种6周后，血清阳转率均大于98%，13岁以上的人群接种2剂(间隔6～10周)，血清阳转率可达100%。暴露于自然水痘感染72小时内，仍可通过免疫获得保护。

6.禁忌证　急性严重发热性疾病患者应推迟接种。对新霉素全身过敏者、白细胞计数少于1200个/mL者及孕妇，不得接种。

7.疫苗贮存　水痘疫苗应在2～8 ℃条件下贮存。

(二)疫情控制

1.隔离治疗患者　对水痘病例进行居家或住院隔离治疗，减少与他人接触，患者原则上应隔离至所有疱疹干燥结痂为止。同时，应加强水痘病例的护理和治疗工作，预防和减少并发症的发生。水痘患者发热期应卧床休息，食易消化食物，保证营养和水分的供给；体温较高者可给予退热剂，皮肤瘙痒者可口服抗组胺药，亦可外用炉甘石洗剂止痒，水疱破溃后涂2%龙胆紫等对症治疗。

2.医学观察　密切接触者包括与水痘患者发病后有接触的家庭成员，患者看护人员，托儿所、幼儿园、学校的同班者或处在同一工作、生活和学习环境中的人群，以及任何可能暴露于患者口腔、鼻咽分泌物的人员。密切接触者要进行医学随访观察，时间至少为3周(自最后接触之日算起)，尽量减少与他人接触，一旦出现发热、头痛、咽痛，以及腹背部、腿部或脸上有丘疹或水泡、瘙痒等症状和体征，要主动申报并及时就诊。乡村医生、校医、社区卫生服务站医务人员等负责相应人员的医学观察工作。

3.应急接种　疫情发生后，应根据辖区人群免疫状况和疫情流行病学特征，划定应急接种范围和目标人群，建议开展水痘疫苗的应急接种，并按规定，书面向卫生行政部门提出申请，待批准后按照《预防接种工作规范》要求组织实施。应急接种对象一般为水痘患者周围15岁以下未免疫的儿童，接种率要求达到95%以上；与患者同家、同院、同厂矿、同工地以及经常密切接触患者的其他成年人酌情接种。

4.健康教育　通过各种途径宣传水痘防治知识，增强广大群众预防水痘的意识，宣传重点是患病家庭周围人群，学校、医院等人员密集场所的人群，尤其是流动人口。使广大群众特别是外来流动人员了解水痘的特征和正确的预防方法(密切接触者应急接种、避免去人群聚集场所、有发热或出疹症状及时就医)，引导群众养成良好的卫生习惯，勤洗手、勤扫地、淡盐水漱口，并加强开窗通风；告知群众尽量避免探视水痘患者或到流行地区探亲访友。

(三)防控措施效果评价

1.疫情终止　水痘暴发疫情处理结束(即患者隔离治疗、密切接触者应急接种、疫点消毒等现场处置措施均已落实)，且在最后一例病例发病1个最长潜伏期(24天)后未再出现新发病例，预警解除，应急响应终止。

2.控制措施评价　现场评估包括：①控制效果评估，疫区在实施控制措施后，无新发病例；水痘病例数降至与往年同期相近或低于往年同期水平时，可视为暴发流行已得到初步控制，可转入常规防治和监测。②健康教育效果评估，开展健康教育前后人群对水痘防治知识和行为改变情况的评估。③消杀效果评估，必要时开展对水痘疫点消毒前后的消毒效果监测。

总结评估是水痘暴发疫情结束后组织有关人员对此次暴发疫情的处置工作进行评估。评估内容包括事件概况、现场调查处理情况、患者隔离治疗情况、所采取措施的效果评价、应急处理过程中存在的问题和取得的经验及改进建议等。

（陈萌）

第九节　流行性乙型脑炎

流行性乙型脑炎，又称“日本乙型脑炎”（Japanese B encephalitis），简称“乙脑”或“大脑炎”，是由媒介昆虫，主要是蚊子传播的人畜共患的急性传染病。夏秋季为发病高峰季节。起病急，常累及患者的中枢神经系统，症状轻重不一，从隐性感染、轻症脑膜炎到病情严重的重症脑炎，伴有高热、惊厥、昏迷，直至痉挛性瘫痪，甚至死亡。重症病例幸存者常留有后遗症。

一、概述

（一）病原学

乙脑病毒是一种球形的单链 RNA 病毒，属黄病毒科黄病毒属。病毒颗粒呈球形，壳体为二十面立体对称，RNA 为单股正链，分子质量为 3×10^6 Da。电镜下的病毒颗粒由核心、包膜和刺突 3 部分组成。乙脑病毒抗原性稳定，在同一地区不同时期分离出的病毒株，之间没有抗原性的差别，即使由世界各地分离出的病毒株其抗原性也基本一致。

乙脑病毒的抵抗力不强，在 100 ℃ 2 分钟、55～60 ℃ 30 分钟，或 37 ℃ 2 天即被完全灭活，在室温下也不能久存；在一定的温度下，病毒存活的时间与病毒稀释液有密切的关系，如脱脂牛奶、正常血清或水解乳蛋白对病毒都有保护作用。乙脑病毒在生理盐水中可被迅速灭活。

常用的消毒剂，如碘酊、乙醇、来苏水等都有迅速灭活病毒的作用。甲醛和 β-丙内酯不仅能使病毒灭活，还能够保存其抗原性和免疫原性，因此，常用作病毒灭活制备疫苗。乙脑病毒对胰酶等蛋白酶和脂肪酶也很敏感，不但其感染力很快被破坏，而且血凝活性也会丧失。

乙脑病毒可以在多种组织细胞中繁殖，较敏感的是猴肾细胞、鸡胚细胞和伊蚊细胞等传代细胞。其他如人羊膜细胞、人胚肺（肾）细胞、鼠胚细胞、羊胚细胞等亦有不同程度的易感性。

乙脑病毒除对小白鼠可引起发病致死外，对其他多种动物也具有感染性。它能引起马、驴的发病和死亡，对易感的孕猪可引起流产和死产。恒河猴经脑内直接感染可引起死亡。而家兔、豚鼠、大白鼠、成年鸡、鸭、鸽子、刺猬等不敏感。

（二）临床表现

该病潜伏期为4～21天，一般10～14天。大多数患者症状较轻或呈无症状的隐性感染，仅少数出现中枢神经系统症状，表现为高热、头痛、喷射性呕吐，发热2～3天后出现不同程度的意识障碍、惊厥等，严重者可出现强直性痉挛、瘫痪，甚至出现中枢性呼吸衰竭，危及生命。典型病例的病程可分4个阶段。

1.初期　起病急，体温急剧上升至39～40 ℃，伴头痛、恶心和呕吐，部分患者有嗜睡或精神倦怠，并有轻度颈项强直，病程1～3天。

2.极期　体温持续上升，可达40 ℃以上。初期症状逐渐加重，意识明显障碍，伴有嗜睡、昏睡乃至昏迷，昏迷越深，持续时间越长，病情越严重。神志不清最早可发生在病程第1～2天，但多见于3～8天。重症患者可出现全身抽搐、强直性痉挛或强直性瘫痪，少数也可软瘫。严重患者可因脑实质病变（尤其是脑干病变）、缺氧、脑水肿、脑疝、颅内高压、低钠血症性脑病等病变而出现中枢性呼吸衰竭，表现为呼吸节律不规则、双吸气、叹息样呼吸、呼吸暂停、潮式呼吸和下颌呼吸等，最后呼吸停止。体检可发现脑膜刺激征，瞳孔对光反应迟钝、消失或瞳孔散大，腹壁及提睾反射消失，深反向亢进，病理性锥体束征如巴宾斯基征等可呈阳性。

3.恢复期　极期过后体温逐渐下降，精神、神经系统症状逐日好转。重症患者仍可能神志迟钝、痴呆、失语、吞咽困难、颜面瘫痪、四肢强直性痉挛或扭转痉挛等，少数患者也可有软瘫。经过积极治疗，大多数症状可在半年内恢复。

4.后遗症期　少数重症患者半年后仍有精神、神经症状，称为后遗症，主要有意识障碍、痴呆、失语、肢体瘫痪、癫痫等。如予积极治疗，可有不同程度的恢复。癫痫后遗症可持续终生。

二、流行病学

（一）传染源

受乙脑病毒感染的人和动物均可成为本病的传染源。本病最重要的传染源是猪（主要是幼猪）。因为猪的病毒血症期维持时间长，血中病毒滴度高，而猪一般1年左右即被宰杀，每年出生的猪都无免疫力，经过一个蚊虫季节，几乎所有的幼猪都受到蚊虫的叮咬而感染，且受感染的时间比人早2～4周，这样就构成了猪—蚊—猪或人的传播环节。

此外，蚊子（主要是库蚊）、日本白鹭均被认为是本病毒的主要储存宿主和扩散宿主。马、牛、羊、驴、骡、狗、猫、鸡、鸭、鹅、猴等也属本病的传染源。马受感染而发病通常比人高出10余倍，但其病毒血症滴度较低，故在本病传播上的意义不大。

人被感染后，绝大多数呈隐性感染，只有少数人发生脑炎。不论是显性还是隐性感染，人都只发生短暂的病毒血症（一般 3～5 天），血中病毒数量少，病毒血症很快会消退，因此，患者或隐性感染者虽然可以成为传染源，但并非是造成本病传播的主要传染源。

（二）传播途径和传播媒介

感染乙脑病毒的蚊子或其他昆虫叮咬人体是本病的自然感染途径。蚊子是最重要的传播媒介，多种蚊虫可传播乙脑，但库蚊尤其是三带喙库蚊是主要的传播蚊种；蠓和螨也是可能的传播媒介（见图 12-1）。

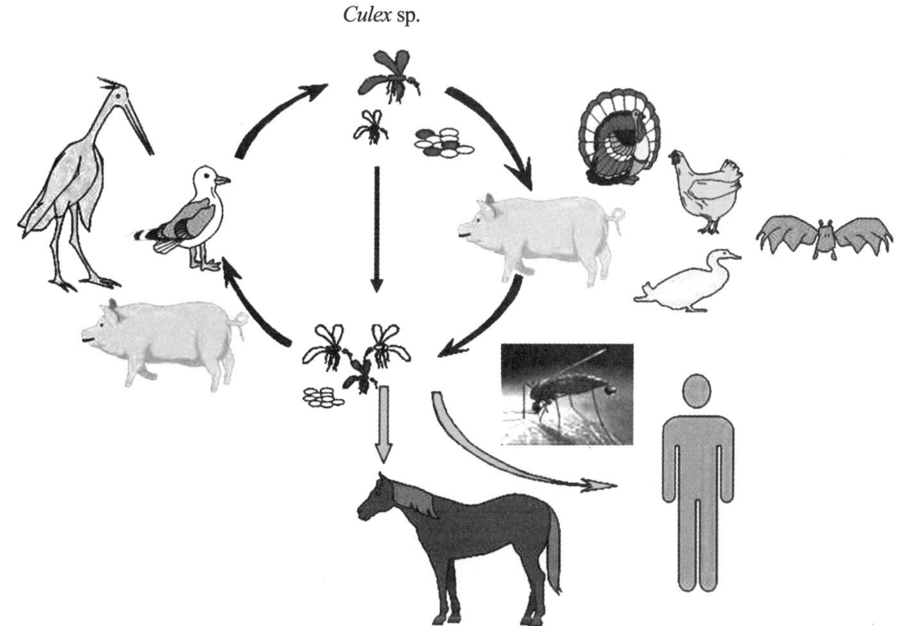

图 12-1　乙脑在自然界的传播链

（图源：中国疾病预防控制中心网站）

（三）人群的易感性和免疫性

人对乙脑病毒普遍易感，但绝大部分易感者呈无症状的隐性感染，仅有极少数人发病，主要发病者是少年儿童。在老流行区，随着人群年龄的增长，受带毒蚊子叮咬的机会也增加，造成隐性感染而获得免疫力的机会也增多，而小年龄组带乙脑抗体的比例也减少，因此，流行区 10 岁以下的儿童最为易感。

乙脑无论是隐性感染还是显性感染，均可获得较强而持久的免疫力，再次发病者极为少见。

（四）流行病学特征

1.发病率下降　乙脑曾是我国发病较高的传染病，曾发生过较大流行，高发年份发病率高达 20/10 万，病死率更是高达 25%。随着乙脑疫苗的广泛使用，乙脑发病率逐步降低，到 20 世纪 70 年代中期，乙脑发病率降到 10/10 万以下，80 年代降到 5/10 万以下，

1998 年之后,一直维持在 1/10 万以下,2006 年以后,更是降到 0.5/万以下。虽然发病率逐步下降,但每 3～4 年仍会出现一次小高发。

2.仍存在高发省份 在乙脑疫苗使用之前,山东省东部、南部地区,是乙脑的高发地区,但随着乙脑疫苗在这些地区的使用,这些省份乙脑发病降至较低水平,但云南、贵州、四川等西南省份则一直维持在较高水平。

3.流行区域扩大 20 世纪 50 年代,乙脑主要在长江以南地区流行,黄河流域地区发病率较低,近年来,流行区域明显扩大,在以前无病例报告的西藏,2009 年捕捉的蚊虫中,也分离到了乙脑病毒。

4.病例构成发生了改变 随着乙脑疫苗的使用,尤其是纳入国家儿童免疫规划后,成人病例所占比例明显提高,部分地区病例以成人为主。山西运城、河南洛阳、山东淄博等地的病例基本在 40 岁以上,2013 年以后,山东报告病例中,均以成人为主。

(五)流行史

1.流行现况 乙脑主要在亚洲及东南亚热带和亚热带地区流行,分布在北纬 8°～50°、东经 65°～135°地域。1871 年日本即有乙脑流行的记载,1924 年发生 6000 余人的流行。1948～1966 年间日本每年发生病例 1000～5000 例,1967 年起病例急剧下降,1971 年以后每年病例数在 100 例以下,1992 年后每年病例少于 10 例。韩国 1949 年发生病例 5616 例,其中 2729 例死亡,以后每 2～3 年发生一次流行,1958 年发生暴发流行,病例达 6879 例;近 20 年每年病例少于 10 例,病例主要是成人。20 世纪 60 年代后,乙脑流行逐渐扩大到亚洲其他国家,如 1969 年在泰国北部发生数百例病例,以后每年出现数千例;1979 年以后越南每年发生病例 2000～3000 例;1989 年印度全国病例达 6498 例;1997 年尼泊尔暴发流行,病例达 2336 例,老挝、巴基斯坦等国也出现了流行。20 世纪 90 年代以来,一些原来为非乙脑流行区的国家或地区也发现乙脑流行。如 1990 年美属塞班(Saipan)岛首次报告乙脑流行,检查 1984 年保存的血清,结果均为阴性,说明病毒是新输入的,这是美国有关乙脑的首次报道。此后在印度的西北部地区、尼泊尔首都加德满都山谷、澳大利亚大陆等地均有流行报告。因此,国际上认为乙脑在原为非流行区的一些国家或地区的流行,是一种新出现的疾病。

我国乙脑开始发生年代不详。1922 年以来每年均有疑似病例发生,1938～1940 年间用血清学和病毒分离的方法证明为乙脑病毒感染。20 世纪 50 年代后,经对我国 30 多个城市开展人群感染水平调查,发现隐性感染率较高,说明我国乙脑流行广泛。我国在 20 世纪50 年代、60 年代和 70 年代初期曾发生乙脑大流行,1957 年病例数达 3 万多例,后 2 次流行病例数达 15 万和 17 万多例,病死率高达 25%。20 世纪 60 年代中期至 70 年代初期,全国乙脑报告发病率均在 10/10 万以上,1966～1967 年发病率均超过 15/10 万,1968 年发病率有所下降,但 1970 年发病率再次超过 15/10 万,1971 年达到近年最高发病水平,发病率为 20.92/10 万。1972 年后全国乙脑发病率持续下降,1974 年降至小于 10/10 万,1980 年下降到小于5/10 万,1998 年以后乙脑发病率维持在小于 1/10 万。2004 年报告发病率为 0.41/10 万,但部分省份的发病率仍徘徊在 1/10 万左右,个别省份高达3/10万，在局部地区时有暴发、流行；且近10年来有扩大到原来没有流行地区的趋势，如内蒙古自治区北部、东部，西北高原省份也从非流行区变为流行区。2008年，中国实施儿童扩大免疫规划策略，乙脑疫苗纳入儿童免疫规划，接种率得到提高，全国乙脑发病率明显下降。

山东省乙脑疫情报告始于1951年，最早有病例记载为1948年(济南3例)，最早流行为1949年(文登190例)；在有疫情报告以来，乙脑的报告发病率波动在0.10/10万～56.75/10万，病死率波动在1.38%～32.43%；20世纪50年代的发病率为0.85/10万～10.50/10万；20世纪60年代为1.35/10万～56.75/10万；20世纪70年代为2.27/10万～24.05/10万；20世纪80年代为0.38/10万～3.13/10万；20世纪90年代的发病率为0.24/10万～2.00/10万；2000年以后，发病率继续下降，均在0.3/10万以下；年发病和死亡人数最多的是1966年，发病人数32811人，死亡人数3826人(见图12-2)。

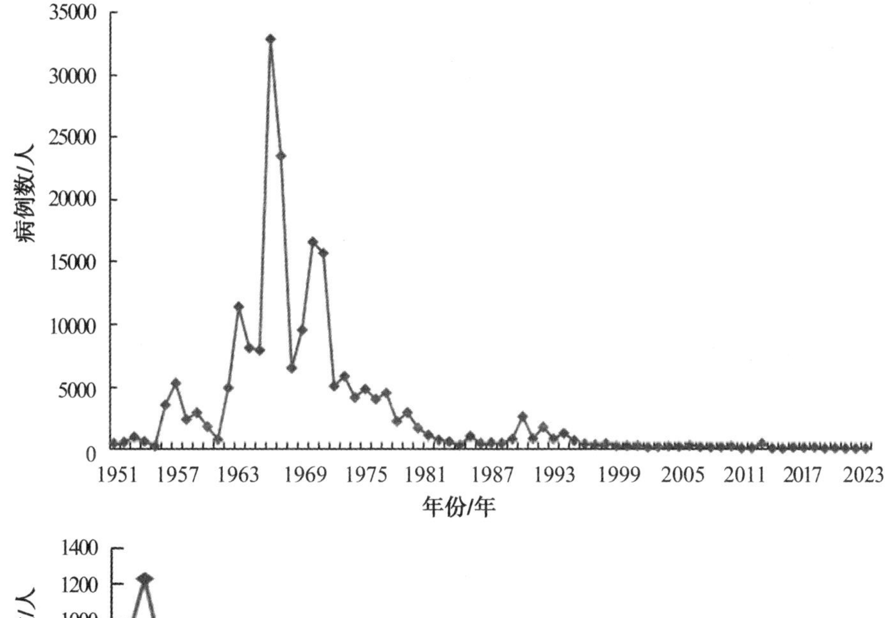

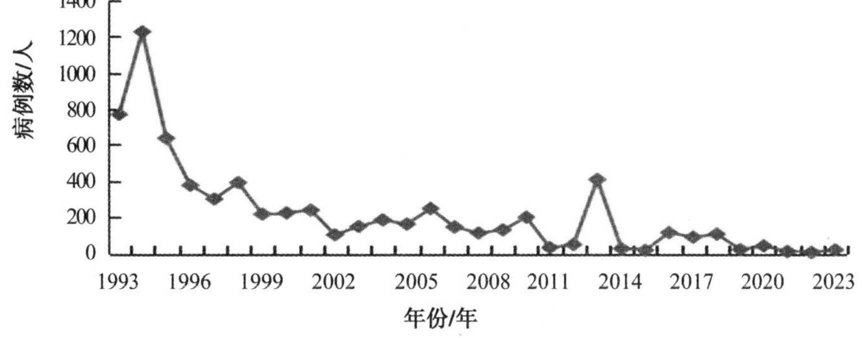

图12-2 山东省1951～2023年乙脑疫情动态

2.流行类型 根据地理位置不同，乙脑的流行情况不尽相同。

(1)热带流行区：全年不分季节，均可出现散在病例，如斯里兰卡等。

(2)北部热带流行区:偶见流行,如泰国北部等。患者无年龄界限,是近30年来发现的流行区。

(3)温带流行区:中国、日本等呈季节性流行,患者主要为10岁以下儿童。

3.流行病学分布

(1)地区分布:本病主要分布在亚洲远东和东南亚地区,在我国,绝大部分省份均存在乙脑病毒的传播。

(2)时间分布:由于乙脑病毒经蚊虫传播,发病季节多见于夏秋季。在我国,南方发病时间较北方早,山东省发病高峰在8～9月。

(3)人群分布:在无疫苗接种时期,乙脑发病以15岁以下儿童为主,但是,随着疫苗的使用,尤其是乙脑疫苗纳入儿童免疫规划后,有计划地为适龄儿童开展乙脑疫苗的免疫接种,乙脑报告病例中,成人病例所占的比例逐步上升。

4.影响流行的因素

(1)自然因素:乙脑的流行与媒介昆虫的种类、密度、带毒率、传播率、易感动物的多少、人群隐性感染后的免疫水平等有关因素密切相关;其他因素如气候条件、环境条件的变化,可以影响蚊虫繁殖的密度和病毒在蚊体内繁殖的适合程度,从而使乙脑流行过程发生变化。

(2)社会因素:乙脑是否流行,又主要取决于预防措施是否有效,如大力开展灭蚊活动,对易感人群广泛进行接种,可降低乙脑的流行;此外,适当控制人口流动可避免易感人群大量进入流行区内造成本病的流行。

三、疾病监测

(一)监测目的

(1)掌握乙脑流行病学和病原学特征,分析疫情趋势。

(2)掌握乙脑疫苗接种情况和人群免疫水平。

(3)及时发现乙脑疫情,采取有效防治措施,控制疫情蔓延,降低发病率。

(4)建立监测点,了解媒介蚊虫的种类、数量、分布、季节变化和乙脑病毒携带状况,以及动物宿主(家猪)乙脑病毒感染状况变化情况。

(二)监测病例定义

1.疑似病例　蚊虫叮咬季节在乙脑流行地区居住或于发病前25天内曾到过乙脑流行地区,急性起病,发热、头痛、呕吐、嗜睡,有不同程度的意识障碍症状和体征的病例。

2.临床诊断病例　疑似病例,同时实验室脑脊液检测呈非化脓性炎症改变,颅内压增高,脑脊液外观清亮,白细胞增高(多在50×10^6～500×10^6个/L),早期以多核细胞增高为主,后期以单核细胞增高为主,蛋白质轻度增高,糖与氯化物正常。

3.确诊病例　疑似或临床诊断基础上,病原学及血清学检测结果符合下述任一项的病例:①1个月内未接种过乙脑疫苗者,血或脑脊液中抗乙脑病毒IgM抗体阳性。②恢复期血清中抗乙脑病毒 IgG 抗体或乙脑病毒中和抗体滴度比急性期有大于等于 4 倍升高者，或急性期抗乙脑病毒 IgM/IgG 抗体阴性，恢复期阳性者。③在组织、血液或其他体液中通过直接免疫荧光或聚合酶链反应（PCR）检测到乙脑病毒抗原或特异性核酸。④脑脊液、脑组织及血清中分离出乙脑病毒。

4.排除病例 脑脊液呈非病毒性脑炎表现，或血清学实验阴性，或能够证实为其他疾病的疑似病例，应排除乙脑诊断。

（三）监测内容与方法

1.流行病学监测

(1)病例报告：传染病法定责任报告单位和责任疫情报告人，发现乙脑病例或疑似病例，按照《传染病防治法》《突发公共卫生事件与传染病疫情监测信息报告管理办法》和《国家突发公共卫生事件相关信息报告管理工作规范（试行）》等规定进行报告。

已经具备网络直报条件的医疗机构，应按照网络直报要求尽快报告；对尚不具备条件的医疗机构，应采取最快的方式进行快速报告，城市必须在 12 小时以内，农村必须在 24 小时以内报至当地县级疾病预防控制机构（以下简称疾控机构），同时应认真填写传染病报告卡并及时寄出。责任报告单位或责任报告人在病例确诊、排除或死亡后，应于 24 小时内出具订正报告或死亡报告。各类医疗机构还应负责乙脑病例出院、转诊或死亡等转归情况的报告，县级疾控机构负责乙脑病例转归的核实。

如发现在 1 周内，同一乡镇、街道等发生 5 例及以上乙脑病例，或者死亡 1 例及以上时，应按《国家突发公共卫生事件相关信息报告管理工作规范（试行）》的要求报告。

(2)病例调查：县级疾控机构应在接到报告后 48 小时内对乙脑病例或疑似病例开展个案调查，详细填写病例个案调查表，内容包括病例基本情况、临床表现、实验室检测结果、疫苗接种史等，并对传染病报告卡内容进行核实与订正，使乙脑个案调查与传染病报告卡内容基本信息一致，调查结束 48 小时内将调查表录入乙脑专病管理系统。发病6 个月后进行病例随访调查，填写随访表并录入专病管理系统。

当出现乙脑暴发疫情时，县级疾控机构应在接到疫情报告后 12 小时内开展流行病学调查，对疫情进行核实，确定疫情波及范围，及时向同级卫生行政部门和上级疾控机构报告，实施相关控制措施，疫情处理完毕后 3 天内写出调查处理报告并逐级上报；上级疾控机构也要派人指导或参与处理疫情。

(3)主动监测和主动搜索：在蚊虫叮咬季节，乙脑流行地区的县级疾控机构要结合 AFP 病例监测工作，对县级以上医疗机构开展乙脑病例的主动监测，到相关科室（传染病科门诊和内科或神经内科病房、儿科、病案室等）查阅门诊日志、出入院记录或病案，并记录监测结果。如发现漏报病例，应及时追踪并补报。

本年度出现乙脑病例的地区，县级疾控机构应对病例所在地医疗机构开展病例搜索，必要时开展社区病例主动搜索，并记录搜索情况。

(4)聚集性病例的监测：当以村、居委会、学校或其他集体为单位，1 周内发现 2 例或 2 例以上乙脑病例；或在 1 个乡镇 14 天内发现 3 例或 3 例以上的乙脑病例；或在 1 个县

1个月内发现5例或5例以上乙脑病例时，视为聚集性病例。发生聚集性病例疫情后，省或市级疾控机构要派人赴现场指导参与流行病学调查，了解人群发病、居住环境、疫苗接种以及人口流动等影响因素情况，掌握流行特征。发生聚集性病例疫情后，在开展常规疫情监测的基础上，要进行下列监测工作：

日报告和"零病例"报告：县级疾控机构要指导各级医疗机构开展日报告和"零病例"报告，即医院每天向辖区县级疾控机构汇总报告所发现的乙脑疑似病例，如果未发现乙脑疑似病例，则报告"零病例"。最后1例病例发病25天后，没有出现续发疑似流脑病例可停止日报告和"零病例"报告。

主动监测与主动搜索：县级疾控机构要根据疫情发展情况确定监测范围和时限，开展主动监测工作，定期到医疗机构核查门诊日志、入院记录，搜索疑似乙脑病例，定期到发生疫情的学校、集中用工场所开展病例主动搜索，必要时到社区开展病例主动搜索。发现漏报病例，及时补报，并追踪调查。

学校、托幼机构、工地等集体单位监测：发生疫情的学校和托幼机构要在各级疾控机构指导下开展晨检工作，每日对学生因病缺课或医疗机构学生集中就诊情况进行记录。各级疾控机构要定期到辖区托幼机构、学校检查晨检措施落实情况，并进行相关流行病学分析，提出防控措施建议。发生疫情的工地和其他集体单位，要在各级疾控机构协助下设立务工人员进出登记制度，掌握本工地人员流动情况，对务工人员健康状况开展监测。

应急接种监测：对疫区内的易感人群进行应急接种，并对应急接种情况进行报告。

聚集性病例疫情结束后3天内出具调查报告并逐级上报。

2.疫苗接种率监测　开展乙脑疫苗常规免疫、应急免疫和群体性接种监测。常规免疫接种率监测按照山东省有关规定执行；开展应急接种和群体性接种时，应将接种对象和范围、接种人数和接种率等情况，于接种结束后1周内逐级上报至省级疾控机构。

3.实验室监测　实验室监测包括病原学监测、免疫水平监测等内容。标本运输和检测工作要严格遵守《病原微生物实验室生物安全管理条例》和《可感染人类的高致病性病原微生物菌(毒)种或样本运输管理规定》的规定。

(1)医疗机构内标本采集和检测：医疗机构发现乙脑病例或疑似病例时，按要求采集、保存患者脑脊液、血液标本。①脑脊液：发病1周内采集1～2 mL脑脊液，进行病毒培养分离、抗体检测和核酸检测。②血液：抽取患者全血2～4 mL，进行抗体测定、病原培养分离、核酸检测。要求在发病1周内采集第1份血液标本，发病3～4周后采集第2份血液标本2 mL；若第1份血液标本/脑脊液标本实验室病原学检测阳性或乙脑特异性抗体IgM为阳性，可不采集第2份血液标本。

医疗机构要采集2份脑脊液和血液标本，其中1份供自行检测用，另1份供疾控机构检测。门诊及病房采集的标本应转送本院检验科或化验室妥善保存，并立即报告辖区县级疾控机构，联系转运标本。检验科或化验室收集血液标本后，分离血清，保存血清标本。脑脊液、血清标本要求低温(−20 ℃以下)保存。标本要冷藏运送，同时要符合实验室生物安全和相关运输管理有关要求。

(2)疾控机构标本检测:①病例标本检测:县级疾控机构接到医疗机构报告后,当天到医疗机构收集标本并填写标本送检表,并由县级疾控机构将血清标本和脑脊液标本运送市疾控中心进行检测。市疾控中心收到病例标本后,要进行登记,并及时完成病毒分离和血清学检验,及时逐级反馈检测结果,县级疾控机构收到上级疾控机构检测结果后,应及时将结果反馈给送检的医疗机构,并将结果录入专病管理系统。②健康人群免疫水平监测:按《山东省免疫监测实施方案》的要求及每年免疫规划工作意见开展健康人群免疫水平监测工作。

4.省级监测点工作内容　为开展乙脑的综合监测研究工作,设立省级监测点,进行媒介、宿主动物等监测。

(1)监测点工作内容:①气象监测:每年4～10月,每旬统计并记录1次平均气温及平均降雨量,当年11月上旬将结果逐级上报。②媒介蚊虫监测:a.蚊虫种类、数量、分布及季节消长调查,监测点应根据气象情况,设立蚊虫观察站,进行蚊虫种类、密度、季节消长等调查。每年4～10月进行,每半月1次,每次选择人房、畜房和室外各3个点。捕获的蚊虫进行鉴定分类,登记采集地点、时间、蚊虫种类及数量等,并将结果录入专病管理系统。蚊虫捕捉采用人工小时法及蚊帐法。人工小时法即在村庄的不同方位选择有代表性的人房、畜房各3个点,以电动捕蚊器或吸蚊管进行捕捉,以光照计零点计时,每次捕捉30分钟。蚊帐法是在距离居民聚集地500 m以外的不同方向选择3个点,每个点挂捕蚊专用蚊帐[顶边每边2尺2寸,底边每边4尺5寸,高5尺(1尺≈33.33 cm,1寸≈33.33 mm)]离地1尺,日落后开始观察,人在帐中用捕蚊器连续捕蚊30分钟。b.蚊虫带毒水平监测,待所捕获的蚊虫胃血消化完毕后,冷冻处死,鉴定分类,将蚊虫置液氮保存待分离病毒。省疾控中心负责乙脑病毒分离和鉴定工作。③宿主动物(家猪)血清学监测:各监测点根据具体情况任选一种方法开展。

方法1:各监测点选择上一年11月份以后出生、尚未经历乙脑流行期的仔猪10头作为观察对象,采血时间为从3～4月份开始,至10月下旬结束。每半月采耳静脉血1次(每份4 mL);血清分离后在−20 ℃以下低温保存,及时冷藏运送至省疾控中心实验室。

方法2:各监测点选择1个屠宰场,在3～10月期间,每半个月到屠宰场采集所宰杀的未经过上一次乙脑流行季节的猪血清,每次不少于20份(每份4 mL),−20 ℃以下低温保存,及时冷藏运送至省疾控中心实验室。

5.急性病毒性脑炎监测　对辖区内县级以上医院开展急性病毒性脑炎监测,所有诊断为急性病毒性脑炎的病例要按照与乙脑疑似病例同样要求,开展流行病学个案调查,采集血和(或)脑脊液标本,进行乙脑病毒分离与抗体检测。

(四)资料管理与信息反馈

各级疾控机构按照各级职责,由专人负责数据收集、整理、分析、传送工作。建立数据登记、保管制度,保管各种原始调查表格及各种数据,做好归档保存,同时做好监测网络数据库的备份和保存。

各级疾控机构均应定期开展疫情动态分析,并将分析结果上报同级卫生主管部门及上级疾控机构，上级部门应及时对分析结果进行反馈。

（五）监测系统评价指标

为了解监测系统工作质量，发现问题并进行改进，要对监测系统开展定期评价。监测评价指标如表12-6：

表12-6　监测评价指标

评价体系	百分率
医疗单位病例报告率	100%
疑似病例报告及时率	90%
县级疾控机构病例调查率	100%
病例48小时内县级疾控机构调查率	≥80%
病例脑脊液标本采集率	≥50%
病例血液标本采集率	100%
医疗机构出院病例转归情况报告率	100%
病例发病6个月后随访率	≥80%
省级实验室分离毒株后28天内送达国家实验室及时率	≥80%
乙脑疫苗常规免疫以县为单位接种率	≥90%

四、免疫预防和疫情控制

（一）免疫预防

做好预防接种是预防乙脑最重要、最经济及最有效的手段。目前，我国的乙脑疫苗有灭活疫苗及减毒活疫苗。

1.乙脑灭活疫苗　共接种4剂次：8月龄接种2剂，间隔7～10天；2周岁和6周岁各接种1剂；肌内注射；接种剂量0.5 mL。注射免疫球蛋白者应间隔不小于1个月接种。

乙脑疫苗纳入免疫规划后出生且未接种乙脑疫苗的适龄儿童，如果使用乙脑灭活疫苗进行补种，应补齐4剂，第1剂与第2剂接种间隔为7～10天，第2剂与第3剂接种间隔为1～12个月，第3剂与第4剂接种间隔不小于3年。

2.乙脑减毒活疫苗　共接种2剂次：8月龄、2周岁各接种1剂；皮下注射；接种剂量0.5 mL。

青海、新疆和西藏地区无乙脑疫苗免疫史的居民迁居其他省份或在乙脑流行季节前往其他省份旅行时，建议接种1剂乙脑减毒活疫苗。

注射免疫球蛋白者应间隔不小于3个月接种乙脑减毒活疫苗。

乙脑疫苗纳入免疫规划后出生且未接种乙脑疫苗的适龄儿童，如果使用乙脑减毒活疫苗进行补种，应补齐2剂，接种间隔不小于12个月。

3.接种不良反应　首次接种灭活疫苗，不良反应较少，多次接种会增加不良反应发生率。不良反应主要包括局部反应和轻度全身反应，较少见的有全身性荨麻疹、血管性水肿等。而减毒活疫苗的不良反应发生率较低，主要包括局部反应和轻度全身反应。

(二)疫情控制

1.切断传染途径　深入开展爱国卫生运动，坚持“经常”与“突击”相结合，做好防蚊、灭蚊工作，控制蚊虫孳生地，可采用化学药物喷洒灭蚊，做到“灭小、灭早、灭了”。家畜养殖区、水稻种植地等蚊虫孳生地远离住宅区，也有一定作用。

2.管理传染源　除乙脑患者用蚊帐隔离外，主要是加强畜禽动物传染源的管理，重点是新生的、未过夏天的幼龄猪；对畜禽栏圈要加强卫生管理，饲养场应远离居室。要做好牲畜棚的滞留性药物喷洒，定期处理周围环境的蚊虫孳生地；有条件的地区，对猪(特别是幼龄母猪)可注射兽用乙脑疫苗。

3.健康教育　教育人们改变户外露宿的习惯，使用蚊帐防蚊，用蚊香驱蚊，装置纱门、纱窗，以防止蚊虫叮咬。

4.应急免疫　国内外预防控制乙脑经验显示，最根本的干预措施是接种疫苗，保护易感人群，接种乙脑疫苗是控制乙脑最有效的措施之一。根据疫情流行特征、疫情发生地乙脑疫苗免疫接种率和人群乙脑抗体免疫水平的监测，如果需要开展应急接种，当地卫生行政部门务必对应急接种活动周密组织，认真实施，严格按照《疫苗管理法》《预防接种工作规范》的规定，明确接种范围、接种对象、接种时间等，同时逐级上报，经省卫生部门备案批准。

在实施应急接种活动时要加强对预防接种异常反应的监测与处理，防止预防接种事故的发生。注意要在周围无病例地区开展易感人群的乙脑疫苗应急接种，疫区内人群不得应急接种，同时要注意偶合病例的发生。一旦发现不良反应，应立即报告当地疾控机构，同时应立即派专业人员赴现场进行流行病学调查，记录被接种人群的各种不良反应(包括急性异常反应及延迟性异常反应)，同时对异常反应者及时进行救治和其他应急处理。

(刘桂芳　袁心雨)

第十节　流行性脑脊髓膜炎

流行性脑脊髓膜炎(Cerebro-Spinal Meningitis，简称“流脑”)是由脑膜炎奈瑟菌(Neisseria meningitidis，Nm)引起的急性呼吸道传染病，临床主要表现为起病急、病情重，发热、头痛、呕吐、皮肤出血点及脑膜刺激征阳性。

一、概述

(一)病原学

1.形态学及染色　Nm 为革兰氏阴性球菌，成双排列，两球面接触平坦或略向内凹，呈肾形或咖啡豆状。在患者脑脊液中，多位于中性粒细胞内，形态典型。新分离的菌株大多带有荚膜和菌毛，人工培养后可呈卵圆形或球形，排列不规则。

2.培养特性　Nm 对营养要求较高，特别是初代培养时必须加入适量的血（或血清）、水解蛋白等物质，常用培养基为血琼脂、巧克力琼脂或卵黄平板。Nm 为需氧菌，在含 5%～10% CO_2 环境下生长良好，特别是对初代培养物非常必要，最适 pH 值为 7.2～7.4，最适培养温度为(36±1) ℃，低于 30 ℃则不能生长或生长不良。在血琼脂或巧克力琼脂平板上菌落呈灰白色、半透明、光滑、湿润、略凸起、无溶血。

3.生化反应　Nm 能分解葡萄糖、麦芽糖；产酸不产气，不发酵蔗糖、果糖、乳糖，不液化明胶，V.P(伏-波)、靛基质、硫化氢试验均为阴性，氧化酶阳性。

4.抵抗力　本菌对环境的抵抗力低，对寒冷、干燥、高温、日光及紫外线都很敏感。化学药剂如 1%酚、0.1%升汞、0.1%新洁尔灭、0.01%杜灭芬、75%酒精等处理很快死亡，脑膜炎奈瑟菌能产生自溶酶，在保护剂（卵黄盐水或脱脂奶）中，特别是传代菌株放置冷暗处自溶酶活力受到抑制，可延长保存时间，在培养基或保护剂中置 4～6 ℃，最长可存活 2 个月。

（二）临床表现

潜伏期 2～3 天（数小时至 10 天）。

1.普通型　约占 90%，按病情可分为上呼吸道感染期、败血症期和脑膜炎期，但不易严格区分。

(1)上呼吸道感染期：有发热、咽痛、鼻炎和咳嗽等上呼吸道感染症状。部分患者有此期表现。

(2)败血症期：恶寒、高热、头痛、呕吐、乏力、肌肉酸痛、神志淡漠等。约 70%患者出现瘀点、瘀斑。

(3)脑膜炎期：多与败血症期症状同时出现。发病后 24 小时，除高热及毒血症外，主要表现为剧烈头痛、呕吐，可呈喷射性，烦躁不安，脑膜刺激征阳性。颅内压增高明显者有血压升高、脉搏减慢等。严重者可进入谵妄、昏迷。婴幼儿多不典型，除高热、拒食、烦躁不安、啼哭外，惊厥、腹泻及咳嗽较成人多见。前囟未闭者可有隆起，而脑膜刺激征可能不明显。

2.暴发型　病情凶险，进展迅速，如不及时治疗，发病 6～24 小时内即可危及生命。

(1)休克型：又称“暴发型脑膜炎球菌败血症”。起病急骤，寒战、高热或体温不升，严重中毒症状，短期内(12 小时内)出现遍及全身的广泛瘀点、瘀斑，迅速扩大，或继以瘀斑中央坏死。休克为重要表现：面色灰白，唇及指端发绀，四肢厥冷，皮肤花斑状，脉细速，血压下降，易并发弥散性血管内凝血(DIC)。多无脑膜刺激征，脑脊液检查多无异常。

(2)脑膜脑炎型：除有高热、头痛和呕吐外，可迅速陷入昏迷，频繁抽搐，锥体束征阳性；血压持续升高，球结膜水肿。部分患者出现脑疝（小脑幕切迹疝、枕骨大孔疝），表现为双侧瞳孔不等大，对光反应迟钝或消失，可出现呼吸不规则，快慢、深浅不一或骤停，肢体肌张力增强等。

3混合型　同时具备休克型和脑膜脑炎型的临床表现，此型最为凶险，预后差，病死率高。

4.轻型　临床表现为低热、轻微头痛、咽痛等上呼吸道感染症状；皮肤黏膜可有少量细小出血点；亦可有脑膜刺激征。脑脊液可有轻度炎症改变。

二、流行病学

流脑流行的地域分布极广，几乎遍及各大洲。我国是流脑的高发区，华中、华南地区历次流行均高于东北和华北地区，一般非流行年发病率为 3/10 万至 10/10 万，小流行年为 30/10 万至 50/10 万，大流行年可高达 100/10 万至 500/10 万。

（一）传染源

人为本病的唯一传染源，病原菌存在于带菌者或患者的鼻咽部。流行期间人群带菌率可高达 50%，当人群带菌率超过 20%时，提示有发生流行的可能。非流行期的带菌菌群以 B 群为主，流行期间则 A 群所占比例较高。病后带菌者有 10%～20%，其排菌时间可达数周至 2 年。带菌时间超过 3 个月者，称为慢性带菌者，所带菌株多为耐药菌株，常存在于带菌者的鼻咽部深层淋巴组织内，带菌者对周围人群的危险性大于患者。

（二）传播途径

病原菌借飞沫直接由空气传播，因病原菌在体外的生活力极弱，故通过日常用品间接传播的机会极少。密切接触对 2 岁以下婴幼儿的发病有重要意义。

（三）人群易感性

本病在新生儿少见，2～3 月龄以后的婴幼儿即有发病者，6 月龄～2 岁婴幼儿的发病率最高，以后逐渐下降。新生儿出生时有来自母体的杀菌抗体，故很少发病，在 6～24 月龄时抗体水平下降至最低点，以后又逐渐升高，至 20 岁左右达到成人水平，人群的易感性与抗体水平密切相关。各地区由于各年龄组的免疫力不同，而有发病率的差异。大城市发病分散，以 2 岁以下发病率最高；中小城市则以 2～4 岁或 5～9 岁最高；在偏僻山区，一旦有传染源介入，常导致暴发，15 岁以上发病者可占总发病率的一半以上，男女发病率大致相等。由于相隔一定时间后人群免疫力下降，新的易感者逐渐积累增加，故平均每隔 10 年左右有 1 次流行高峰。

（四）疫苗时代的流行特征

自广泛应用流脑多糖疫苗后，流脑发病率已大幅度下降。

1.优势菌群　美国 20 世纪 50 年代以前主要是由 A 群 Nm 引起的病例，目前仅占 1%左右，而由 Y、B、C 群引起的病例各占 1/3。非洲一直以 A 群流行为主，20 世纪 70 年代在脑膜炎流行带相继报告了 C 群流行，80 年代又报告出现 W135 和 X 菌群的流行。巴西 1972～1994 年以 C 群流行为主，随后变迁为 A 群。欧洲原以 C 群为主，目前仅占 30%，B 群占 60%以上。

在我国一直是以 A 群为主要的流行菌群，B、C、Y、W135 群有散发病例报告。由于

A 群流脑多糖疫苗的广泛使用，其发病率大幅度下降。近 20 年来有 B 群、C 群等 Nm 致病菌检出增多的迹象，并出现由 C 群所致的流行。2002 年 1 月 13 日至 3 月 6 日在广西来宾县良塘乡发生 C 群的流行，共发病 15 例，死亡 3 例；全乡罹患率 4000/10 万，病死率 20%。目前，B 群在流脑病例中的检出率明显增加。

2.山东省流行概况

(1)流行强度：①2000 年前发病概况：山东省流脑疫情报告始于 1950 年。1950 年至开始使用流脑疫苗前的 1977 年，流脑报告发病率为 2.87/10 万至 564.11/10 万，开展计划免疫的 1978 年至 1986 年报告发病率为 7.81/10 万至 85.13/10 万，1987～1999 年发病率为 0.24/10 万至 7.56/10 万。发病和死亡人数最多的是 1967 年，发病 336666 人，死亡 13933 人。②2000 年以来发病概况：2000 年以来发病率维持在 0.2/10 万以下，近 10 年来，每年报告病例 3～5 例，发病率维持在历史最低水平。

(2)三间分布：①地区分布：全球均有流脑发病。山东省近年来疫情分散在各市，其中 2000～2005 年，菏泽市最多，6 年共报告流脑病例 89 例，其次为济宁市(46 例)、济南市(38 例)、聊城市(37 例)、烟台市(35 例)、泰安(35 例)和临沂(35 例)，以上 7 市流脑发病占 6 年来全省总病例数的 76.27%(315/413)；2006～2010 年病例分散在全省13 个市；2011 年以来，每年均有个别县区出现散发病例。②时间分布：在流脑菌苗广泛应用以前，曾 3～5 年出现一次小流行，8～10 年出现一次较大流行，流脑菌苗的接种可改变流行的周期性。全年皆可发生，以冬春季节发病较多。山东省流脑发病高峰在冬春季，1～4 月发病占 66.93%。③人群分布：患者以儿童为多见，流行时成年人发病亦增多。近年来，山东省 15 岁以下流脑病例占 65.35%；学生、散居儿童分别占 35.43%和 29.92%。

(五)流行史

流脑从发现到现在已经有 100 多年的历史，但至今仍然未得到彻底控制，非洲脑膜炎地带以及亚洲的印度等国家和地区时有暴发流行发生，每年仍有 30 多个国家和地区受到严重威胁。

三、疾病监测

(一)监测目的

(1)及时发现流脑病例，采取措施，控制疫情蔓延。

(2)及时发现流脑流行的主要脑膜炎奈瑟菌血清群分布及变迁情况，了解和掌握流脑的流行特征变化，以采取不同的防治措施。

(3)掌握流脑疫苗接种情况和人群免疫状况，评价流脑疫苗的免疫效果及保护作用。

(4)预测流脑发病趋势，及时掌握疫情动态，建立科学的流脑预测预报方法并采取措施控制流脑暴发。

(二)监测病例定义及分类

1.疑似病例　流脑流行季节，出现发热、头痛、呕吐和(或)脑膜刺激征等症状，实验室检测结果符合下述任一项者作为流脑疑似病例报告：①血常规：白细胞总数、中性粒细胞计数明显升高。②脑脊液常规：典型改变为压力增高，脑脊液外观呈浑浊米汤样或脓样；白细胞数明显增高，并以多形核白细胞增高为主；糖及氯化物明显减少，蛋白质含量升高。但在病程初期仅有压力升高，外观清亮，随后出现典型改变；暴发休克型患者脑脊液通常清亮，蛋白质、细胞和糖亦无变化。

2.临床诊断病例　疑似病例皮肤、黏膜出现瘀点或瘀斑，瘀斑可迅速扩大融合成片。

3.确诊病例　疑似或临床诊断基础上，具有下述任一项者作为确诊病例：①病原学：瘀点或瘀斑组织液、脑脊液涂片，可见革兰氏阴性肾形双球菌；或脑脊液、血液、瘀点或瘀斑组织液培养脑膜炎奈瑟菌阳性；或脑膜炎奈瑟菌特异性核酸检测阳性。②免疫学：急性期脑脊液样品脑膜炎奈瑟菌特异性多糖抗原检测阳性，或恢复期血清脑膜炎奈瑟菌特异性IgG 抗体效价较急性期呈 4 倍或 4 倍以上升高。

（三）监测内容

1.流行病学监测

（1）病例发现与报告：按照《传染病防治法》对乙类法定报告传染病的要求，执行职务的医护人员和检疫人员、疾病预防控制人员、乡村医生、个体开业医生均为责任疫情报告人。各级各类医疗卫生机构和疾病预防控制机构均为责任报告单位。

各级医疗机构及其执行职务的人员发现流脑监测病例时，应当遵循疫情报告属地管理原则，严格按照国家有关规定的内容、程序、方法和时限报告。城市必须在 6 小时以内，农村必须在 12 小时以内进行报告。已经具备网络直报条件的医疗机构，要认真、及时做好网络直报工作；尚不具备网络直报条件的医疗机构，要按照有关规定和要求，认真填写传染病报告卡，并及时报出。医疗机构还应负责流脑病例出院、转诊或死亡等转归情况的报告，县级疾病预防控制机构负责流脑病例转归情况的核实。

各级医疗机构和疾病预防控制机构发现在同一学校、幼儿园、自然村寨、社区、建筑工地等集体单位 3 天内发生 3 例及以上流脑病例，或者有 2 例及以上死亡病例时，应同时按《国家发生突发公共卫生事件相关信息报告管理工作规范（试行）》的要求报告。

关于脑膜炎症状监测见《卫生部/世界卫生组织流行性脑脊髓膜炎和流行性乙型脑炎等疾病监测合作项目山东省实施方案》。

（2）标本采集：医疗机构发现疑似流脑病例时，无论是否使用抗生素治疗，都要尽快采集患者脑脊液、血液、瘀点或瘀斑组织液标本，标本要尽可能在使用抗生素治疗前采集。采集标本后，立即报告辖区县级疾病预防控制机构。标本采集及转运详见实验室监测部分。

（3）流行病学调查

1）病例调查：县级疾病预防控制机构应在接到报告后 24 小时内，派人对报告病例开展流行病学调查，内容包括基本情况、临床表现、实验室检测情况、流脑疫苗接种史等，并详细填写流脑个案调查表，通过网络实施直报。

在本辖区内出现首例流脑病例时，县级疾病预防控制机构应对患者所在地的医疗机构开展病例搜索，必要时开展社区病例主动搜索。

学校、托幼机构发生首例流脑病例后，疾病预防控制机构要建议并指导发生疫情的学校开展晨检工作；建筑工地等其他集体单位发生首例流脑病例后，疾病预防控制机构要协助用工单位对务工人员健康状况开展监测。最后一例病例发病10天后，若没有出现续发疑似流脑病例，可停止晨检和务工人员健康状况监测。

出现流脑死亡病例时，省级疾病预防控制机构要派人对死亡病例开展流行病学调查。

2）密切接触者调查：密切接触者指同吃同住人员，包括家庭成员，托儿所、幼儿园、学校里的同班者及处在同一小环境中的人群。

辖区出现首例流脑病例时，县级疾病预防控制机构要对密切接触者在其预防性服药前采集咽拭子标本，以分离脑膜炎奈瑟菌。对密切接触者进行密切观察，一旦出现发病迹象（发热），立即送诊，以免延误。同时对密切接触者选择敏感抗生素进行预防性服药。

（4）聚集性病例疫情监测：当以村、居委会、学校或其他集体为单位，7天内发现2例或2例以上流脑病例，或在1个乡镇14天内发现3例或3例以上的流脑病例，或在1个县1个月内发现5例或5例以上流脑病例疫情时，视为聚集性病例。

发生聚集性病例疫情后，省或市级疾病预防控制机构要派人赴现场指导参与流行病学调查，了解人群发病、居住环境、疫苗接种以及人口流动等影响因素情况，掌握流行特征。发生聚集性病例疫情后，在开展常规疫情监测的基础上，要进行下列监测工作：

1）日报告和“零病例”报告：县级疾病预防控制机构要指导各级医疗机构开展日报告和“零病例”报告，即医院每天向辖区县级疾病预防控制机构汇总报告所发现的不明原因的突然发热、头痛或（和）出现瘀点（瘀斑）等症状的病例，如果未发现流脑病例，则报告“零病例”。最后一例病例发病10天后，没有出现续发疑似流脑病例可停止日报告和“零病例”报告。

2）主动监测与主动搜索：县级疾病预防控制机构要根据疫情发展情况确定监测范围和时限，开展主动监测工作，定期到医疗机构核查门诊日志、入院记录，搜索疑似流脑病例，定期到发生疫情的学校、集中用工场所开展病例主动搜索，必要时到社区开展病例主动搜索。发现漏报病例，及时补报，并追踪调查。

3）学校、托幼机构、工地等集体单位监测：发生疫情的学校和托幼机构要在疾病预防控制机构指导下开展晨检工作，每日对学生因病缺课或医疗机构学生集中就诊情况进行记录。各级疾病预防控制机构要定期到辖区托幼机构、学校检查晨检措施落实情况，并进行相关流行病学分析，提出防控措施建议。发生疫情的工地和其他集体单位，要在疾病预防控制机构协助下设立务工人员进出登记制度，掌握本工地人员流动情况，对务工人员健康状况开展监测。

4）应急接种监测：开展应急接种时，应将接种疫苗种类、接种对象和范围、接种人数和接种率等情况，填写至“山东省流脑疫苗报告接种情况汇总报表”并逐级上报至省疾病预防控制中心。

聚集性病例疫情结束后写出调查报告并逐级上报。

2.实验室监测　实验室监测包括病原学监测、免疫水平监测、健康人群带菌监测和耐药监测等内容。标本采集、保存、运送及检测工作要严格遵守《病原微生物实验室生物安全管理条例》的规定。

(1)病原学和血清学检测

1)医疗机构内标本采集:医疗机构发现疑似流脑病例时,无论是否使用抗生素治疗,都要尽快采集患者脑脊液、血液、瘀点(瘀斑)组织液标本,标本要尽可能在使用抗生素治疗前采集。

脑脊液:采集 1 mL 脑脊液,进行涂片检测、培养分离、抗原检测和核酸检测。

血液:抽取患者全血 4 mL,其中一部分用于分离血清,−20 ℃保存准备检测抗体,其余全血进行病原培养分离、核酸检测。

瘀点(瘀斑)组织液标本:选患者皮肤上的新鲜瘀点(瘀斑),消毒后用针头挑破,挤出组织液,涂片镜检。

医疗机构要分别采集 2 份脑脊液和血液标本,其中 1 份供自行检测用,应开展涂片检测、病原培养分离、抗原检测、抗体检测和核酸检测,另 1 份由疾病预防控制机构检测。门诊及病房采集的标本应转送本院检验科或化验室妥善保存,并立即报告辖区县级疾病预防控制机构,联系转运标本。脑膜炎双球菌不易保存,采集标本后,在运送样品或培养物时,应保持样品处于 20～36 ℃之间。

医疗机构检测的阳性分离物及其原始标本也应按上述要求妥善保存,并及时与辖区县级疾病预防控制机构联系转运标本。

2)疾病预防控制机构标本检测:县级疾病预防控制机构接到医疗机构报告后,当天应到医疗机构收集标本,并尽快将标本送市级疾病预防控制机构进行检测,对于病原体和抗原检测阴性的病例,要采集恢复期血清以进行血清抗体测定,检测抗体的血清标本应冷藏运送。对流脑病例密切接触者在其预防性服药前采集咽拭子标本进行脑膜炎奈瑟菌分离培养和鉴定。

对于部分具备上述检测能力的县级疾病预防控制机构,并达到省或市级疾病预防控制机构质量控制标准,可从事相应的病原学和血清学检测工作。已经检测过的标本,报告市级疾病预防控制机构后,直接送省级疾病预防控制机构。

市级疾病预防控制机构收到病例标本后,进行流脑病原检测;收集到急性期和恢复期血清后,进行血清抗体测定。收到标本 7 天内完成标本检测,并将检测结果、分离的菌株于 48 小时内送省级疾病预防控制机构;培养阴性的标本每月汇总后送省级疾病预防控制机构。

省级疾病预防控制机构收到标本后,应于 7 天内完成菌株复核鉴定、菌株的耐药性检测,还应对培养阴性标本进行特异性核酸 PCR 检测。检测完成后,及时将结果反馈市级疾病预防控制机构,并填写菌株登记表,于 28 天内将菌株送至中国疾病预防控制中心。

各级疾病预防控制机构要及时将检测结果填入个案调查表，并录入数据库，通过网络直报。同时及时逐级反馈检测结果，县级疾病预防控制机构收到上级疾病预防控制机构检测结果后，应及时将结果反馈给送检的医疗机构。

(2)耐药性监测：省级疾病预防控制中心收到病例菌株或密切接触者菌株后7天内应完成耐药性检测，同时对病例菌株进行耐药性检测。耐药性检测方法推荐使用肉汤稀释法。推荐对青霉素、氨苄西林、美洛培南、头孢曲松、头孢噻肟、氯霉素、米诺环素、阿奇霉素、利福平、环丙沙星、左氧氟沙星和复方新诺明等12种药物开展耐药性检测。有条件的医院也应开展耐药性检测。

医疗机构应将耐药性检测结果报省级疾病预防控制中心，省级疾病预防控制中心应将耐药性检测结果汇总分析，报省卫生健康委疾控处和中国疾病预防控制中心。省卫生健康委根据疫情控制需要，定期向社会公布推荐使用的预防药物目录。

3.人群流脑抗体水平和带菌率监测　在济南市济阳区、潍坊市高密市、济宁市嘉祥县、威海市文登区、临沂市郯城县和德州市临邑县等6个县(市、区)开展人群流脑抗体水平和带菌率监测，每个监测点各选择2个乡镇及1个街道办事处，每个乡镇(街道办事处)选取2个村(居委会)作为调查单位，每个调查单位抽取36名健康人群(小于3岁、3～5岁、6～12岁、13～16岁、17～19岁、大于等于20岁，每个年龄组6人)。乡镇级及村级调查点的选择由上述各市及相应监测点完成。

(1)调查内容：采集每名调查对象的咽拭子标本，并询问年龄、性别、百白破/白破、流脑疫苗免疫史等基本情况并填写“山东省健康人群白喉咽拭子采样登记表”“山东省健康人群流脑咽拭子采样登记表”中“检测结果”栏以前的各项内容。

(2)调查时间、地区：每年开展，逢单年份，每年在流行季节开展1次调查，逢双年份，分别在流行季节前、流行季节、流行季节后开展调查。

(3)标本采集、运送和实验室检测：以无菌棉拭子采集健康调查者鼻咽部或扁桃体黏膜上的分泌物，接种于亚碲酸钾培养基(选择性培养基)上做细菌培养观察鉴定。采集的咽拭子标本，经县级现场接种、市级初筛培养呈阳性者，填写“山东省白喉带菌调查送检菌株登记表”及“山东省流脑带菌调查送检菌株登记表”，其阳性培养物应在1周内于冷藏条件下送至省级疾病预防控制中心进一步分离、纯化、鉴定。咽拭子初筛培养物送省级实验室进一步完成分离、纯化和鉴定。

(四)各级职责

1.省级疾病预防控制机构　负责菌株复核鉴定与耐药性检测，指导聚集性病例疫情的调查，收集、汇总、分析、反馈全省监测资料，组织全省健康人群流脑抗体水平检测和带菌情况检测，培训下级单位业务人员，对流脑监测工作进行督导。

2.市级疾病预防控制机构　负责病原学、免疫学检测，培训下级单位业务人员，组织或参与聚集性病例疫情的调查，负责当地监测资料的收集、汇总分析、反馈及上报；对流脑监测工作进行督导。

3.县级疾病预防控制机构　负责开展个案调查和数据库录入、聚集性病例的流行病学调查、标本收集与转运、接种率监测，有条件的疾病预防控制机构开展病原学、免疫学检测，培训指导医疗机构人员开展监测工作，收集、汇总及上报相关资料，监测点所在县应协助完成健康人群带菌监测和免疫水平监测。

4.医疗机构 负责病例报告、标本采集，协助完成流行病学调查和标本转运，培训医护人员，有条件的医疗机构开展病原分离、血清学诊断和耐药检测。

(五)资料收集、整理和报告

疾病预防控制中心应按照各级职能，负责数据收集、整理、分析、传送工作。各级疾病预防控制机构要定期开展疫情动态分析，并将分析结果上报同级卫生行政部门及上级疾病预防控制机构，上级部门应及时对分析结果进行反馈。

数据上报要求：①流脑个案调查表于调查后48小时内录入流脑信息专病管理系统；并对传染病报告卡内容进行核实与订正，使流脑个案调查与传染病报告卡内容基本信息一致。原始个案调查表由开展调查的疾病预防控制机构保存备查。②健康人群免疫水平和带菌监测结果每年10月20日以前报省级疾病预防控制中心。③填写分离阳性菌株和菌株登记表，每月报省级疾病预防控制中心。④填写流脑疫苗接种率监测表，按《预防接种工作规范》要求定期逐级上报省级疾病预防控制中心。

(六)监测系统的评价

为了解监测系统工作质量，发现问题并进行改进，要对监测系统开展定期评价。监测评价指标如表12-7所示：

表12-7 评价指标

评价指标	百分率
疑似病例报告率	100%
病例报告后24小时内县级疾病预防控制中心调查率	80%
首例病例县级疾病预防控制机构调查率	100%
死亡病例省级疾病预防控制机构现场调查核实率	100%
聚集性病例疫情省级或市级疾病预防控制机构现场调查率	100%
病例脑脊液或血液标本采集率	80%
县级疾病预防控制机构接到报告后24小时标本送达市级疾病预防控制机构率	80%
疾病预防控制机构收到标本7天内完成检测、反馈率	80%
收到菌株后7天内完成药物敏感试验、反馈率	80%
省级实验室分离菌株后28天内送达国家实验室率	80%

四、免疫预防和疫情控制

(一)疫苗

目前,山东省预防流脑所使用的疫苗主要有A群流脑多糖疫苗、A群C群流脑多糖疫苗、A+C+Y+W135流脑多糖疫苗、A+C结合疫苗等。其中A群流脑多糖疫苗、A群C群流脑多糖疫苗是目前我国免疫规划中所使用的免疫规划疫苗;A+C+Y+W135流脑多糖疫苗、A+C结合疫苗属非免疫规划疫苗,需根据儿童、家长意愿,实行自愿、自费接种原则。

(二)免疫预防

1.免疫规划疫苗

(1)接种原则:达到起始接种月龄后尽早接种。A群流脑多糖疫苗接种2剂次,6月龄、9月龄各接种1剂。MPSV-AC接种2剂次,3周岁、6周岁各接种1剂。

(2)接种途径:皮下注射。

(3)接种剂量:0.5 mL。

2.其他事项

(1)两剂次MPSV-A间隔不小于3个月。

(2)第1剂MPSV-AC与第2剂MPSV-A,间隔不小于12个月。

(3)两剂次MPSV-AC间隔不小于3年,3年内避免重复接种。

(4)当针对流脑疫情开展应急接种时,应根据引起疫情的菌群和流行病学特征,选择相应种类流脑疫苗。

(5)对于小于24月龄儿童,如已按流脑结合疫苗说明书接种了规定的剂次,可视为完成MPSV-A接种剂次。

(6)如儿童3周岁和6周岁时已接种含A群和C群流脑疫苗成分的疫苗,可视为完成相应剂次的MPSV-AC接种。

3.补种原则　流脑疫苗纳入免疫规划后出生的适龄儿童,如未接种流脑疫苗或未完成规定剂次,需根据补种时的年龄选择流脑疫苗的种类:

(1)小于24月龄儿童补齐MPSV-A剂次。大于或等于24月龄儿童不再补种或接种MPSV-A,但仍需完成两剂次MPSV-AC。

(2)大于或等于24月龄儿童如未接种过MPSV-A,可在3周岁前尽早接种MPSV-AC;如已接种过1剂次MPSV-A,间隔不小于3个月尽早接种MPSV-AC。

(3)补种剂次间隔参照本疫苗其他事项要求执行。

(三)疫情控制

1.一般性措施

(1)健康教育,切断传播途径:开展健康教育,使公众了解本病的传播方式,养成良好的个人卫生习惯,如勤洗手、打喷嚏时使用手帕等,以减少传播、感染的机会。改善拥挤的居住、工作环境，经常通风换气。

(2)管理传染源：①对病例隔离治疗：流脑病例应当按照属地化管理的原则就地隔离治疗，经正规抗生素治疗24小时后可解除隔离。收治医院要向当地疾控机构报告收治病例的转归情况。②加强密切接触者管理：患者发病至被隔离期间，与其有过密切接触的人员为密切接触者。主要包括：与患者共同居住的人员；在一个教室内上课的教师和学生；在同一工作场所(如办公室、车间、班组等)工作的人员；现场流行病学调查人员根据调查情况确定的与患者有密切接触的其他人员。

对密切接触者进行医学观察随访，时间至少为7天(自最后接触之日算起)，其间可不限制其活动，但要告知其尽量减少与他人接触，一旦出现突然寒战、高热、恶心、呕吐、流涕、鼻塞、咽痛、全身疼痛等症状，要主动申报，并及时就诊。所在地乡村医生、校医、社区卫生服务站医务人员等负责医学观察工作。

(3)预防接种，保护易感人群：使用疫苗、免疫程序及相关说明见疫苗和免疫程序部分。

2.监测

(1)疾病监测：根据《传染病防治法》规定的乙类传染病疫情报告要求，任何责任报告单位或责任报告人发现流脑疑似病例或确诊病例后，应在规定时限内进行报告。具备网络直报条件的医疗机构应实时上报流脑病例；暂时不具备直报条件的医疗机构应按要求填报传染病报告卡，并按规定程序和时限向当地县级疾病预防控制机构报告。除了疫情报告外，还要按照《山东省流行性脑脊髓膜炎监测方案》要求，开展流脑病例流行病学个案调查、实验室监测以及疫情控制工作，同时将调查信息纳入流脑单病/专病监测信息管理系统进行管理、分析、利用。

(2)流脑监测点监测：掌握流脑流行特征和菌群变化趋势，为制订有效的预防控制措施提供科学依据。山东省6个流脑监测点开展持续、系统的监测。

1)疫苗接种率和人群免疫状况监测：按照《全国常规免疫接种率监测方案》和《预防接种工作规范》要求开展流脑疫苗免疫接种率监测，为指导防控工作提供依据。

2)人群免疫水平监测和健康人群Nm的带菌率和带菌群型监测：以了解山东省人群流脑抗体水平和健康人群Nm的带菌率、带菌群型和抗生素敏感性。

3.疫情处置

(1)病例报告与调查：①病例报告：根据《传染病防治法》规定的乙类传染病疫情报告要求，任何责任报告单位或责任报告人发现流脑疑似病例或临床诊断病例后，应在规定时限内进行报告。具备网络直报条件的医疗机构应实时上报流脑病例；暂时不具备直报条件的医疗机构应按要求填报传染病报告卡，并按规定程序和时限向当地县级疾病预防控制机构报告。②病例调查：县级疾病预防控制机构应在接到报告后尽快开展流脑病例流行病学个案调查，并对病例所在县(市、区)的医疗机构开展病例搜索。

(2)实验室监测：①标本采集、运送：各级各类医疗机构发现流脑疑似病例后，尽可能在使用抗生素治疗前采集患者的脑脊液、血液，并及时送实验室检测。脑膜炎双球菌对外环境抵抗力弱，且有自溶特性，应尽快开展检测，如因条件有限不能开展检测，应尽快送县级或上级疾病预防控制机构进行检测。要求以县为单位的首例报告病例必须采样，出现流行时病例的标本采集率要达到50%以上。市、县级疾病预防控制机构在发现流脑首例病例后应在病例密切接触者预防性服药前采集10～20人咽拭子标本，分离到的菌株要及时送省级疾病预防控制机构鉴定，必要时送国家实验室鉴定。②实验室检验：脑脊液或血液中分离到脑膜炎奈瑟氏菌是诊断的"金标准"，但病原体培养比较困难，抗生素治疗后培养阳性率更低。PCR也可作为一种诊断方法，其优点是不需活的病原体，即可检测出流脑双球菌的DNA，但许多地区此项技术应用并不普遍。对脑脊液进行血清型特异的多糖抗原检测也有助于诊断，但假阴性结果常见，特别是B群。对血、尿进行血清型特异的多糖抗原检测，可靠性更差。抗体检测及由皮肤瘀斑采样进行革兰氏染色镜检查菌，可作为辅助诊断方法，但不应作为诊断的主要依据。从患者脑脊液、血液或皮肤黏膜下出血点挤出液等标本中分离培养Nm，可采用血清学方法检查脑脊液、血液的Nm特异性抗原，应用PCR扩增Nm特异性的DNA片段，对患者急性期和恢复期血清进行抗体滴度测定。

(3)分析研判疫情，提出有针对性措施：①应急接种：当局部出现疫情流行时，应尽快开展应急接种，适当扩大接种的年龄组范围，以控制局部疫情的蔓延扩大。WHO认为某地流脑发病率超过15/10万时，是流行开始的信号，需开展大规模应急接种。C群流脑局部暴发或流行时，也可以采用A群C群流脑多糖疫苗开展应急接种。②预防服药：抗菌药物预防是在发生流脑流行时，针对患者周围密切接触者或其他易感人群采取的临时性应急预防措施。对密切接触者，除进行医学观察外，还应及时根据实验室药敏试验选择流行菌株敏感药物进行预防，连服3天。对病例的密切接触者及早进行药物预防。近年来，山东省对60株来自健康人群、流脑病例及其密切接触者标本中分离到的Nm菌株进行了药物敏感试验，结果表明，所有菌株对头孢噻肟、美罗培南、头孢曲松、阿奇霉素等抗生素均敏感；对左氧氟沙星、青霉素、氯霉素、利福平、米诺环素呈现部分敏感及中介敏感；但对复方新诺明和环丙沙星呈现不同程度耐药。因此，预防性服药时应选择敏感性药物。

（袁心雨）

第十一节　百日咳

百日咳是由百日咳鲍特菌感染引起的急性呼吸道传染病。典型临床表现为阵发性痉挛性咳嗽，伴有吸气性尾声及呕吐，易合并肺炎及脑病，病程可长达100天，故名"百日咳"。

一、概述

(一)病原学

1900年，博尔德(Bordet)和让古(Gengou)在百日咳患者的痰内发现了疑似百日咳杆菌的革兰氏阴性杆菌，继而1906年用马铃薯-甘油-血液琼脂培养基（B-G培养基）首先分离出百日咳杆菌。百日咳杆菌起初被归属于嗜血杆菌属（*Haemophilus*），称为百日咳嗜血杆菌（*Haemophilus pertussis*）。后来发现百日咳杆菌在初次分离培养后不需要血液中的X（血红蛋白衍生物）和Y（辅酶）因子，产生单一的荚膜抗原，有一定的侵袭性，又将其归属于鲍特氏菌属（*Bordetella*），称之为百日咳鲍特菌（*Bordetella pertussis*）。鲍特氏菌属包括8个种，仅有百日咳鲍特菌、副百日咳鲍特菌、支气管炎鲍特菌和霍氏鲍特菌对人类致病。

1.生物学特性

（1）形态与染色：百日咳鲍特菌为短小球杆菌，长0.5～2.0 μm，宽0.2～0.5 μm。新分离的菌（Ⅰ相菌）呈单个或成双排列，多次传代后菌体稍大；在液体培养基中呈短链状。革兰氏染色为阴性，二端着色较深。

（2）培养特性：百日咳鲍特菌为需氧菌，最适生长温度为35～37 ℃，最适生长pH值为6.8～7.0。初次分离的菌株在B-G培养基上培养2～3天后，呈细小、光滑、凸起，银灰色，不透明的珍珠状菌落，周围有不明显的溶血环。在液体培养基中呈混浊生长，管底有少量沉淀。

百日咳鲍特菌的培养需要尼克酸或尼克酰胺，但对其在培养中作为营养物或还原剂的作用尚不清楚。不饱和脂肪酸（存在琼脂、肉汁、蛋白胨和棉塞上）对百日咳鲍特菌有毒性作用，可抑制百日咳鲍特菌生长。加入血液后，其中的过氧化氢酶和白蛋白可以吸收不饱和脂肪酸，促使百日咳鲍特菌生长，活性炭和阴离子树脂也有此作用。

（3）变异性：1931年，莱斯利（Leslie）和加德纳（ Gardner）将百日咳鲍特菌分为4种相变。1984年韦斯（Weiss）指出，百日咳鲍特菌的相变是可逆的，由基因密码所调节。因此，百日咳鲍特菌常发生光滑型（smooth form）至粗糙型（rough form）的变异，即S-R变异，称为相的变异。Ⅰ相菌相等于S型，菌落光滑，有溶血性，细菌形态典型，有荚膜和较强的毒力和免疫原性。Ⅱ相菌和Ⅲ相菌为过渡型，菌落形态和毒力介于Ⅰ～Ⅳ相菌之间。Ⅳ相菌为R型，菌落大而粗糙，荚膜和毒力完全消失。不同相的百日咳鲍特菌抗原性不同。一般在疾病急性期初次分离的菌为Ⅰ相菌，在疾病晚期或多次传代后可出现Ⅱ、Ⅲ、Ⅳ相变异，所以，在制备百日咳疫苗及凝集试验用菌液时均应使用百日咳Ⅰ相菌。

（4）抵抗力：百日咳鲍特菌对一般理化因素的抵抗力较弱，56 ℃经30分钟，日光照射1小时即可杀灭，一般消毒剂、紫外线照射也均可将其杀灭。在干燥尘埃中可存活3天。对大环内酯类药物、多黏菌素、氨苄西林敏感。

2.抗原成分及其生物学活性　百日咳鲍特菌在其生长过程中可产生外毒素和内毒素，以及其他许多具有抗原性的生物活性物质。这些毒力因子主要包括：

（1）百日咳毒素（pertussis toxin，PT）：PT是百日咳鲍特菌致病的主要毒力因子，同时也是其所产生的诸多生物活性物质中唯一不受争议的保护性抗原。在鲍特氏菌属中，百日咳鲍特菌是唯一能产生PT的细菌。

（2）丝状血凝素（filamentous hemagglutinin，FHA）：FHA是由鲍特氏菌属百日咳鲍

特菌产生的一种具有黏附作用的表面蛋白质分子，因对红细胞有凝集作用而得名。FHA与百日咳鲍特菌黏附和定居在呼吸道器官的上皮细胞有关，也是百日咳鲍特菌致病的重要毒力因子，同时还具有较强的免疫原性，能刺激机体免疫系统产生特异的保护性抗体。目前在一些国家，FHA已被作为无细胞百日咳疫苗的主要组分之一。

(3)百日咳黏附素(pertactin，PRN)：PRN为一种非纤毛性的凝集原，存在于百日咳鲍特菌表面，它在百日咳鲍特菌侵袭宿主呼吸系统上皮细胞的感染黏附过程中发挥着重要的作用。PRN也具有较强的免疫原性。欧美地区的一些国家已把PRN作为无细胞百日咳疫苗组分之一。

(4)凝集原(agglutinogen，AGG)：AGG是百日咳鲍特菌的表面抗原，采用血清凝集交叉吸收试验确定百日咳鲍特菌有6种AGG。AGG_1是百日咳菌的共同抗原，$AGG_{2\sim6}$在不同百日咳鲍特菌菌株中其凝集原血清型组合不同，常见的血清型为1、2、3型，1、2型，1、3型；其他4、5、6型则不多见。AGG_7是鲍特菌属的共同抗原。AGG_1为非菌毛抗原，AGG_2和AGG_3为菌毛抗原。研究证实，AGG_2和AGG_3在细菌感染过程中对宿主支气管细胞有黏附作用，所以AGG也是百日咳鲍特菌的致病因子之一。WHO推荐在百日咳疫苗生产中应选用含有2、3型AGG的菌株，目前世界上一些国家生产的无细胞百日咳疫苗中含有AGG_2或AGG_3，或者两者均有。

(5)其他生物活性物质：包括脂多糖(lipopolysaccharide，LPS)、腺苷酸环化酶毒素(adenylate cyclase toxin，ACT)、皮肤坏死毒素(dermatonecrotoxin，DT)、气管细胞毒素(tracheal cytotoxin，TCT)、内毒素等。这些生物活性物质在百日咳鲍特菌致病和引起宿主免疫反应方面起重要作用。这些抗原基因存在多态性现象，并与百日咳的暴发或流行有关。

(二)临床表现

典型百日咳的潜伏期为5～21天，一般为7～14天。百日咳的病程较长，临床上可分为三期：卡他期、痉咳期和恢复期。

1.卡他期　患者表现为流涕、打喷嚏、流泪、咽痛、阵发性咳嗽等上呼吸道感染症状。多无发热，或初期一过性发热。该期排菌量达高峰，具有极强传染性。持续1～2周。

2.痉咳期　患者表现为阵发性痉挛性咳嗽，伴咳嗽末吸气性吼声，反复多次，直至咳出黏痰，昼轻夜重，睡眠期间痉挛性咳嗽更为突出，影响睡眠。痉咳次数随病情发展而增多。常在咳嗽时呕吐，可致舌系带溃疡，面部、眼睑浮肿，眼结膜出血，鼻衄，重者颅内出血。新生儿和6月龄以下婴儿咳嗽后常会引起发绀、呼吸暂停、惊厥、心动过缓或心脏停搏。此期一般持续2～6周，亦可长达2个月以上。

青少年或成人百日咳患者常无典型痉咳，表现为阵发性咳嗽和暂时性缓解交替。持续2～3周。

3.恢复期　痉咳逐渐缓解，咳嗽强度减弱，发作次数减少，鸡鸣样吼声逐渐消失，阵发性痉咳症状可持续数周或数月。典型百日咳患者无发热及全身性症状和体征。非典型百日咳发生于已免疫的儿童和曾经感染的成人，儿童的主要表现为三期症状都缩短,成人则症状无明显的阶段性。常见并发症有肺炎、肺不张、气胸等肺部疾病和百日咳脑病。

二、流行病学

(一)传染源

患者、带菌者是主要传染源。从潜伏期开始至发病后 6 周均有传染性,尤以潜伏期末到病后卡他期 2～3 周内传染性最强。

(二)传播途径

病毒主要通过呼吸道飞沫传播,也可经密切接触传播。百日咳的二代感染率在敏感的儿童中很高,在学校为 20%～50%,在敏感的家庭接触者中能达到 100%。多数病例在指示病例出现症状后 2 周内出现。

(三)易感人群

人群对百日咳普遍易感,在未实施疫苗接种前,百日咳主要发生在 5 岁以下儿童,尤其是小于 1 岁的婴儿。新生儿也有患本病的可能,这是因为妊娠期间母体没有将百日咳鲍特菌抗体由胎盘传给胎儿,因此,出生后即可感染本病。百日咳患者年龄愈小,死亡率愈高。

在实施百日咳疫苗接种后,随着 EPI 活动的开展,免疫接种的普及,儿童百日咳发病率显著下降,百日咳病例的分布发生了变化,成人、青少年百日咳患病率上升,已成为百日咳再现的主要原因之一。

(四)流行概况及特征

在百日咳疫苗尚未问世的年代,百日咳是最常见的儿童细菌感染传染病之一。几乎有一半的学龄前儿童曾感染过百日咳。尽管青少年、成人感染百日咳会导致持续性咳嗽,但并不会引起很严重的后果。由于其长期存在于群体中,不可避免地感染婴幼儿,在 19 世纪婴幼儿死因中最常见的就是百日咳。在 20 世纪 50 年代百日咳疫苗生产并普及接种后,百日咳的发病率降到最低水平。但在近 20 年来,百日咳的发病率呈现出缓慢、稳定的增多趋势。

在 78%的 3 剂 DTP 覆盖率下,2004 年全球报道百日咳发病为 236844 例,而 2000 年为 186151 例,在报告的病例中出现青少年、成人发病率增高的现象。美国在未接种百日咳疫苗前,仅 7%的百日咳病例发生于 10 岁以上人群,但到 1997～2000 年升到 50%。澳大利亚 2003～2005 年,90%的百日咳确诊病例发生在 10 岁以上人群。2006 年在美国波士顿儿童医院暴发了百日咳,1 例患者和 15 位工作人员被感染,60 位其他工作人员也有呼吸道的症状并经实验室确证。2001 年以色列的一个步兵团发生了百日咳暴发,对这些在封闭环境中密切接触的人群进行研究后发现,百日咳鲍特菌隐性携带者所占的比例非常高。

我国在 20 世纪 60 年代开始 DTP 的接种,自 1978 年实施计划免疫后,百日咳的发病率和死亡率大幅度下降，年发病率由 20 世纪 60～70 年代的 100/10 万至 200/10 万下降至 2006～2010 年的 0.2/10 万。

百日咳是传染性很强的传染病，遍布世界各地，在寒冷区或寒冷季节发病较多。我国幅员辽阔，各地气候不同，故一年四季均有百日咳病例，春夏季发病较多。从 3 月份发病开始升高，5～7 月份达到高峰，8～9 月份开始下降，12 月份最低。发病的年龄随计划免疫状况而不同。婴幼儿是百日咳发病和死亡的最危险人群，特别是尚未进行三针 DTP 预防的 6 月龄以下的婴儿。百日咳的流行具有周期性，每 3～4 年有一次流行高峰，每次持续 1～2 年。近些年，在许多国家发生百日咳流行，如澳大利亚、加拿大、挪威和美国等地。虽然疫苗接种改变了百日咳流行的年龄分布等，但没有改变流行周期的间隔时间。这表明疫苗可以控制百日咳发病，但不能控制人群中百日咳鲍特菌的消长。也有研究显示，百日咳疫苗在人群中的应用能够降低百日咳的发病率和传播率，使百日咳流行间隔明显延长。

三、疾病监测

（一）监测目的

（1）及时发现百日咳病例和聚集性疫情，采取有效防治措施，控制疫情蔓延。

（2）掌握百日咳的流行病学特征，确定高危人群和地区，加强预防控制工作。

（3）掌握百日咳病原学分布特点和变迁趋势，百日咳疫苗接种情况和人群免疫水平，为制订防控措施提供科学依据。

（二）病例定义与分类

1.病例定义

（1）疑似病例：具有以下任一项者。阵发性痉挛性咳嗽，病程超过 2 周；婴儿有反复发作的呼吸暂停、窒息、发绀和心动过缓症状，或有间歇的阵发性咳嗽，有百日咳流行病学暴露史或者确诊病例接触史；大龄儿童、青少年、成人持续 2 周以上咳嗽，不伴发热，无其他原因可解释，有百日咳流行病学暴露史或者确诊病例接触史。

（2）临床诊断病例：具有以下任一项者。疑似病例，且外周血白细胞和淋巴细胞增多，明显高于相应年龄正常范围；阵发性痉挛性咳嗽，病程超过 2 周，与百日咳确诊病例有明确的流行病学关联（与首发或者继发病例发病间隔 5～21 天）。

（3）实验室确诊病例：具有以下任一项者。培养到百日咳鲍特菌；百日咳鲍特菌核酸检测阳性；PT-IgG 抗体阳转或恢复期较急性期滴度呈 4 倍及以上升高（排除婴幼儿 1 年内接种含百日咳成分疫苗或既往感染）。

2.聚集性疫情定义　指在同一托幼机构、月子中心、儿童福利机构和未成年人救助保护机构等有 6 岁及以下人群聚集的重点机构，7 天内报告 3 例及以上临床诊断或实验室确诊百日咳病例；在同一学校或其他集体单位，7 天内报告 10 例及以上临床诊断或实验室确诊百日咳病例。

（三）监测内容

1.病例报告　传染病法定责任报告单位和责任疫情报告人，发现百日咳病例或百日咳重点监测病例，应按照《传染病防治法》《突发公共卫生事件与传染病疫情监测信息报告管理办法》和《国家突发公共卫生事件相关信息报告管理工作规范（试行）》等规定进行报告。已经具备网络直报条件的医疗机构，要认真、及时做好网络直报工作。尚不具备网络直报条件的医疗机构，应采取最快的方式进行快速报告，城市和农村均必须在24小时内报至当地县级疾控机构，同时按照有关规定和要求，认真填写传染病报告卡，并在24小时内寄出。

学校、托幼机构发现百日咳病例或百日咳重点监测病例，按照《学校和托幼机构传染病疫情报告工作规范（试行）》要求报告。

百日咳暴发疫情应按《百日咳防控方案（2024年版）》的要求报告。

2.流行病学监测

（1）病例调查：对所有百日咳重点监测病例开展个案调查。报告单位所在地的县级疾控机构负责个案调查、标本收集和送检工作。对于跨县（区）就诊的病例，因返回其现住址等原因无法完成个案调查、采样的，报告单位所在地疾控机构应及时将信息反馈至病例现住址所在地县级疾控机构，由病例现住址所在地县级疾控机构负责最终完成个案调查、标本采集和送检工作。同时，报告单位所在地和病例现住址所在地的疾控机构应对病例居住地或活动场所进行调查，了解百日咳传播情况。负责调查的专业人员应在接到报告后48小时内完成流行病学调查，填写“山东省百日咳重点监测病例个案调查表”。个案调查表信息应该详实、完整，逐级上报并由开展调查的县级疾控机构保存备查。

（2）密切接触者调查：对病例发病前后的密切接触者进行调查并采集鼻咽部拭子，及时送检，同时对密切接触者进行医学观察，一旦发病，及时报告、调查及处置疫情。

3.实验室监测

（1）标本的采集、保存与运送：接诊的医疗单位负责对就诊的百日咳重点监测病例采集痰、鼻咽部分泌物以及血清标本，并立即通知县级疾控机构。在流行病学专题调查、疫情处理等过程中发现的未就诊百日咳重点监测病例，由县级疾控机构负责组织采集痰、鼻咽部分泌物以及血清标本。

标本要尽可能在使用抗生素治疗前采集。县级疾控机构应在24小时内收集辖区内采集的鼻咽部分泌物以及血清标本，并完整填写“百日咳病例实验室标本送检表”。

医疗机构已完成百日咳鼻咽拭子和（或）血清标本检测的病例，可将检测报告单上报疾控机构，无需再额外采集该病例鼻咽拭子和（或）血清标本。医疗机构不开展百日咳鼻咽拭子和（或）血清标本检测的病例，应及时采集百日咳鼻咽拭子和（或）血清标本；采集标本应转送本院检验科或化验室妥善保存，并立即报告辖区县级疾控机构，联系转运标本。百日咳鲍特菌比较脆弱，采集病原标本后，在运送培养物时，应保持样品处于20～36 ℃。血清标本和鼻咽拭子洗脱液应保持2～10 ℃运送。

医疗单位检测的阳性分离物及其原始标本也应按上述要求妥善保存，并及时与辖区县级疾控机构联系转运标本。

(2)标本检测:县级疾控机构接到医疗机构报告后,当天应到医疗机构收集标本,并尽快将培养物送市级疾控机构进行培养检测,鼻咽拭子标本冻存液在县级疾控机构进行PCR检测,血清、县级PCR检测阳性鼻咽拭子标本冻存液和阳性培养物送省级疾控中心进行抗体检测、PCR复核检测、复核鉴定、菌株耐药性检测。对百日咳病例密切接触者,在其预防性服药前采集鼻咽拭子标本进行百日咳鲍特菌分离培养鉴定和PCR检测。

逐步建立和完善各级疾控机构实验室网络。已具备上述检测能力并达到省或市级疾控机构质量控制标准的县级疾控机构应开展相应的病原学检测工作,并将已检测的阳性标本在报告市级疾控机构后,48小时内直接送省级疾控中心。市级疾控机构必须具备百日咳病原体检测能力,在收到标本7天内完成检测,并将检测结果、分离的菌株于48小时内送省级疾控中心。省级疾控中心收到标本后,完成菌株复核鉴定、菌株的耐药性检测,检测完成后,及时将结果反馈市级疾控机构。

各级疾控机构要及时将检测结果填入个案调查表,并录入数据库。同时及时逐级反馈检测结果,县级疾控机构收到上级疾控机构检测结果后,应及时将结果反馈给送检的医疗机构。

(3)实验室生物安全:依据《传染病防治法》《中国医学微生物菌种保藏管理办法》及《病原微生物实验室生物安全管理条例》的规定与要求对分离到的百日咳鲍特菌菌株进行保存、运送与管理。各级医疗机构实验室分离的百日咳鲍特菌菌株,应送交当地疾控机构进行复核,复核菌株送省、市级疾控机构保存;各疾控机构实验室必须设立百日咳鲍特菌菌株登记本。

(四)数据录入和结果反馈

县级疾控机构要及时将检测结果填入“山东省百日咳重点监测病例个案调查表”,并录入数据库。同时及时逐级反馈检测结果,县级疾控机构收到上级疾控机构检测结果后,应及时将结果反馈送检的医疗机构。

(五)监测指标

重点监测病例指标:

(1)个案调查率大于等于95%。

(2)病例报告后疾控中心48小时内完整调查率大于等于80%。

(3)鼻咽拭子采集率大于等于50%(医疗机构提供鼻咽拭子核酸检测结果的,视为已采集鼻咽拭子)。

(4)血标本采集率大于等于80%(医疗机构提供血标本检测结果的,视为已采集血标本)。

(5)聚集性疫情实验室确诊率大于等于90%。

四、免疫预防和疫情控制

(一)免疫预防

1.疫苗 根据我国2021年版免疫程序,目前用于预防接种的百日咳疫苗为无细胞百日咳疫苗(aP),为百白破疫苗的组成成分之一。无细胞百日咳疫苗与以往的全细胞百日咳疫苗(wP)相比,两者具有相似的免疫原性,但前者具有较弱的反应原性,提高了公众对百日咳疫苗的接受程度。

2.免疫程序

(1)儿童免疫程序:目前,大多数国家使用WHO推荐的免疫程序,在婴儿出生后6个月内完成3针注射,但各国稍有差异。美国2000年推荐的儿童免疫程序为出生后2、4、6、15～18月龄分别进行4针注射,以及4～6岁进行加强免疫;大多数欧洲国家在2岁进行第4针注射,有的国家选择学龄前进行,克罗地亚、希腊、匈牙利、斯洛文尼亚和瑞士等国则建议在4～7岁进行第5针注射。

从2025年1月1日开始我国免疫规划百白破疫苗的免疫程序调整为2月龄、4月龄、6月龄、18月龄、6周岁各接种1剂百白破疫苗。

(2)成人免疫程序:随着全球EPI活动的开展,儿童百日咳发病率下降,青少年、成人百日咳发病率上升,并已成为百日咳暴发或流行的传染源。因此对青少年、成人进行预防接种,消除传染源,是控制百日咳流行或暴发的有效措施之一。但青少年和成人使用百白破疫苗,不良反应较多,所以实施接种前应正确评价疫情的危害程度和接种风险,并应使用DTaP或aP。有学者曾报道对400名18岁以上成人接种含灭活百日咳毒素(PT)、丝状血凝素(FHA)和69 kDa蛋白质(PRN)的aP后1个月,91%～99%的受种者抗各种百日咳抗原的抗体滴度升高4倍以上,抗体GMT升高18～72倍。

3.不良反应 接种无细胞百白破疫苗后注射部位可有红肿、疼痛、发痒,全身反应可有低热、哭闹等;罕见不良反应可有烦躁、厌食、呕吐、精神不振等,或有重度发热反应,局部硬结;极罕见不良反应可有局部无菌性化脓、过敏性皮疹、过敏性休克、过敏性紫癜、血管神经性水肿、神经系统反应等。

4.禁忌证 已知对该疫苗任何成分过敏者;患急性疾病、严重慢性疾病、慢性疾病的急性发作期、发热者;患脑病、未控制的癫痫和其他进行性神经系统疾病者;注射百日咳、白喉、破伤风疫苗后发生神经系统反应者。

5.疫苗储存 疫苗应储存于2～8 ℃的冰箱中。尽管常温下超过4天不会破坏百日咳抗原,但它对温度急剧变化相当敏感,冷冻会极大地降低疫苗成分的效力。

(二)疫情控制

1.流行病学监测

(1)疫情报告:各级各类医疗卫生机构和工作人员发现疑似或确诊百日咳病例时,按《传染病防治法》和传染病疫情网络直报的有关规定进行报告,疾病预防控制机构应通过传染病疫情网络直报系统等方式收集、分析、调查、核实百日咳疫情信息。

(2)病例调查与资料管理:县级疾病预防控制机构、乡级卫生院防保组(医院保健科)在接到疫情报告后,对于百日咳重点监测病例,应及时赶到现场,开展流行病学个案调查,按统一的流行病学个案调查表进行调查和随访,核实诊断,采集标本,填写个案调查表,调查工作要在接到报告后48小时内完成。个案调查时尤其应注意年龄、免疫状况、转归资料的收集。

1)聚集性疫情调查:发生聚集性疫情时,除按个案调查处理外,还需了解疫情发病单位的基本情况,初步分析、判断疫情可能的传染来源,全面提出疫情控制措施。进行聚集性疫情调查时尤其应注意发病日期、年龄、免疫状况、地理分布、转归资料的收集;聚集性疫情应包括疫情始发时间、首发病例、续发病例、续发时间、临床症状、病例分布等,确定疫源地范围;聚集性疫情必须通过实验室确诊,查清发生聚集性疫情的原因。

2)资料管理:疾病预防控制机构应当设立或者指定专门的部门、人员负责百日咳等疫苗针对传染病疫情信息管理工作,及时对疫情报告进行核实、分析。定期开展传染病漏报调查,定期统计疫情,分析疫情动态,进行疫情预测,并向有关部门通报。毗邻地区的疫情动态应定期相互通报,交换疫情资料。

3)监测指标:按月、年、地区分布的发病率和发病数,年龄别病死率,病例中不同免疫史的比例,按年、地区分布的百白破疫苗全程基础免疫接种率、加强免疫接种率,按年、地区分布的百白破疫苗脱漏率,按地区每月报告的及时性和完整性。

4)资料应用:发病率用于评价免疫规划系统和免疫策略;发病率的地理分布用于鉴别百日咳高危地区和免疫薄弱点;年龄别发病率用于鉴别百日咳高危年龄组;发生聚集性疫情时进行现场调查以了解百日咳流行的原因和流行病学;年龄周期分布的变化了解流行病学的改变;分析病死率,若病死率高,应找出原因,如低就诊率、漏诊、漏报告、资料管理差等;接种率调查,分析百日破疫苗接种的及时性和脱漏率。

2.实验室监测　省级和有条件的市级疾病预防控制机构应依据传染病诊断标准开展实验室监测,进行病原学和血清学诊断,并按照《预防接种工作规范》的要求进行免疫成功率、人群免疫水平等监测工作。

3.疫情处置

(1)隔离和治疗患者:对于住院病例,各级各类医疗机构按照《百日咳诊疗方案》要求,对需要住院治疗的病例实施隔离治疗。对于非住院病例,医疗机构应告知病例自我隔离期间相关注意事项,包括减少与外界及家庭成员的近距离接触,特别是避免与婴幼儿和孕产妇等重点人群近距离接触。如需外出应佩戴口罩,保持社交距离,避免前往人群密集场所。对于使用有效抗菌药物治疗的百日咳病例,自我隔离期限为临床诊断后至有效抗菌药物治疗5天;对于未及时进行有效抗菌药物治疗的病例,自我隔离期限为发病后21天。自我隔离期间如病情加重应及时就诊。对密切接触者医学观察21天。发现可疑病例及时隔离治疗,督促家长按照医嘱坚持对患儿进行彻底治疗。应用抗生素可缩短传染期,在潜伏期或症状出现后立即使用。

(2)暴露后预防:在共同生活、居住、学习、工作中,与百日咳病例(发病前1周至发病后3周)有接触史者,应进行自我健康监测21天,其间如无咳嗽、流涕、发热等不适症状,可正常学习与工作;避免与婴幼儿和孕产妇等重点人群近距离接触,避免前往人群密集场所。一旦出现咳嗽、流涕、发热等症状,应及时就诊。对未全程接种含百日咳成分疫苗的婴幼儿、家庭内和托幼机构的密切接触者、有明确接触史的托幼机构工作人员、婴幼儿看护者、新生儿病房医务工作者等人群,建议暴露后21天内(尽可能在暴露后1～2周内)在临床医生指导下接受药物预防。

(3)应急接种:调查近年来疫苗接种情况,进行接种率快速评估,分析发病与免疫史的关系,必要时对周围易感人群实施应急接种。所有不足7岁并且未完成4次基础免疫程序的密切接触者,应在最短时间内完成免疫程序;对已完成基础免疫程序但在暴露前3年内未接种百白破疫苗的密切接触者,应加强接种1剂;对已完成百白破疫苗基础和加强免疫的儿童,可不予接种。

(4)其他措施:由于百日咳鲍特菌对外界抵抗力较弱,可对患者居室进行定时开窗通风、湿式扫除,勤晒衣被,无须终末消毒;但对患者的痰液、呕吐物,可用漂白粉等制剂消毒。广泛开展预防百日咳知识宣传,增强对儿童的保护意识。在托幼机构间应加强晨检和午检,早期发现患者,早期隔离治疗。

(冯蕾)

第十二节 白 喉

白喉(diphtheria)是由白喉棒状杆菌引起的急性呼吸道传染病,其临床特征为鼻、咽、喉等处黏膜充血、肿胀,并有灰白色假膜形成,导致呼吸障碍以及外毒素引起的中毒症状,严重者可并发心肌炎和周围神经麻痹,病死率高达10%。白喉主要通过呼吸道飞沫传播,患者和带菌者是白喉的唯一传染源。人类对白喉普遍易感,其中以儿童易感性最高,1～5岁是发病高峰。虽然2008年至今中国无白喉病例报告,但周边国家如印度、尼泊尔、印度尼西亚、泰国、巴基斯坦等是目前全球白喉病例的主要集中地,随着全球化的加剧和交通工具的便利,中国存在白喉输入并引起局部暴发流行的高风险。

一、概述

(一)病原学

1.形态及生长特性　白喉杆菌为革兰氏阳性菌,大小为(1.5～4.0)μm×(0.5～1.0)μm,菌体一端或两端膨大呈棒状,形态常呈多样化,可排列成"人"字形、栅栏状,不运动、无假膜、不产生芽孢。用奈瑟(Neisser's)染色,菌体黄褐色,颗粒呈紫黑色。艾伯特(Albert)法染色,菌体蓝绿色,颗粒蓝黑色,由于菌体着色不均匀而出现异染颗粒。异染颗粒是白喉杆菌形态学诊断的重要依据。白喉杆菌在普通培养基上可以生长,在含血、血清和鸡蛋的培养基上生长良好，最适生长温度为35～37 ℃，pH 值7.2～7.8。白喉杆菌在血平板上形成灰白色、圆形光滑菌落，有溶血环。在亚碲酸钾血平板上菌落呈中心黑色或灰黑色，边缘带灰色。在尿素卵黄双糖培养基上，经37 ℃ 12～48 小时培养后可做初步鉴定。白喉杆菌发酵葡萄糖、麦芽糖、半乳糖、糊精，均产酸不产气，不发酵蔗糖、甘露醇、乳糖、可溶性淀粉。依据形态、培养特性、生化特性可将白喉杆菌分为轻、中、重三型。

2.侵袭力与抵抗力　白喉杆菌比较脆弱，58 ℃ 10 分钟可灭活，普通消毒液如碘酒、酚、漂白粉等，在常用浓度下几分钟内可杀死白喉杆菌；但对寒冷及干燥耐受性比较强，在分泌物中，尤其在阴暗处能存活1～3 个月；对磺胺类药抵抗性较强，对多种抗生素如青霉素或红霉素等敏感。白喉杆菌产生的外毒素是其致病的主要因素，一般重型与中间型毒力强，产毒多，常引起麻痹症状，并可引起严重或致死性白喉，但轻型有时也引起死亡。

(二)临床表现

1.发病机制　白喉杆菌侵袭力较弱，侵入上呼吸道后仅在黏膜表层繁殖，常不侵入深部组织和血流。白喉杆菌外毒素具有强烈毒性，可引起细胞破坏、纤维蛋白渗出、白细胞浸润。大量渗出的纤维蛋白与白喉性坏死组织、炎症细胞、细菌等凝结而形成特征性白喉假膜，假膜覆盖于病变表面，与组织粘连紧密，不易脱落，强行剥脱易出血。但喉及气管黏膜上皮有纤毛，假膜与黏膜的粘连不紧，因此喉及气管白喉的假膜易脱落而引起梗阻窒息。

白喉杆菌外毒素吸收入血引起全身毒血症状。毒素吸收量与假膜所在部位及广泛度有关。假膜范围大，毒素吸收多，症状重。喉及气管黏膜白喉，毒素吸收较少，全身症状较轻；鼻白喉毒素吸收量最大，症状最重。

2.病理变化　以中毒性心肌炎和白喉性神经炎最显著。可见心脏扩大，心肌常有脂肪变性、玻璃样及颗粒样变性，心肌纤维断裂可累及传导系统。神经炎以周围运动神经为主。第Ⅸ、Ⅹ对颅神经受损较常见，常为髓鞘变性、神经轴突肿胀。还可有肾脏混浊肿胀、肾小管上皮细胞脱落及肾上腺退行性病变等，肝脏也可出现脂肪浸润和肝细胞坏死。

二、流行病学

(一)传染源

人类是白喉杆菌已知的唯一宿主，患者和有毒菌株的带菌者为唯一的传染源。潜伏期1～7 天，平均2～4 天。患者在潜伏期即有传染性，传染性一般维持在2 周以内，而慢性携带者可持续排出细菌6 个月以上。随着白喉发病率的降低，典型症状患者的减少，症状不典型和轻型患者容易被忽视而延误治疗，是目前白喉传播中较大的危险性因素。

(二)传播途径

白喉主要通过呼吸道飞沫传播，也可以通过污染的器具和食物传播，偶尔会发生通过破损的皮肤或呼吸道以外的黏膜引发的外伤性感染。

(三)易感人群

人类对白喉普遍易感,其中以儿童易感性最高,1～5 岁是发病高峰。在广泛推行白喉疫苗免疫预防后,患者年龄构成有向大年龄推移并呈高度散发的趋势。新生儿可经胎盘及母乳获得免疫力,但抗体水平在出生 3 个月后明显下降,1 岁后基本消失。患病后可产生针对外毒素的抗体,免疫力持久。预防接种或隐性感染均可获得特异性免疫力。

(四)流行病学特征

随着 DTaP、DT 的广泛使用,人群的免疫水平提高,白喉的发病率大幅度下降,流行病学特征也发生了一些改变。

(1)发病率和死亡率明显下降,病死率下降不明显。国内外的资料均表明,大规模人群免疫后,白喉的发病率和死亡率均大幅度下降,有些地区已多年无白喉病例发生或无死亡病例报告,但是病死率的下降并不明显。美国近 50 年来白喉的病死率一直维持在 5%～10%,这可能是临床医生对白喉病例诊断和抢救不及时,或是白喉杆菌对抗生素产生耐药性造成的。

(2)轻型和不典型病例增多。有白喉类疫苗接种史者,发生白喉后轻型病例多,病死率也较低。临床上类似急性扁桃体炎、淋巴结炎等,咽部充血和疼痛不明显,常无假膜或假膜不典型。新加坡于 1965 年实施白喉类疫苗接种后,在发病率和死亡率大幅度下降的同时,临床类型也有了明显变化,1965 年 70%的病例为咽白喉和喉白喉,1971 年则 60%～70%的病例为鼻白喉、耳白喉、皮肤白喉。

(3)在特殊人群中时有暴发。近年来在一些多年无白喉病例报告的地区出现了白喉的流行。暴发常由于人群免疫水平低或传染源未被重视和发现,传播途径具有家庭内传播和学校传播等多样化的特点。城镇的发病率高于农村,近年来的 7 次暴发中,有6 起发生在城镇。原因是城镇人口密度较大,流动频繁,增加了患者与健康人群的接触机会。

(4)成人白喉多见。由于常规免疫普遍提高了儿童的白喉免疫水平,因而白喉发病率大幅度下降,青少年和成人失去了隐性感染获得加强免疫的机会,加上我国目前尚无成熟的成人免疫方案,免疫力逐年下降,即成为易感者。1974～1975 年某地区发生白喉局部流行,在住院病例中,7 岁以下者占 11.3%,8～15 岁占 43.3%,16～30 岁 32.7%。某收容所曾发生 1 次白喉流行,发病 20 例,罹患率为 1.08%,患者全部是成人。1988 年江苏省无锡市的一次白喉暴发中,成人占 90%;1989 年河南省驻马店地区白喉暴发中,患者全部为成人。

(5)菌型和菌株毒力的变迁。广泛使用白喉类疫苗后,在免疫接种率较高的地区,轻型菌株增多,重型和中间型减少。以前认为,从白喉患者分离出的白喉菌株,不管是哪一型都是有毒力的。但近年来的研究表明,无毒菌株显著增高。美国 1959～1970 年的白喉病例中,约 10%是无毒株引起的,最高年份可达 29.9%。2011 年我国广东省也从白喉疑似病例的鼻腔分泌物中分离出一株不带有毒素生物结构基因的白喉菌株。无毒菌株引起的病例大多是轻型病例，但也有个别致死的。

（五）流行史

白喉在世界各地均有发生，尤以温带地区发病率高，热带地区发病率和死亡率均较低。20世纪20年代美国每年报告10万至20万例白喉病例，发病率高达140/10万～150/10万，其中13000～15000例死亡病例。20世纪40年代末，随着白喉类毒素的应用，发病数开始迅速减少。

我国的白喉于18世纪下半叶从境外传入，并由沿海地区向内地蔓延。在未实施白喉疫苗接种前，白喉在我国广泛流行。20世纪50年代和60年代初期，每年报告病例上万例。自1963年卫生部发布《预防接种工作实施办法》，规范实施白喉疫苗或百日咳疫苗、白破疫苗接种以来，尤其是1978年开始实施计划免疫后，我国白喉发病率大幅度下降，由20世纪50～60年代的10/10万至20/10万，下降到70年代的3/10万左右，80年代进一步下降到1/10万以下，90年代在0.01/10万以下。2003年，全国仅有福建和西藏报告6例病例，2008年至今全国无白喉病例报告。

1951年起，山东省开展白喉疫情报告，1960年和1961年报告病例数最多，分别为60470例和41204例；随着百白破联合疫苗纳入儿童计划免疫，白喉发病数迅速下降，1988～2016年，仅1998年报告了1例白喉病例。由于白喉病死率约10%，再生繁殖系数为6～7，一旦出现白喉疑似病例，可能演变成为重大的突发公共卫生事件，对公众健康、社会稳定带来极大危害，有必要及时采取防控措施。

三、疾病监测

（一）监测病例定义与分类

1.监测病例定义　病例具有发热、咽痛、鼻塞、声音嘶哑、犬吠样咳嗽等临床症状，鼻、咽、喉部有不易剥脱的灰白色假膜，剥离时易出血。

2.病例分类

（1）临床诊断病例：按病例病变部位不同可分为咽白喉、喉白喉、鼻白喉和其他部位的白喉4种临床类型。在流行区的疑似病例或与确诊病例有直接、间接接触史，伴咽拭子直接涂片镜检发现有革兰氏阳性菌棒状杆菌，并有易染颗粒。

（2）确诊病例：疑似病例有下列情况之一者，白喉棒状杆菌分离阳性并证明能产生外毒素；患者近期无白喉疫苗（或含白喉成分的疫苗）接种史，检测白喉杆菌IgM阳性或双份血清特异性抗体呈超过4倍增长。

（3）密切接触者：与白喉疑似病例10天内同住、同吃、同玩等近距离接触者，无呼吸道防护的诊疗人员。

（二）疫情报告和调查

1.疫情报告　各级各类医疗卫生机构和工作人员发现1例白喉病例即为暴发，应按照《国家突发公共卫生事件相关信息报告管理工作规范（试行）》的要求，在2小时内以电话等方式向属地疾控机构报告，具备网络直报条件的同时进行网络直报，直报的信息由疾控机构审核后进入国家数据库。不具备网络直报条件的责任报告单位和责任报告人，应采用最快的通信方式将“突发公共卫生事件相关信息报告卡”报送属地疾控机构，接到“突发公共卫生事件相关信息报告卡”的疾控机构，应对信息进行审核，确定真实性，2 小时内进行网络直报，同时以电话或传真等方式报告同级卫生行政部门。

2.病例调查　县级疾控机构接到疑似暴发疫情报告后，应迅速组织人员到达现场，对病例进行血清学或病原学检测，以核实诊断，核实是否发生暴发。根据病例定义开展主动监测，搜索病例。深入分析疫情特点，包括疫情始发时间，首发病例、续发病例、续发的时间以及病例的年龄、性别、所在地区、职业等。了解传染来源、可能传播的因素、密切接触者和预防接种情况，填写流行病学调查表。必要时，市级及以上疾控机构派人协助调查与处理。

（三）病原学和血清学监测

1.病原学监测　省级疾病预防控制机构每两年，根据发病年龄，对健康人群开展白喉带菌监测，并对分离的菌株进行毒原菌和非毒原菌鉴别。健康人群白喉带菌状况调查是针对疾病预测预警的重要条件，为指导并规范山东省健康人群白喉带菌调查工作，根据疾病防控工作需要，以及《2017 年全省免疫预防管理工作意见》的要求，山东省疾病预防控制中心制定了《山东省健康人群白喉带菌状况调查方案》（简称《方案》）。《方案》要求，在白喉流行季节每两年开展一次调查。根据地域分布，每次调查选定 6 个市，每个市选取 1 个县（市、区），每个县（市、区）各选择 1 个乡镇及 1 个街道办事处，每个乡镇（街道办事处）选取 2 个村（居委会）作为调查单位，每个调查单位抽取 56 名健康人群（3 岁以下、3～6 岁、7～12 岁、13～16 岁、17～19 岁、20～44 岁、45 岁及以上，每个年龄组 8 人），每个县调查 224 人，全省共计调查 1344 人。另外，各调查县（市、区）各选取 1 所监狱或看守所，每所监狱或看守所抽取 50 人进行采样，不足 50 人者全部采集。

2.健康人群免疫水平监测　监测对象为未患过白喉且无论其有无疫苗接种史的人群，包括当地流动人口。监测对象按照 1 岁以下、1～2 岁、3～4 岁、5～6 岁、7～14 岁、15～19 岁、20～40 岁等 7 个年龄组进行分组，每个年龄组监测 40～50 人，其中城区与农村乡镇各占 50%，监测对象不少于 300 人。按照各年龄段样本量的要求，用真空促凝采血管抽取每位监测对象静脉血至少 3 mL，静置 3～5 小时后离心分离血清，低温（－20 ℃）保存，避免污染和溶血，一星期内在冷藏条件下送市级疾控机构实验室。血清标本如果 7 天内不能运送，应置－20 ℃以下保存，避免反复冻融。

3.免疫成功率监测　省级 CDC 可根据实际工作需要，组织开展含白喉成分疫苗免疫成功率监测。开展免疫成功率监测的标本应采集同一个人疫苗接种前、后的双份血标本。接种疫苗前的血标本要在疫苗接种前一刻采集，接种疫苗后的血标本一般在疫苗基础免疫全程接种完成后一个月采集。每种疫苗的监测对象应大于等于 45 人。

各地在采集免疫监测标本时要注意收集基础资料，主要包括监测对象的姓名、性别、年龄、家庭住址、相应疫苗的免疫情况、采样时间等，并按要求填写“山东省健康人群免疫抗体水平及疫苗免疫成功率监测对象标本采集及实验室检测结果登记表”。

四、免疫预防和疫情控制

(一)免疫预防

1.疫苗　白喉疫苗预防效果早已完全肯定,许多国家和地区,在实行有计划的预防接种后,白喉的发病率和死亡率都大幅度下降;白喉类毒素免疫还能有效地减少带菌率。有资料表明,当易感人群的免疫接种率保持在80%以上时,即可阻止白喉流行。1978年中国实施国家免疫规划后,全细胞百白破联合疫苗(DTwP)在全国范围得到普及。2011年,全国范围内基本完成了DTaP的替代,该疫苗由无细胞百日咳疫苗原液、白喉类毒素原液及破伤风类毒素原液加氢氧化铝佐剂制成,为乳白色悬液,放置后佐剂下沉,摇动后即成均匀悬液,含防腐剂。

白喉疫苗和百白破疫苗运输和保存的最适宜温度是2～8 ℃,严防冻结。疫苗冻结后能使吸附于蛋白质分子表面的氢氧化铝解离,形成铝盐结晶,会降低免疫效果,同时增加接种反应。因此,曾经冻结的疫苗不能再使用。为了防止冻结,疫苗在储存和运输过程中不能直接接触冰箱内壁和冰排。

2.免疫程序　我国目前主要使用无细胞百白破疫苗,在儿童出生后3、4、5月龄完成3剂次基础免疫,18～24月龄儿童进行1剂次加强免疫,6周岁时使用白破联合疫苗加强免疫1剂次,接种部位为臀部或上臂外侧三角肌肌内注射。研究表明,灭活疫苗如百白破疫苗、乙肝疫苗完成基础免疫必须注射3剂次,接种1剂次仅能起到动员机体产生抗体的作用,但抗体水平较低,维持时间较短,通常需要接种第2剂次或第3剂次才能使机体获得免疫保护。基础免疫程序完成后白喉抗体平均保护时间约为10年,在欧美等地区每隔10年进行白破疫苗的加强免疫。

疫苗使用时应充分摇匀,如出现摇不散之凝块、有异物、疫苗曾经冻结、疫苗瓶有裂纹或标签不清,均不得使用。无细胞百白破疫苗接种反应较全细胞百白破疫苗低,一般无不良反应,有的接种部位有轻度红晕、痒感或有低热,一般不需特殊处理即自行消退。注射后局部也可能有硬结,可逐步吸收,注射第2针时应更换另一侧部位。应备肾上腺素等药物,以备偶有发生严重过敏反应时急救用。若注射第1针后出现高热、惊厥等异常情况,不再注射第2针。

禁忌:有癫痫、神经系统疾病及惊厥史者;患急性传染病(包括恢复期)及发热者;有过敏史者。

(二)疫情控制

1.病例治疗

(1)一般治疗:严格卧床2～6周。高热量流质饮食,维持水与电解质平衡,注意口腔护理,保持室内通风和湿度。患者隔离治疗至症状完全消失后,两次鼻咽分泌物培养阴性,方可解除隔离;无条件培养时,应至少隔离至症状消失后2周。疑似患者应住院隔离观察。

(2)病原治疗:早期使用抗毒素和抗生素是治疗成功的关键。

1)抗毒素:白喉抗毒素(DAT)治疗是本病的特异性治疗方法。由于白喉抗毒素不能中和进入细胞内的外毒素,宜尽早(病后3～4天内)使用。用量按假膜部位、中毒症状、治疗早晚而定,轻中型为3万至5万单位,重型为6万至10万单位;治疗晚者加大剂量;喉白喉适当减量。注意用DAT后假膜很快脱落可堵塞气道,DAT静脉注射30分钟达血峰浓度,肌内注射需24小时。重型及治疗晚者常将其稀释于100～200 mL葡萄糖液中缓慢静脉滴注。注射前皮试过敏者采用脱敏疗法。

2)抗生素:可抑制白喉杆菌生长,缩短病程和带菌时间。首选药物为青霉素G,每天80万～160万单位,分2～4次肌内注射;也可用红霉素,每天10～15 mg/kg,分4次口服。也可用阿奇霉素或头孢菌素治疗。疗程7～10天,并发细菌性肺炎应根据药敏试验选用相应抗生素控制感染。

(3)对症治疗:并发心肌炎或中毒症状重者可用肾上腺皮质激素,并酌情用镇静剂。喉梗阻或脱落假膜堵塞气道者可行气管切开或喉镜取膜。咽肌瘫痪者鼻饲,必要时采用呼吸机辅助治疗。

2.密切接触者医学观察　对密切接触者医学观察7天,进行鼻咽分泌物培养,无症状和鼻咽液培养阴性者可解除隔离。发现患者及带菌者,应及早隔离治疗。集体单位儿童和学生的密切接触者除医学观察7天外,在此期间不得接收或转出人员。

3.易感人群应急接种　接种年龄组可根据当地人群免疫水平和发病年龄确定。白喉疫苗皮内接种2剂次,间隔1～2天,每针剂量0.1 mL。对密切接触者中未全程免疫的病弱儿童,可肌注白喉抗毒素1000～2000单位。对密切接触者、未经全程免疫的儿童,可进行被动-自动免疫,先用白喉抗毒素肌注1000～2000 U,同时在另一侧上臂注射白喉疫苗0.5 mL,以后隔4周再注射1次白喉疫苗,共3次。一般接触者用白喉疫苗进行预防注射,5岁以下的儿童应使用百白破疫苗或白破疫苗,5～14岁儿童使用白破疫苗。接触者如有咽炎,应同时应用抗生素。对重点人群(医务人员和保育员)及45岁以下3年以上未接种过白喉疫苗者,均应进行白喉疫苗接种。

4.疫源地的处理及一般防疫措施　白喉是法定传染病,发现病例应及时报告,患者须立即就地隔离治疗。患者隔离后及病愈出院后,对病房等场所进行终末消毒。患者的鼻咽分泌物及其污染的衣物、器皿、玩具等均应消毒,采用煮沸或3%～5%来苏水浸泡等进行消毒。患者的房间应进行充分通风,进行湿式清扫并喷洒消毒剂。流行期间,要控制人口流动,停止集会,流行严重时中小学可暂时停课。

(李漫时)

第十三节　破伤风与新生儿破伤风

一、破伤风

破伤风是由破伤风梭状芽孢杆菌经创口侵入人体引起的感染性疾病，可能发生在创伤后及不洁条件下分娩的产妇和新生儿。

（一）概述

1.病原学　破伤风梭状芽孢杆菌属梭菌属，广泛分布于自然界。菌体呈细长杆状，培养24小时几乎所有菌体都产生芽孢。芽孢起初位于菌体近端，呈卵圆形，以后逐渐膨大为球形并移至顶端，使细菌呈典型的鼓槌状。革兰氏染色为阳性，芽孢不着色，无荚膜，大部分有鞭毛，能运动。破伤风梭状芽孢杆菌严格厌氧。在血平板上，37 ℃培养48小时后始见薄膜状爬行生长物，伴β溶血。不发酵糖类不分解蛋白质。最适宜的生长温度为35～37 ℃，最适pH值为7.0～7.5，过酸过碱均不发育。芽孢在干燥的土壤和尘埃中可存活数年，在100 ℃持续1小时才可被完全破坏。

破伤风梭状芽孢杆菌产生两种外毒素，即破伤风溶血毒素和破伤风痉挛毒素，后者是引起破伤风临床表现的主要致病物质。破伤风痉挛毒素属于神经毒素，毒性极强，小鼠腹腔注射的半数致死量（LD_{50}）为0.015 ng，对人的致死量小于1 μg。

当破伤风梭状芽孢杆菌的芽孢侵入人体组织，在缺氧环境中发育为增殖体，并大量繁殖，释放痉挛毒素时，就会引发破伤风。常见的病因包括：①皮肤、黏膜有外伤史或破损史（如动物致伤、注射毒品等、分娩或流产等）；②皮肤、黏膜、软组织有细菌感染史（如慢性中耳炎、慢性鼻窦炎、牙周感染、肛周感染等）；③有消化道破损病史（如消化道手术史、消化道穿孔等）。

破伤风痉挛毒素通过逆行轴突运输到达脊髓和脑干，并与这些部位的受体不可逆结合，抑制突触释放抑制性传递介质脊髓前角细胞和自主神经元的去抑制导致肌张力增高、痛性痉挛和广泛的自主神经不稳定。

2.临床表现　起病时病情徐缓，肌肉肌张力增加，有头痛和肢体疼痛，以后出现咀嚼及吞咽困难，终至牙关紧闭，全身肌肉僵直性痉挛；重则角弓反张，苦笑面容，间歇性痉挛，随着病程的进展，发作频繁增加，松弛期缩短，重症常因窒息、全身器官衰竭而死亡。

（二）流行病学

1.传染源　环境中破伤风梭菌和芽孢最为常见的来源是土壤，此外，人类和许多动物的肠道中能够携带破伤风梭菌和芽孢，并通过排泄的粪便传播。

2.传播途径　主要是破伤风梭菌经创口进入人体。破伤风可以感染但不会传染，不会在人与人、人与动物之间进行传播。

3.易感人群　人群对破伤风普遍易感，患者感染恢复后无持久免疫力，因此无法预防再次感染破伤风。

4.流行概况及特征 破伤风的发病高峰出现在夏季中期或潮湿的季节。高发病率依然发生在发展中国家。除新生儿破伤风外，发展中国家破伤风的最高发病率群体出现在男性青少年中。

（三）免疫预防程序

1.免疫预防

(1)破伤风免疫制剂：破伤风主动免疫制剂为含破伤风类毒素疫苗（tetanus toxoid-containing vaccine，TTCV）。TTCV包括吸附破伤风疫苗（tetanus vaccine，adsorbed，TT）、白破疫苗以及吸附无细胞百白破疫苗等。

破伤风被动免疫制剂包含破伤风抗毒素（tetanus antitoxin，TAT）、马破伤风免疫球蛋白[equine anti-tetanus immunoglobulin，$F(ab')_2$]和人破伤风免疫球蛋白（human tetanus immunoglobulin，HTIG）。在原有使用马血清生产TAT工艺的基础上，经加用柱色谱法纯化工序降低IgG等大分子蛋白质的含量、提高有效成分抗体片段$F(ab')_2$的相对含量，使之安全性较TAT得到较大提高。

(2)破伤风的被动免疫：破伤风的被动免疫主要指将外源性抗体如HTIG或$F(ab')_2$/TAT注入体内，使机体立即获得免疫力，用于破伤风的短期应急预防。其特点是产生效应快，但有效保护时间较短。既往未全程接种破伤风疫苗（全程接种为至少注射过3剂TTCV）的患者和接种史不明确的患者，如果出现不洁伤口或污染伤口，应肌注HTIG进行被动免疫。HTIG难以获得时，应优先选择$F(ab')_2$，其次选择TAT。

(3)破伤风的主动免疫：破伤风的主动免疫，指将TTCV接种于人体产生获得性免疫力的一种预防破伤风感染的措施。其特点是起效慢，一般注射约2周后抗体才达到保护性水平。从未接受过TTCV免疫的患者应连续接种3剂才能获得足够高且持久的抗体水平，全程免疫后的保护作用可达5～10年。

2.免疫程序

(1)国家免疫规划疫苗儿童免疫程序：目前我国百白破疫苗的免疫程序为出生后3、4、5月龄儿童接种3针百白破疫苗，18～24月龄加强注射1针百白破疫苗，6岁再用白破疫苗加强一次。

(2)6岁及以上儿童和成人含破伤风类毒素疫苗免疫程序：共接种3剂次，第2剂次和第1剂次间隔4～8周，第3剂次和第2剂次间隔6～12个月。

二、新生儿破伤风

新生儿破伤风（neonatal tetanus，NT）又称“四六风”“脐风”“七日风”等，系由破伤风梭状杆菌侵入脐部，产生毒素而引起以牙关紧闭和全身肌肉强直性痉挛为特征的急性严重感染性疾病。

（一）概述

1.病原学 病原微生物同破伤风。

2.临床表现　新生儿破伤风，芽孢一般由脐带的创口进入，偶可由外部伤口进入，最早可在出生后2天，最晚可在生后14天以上发病。但潜伏期一般为5～7天，所以俗称“四六风”或“七日风”。

新生儿破伤风早期症状可有牙关紧闭，吸乳困难，继而面肌痉挛呈苦笑面容；四肢肌肉阵发性强直性痉挛，腹直肌痉挛强直如板状，颈项强直呈角弓反张；呼吸肌、喉肌痉挛可致窒息、呼吸衰竭、心力衰竭。

（二）流行病学

1.传染源　在断脐时由于接生人员的手或所用的剪刀、纱布未经消毒或消毒不严密，或出生后不注意脐部的清洁护理，破伤风梭菌经脐部侵入引起。

2.传播途径　破伤风梭菌自脐部侵入。

3.易感人群　新生儿为NT的易感人群。

4.流行概况及特征　全球均有本病，以散在发病为主，与经济文化水平、卫生条件、人群免疫水平有密切关系。随着我国出生环境的改善和住院生产率的提高，NT的发病率已经明显降低，但在偏远山区、农村及由私人接生家庭仍可发生。2012年中国已经证实消除了NT，所有地市NT报告发病率均低于1/1000活产儿。

（三）免疫预防和控制

1.免疫预防　目前，我国百白破疫苗的免疫程序为出生后3、4、5月龄儿童接种3针百白破疫苗，18～24月龄加强注射1针百白破疫苗，6岁再用白破疫苗加强一次。

2.疫情控制

(1)推广新法接生：50年以来，我国采用新法接生的策略已使新生儿破伤风发病率大幅度下降。新法接生的基础是“三洁”，即手洁、消毒阴部皮肤和使用消毒脐带剪。通过下述方式可实现“三洁”：①在医院或乡卫生院，严格进行科学接生，即助产全过程应进行无菌操作。②在家中由接受过培训的接生员进行新法接生。③在家中应用消毒产包进行新法接生。

(2)高危县育龄期妇女或孕期妇女实施破伤风类毒素免疫预防：对育龄期妇女或孕妇接种TT是预防新生儿破伤风的有效策略。绝大部分育龄期妇女缺乏破伤风免疫，因此高危地区除因绝育无生育能力的妇女外，凡未婚或采用其他计划生育措施的，或当时不计划再生育的18～35岁育龄期妇女，均为TT免疫接种对象，有些县免疫对象的年龄可扩大至15～35岁。应特别注意在常规孕期保健时，检查所有孕妇的TT免疫史，在需要时提供破类免疫服务。

（冯蕾）

第十四节 结核杆菌感染性疾病

结核病(tuberculosis)俗称痨病,是由结核杆菌感染引起的全身性传染性疾病。一年四季都可以发病,15 岁到 35 岁的青少年是结核病的高发峰年龄。人与人之间呼吸道传播是本病传染的主要方式。传染源是排菌的肺结核患者。

结核病是危害人类健康历史久远的慢性传染病,是历史上患病率与病死率最高的疾病之一,曾有过“白色瘟疫”之称。全球十分之一的人口感染有结核杆菌。大多数的感染者没有病症,称为结核潜伏感染(latent tuberculosis infection),但其中 5%~10%的潜伏感染者会发展至活动性结核;若无适当治疗,一个活动病例平均每年可使 10~15 人新受感染,病例本人的死亡率则超过 50%。若潜伏感染者同时罹患免疫抑制等疾病,每年就有 10%的病发概率。大多数结核病例在发展中国家,其中非洲的人均发病率最高,为 28%;但半数以上的病例在 6 个亚洲国家,分别为印度、中国、印度尼西亚、孟加拉国、巴基斯坦、菲律宾。

中华人民共和国成立后,党和政府高度重视结核病防治工作,将其纳入经济和社会发展规划,不断增加防治经费的投入,加强机构建设,不断完善防治服务体系,通过卡介苗免费接种、大规模主动发现患者、全面推行化学治疗、加强重点人群防控和积极开展国际合作等一系列措施,结核病的患病率和死亡率较中华人民共和国成立前均大幅下降。但控制结核病依然是艰难曲折的,需要全社会、各部门同心协力,努力奋斗,共同克服各种新的挑战,直到最终消灭结核病。

一、概述

(一)病原学

结核分枝杆菌为细长、微弯的杆菌,长 1~4 μm ,宽 0.3~0.5 μm,无芽孢、荚膜和鞭毛,故不能运动。革兰氏染色呈弱阳性,属于放线菌目。菌体无蜡质类膜,但其高脂类含量形成抗酸染色特性。引起人类患病的致病菌为人型及牛型结核菌,以人型占多数,约为 95%,而牛型结核菌仅占 4%~5%。这两种结核杆菌为专性需氧菌(必须在有氧气的条件下生存),在无氧条件下不生长,但能长时间存活。烟酸试验阳性是人型结核杆菌与其他分枝杆菌之间的重要区别点。

结核分枝杆菌不产生内毒素和外毒素。其致病性可能与细菌在组织细胞内大量繁殖引起的炎症,菌体成分和代谢物质的毒性以及机体对菌体成分产生的免疫损伤有关。致病物质与荚膜、脂质和蛋白质有关。

1.荚膜 荚膜的主要成分为多糖,部分脂质和蛋白质。其对结核分枝杆菌的作用有:①荚膜能与吞噬细胞表面的补体受体 3(CR3)结合,有助于结核分枝杆菌在宿主细胞上的黏附与入侵;②荚膜中有多种酶可降解宿主组织中的大分子物质,供入侵的结核分枝杆菌繁殖所需的营养；③荚膜能防止宿主的有害物质进入结核分枝杆菌，甚至小分子NaOH也不易进入。故结核标本用4%NaOH消毒时，一般细菌很快被杀死，但结核分枝杆菌可耐受数十分钟。结核分枝杆菌入侵后，荚膜还可抑制吞噬体与溶酶体的融合。

2.脂质　据实验研究，细菌毒力可能与其所含复杂的脂质成分有关，特别是糖脂更为重要。①索状因子：分枝菌酸和海藻糖结合的一种糖脂，能使细菌在液体培养基中呈蜿蜒索状排列。此因子与结核分枝杆菌毒力密切相关。它能破坏细胞线粒体膜，影响细胞呼吸，抑制白细胞游走和引起慢性肉芽肿。若将其从细菌中提出，则细菌丧失毒力。②磷脂：能促使单核细胞增生，并使炎症灶中的巨噬细胞转变为类上皮细胞，从而形成结核结节。③硫酸脑苷脂（cerebroside sulfate）：可抑制吞噬细胞中吞噬体与溶酶体的结合，使结核分枝杆菌能在吞噬细胞中长期存活。④蜡质D：一种肽糖脂和分枝菌酸的复合物，可从有毒株或卡介苗中用甲醇提出，具有佐剂作用，可激发机体产生迟发型超敏反应。

3.蛋白质　有抗原性，与蜡质D结合后能使机体发生超敏反应，引起组织坏死和全身中毒症状，并在形成结核结节中发挥一定作用。

结核分枝杆菌细胞壁中含有脂质，故对乙醇敏感，在70%乙醇中2分钟死亡。此外，脂质可防止菌体水分丢失，故对干燥的抵抗力特别强。黏附在尘埃上保持传染性8～10天，在干燥痰内可存活6～8个月。结核分枝杆菌对湿热敏感，在液体中加热到62～63 ℃ 15分钟或煮沸即被杀死。结核分枝杆菌对紫外线敏感，直接日光照射数小时可被杀死，可用于结核患者衣服、书籍等的消毒。

结核病是由结核分枝杆菌（*Mycobacterium tuberculosis*），又称结核杆菌（tubercle bacillus）导致的。结核通常感染并破坏肺（称肺结核）以及淋巴系统（称结核性淋巴病变，又称淋巴结核），但其他器官或系统如脑、中枢神经系统、循环系统、泌尿系统、骨骼、关节，甚至皮肤亦可受感染（如感染脑部可引致结核性脑膜炎）。其他的分枝杆菌，如牛分枝杆菌（*Mycobacterium bovis*）、非洲分枝杆菌（*Mycobacterium africanum*）、卡氏分枝杆菌（*Mycobacterium canetti*）、田鼠分枝杆菌（*Mycobacterium microti*）亦可引起结核，但通常不感染健康成人。

（二）临床表现

感染结核杆菌后，结核杆菌可以向全身传播，可累及肺脏、胸膜以及肺外器官，临床表现取决于病变性质、部位、范围及程度，早期多无症状，进展后常见发热、疲倦、盗汗、食欲下降、体重减轻、咳嗽、胸痛等。结核病患者的临床表现如下：

1.咳嗽　结核病患者可出现咳嗽等呼吸系统症状，一般为轻咳，且常发生于夜间。患者咳嗽时无痰，或者伴有少量黏痰。于日间咳嗽时，患者应弯腰，或者将头部转向无人侧，并使用手帕捂住口部，以尽量防止疾病传播。如果患者的咳嗽加剧、痰量增多，或者出现大量黄色脓性痰，则应前往医院就诊，并注意气道保暖，避免刺激性食物的摄入，保持口腔卫生，注意休息与睡眠。

2.咯血　为肺结核患者的常见症状，咯血患者均应卧床休息，并进行制动，以减轻咯血症状。出现大咯血的患者需要保持良好的心态，并且需要尽量将口腔，以及咽喉内的血咯出或吸出，以防血块堵塞气道而发生窒息。患者的家属需要保持冷静，不可慌张，可使患者处于卧位状态，并将其平稳地送往医院。患者咯血时应暂停饮食，止血后可摄入易消化、温凉无刺激性的食物。咯血期间患者需要保持大便通畅，必要时可给予少量的缓泻剂。

3.胸痛 为肺结核的炎症累及胸壁所致。患者的疼痛部位一般可出现固定的针刺样痛，且可随患者的咳嗽、呼吸加深，或者随体位变动而加重。为缓解或减轻疼痛症状，患者可取患侧向下卧位，以避免患侧胸部的剧烈运动。对于咳嗽时胸痛加剧的患者，可给予镇咳剂或镇痛剂，并且可以于胸痛部位贴消炎止痛贴。

4.呼吸困难 一般情况下，结核病患者无呼吸困难等临床表现，仅有广泛的肺结核病变方可导致患者出现呼吸困难。呼吸困难的患者需要卧床休息，减少活动，必要时可接受氧疗。患者应适当多饮水，以减轻干咳不止的呼吸道症状，而且需加强饮食营养，以补充体力消耗。

5.发热 结核病患者可出现发热等全身中毒症状，并且较为常见。发热于下午或傍晚多见，第二日早晨，患者的体温可降至正常。一般情况下，患者的体温升高不太明显，常小于 38 ℃，有时患者仅感到手足心热。如果患者的体温超过 38 ℃，或持续发热，则患者应伴有合并症、并发症。结核病患者的家庭中应常备体温计，以观察患者的体温情况，了解其病情变化。患者发热时需注意休息，并保持其皮肤、内衣的干燥、清洁，适量多饮水，以补充丢失的水分，提高蛋白质，以及高热量、高维生素，且容易消化饮食的摄入。

6.盗汗 指患者于夜间睡眠时出汗，醒后出汗停止的现象。出汗部位多见于颈部、腋窝与阴部，好发于身体虚弱及重症结核病患者。盗汗患者常伴有失眠，同时，患者亦可因盗汗而得不到较佳的休息，所以临床上需要注意患者的精神调节，尽量保证患者的规律睡眠，且每日的睡眠时间为 8～9 小时。对失眠者应辅以晚睡前背部按摩、热水泡脚等催眠治疗，必要时，患者可使用镇静剂。盗汗后，患者应及时擦身、更衣，以避免受凉。盗汗患者应加强营养，以补充机体的消耗。

此外，当结核杆菌感染肺外脏器时，称为肺外结核，结核性脑膜炎多出现头痛、呕吐、颈部强直等颅内压增高表现，严重者可有意识障碍。骨、关节结核常见于下肢关节及腰椎，可出现关节功能障碍、关节肿胀及疼痛、关节畸形，形成寒性脓肿或窦道。肾结核多表现为尿频、尿急、血尿、肾积水等。女性生殖系统结核多表现为不明原因的月经异常、会阴不适等。

二、流行病学

（一）传染源

传染性肺结核患者排菌是结核传播的主要来源。带菌牛乳曾是重要传染源，现已很少见，但我国牧区仍需重视牛乳的卫生消毒和管理。

(二)传播途径

本病主要经飞沫传播。排菌量愈多,接触时间愈长,危害愈大;直径 1～5 μm 大小的飞沫最易在肺泡沉积,情绪激昂的讲话、用力咳嗽,特别是打喷嚏所产生的飞沫直径小,影响大。患者随地吐痰,痰液干燥后结核菌随尘埃飞扬,亦可造成吸入感染。患者衣物或用品污染传播机会甚少。经消化道、胎盘、皮肤伤口感染均属罕见。

(三)易感人群

生活贫困、居住拥挤、营养不良等是经济不发达社会中人群结核病高发的原因。婴幼儿、青春期后期和成人早期(尤其是该年龄期的女性),以及老年人结核病发病率较高,可能与免疫功能不全或改变有关。某些疾病如糖尿病、硅肺、胃大部分切除后、麻疹、百日咳等常易诱发结核病;免疫抑制状态包括患免疫抑制性疾病和接受免疫抑制剂治疗,尤其好发结核病。

(四)流行史

国内外许多学者针对结核病的流行演变将结核病的流行历史分为三个时期:①1882 年结核菌被发现以前:这一时期,人们对结核病没有科学的认识,结核病流行十分猖獗,结核病死亡率高,当时人们称之为“白色瘟疫”。②1882～1945 年,即从郭霍氏发现结核杆菌到链霉素等抗结核药物没有广泛应用之前,这一时期,明确了传染源和传播途径,在肺结核的诊断、早期发现、预防、治疗、消毒、隔离及卫生宣教等方面有了新的进展。③从 1945 年开始,已进入现代化学疗法的阶段,随着各种化学药物的问世,化学疗法逐渐普及,结核病控制措施不断完善,结核病的流行状况发生了显著的变化,结核病的流行呈加速下降趋势。

在 30 个结核病高负担国家中,中国估算结核病发病人数列于印度和印度尼西亚之后,位居第三,占全球发病总数的 7.4%,2021 年估算结核病发病例数为 78 万,估算发病率为 55/10 万。2021 年我国报告结核病发病例数约为 59 万,HIV 阴性结核病死亡病例数估算为 3 万,结核病死亡率为 2.1/10 万。2021 年我国病原学阳性率为 58%,比 2020 年的 55%有所提升。我国结核病疫情的流行趋势和现状有如下特点:①结核病负担重;②肺结核患者耐药情况严重;③地区间发展不平衡,活动性、痰涂片阳性(涂阳)和结核菌培养阳性(培阳)肺结核患病率均呈现乡村高于城镇的特点,且高出近 1 倍;④无症状肺结核患者比例明显增加;⑤涂阳和培阳患病率大幅度下降;⑥活动性肺结核患病率下降较慢;⑦肺结核患病率随年龄增长逐渐增高,老年组达到最高峰及各年龄组均为男性高于女性;⑧不同地区肺结核患病率基本呈下降趋势。

三、结核病预防

控制传染源、接种卡介苗和抗结核预防性治疗,是预防结核病的主要措施。接种卡介苗的目的是使接种者产生免疫反应,保护接种者不受结核菌的感染。结核病预防性治疗是指对新近感染结核菌的人群,口服抗结核药物进行预防,以达到预防发病的目的。

卡介苗预防接种是结核病防治工作中的重要预防手段。卡介苗接种可显著降低儿童结核性脑膜炎及血行播散性肺结核发病率。

(一)卡介苗预防接种

1.接种对象及方法

(1)接种对象:出生3个月以内的婴儿或3月龄到3岁用5 IU纯蛋白衍化物(PPD)试验阴性的儿童(PPD试验后48～72小时局部硬结在5 mm以下者为阴性)。

(2)接种剂量:0.1 mL。

(3)接种途径:皮内注射。

(4)接种部位:上臂外侧三角肌中部略下处。

2.卡介苗接种要求和补种原则

(1)接种要求:儿童应在12月龄内完成卡介苗接种。由于婴儿早期对卡介苗的耐受性更好,卡介苗越早接种越好。

(2)补种原则:未能在出生后及时接种卡介苗的小于3月龄儿童可直接补种卡介苗;3月龄至3岁儿童对PPD试验阴性者补种;满4岁及以上儿童不予补种卡介苗。最好应在儿童满3月龄之前完成卡介苗的补种,以尽量避免PPD试验。

3.卡介苗的接种禁忌和注意事项

(1)接种禁忌:已知对该疫苗的任何成分过敏者;患严重的慢性疾病、慢性疾病免疫缺陷、免疫功能低下或正在接受免疫抑制剂治疗者;患脑病、未控制的癫痫和其他进行性神经系统疾病者;患湿疹或其他皮肤病。

(2)注意事项:严禁皮下或肌内注射;接种卡介苗的注射器应专用,不得用作其他注射,以防产生化脓反应。以下情况者慎用:家族和个人有惊厥史者、慢性疾病者、癫痫史者、过敏体质者。开启疫苗瓶和注射时,切勿使消毒剂接触疫苗;疫苗瓶有裂纹、标签不清或失效者、疫苗复溶后出现浑浊等外观异常者均不得使用;疫苗开启后应立即使用,如需放置,应置于2～8 ℃,并于半小时内用完,剩余溶液均应废弃;应备有肾上腺素等药物,以备偶有发生严重过敏反应时急救用。接受注射者在注射后应在现场观察至少30分钟;注射免疫球蛋白者,应至少间隔1个月接种本品,以免影响免疫效果;严禁冻结;使用时应注意避光。

(3)我国对HIV抗体阳性母亲所生婴儿接种卡介苗的建议:根据我国《预防接种工作规范》,HIV抗体阳性母亲所生婴儿在出生后应暂缓接种卡介苗;当确认婴儿HIV抗体阴性后再予以补种;若婴儿确认HIV抗体阳性,不予接种卡介苗。

4.接种不良反应的诊治

(1)一般反应:①临床表现:a.非特异性反应,皮内接种卡介苗后2～3天内,接种部位皮肤略有红肿,可隆起一凸痕,约30分钟后消失。b.特异性反应,在接种后2～3周出现,局部发生红肿、丘疹状浸润硬块,平均直径10 mm左右,逐渐软化为白色脓疱,可自行破溃,直径3～5 mm,8～12周后大部分愈合,结痂脱落后可在局部形成一稍凹陷的瘢痕(即卡疤),整个过程持续2～3个月。c.全身反应,一般无全身反应,少数人在接种1～3个月内，接种侧腋下淋巴结（少数为锁骨上或对侧腋下淋巴结）可出现轻微肿大，但不超过10 mm，有时出现破溃化脓。②治疗：a.一般不需处理，但要注意局部清洁，防止继发感染。为避免接触水或用手抓挠，可用干燥消毒纱布包扎。b.脓疱或浅表溃疡可涂1%龙胆紫，使其干燥结痂；有继发感染者，可在创面撒布消炎药粉，不要自行排脓或揭开结痂。

(2)局部脓肿(强反应)：①临床表现：卡介苗接种后局部脓肿直径超过10 mm，愈合时间超过12周，或接种部位形成直径在10 mm以上的较深溃疡。强反应的临床表现基本与一般反应相似。②治疗：a.水疱或脓疱，小水疱或脓疱可用1%龙胆紫涂抹，使其干燥结痂。大水疱或脓疱，先用灭菌注射器抽取渗出液，再用1%龙胆紫涂抹，必要时用5%～10%硼酸软膏涂敷，严防继发感染。b.溃疡，用异烟肼粉或利福平粉涂敷于溃疡面，用无菌纱布包扎，视溃疡情况可每日或2日换药1次。换药前用3%硼酸水或盐水冲洗溃疡面。c.结痂，若已干燥结痂，注意保护好痂皮，待其自然脱落。

(3)淋巴结炎(淋巴结肿大)：①临床表现：a.卡介苗接种后同侧局部淋巴结肿大超过1 cm或发生脓疡破溃，淋巴结有一个或数个肿大。b.分泌物涂片检查可发现抗酸杆菌，培养阳性，菌型鉴定为卡介苗株，淋巴结组织病理检查为结核病变。②治疗：a.若局部淋巴结继续增大，可口服异烟肼或加用利福平，局部用异烟肼粉末或加用利福平涂敷，最好采用油纱布，起初每天换药1次，好转后改为2～3天换药1次。大龄儿童可以采用链霉素局部封闭。b.若脓疡有破溃趋势，应及早切开，用20%对氨基水杨酸油膏纱条或利福平纱条引流。若脓疡自发破溃，用20%对氨基水杨酸软膏或利福平粉剂涂敷。

(4)骨髓炎：①临床表现：本病好发部位以四肢长骨为主，尤以股骨、胫骨、骨骺及股骨颈为多见，可单发也可多发，有的病例可形成脓肿。呈慢性良性过程，症状一般轻微，可有轻度发热，病变部位肿胀、轻度疼痛与功能障碍，患儿全身健康状况良好。②治疗：用异烟肼和利福平治疗，疗程至少6个月。因为卡介苗菌株对吡嗪酰胺存在天然耐药性，故联用时不加吡嗪酰胺。

(5)全身播散性卡介苗感染：①临床表现：卡介苗接种后出现局部淋巴结肿大破溃、愈合慢，同时合并全身淋巴结结核、肺结核和(或)肝脾结核、腹腔结核和(或)脑膜炎等其他部位结核。一般表现为长期发热，体重下降或不增，易合并机会性感染。诊断依赖于体液标本培养有结核杆菌生长，组织活检可查到结核杆菌和结核病变，菌型鉴定为卡介苗株。②处理原则：联合抗结核治疗，一经发现，转上级有关医疗单位诊治。

(6)卡介苗接种事故：接种卡介苗时误种皮下或肌肉，以及超剂量接种引起的事故最为多见。①临床表现：接种局部在2～5天内出现红肿，以后发生硬结，发展成中心软化、破溃而成脓肿。接种部位同侧腋窝、锁骨下可伴有淋巴结肿大；可有体温升高，伴有乏力、烦躁、食欲减退，个别儿童肺部可闻及干性或湿性啰音；X线检查可见肺纹理增加和肺异常阴影，但极少引起肺部结核。②治疗：a.全身治疗，口服异烟肼，儿童8～10 mg/kg，1次顿服，每日总量不得超过300 mg，至局部反应消失。同时口服维生素C、维生素B_6，以减少异烟肼反应。如在服异烟肼的同时加服利福平，则效果更好。反应严重者可肌内注射异烟肼，儿童每天40～60 mg/kg，分1～2次注射，疗程1个月。b.局部治疗，立即用异烟肼

50 mg加于 0.5%普鲁卡因溶液中，做局部环形封闭，每日 1 次，连续 3 天后改为每 3 天 1 次，共计 8～10 次。已发生溃疡者，在用异烟肼液冲洗后，再用异烟肼粉撒于溃疡面，并可同时应用利福平（具有广谱抗菌作用）。

（二）预防性治疗

对新近结核分枝杆菌感染者进行预防性治疗能减少该人群发生结核病的机会，是全球终结结核病流行策略里最重要的结核病预防措施之一。各地区应逐步对新近结核分枝杆菌潜伏感染者中的结核病发病高危人群开展预防性治疗，特别是与病原学阳性肺结核患者有密切接触的 5 岁以下儿童、艾滋病毒感染者及艾滋病患者、与活动性肺结核患者密切接触后等新近潜伏感染者。目前，常用结核菌素皮肤试验或 γ-干扰素释放试验等方法进行结核分枝杆菌感染检测。对于排除活动性结核病、无预防性治疗禁忌的潜伏感染者，应由医务人员进行讲解，获取知情同意后开展预防性治疗。推荐使用的结核预防性治疗方案包括单用异烟肼治疗 6～9 个月方案、异烟肼和利福喷汀联用 3 个月方案、异烟肼和利福平联用 3 个月方案，以及单用利福平 4 个月方案，应根据具体情况选择使用，同时应开展治疗期间的服药管理和不良反应监测，确保规范用药，及时处理不良反应。

四、结核病治疗

（一）我国抗结核治疗遵循“早期、联合、适量、规律、全程”的原则

1.早期　结核病的早期病变没有或很少有干酪样坏死，为可逆性病变，治疗后可以完全吸收，在早期病变中结核菌生长繁殖活跃，生长繁殖越活跃的结核菌，抗结核药物的抗菌作用越强，治疗越早，疗效越好。

2.联合　抗结核药物的抑菌、杀菌作用机制各不相同，联合用药可以发挥药物的协同作用，增强疗效，也可延缓和减少耐药性产生。

3.适量　抗结核药物用量过小，治疗无效，容易产生耐药性；用量过大，不良反应增多。按抗结核药物的药效学用量即为适量，就能使药物发挥最强的抗菌作用，收到最高的疗效，产生不良反应也最少。

4.规律　规律用药的含义是指患者使用医生规定的药物、规定的用量、规定的次数、规定的疗程时间（月数），未经医生允许，不得随意改动。规律用药可以减少耐药，提高疗效，减少复发，是保证治疗成功的关键，只有严格实施督导治疗，才能确保患者规律用药和治疗。

5.全程　其又名“全疗程”，是指患者必须完成医生规定的疗程，不能任意缩短疗程，提前停药，也不能任意延长疗程，拉长用药时间。

（二）利福平敏感结核病治疗

利福平敏感结核病治疗常用抗结核药品包括：异烟肼、利福霉素类（利福平、利福喷汀、利福布汀）、吡嗪酰胺、乙胺丁醇。这些药品按照包装类型，可分为散装药、固定剂量复合制剂。抗结核治疗用药应以口服用药为主。目前常用抗结核固定剂量复合制剂（FDC）组合

为:异烟肼(H)+利福平(R)组合;异烟肼(H)+利福平(R)+吡嗪酰胺(Z)+乙胺丁醇(E)组合。

1.治疗方案　2HRZE/4HR。推荐使用抗结核药品 FDC。

2.结核性胸膜炎治疗方案　2HRZE/7～10HRE,推荐使用抗结核固定剂量复合制剂。①强化期:4 联 FDC,每日 1 次,连续服用 2 个月,共计用药 60 次。按照四联抗结核药品 FDC 的规格和用量。②巩固期:2 联 FDC 加上乙胺丁醇,每日 1 次,连续服用 7 个月。重症患者(如结核性脓胸、包裹性胸腔积液,以及并发其他部位结核等)适当延长 3 个月,治疗方案为 2HRZE/10HRE。

3.重症肺结核治疗方案　2HRZE/10HRE,推荐使用抗结核药品 FDC。强化期使用 4HRZE 治疗 2 个月,继续期使用 2HR+E 治疗 10 个月。

4.肺外结核治疗方案　推荐使用抗结核药品 FDC。强化期使用 4HRZE 治疗 2 个月,继续期使用 2HR+E 治疗 10 个月。结核性脑膜炎、骨结核继续期延长至 16～22 个月,治疗疗程为 18～24 个月。

5.结核病合并艾滋病患者治疗方案　HIV 阳性的结核病患者,抗结核治疗方案与 HIV 阴性的患者一致,治疗疗程可适当延长 2～3 个月。为降低对抗病毒治疗的影响,建议使用利福布汀替代利福平。考虑到利福平耐药风险,不建议使用利福喷汀进行抗结核治疗。

(三)利福平耐药结核病治疗

1.抗结核药品种类及用药剂量　根据有效性与安全性,将长程方案中使用的抗结核药物划分为 A、B、C 三组。A 组药物包括贝达喹啉、利奈唑胺、左氧氟沙星/莫西沙星。B 组药物包括氯法齐明、环丝氨酸。C 组药物包括乙胺丁醇、德拉马尼、吡嗪酰胺、亚胺培南-西司他汀、阿米卡星、卷曲霉素、丙硫异烟胺、对氨基水杨酸。

2.治疗方案　治疗方案分长程治疗方案和短程治疗方案,如患者适合短程治疗方案,优先选择短程治疗方案。

(1)长程治疗方案:长程治疗方案是指至少由 4 种有效抗结核药物组成的 18～20 个月治疗方案,分为推荐治疗方案或个体化治疗方案。治疗方案制订原则:①方案包括所有 A 组药物和至少一种 B 组药物;当 A 组药物只能选用 1～2 种时,则选择所有 B 组药物;当 A 组和 B 组药物不能组成方案时可以添加 C 组药物。②综合考虑患者的既往用药史和药敏试验结果。利福平、异烟肼、氟喹诺酮类以及二线注射剂药敏结果相对可靠,乙胺丁醇、链霉素和其他二线药物敏感试验的可靠性相对不高,要根据患者的既往用药史、治疗效果等情况制订方案。③口服药物优先于注射剂。④考虑群体耐药性水平、药物耐受性以及潜在的药物间相互作用。⑤主动监测和合理处理药品不良反应,减少治疗中断的危险性。⑥氟喹诺酮类敏感:推荐治疗方案为 6Lfx(Mfx)BdqLzd(Cs)Cfz /12Lfx(Mfx)Lzd(Cs)Cfz。⑦氟喹诺酮类耐药:推荐治疗方案为 6 BdqLzd Cfz Cs/14 Lzd Cfz Cs。

(2)短程治疗方案:推荐治疗方案为 4～6Lfx(Mfx)Bdq(Am) Cfz Z H(高剂量)Pto

E/5 Lfx(Mfx) CfzZE。Bdq 需要使用 6 个月。治疗分强化期和继续期,如果治疗 4 个月末痰培养阳性,强化期可延长到 6 个月;如果治疗 6 个月末痰培养阳性,判定为失败,转入个体治疗方案进行治疗。

(3)随着贝达喹啉、德拉马尼、康替唑胺等抗结核新药的临床使用,6～9 的超短程治疗方案亦在探索使用。

五、肺结核诊疗监测

(一)患者发现

(1)肺结核患者新登记率:指某一地区,在一定时期,发现并登记的新患者和复发肺结核患者数占该地区人口数的比率。

(2)肺结核患者登记率:指某一地区,在一定时期,发现并登记的肺结核患者数占该地区人口数的比率。

(3)肺结核患者病原学阳性率:指某一地区,在一定时期,登记的肺结核患者(不包含单纯结核性胸膜炎)中病原学阳性患者的比例。

(4)初诊患者数占全人口的比例:指某一地区,在一定时期,到结核门诊就诊的初诊患者占全人口的比例。

(5)患者来源构成情况:指某一地区,在一定时期,登记的不同来源的患者占全部患者的比例。

(6)复治患者占全部肺结核患者的比例:指某一地区,在一定时期,登记的复治患者占登记肺结核患者的比例。

(7)儿童肺结核患者占登记肺结核患者的比例:指某一地区,在一定时期,登记小于 15 岁的肺结核患者占登记肺结核患者的比例。

(8)结核性胸膜炎患者占登记肺结核患者的比例:指某一地区,在一定时期,登记的结核性胸膜炎(单纯性及合并胸膜炎)占登记肺结核患者的比例。

(9)病原学阳性肺结核患者密切接触者症状筛查率:指某一地区,在一定时期,对新登记的病原学阳性肺结核患者的密切接触者进行症状筛查的人数占密切接触者总数的比例。

(10)病原学阳性肺结核患者有症状的密切接触者检查率:指某一地区,在一定时期,对新登记的病原学阳性肺结核患者的密切接触者中有肺结核可疑症状者进行检查的人数占筛查发现有症状的人数的比例。

(11)初诊患者查痰率:指某一地区,在一定时期,在结核病定点医疗机构接受痰标本检查(包括痰涂片、痰分枝杆菌分离培养、分枝杆菌核酸检测等任意一项)的初诊患者数占该期间内到结核病定点医疗机构就诊的初诊患者数的比例。

(12)涂阴肺结核患者痰培养或分子生物学检查率:指某一地区,在一定时期,在结核病定点医疗机构接受痰培养或者分子生物学检查的涂阴肺结核患者数占该期间诊断的涂阴肺结核患者数的比例。

(13)报告肺结核患者和疑似肺结核患者的总体到位率:指某一地区,在一定时期,通过医疗机构转诊和疾病预防控制机构追踪到位的和其他情况下到位的肺结核患者或疑似肺结核患者占应转诊的肺结核患者或疑似肺结核患者的比例。

(二)结核病实验室服务

(1)痰涂片检查的盲法复检覆盖率:指某一地区,在一年内,参加盲法复检的实验室数量占辖区内常规开展涂片镜检的实验室总数的比例。

(2)涂片镜检盲法复检不合格的实验室比例:某一地区,在一定时期,涂片盲法复检中出现的不合格实验室数占参加盲法复检实验室总数的比例。

初诊患者痰涂片阳性检出率:指某一地区,在一定时期,痰涂片镜检实验室检查发现的痰涂片阳性的初诊患者数占所有接受初诊痰涂片检查患者数的比例。初诊患者三个痰标本中有一个标本涂片检查结果阳性即为初诊涂片阳性患者。

(3)涂阳培阴率:指某一地区,在一定时期,某实验室在进行分枝杆菌分离培养的过程中,涂片检查结果阳性但培养结果阴性的初诊患者数占所有涂片阳性并且进行培养的初诊患者总数的比例。

(4)涂阴培阳率:指某一地区,在一定时期,某实验室在进行分枝杆菌分离培养的过程中,涂片检查结果阴性但培养结果阳性的初诊患者数占所有涂片阴性并且进行培养的初诊患者总数的比例。

(5)县(区)级具备分离培养能力的实验室比例:指某一地区,在一定时期,具备分离培养能力的县(区)实验室数占县(区)级实验室总数的比例。

(6)地(市)级具备传统表型药敏试验能力的实验室比例:指某一地区,在一定时期具备传统表型药敏试验能力的地(市)级实验室数量占地(市)级实验室数量的比例。

(7)地(市)级具备结核病菌种鉴定能力的实验室比例:指某一地区,在一定时期具备菌种鉴定能力的地(市)级实验室数量占地(市)级实验室数量的比例。

(8)地(市)级具备结核分枝杆菌耐药基因检测能力的实验室比例:指某一地区,在一定时期具备结核分枝杆菌耐药基因检测能力的地(市)级实验室数量占地(市)级实验室数量的比例。

(9)县(区)级具备结核分枝杆菌核酸检测能力的实验室比例:指某一地区,在一定时期县(区)级具备结核分枝杆菌核酸检测能力的实验室数量占县(区)级实验室数量的比例。

(三)患者治疗管理

(1)肺结核患者接受治疗率:指某地区,在一定时期,接受治疗的肺结核患者占登记肺结核患者的比例。

(2)病原学阳性患者2、3个月末痰菌阴性率:指某地区,在一定时期,病原学阳性患者治疗至2、3个月末时痰涂片或痰培养阴性的肺结核患者占登记病原学阳性肺结核患者的比例。

(3)病原学阳性患者治愈率:指某地区,在一定时期,治愈的病原学阳性患者占登记的病原学阳性肺结核患者的比例。

(4)病原学阴性患者完成治疗率:指在某地区,在一定时期,完成治疗的病原学阴性患者占登记病原学阴性患者的比例。

(5)肺结核患者成功治疗率:指在某地区,在一定时期,治愈和完成疗程的肺结核患者占登记肺结核患者的比例。

(6)失访率:指某地区,在一定时期,登记患者中失访患者的比例。

(7)病死率:指某地区,在一定时期,登记的患者中因结核病死亡的人数占登记患者数的比例。

(8)失败率:指某地区,在一定时期,登记的患者中治疗失败患者占登记患者的比例。

(四)患者健康管理

(1)规则服药率:指一定地区,在一定时期,规则服药的患者数占同期辖区内已完成治疗的肺结核患者人数的比例。规则服药指整个疗程中,患者在规定的时间内实际服药次数占应服药次数的90%及以上。

(2)患者管理率:指基层医疗卫生机构管理的肺结核患者占应管理的肺结核患者的比例。管理指辖区内确诊的患者中,具有第一次入户随访记录。

(3)规范管理率:指基层医疗卫生机构规范管理的肺结核患者占应管理的肺结核患者的比例。规范管理指辖区内确诊的患者中,具有第一次入户随访记录,同时在患者治疗期间每月至少有1次随访和相应的随访记录。

(五)利福平耐药肺结核防治

(1)病原学阳性患者耐药筛查率:指某一地区,在一定时期,登记的病原学阳性患者开展耐药检测的比例。

(2)高危人群耐药筛查率:指某一地区,在一定时期,开展耐药检测的高危人群的比例。其中耐药肺结核高危人群包括慢性排菌患者、复治失败患者、密切接触利福平耐药肺结核患者的病原学阳性肺结核患者、初治失败患者、复发与返回的患者和其他复治患者、治疗2个月末痰涂片或培养仍阳性的初治涂阳患者。

(3)肺结核患者利福平耐药检出率:指某一地区,在一定时期,接受药敏试验的患者中检出利福平耐药肺结核患者的比例。

(4)利福平耐药患者纳入治疗率:指某一地区,在一定时期,发现的利福平耐药患者中接受规范治疗方案患者的比例。

(5)利福平耐药患者治愈率:指某一地区,在一定时期,接受治疗的利福平耐药患者中治愈患者的比例。

(6)利福平耐药患者成功治疗率:指某一地区,在一定时期接受治疗的利福平耐药患者中成功治疗患者的比例。

(7)利福平耐药患者失访率:指某一地区,在一定时期,纳入治疗的利福平耐药患者中失访患者的比例。

(8)利福平耐药患者治疗失败率:指某一地区,在一定时期,纳入治疗的利福平耐药患者中治疗失败患者的比例。

(六)结核分枝杆菌/艾滋病病毒(TB/HIV)双重感染防治

(1)艾滋病病毒感染者和艾滋病患者的结核病可疑症状筛查率:指某地区当年可随访的艾滋病病毒感染者和艾滋病患者(HIV/AIDS)中接受过结核病症状筛查患者的比例。

(2)艾滋病病毒感染者和艾滋病患者接受结核病检查的比例:指某地区当年接受过结核病影像学检查或(和)细菌学检查的 HIV/AIDS 占当年可随访的 HIV/AIDS 患者的比例。

(3)新登记结核病患者接受艾滋病病毒抗体检测的比例:指某地区,在一定时期,接受艾滋病病毒(HIV)抗体检测的结核病患者占同期登记的结核病患者的比例。

(4)TB/HIV 双重感染患者接受抗病毒治疗率:指某地区,在一定时期,登记的 TB/HIV 双重感染患者中接受抗病毒治疗患者的比例。

(5)TB/HIV 双重感染患者同时接受抗结核和抗病毒治疗的比例:指某地区,在一定时期,TB/HIV 双重感染患者同时接受抗结核和抗病毒治疗的比例。

(6)TB/HIV 双重感染患者抗结核治疗治愈率:指某地区,在一定时期,结核病病原学阳性 TB/HIV 双重感染患者中治愈的患者的比例。

(7)TB/HIV 双重感染患者抗结核成功治疗率:指某地区,在一定时期,接受抗结核治疗的 TB/HIV 双重感染患者中成功治疗患者的比例。

(七)流动人口结核病防治

(1)非户籍肺结核患者占当地登记患者的比例:指某地区,在一定时期,非户籍肺结核患者占所在地登记肺结核患者总数的比例。

(2)非户籍肺结核患者成功治疗率:指某地区,在一定时期,成功治疗的非户籍肺结核患者占该时段登记的非户籍肺结核患者的比例。

(3)跨区域肺结核患者到位信息反馈率:指某地区,在一定时期,转入地对所有跨区域转入的肺结核患者向转出地发送到位信息反馈的比例。

(4)跨区域肺结核患者到位率:指某地区,在一定时期,到位的跨区域肺结核患者占该时段全部跨区域肺结核患者的比例。

(5)跨区域肺结核患者转出比例:指某地区,在一定时期,转出的肺结核患者占该地登记肺结核患者的比例。

(6)跨区域转出肺结核患者成功治疗率:指某地区,在一定时期,成功治疗的跨区域转出肺结核患者占该时段跨区域转出患者的比例。

(八)药品供应与管理

(1)缺货率:指某地区每季度各种抗结核药品缺货天数占季度总天数的百分比。缺货是指库房中(包括门诊药房)没有在有效期内的药品储存。

(2)过期或破损率:指某地区过期或破损药品总数量占季度内库存总数量的比例。

(九)学校等重点场所和重点人群

(1)学生肺结核患者就诊时间:指某一地区,在一定时期,诊断的学生肺结核患者从出现症状到首次去医疗卫生机构就诊的平均天数。

(2)学生肺结核患者占登记肺结核患者的比例:指某一地区,在一定时期,登记的职业为学生的肺结核患者占登记肺结核患者的比例。

(3)学校肺结核单病例预警信号响应及时率:指某一地区,在一定期间内,在收到预警信号后24小时内完成响应工作的信号数,占同期发送的全部预警信号数的比例。

六、疫情控制

(一)疫情监测

结核病监测信息在结核病防控工作中起着重要作用,及时、准确和完整的结核病监测信息是制定结核病防治策略和措施、评价结核病防治工作效果与质量以及预测结核病流行趋势的重要依据。

1.报告　各级各类医疗卫生机构对诊断的肺结核及疑似肺结核患者要按照《传染病防治法》乙类传染病的报告要求在24小时内进行传染病报告。结核病定点医疗机构应当在肺结核患者确诊后24小时内完成结核病登记报告,患者治疗过程中的随访检查、治疗转归等信息应于获得信息后的48小时内完成系统录入。基层医疗卫生机构要做好肺结核患者随访、肺结核患者服药记录、密切接触者筛查等工作。非定点/定点医疗机构、疾病预防控制机构、基层医疗卫生机构应充分利用监测系统,完成患者/疑似患者转诊、追踪等工作,确保早期、及时发现患者,规范、全程管理患者,包括对耐药可疑患者的筛查发现和跨区域患者的治疗管理。

2.监测和预警　各级疾病预防控制机构每日要对辖区内报告的肺结核信息进行动态监控,对学校肺结核病例进行实时监测,及时进行学校肺结核单病例预警信号响应。同时要利用信息报告资料常规开展结核病监测信息分析,每季度至少一次,有重点地开展肺结核的流行特征及趋势分析,以及结核病防治工作进展及效果等专题分析,并定期将监测信息的分析结果以信息、简报或报告等形式向同级卫生健康行政部门报告,并反馈至上一级疾病预防控制机构。县(区)级疾病预防控制机构还要将分析结果反馈到辖区内的基层医疗卫生机构、结核病定点和非定点医疗机构,以便及时指导、校正结核病防治实践。我国是结核病和耐药结核病高负担国家,除常规疫情监测外,还需进行结核病耐药监测,通过科学抽选有全国代表性的耐药监测点,将监测点每年符合纳入标准的病原学阳性初复治结核病患者均纳入监测项目,常规、动态了解耐药结核病的流行现状及变动趋势。

(二)人口密集场所的疫情处置

密集场所由于人员高度集中,一旦发生结核病,容易发生结核病的传播流行,也会造成一定的不良影响。

人口密集场所的结核病疫情信息主要来自这些场所的主动报告，除对所有获得明确诊断的肺结核病例开展详细的个案调查外，还应进行现场基本情况和疫情发生情况的调查。

1.患者个案调查　对所有的活动性肺结核病例开展详细的流行病学个案调查，调查内容包括病例的基本信息以及发病、就诊、诊断和治疗管理过程，发病后的活动情况和密切接触者线索，目前的治疗管理情况等。通过调查患者出现症状后的生活经历，确定与其发生密切接触的人员范围及人员名单。

2.现场基本情况调查　调查发生疫情机构的基本情况，通过询问和查询资料了解该机构的部门组成及人数、工作人员数量、需照护人员数量、宿舍容量和分布、卫生人员配置、常规开展的结核病防控工作等；通过现场走访，实地考察结核病患者所在宿舍、办公室等场所的环境卫生情况。

3.疫情发生情况调查　主动开展病例搜索，全面收集目标区域、特定人群以及相关医疗机构发现的所有结核病患者的信息，逐例核实已发现病例的诊断，并汇总整理所有活动性肺结核患者的详细信息。

4.开展疫情处置

(1)密切接触者筛查：与患者住在同一房间的人员，或在同一个封闭场所共同活动的人员称为密切接触者。

(2)密切接触者筛查：进行肺结核可疑症状筛查、结核菌素(TST)检测/γ-干扰素释放试验分析技术(IGRA)/其他感染检测和胸部X光片检查，需要时增加CT检查。对肺结核可疑症状，或TST检测强阳性/IGRA阳性/其他感染检测阳性，或胸部X光片检查异常者进行病原学检查，病原学阳性者需进一步开展菌种鉴定和药物敏感试验。有条件的地区建议保留菌株，以备开展菌株间同源性检测。

(3)筛查后处理：①活动性肺结核患者，县(区)级疾病预防控制机构指导密集场所工作人员将患者单独安置在独立的房间，避免与其他人员接触；组织落实治疗期间的规范管理，保证患者的治疗依从性。②疑似患者，疾病预防控制机构要指导密集场所做好疑似病例的隔离工作，直至定点医疗机构明确其诊断。③TST检测强阳性/IGRA阳性者/其他感染检测阳性，疾病预防控制机构要与密集场所配合，动员其进行预防性治疗，并保证其治疗依从性。

5.进行环境消毒　疾病预防控制机构要指导机构加强环境卫生管理，做好相关场所的消毒工作。对肺结核患者和疑似肺结核患者生活和工作的环境进行消毒，可采用紫外线照射或化学消毒法进行空气消毒和物表消毒；同时，要加强宿舍、办公室、车间和其他公共场所的开窗通风换气，保持空气流通。

(三)健康教育

1.健康教育的主要内容　①肺结核是长期严重危害人民健康的慢性传染病；②肺结核主要通过呼吸道传播，人人都有可能被感染；③咳嗽、咳痰2周以上，应怀疑得了肺结核，要及时就诊；④不随地吐痰，咳嗽、打喷嚏时掩口鼻、戴口罩可以减少肺结核的传播；⑤规范全程治疗，绝大多数患者可以治愈，还可避免传染他人；⑥勤洗手、多通风，加强营养和锻炼，提高抵抗力，可以有效预防肺结核。

2.健康教育活动主要形式

(1)常规宣传：有效利用传统媒体形式，如健康知识讲座、健康教育课堂、宣传栏、宣传画（折页、海报）、宣传品、黑板报、报刊（杂志、书籍、）、标语（横幅）、公益广告、车载或地铁等公共交通广告、广播、电影、电视、手机信息、知识竞赛、宣传作品征集等；积极应用新媒体开展创新形式的健康传播，如微信、微博、微视频等互联网客户端媒体，移动数字电视、网络广播、电视等方式；在人群密集的车站、码头、机场、学校、医院、集市等重点场所设立动态宣传栏（屏）等进行广泛宣传；充分发挥地方公共卫生热线等健康咨询平台和区域卫生健康平台的宣传作用。

(2)主题宣传：适时利用卫生健康有关的事件或活动时机开展结核病防治宣传，扩大普及和增强效应。如“3·24”世界防治结核病日主题宣传，百千万志愿者结核病防治知识传播活动，世界卫生日、糖尿病日、无烟日、艾滋病日等纪念日，以及绿色城市、健康城市建设等相关活动。积极动员多部门参与，邀请政府领导、地方名人、主流媒体等出席并安排现场采访和新闻报道，以增进活动效果，扩大社会影响力。

(3)典型宣传：以结核病患者、结核病防治工作者、基层医疗卫生战线工作者、志愿者等普通人物的亲身经历为原型，利用现场讲述、巡回演讲、声像资料播放和宣传展板等多种形式，开展典型案例和先进人物的情景宣传，挖掘小事件中的大情怀，在公众心灵的深处激发共鸣、产生共情，加深对结核病防治的认识和职业精神的激励。各地还应广泛宣传地方优惠政策、新的诊疗技术手段等，推动结核病患者尽早诊断、全程治疗，及早康复。

我国结核病防治工作虽然取得了瞩目的成绩，但依然面临结核病防治严峻的形势。要在2035年实现“终止结核病策略”目标，必须在结核病防治政策和策略上不断创新才有可能实现。中国与结核病的抗争是一个长期的、全面的、专业化的和科学进步的漫长历程。控制结核病依然是艰难曲折的，需要全社会、各部门同心协力，努力奋斗，共同克服各种新的挑战，直到最终消灭结核病。

（高绪胜　张玉霞）

第十五节　流感嗜血杆菌性疾病

流感嗜血杆菌（*Haemophilus influenzae*，Hi）是人类呼吸道疾病的重要病原菌之一，分为荚膜型和无荚膜型两种。荚膜型菌株根据组成荚膜多糖成分的不同，可分为a、b、c、d、e、f六个血清型；其中b型（Hib）致病力最强，能引起脑膜炎、肺炎、会厌炎、蜂窝织炎和败血症等感染性疾病，约95%的侵袭性流感嗜血杆菌疾病是由Hib引起的，在全球对5岁以下儿童造成严重的患病和死亡。无荚膜型的Hi又称为不可分型流感嗜血杆菌（nontypeable haemophilus influenzae，NTHi），定居在人的鼻咽部，通常是人类上呼吸道的正常菌群之一，当机体免疫力低下时可引起内源性感染，如支气管炎、鼻窦炎和中耳炎等，患者以成人为主。

一、概述

（一）病原学

Hi 于 1883 年首次由科赫（Koch）鉴定为病原体，他描述了结膜炎患者的脓液中有较小的革兰氏阴性杆菌。在 1889 年流感大流行期间，菲弗（Pfeiffer）从死亡后患者的培养物中分离出了一种革兰氏阴性小杆菌，并将其描述为流感的病原体。而到 1918 年的另一次流感大流行时，发现只能从部分患者鼻咽部分离到此菌，此后又从脑膜炎患儿的血液和脑脊液中分离到这种小杆菌，因此对它是否为流感的病原菌提出了疑问。直到 1933 年有学者从流感患者鼻咽分泌物中分离出流感病毒后，更确定这种小杆菌不是流感的病原体。1920 年有学者根据此菌生长需要全血或血中组分，是嗜血的（blood-loving），在历史上又与流感有关，因此建议命名为“流感嗜血杆菌”。

Hi 为革兰氏阴性小杆菌，(0.2～0.3) μm×(0.5～2.0) μm，在临床标本特别是用了抗生素的患者的标本中常呈丝状体或多形态。无鞭毛、无芽孢，菌株分为有荚膜和无荚膜两类，有荚膜的菌株的陈旧培养物中荚膜会脱落消失。

Hi 为需氧或兼性厌氧菌，生长温度范围通常为 25～43 ℃，最适生长温度为 35～37 ℃，该菌生长对营养要求苛刻，必须与血中的Ⅹ因子（卟啉）和Ⅴ因子（烟酰胺腺嘌呤二核苷酸）共存。在脑心浸液巧克力琼脂培养基上生长 24 小时后形成灰白色、雾滴状、针尖大小、圆形、凸起、湿润的菌落，不溶血，常带有吲哚气味；与葡萄球菌共同生长时，由于葡萄球菌能释放Ⅴ因子，因此在葡萄球菌周围 Hi 的菌落较密集而远处较稀，称为“卫星现象”。

Hi 的抗原包括荚膜抗原和菌体抗原。荚膜中多糖抗原有型特异性，是分型基础，主要引起疾病的 Hib 菌株的荚膜多糖由一个核糖、一个核糖醇和一个磷酸基组成，称为多聚核糖基核糖醇磷酸盐（polyribosyl-ribitol phosphate，PRP）。荚膜是 Hib 菌株的主要毒力因子，能保护菌体抵抗人体非特异性防御系统，其中的 PRP 有抗原性，在人体中能诱导保护性抗体。

Hi 的抵抗力较弱，对干燥、寒冷、热和一般消毒剂都很敏感，55 ℃ 30 分钟可致死。该菌对常用于治疗的氨苄青霉素、氯霉素和复方新诺明耐药率较高，而对头孢噻肟、利福平、氧氟沙星和四环素较敏感。

（二）临床表现

Hi 是人类呼吸道疾病的重要病原菌之一，其中 Hib 引起的侵袭性疾病可累及多个机体系统，可导致的严重疾病包括脑膜炎、肺炎、菌血症、会厌炎、脓毒性关节炎、心包炎、蜂窝织炎、骨髓炎和软组织脓肿等。但大多数上呼吸道 Hi 疾病是由无荚膜型病原体导致的。

1.脑膜炎　病原体通过脑脊液侵入脑膜后导致炎症和水肿，典型症状为发热、头痛、呕吐、前囟膨隆、颈项强直及精神状态改变；但是在低龄的婴儿中，这些典型症状可能不会出现，而是表现为精神不振、进食不佳以及易激惹。即使采用了适当的治疗，Hib 脑膜炎病例死亡率依然较高，而存活者通常留有并发症，如智力低下、脑瘫、听力障碍以及惊厥。脑膜炎的诊断需要对脑脊液样本进行分析，细菌培养和特异性核酸检测均具有较高的敏感性和特异性。

2.肺炎　Hib 肺炎在临床上与许多其他细菌或病毒引起的肺炎难以鉴别。在一些肺炎病例中，可通过培养经胸腔提取的外周实体渗出液或胸膜积液确定致病病原体，但该操作不能用于鉴定无渗出的非实变性肺炎的病因，同时许多临床医生认为，经胸穿刺带来的创伤过大，不适合用于常规检查。血液培养对于 Hib 肺炎高度特异，但是敏感性较低，仅依赖血培养会导致对 Hib 肺炎发病的低估。支气管镜检查法对肺炎的病原体诊断有 85%以上的敏感性和特异性，但该方法为有创检查，同时要求配备专门设备和专业操作人员。痰培养价值不大，因为低龄儿童通常不能提供足够的痰液标本，并且由于无症状 Hib 携带者较多，痰培养结果的假阳性率较高。

3.会厌炎　急性会厌炎是指会厌和周围结构的水肿和炎症。典型的症状包括喉咙疼痛、吞咽困难、喘鸣以及高热，如果起病之初没有进行适当的处理，包括气道建立，以及抗生素治疗，疾病可快速恶化为气道梗阻从而导致死亡。

4.化脓性关节炎/骨髓炎　化脓性关节炎是由病原体侵入滑膜液引起的，常见于下肢。其常见的临床表现包括关节痛、局部水肿和发红、运动范围受限以及发热。其后遗症较常见，包括运动受限、跛行、肢体长度差异以及骨生长异常。

5.NTHi 疾病　NTHi 菌株普遍定植于儿童和成年人呼吸道中，是中耳炎、鼻窦炎和肺炎的常见病原菌。在少数情况下，NTHi 也能导致侵袭性疾病，尤其是 4 岁以下儿童以及健康状况有潜在严重问题者(如免疫抑制的人群)。

二、流行病学

(一)传染源、传播途径及易感人群

人是 Hi 已知的唯一宿主。Hi 主要通过呼吸道飞沫传播，还可能因直接接触呼吸道分泌物传播。病原菌在上呼吸道能存活相当长的时间，当宿主抵抗力下降时侵入血液，在血液中繁殖，引起菌血症，并随血液到达全身各部位，引发浆膜系统的感染，包括脑脊膜、肺胸膜、关节滑膜、心包膜等，还会经脉络丛进入中枢神经系统。

侵袭性 Hib 疾病很少发生大范围的流行。在易感者发病前，病原菌在人群中通常已传播了多个循环，由于无症状带菌状态和隐性感染的存在，无法确定该病的潜伏期和传播方式。健康人群 Hi 携带株具有致病倾向，无症状携带者在疾病传播过程中起到重要作用，Hi 携带率高的人群也是 Hi 感染的高危人群。任何年龄人群均可能感染 Hi，但其发病率与年龄密切相关，90%以上的侵袭性病例发生在 5 岁以下儿童，其中 6～11 月龄婴儿尤为易感。既往研究表明，年龄越小带菌率越高，学龄前儿童口咽部 Hib 检出率高达 39.81%。我国 7 省份不同地区健康人群 Hib 自然抗体水平研究结果表明，6 月龄～5 岁儿童平均抗体含

量小于0.15 μg/mL，低于短期保护效果的要求，6 岁至成年人达 1～1.5 μg/mL，具有长期保护作用，说明 6 月龄～5 岁儿童为 Hib 的易感人群。

（二）流行概况

侵袭性 Hib 疾病是一种主要的全球性感染性疾病，是大多数国家儿童侵袭性细菌感染的主要病因。在发展中国家，Hib 是细菌性脑膜炎死亡的首要原因，是细菌性肺炎死亡的第二位原因。Hib 发病率与年龄密切相关，6～11 月龄为发病高峰年龄，12 月龄之前发生的侵袭性 Hib 疾病占全部病例的 60%。此后发病率开始下降，5 岁以后病例占全部病例 10%以下。形成这种年龄分布特点的原因是，随着年龄增长，通过 Hib 细菌的无症状感染，荚膜多糖抗体和血清中和抗体不断累积，从而获得自然免疫力，使 Hib 疾病发病率随着年龄增加而迅速降低。对各国的人群研究可见，侵袭性 Hib 疾病发病率除受环境因素及宿主易感性因素等影响外，还受研究方法及病例判定标准的影响。只有从患者体内分离培养出 Hib 才能判定其患有侵袭性 Hib 疾病，但并非所有患者都要进行细菌培养。另外，有些患者因使用抗生素培养结果为阴性，所以侵袭性 Hib 疾病的发病率往往被低估。

在 Hib 疫苗大规模应用前，发达国家 5 岁以下儿童发病率为 34/10 万至 130/10 万。其病死率已由使用抗生素以前的 90%降至 5%，但存活者中有 10%～30%留有永久性神经系统后遗症，其中最严重的是智力障碍和听力丧失。

（三）地区分布和季节分布

在 Hib 疫苗大规模应用前，美国每年有 20000～25000 人罹患侵袭性 Hib 疾病，0～5 岁间累计发病率为 1/200。在加拿大，它也是细菌性脑膜炎的最主要病因，发病率与美国接近。瑞典、芬兰、荷兰、澳大利亚和以色列等国 Hib 发病率为 20/10 万至 80/10 万。在英国，脑膜炎球菌性脑膜炎比 Hib 性脑膜炎更常见。值得注意的是，澳大利亚和北美土著儿童的侵袭性 Hib 疾病发病率特别高，为 500/10 万至 1000/10 万，原因尚不清楚。

发展中国家人群发病率数据较少，在大多数国家 Hib 似乎被排在细菌性脑膜炎病因的首位。亚洲侵袭性 Hib 疾病的真实发病率很难确定，在印尼、新加坡、中国、菲律宾、泰国、越南、日本，许多针对被诊断为细菌性脑膜炎的住院患者的研究都表明 Hib 是儿童患细菌性脑膜炎的首要病因，但这些研究中所做的细菌培养显示出惊人的阴性率。中国台湾、中国香港、韩国、日本的几项人群调查表明其发病率约为北美和欧洲使用疫苗前的 1/10。我国在医院中用抗原检测法检出的 Hib 占化脓性脑膜炎病例的 20%左右，在合肥进行的一项人群调查显示，5 岁以下儿童 Hib 脑膜炎发病率为 10.4/10 万，占细菌性脑膜炎的 52%。

多种因素可以导致侵袭性 Hib 疾病的低发病率，它包括：①临床上对潜伏期 Hib 疾病的缺乏认识；②病原学检测前广泛使用抗生素（经常超过 90%），而且对使用抗生素的患者缺乏进行病原学辅助诊断的抗原检测手段；③很难得到血液和脑脊液标本，缺乏培养 Hib 的适当方法；④很少进行人群动态监测研究；⑤某些人群使用过 Hib 疫苗。

Hib疾病在发病季节上具有典型的双峰分布特征，两个发病高峰分别是3～5月和9～12月。肺炎球菌和脑膜炎球菌性脑膜炎发病高峰是1～3月。Hib疾病的季节分布可能与人口出生的季节性或家庭中年长儿童入学的季节性有关。

普遍认为Hib疾病在世界范围内的发病率和流行特征相似，由于进行个案筛选和流行病学监测十分困难，该疾病往往被低估，其实际危害远大于报告的结果。

(四)危险因素

侵袭性Hib疾病的发生是多方面因素共同作用的结果。其危险因素包括：①致病菌因素，如感染力/附着力、侵袭力和毒力；②宿主因素，如年龄、非母乳喂养、患其他疾病、先期病毒感染、种族或遗传因素等；③环境因素，其中直接因素如居住拥挤、家庭规模大、参加日托中心、有正在上学的兄弟姐妹，间接因素如家庭收入低、父母教育程度低等。

三、免疫预防和控制

(一)Hib疫苗的种类

1.Hib荚膜多糖疫苗　1985年美国和芬兰首次将已提纯的多糖PRP制备的Hib荚膜多糖疫苗用于儿童免疫，但此种疫苗是非T细胞依赖抗原TI-Ag，只能产生较弱的IgM，不产生免疫记忆，而18月龄以下婴儿的B淋巴细胞未成熟，故无法受到保护。

2.Hib结合疫苗　近年来的研究表明，将PRP与有免疫原性的蛋白载体以共价键方式结合，使半抗原变成完全抗原，从而使TI-Ag转变成T细胞依赖抗原(TD-Ag)，促进T细胞对B细胞的作用。由于TI-Ag仅能激发体液免疫，产生较弱的IgM，不能产生免疫记忆；而TD-Ag不仅能激发体液免疫，还能引起细胞免疫，同时可产生免疫记忆，使小年龄儿童对疫苗产生强免疫反应，而且对再次接种亦能产生加强反应，从而提高了疫苗的保护性能。目前，应用的Hib结合疫苗主要有四种，它们所使用的PRP都是多聚糖，但其PRP长度、蛋白质载体不同，联结类型也有差异：①以白喉类毒素蛋白为载体的结合疫苗(PRP-diphtheria toxoid conjugate，PRP-D)是中等长度的PRP与白喉类毒素结合的偶联疫苗，此疫苗对18月龄以下的儿童免疫应答弱，抗体持续时间短，已被以下三类结合疫苗所取代。②以减毒的白喉类毒素CRM_{197}为载体的结合疫苗(haemophilus b oligosaccharide conjugate，HbOC)是Hib寡糖通过共价键的方式与无毒突变的白喉类毒素结合而成的疫苗。2月龄婴儿需重复接种3次以后才能产生高水平抗体，并可以维持至少1年。③以脑膜炎双球菌外膜蛋白为载体的结合疫苗(PRP outer membrane protein，PRP-OMP)是中等长度的PRP通过一个复合硫醚键的中介物大分子与B群脑膜炎双球菌细胞外膜上的蛋白质相连而成的结合疫苗。2～11月龄婴儿单次接种此疫苗即可产生一定水平的抗体，复种后抗体水平较高，但抗体高峰水平低于HbOC。④以破伤风类毒素为载体的结合疫苗(PRP-tetanus toxoid conjugate，PRP-T)是PRP多聚体与破伤风类毒素偶联的疫苗，该疫苗单次接种对成人和儿童即可显示出良好的免疫原性，2月龄婴儿单次接种后仅产生弱抗体，但2～3针加强注射后则可产生较强的回忆性抗体，且维持时间长。

（二）疫苗的免疫原性与保护效果

常用的含 Hib 成分的疫苗有 Hib 结合疫苗、无细胞百白破 b 型流感嗜血杆菌联合疫苗（DTaP-Hib 四联疫苗）、吸附无细胞百白破灭活脊髓灰质炎和 b 型流感嗜血杆菌结合疫苗（DTaP-IPV/Hib 五联疫苗），均具有良好的免疫原性，超过 95％的婴儿在注射第 2 或3 针后就达到了保护性抗体水平。Hib 结合疫苗的免疫性在 174 名菲律宾婴儿的初次免疫接种后亦得到证实。尽管观察到的抗体滴度存在很大差异，但上述 3 种疫苗都具有良好的免疫原性，它们的抗体滴度分别是：PRP-T 6.62 μg/mL，HbOC 1.9 μg/mL，PRP-OMP 1.06 μg/mL。在冈比亚进行的一项评估 Hib 结合疫苗（PRP-T）预防脑膜炎和肺炎及其他侵袭性 Hib 疾病效果的随机、双盲、对照研究显示，PRP-T 对所有 Hib 侵袭性疾病的预防效果达 95％，对 Hib 肺炎的预防效果达 100％。1990 年前后，美国、芬兰和瑞典等国使用该疫苗后，Hib 发病率降低了 95％以上。

（三）疫苗接种的安全性

国外大量的临床流行病学资料及实验室检测证实，Hi 疫苗具有高安全性。中国药品生物制品鉴定所主持的 Hi 接种研究报告也显示，目前我国使用的 Hib 疫苗安全性及耐受性良好。上海、杭州、湖北等地关于 Hib 结合疫苗安全性观察的临床资料显示，婴幼儿接种 Hib 结合疫苗的安全性与耐受性良好，未出现严重不良反应，接种反应以低热为主，且大部分在 24 小时内出现，72 小时内消失；其次为局部红肿、硬结，一般在12～24 小时内消退，不需特殊处理，另有个别儿童有接种后腹泻、哭闹等反应，其余不良反应较少。

（四）免疫接种禁忌证及慎用证

Hib 疫苗无绝对的禁忌证，但因 Hib 结合疫苗含有一定量的载体蛋白，且多为白喉疫苗、破伤风疫苗等，故有神经系统疾病的患儿不能接种此类蛋白结合疫苗。上一剂次 Hib 疫苗免疫接种发生过敏反应是 Hib 结合疫苗免疫接种的禁忌证。接种时有中度或严重疾病的儿童应暂缓接种疫苗。轻微的疾病（如上呼吸道感染）不是免疫接种的禁忌证。不应给年龄小于 6 周的婴儿接种 Hib 结合疫苗，因为存在潜在的免疫耐受性。

（五）中国 Hib 疫苗的应用策略

所有婴儿，包括状况稳定的早产儿，均应按基础免疫程序要求，从 2 月龄开始接种 Hib 结合疫苗，基础免疫接种程序取决于使用的疫苗种类。初免每剂间隔 1～2 个月，至 15～18 月龄加强 1 剂。

在中国批准上市使用的 Hib 疫苗主要为：赛诺菲巴斯德生物制品有限公司生产的吸附无细胞百白破灭活脊髓灰质炎和 b 型流感嗜血杆菌（结合）联合疫苗，适用于 2 个月以上的婴幼儿；北京民海生物科技有限公司生产的无细胞百白破 b 型流感嗜血杆菌联合疫苗，适用于 3 月龄以上婴幼儿；兰州生物制品研究所有限责任公司生产的 b 型流感嗜血杆菌结合疫苗，适用于 3 月龄～5 周岁儿童；玉溪沃森生物技术有限公司生产的 b 型流感嗜血杆菌结合疫苗，适用于 2 月龄～5 周岁儿童；北京智飞绿竹生物制药有限公司生产的

A 群 C 群脑膜炎球菌(结合)b 型流感嗜血杆菌(结合)联合疫苗,适用于 2～71 月龄儿童。

(张岩)

第十六节 人乳头瘤病毒感染性疾病

人乳头瘤病毒(human papilloma virus,HPV)是一类无包膜的双链 DNA 病毒,能感染人的表皮及黏膜上皮细胞,可导致尖锐湿疣、复发性乳头瘤等良性病变,以及宫颈癌、阴道癌、肛门癌等恶性肿瘤。高危型 HPV 持续感染是宫颈高级别上皮内病变和子宫颈癌的必要因素,已成为危害女性健康的重要危险因素。HPV 疫苗接种是预防 HPV 感染的有效方法,是 HPV 感染相关疾病一级预防的重要措施。

一、人乳头瘤病毒及相关疾病

(一)病原学

乳头瘤病毒(papillomavirus)是乳头瘤病毒科(*Papillomaviridae*)的成员,是一类无包膜、嗜上皮组织、二十面体结构的小双链 DNA 病毒。HPV 的基因组长度约为 8.0 kb,一般由 8 个 ORF 组成,包含早期基因 6 条(*E1*、*E2*、*E4*、*E5*、*E6*、*E7*)和晚期基因 2 条(*L1*、*L2*)。早期基因的表达产物为非结构调节蛋白,在病毒复制转录调节和生活周期中起作用,其中 E1、E2 蛋白表达于病毒感染复制的早期,对 HPV 的复制转录起调节作用,E3 的 ORF 并不编码蛋白,E4 蛋白在 HPV 复制的后期表达,起到协助病毒成熟的作用,E5、E6、E7 表达产物与细胞转化有关。晚期基因 L1、L2 编码衣壳蛋白。早期基因和晚期基因之间有非编码区,即上游调控区,包括起始复制位点、E6 和 E7 基因的启动子、增强子、沉默子,这些顺式作用因子与多种具有反式调节功能的蛋白质相结合,调控 HPV 的复制周期。

HPV 的病毒颗粒直径为 55～60 nm。病毒衣壳由 72 个五聚体组成,每个五聚体由 5 个 L1 蛋白构成,L2 蛋白位于五聚体的中央。L1 衣壳蛋白是 HPV 衣壳的主要成分,占病毒衣壳蛋白总量的 80%～90%。L1 蛋白可以在体外独立组装成病毒样颗粒(virus-like particle,VLP),L2 蛋白是否参加并不会对 VLP 的形成产生影响。L2 蛋白对于 HPV 的生物学意义可能体现在 HPV 基因组的包装和入侵宿主细胞之中。

(二)分类学

根据乳头瘤病毒主要衣壳蛋白 L1 的基因序列的同源性,可以对乳头瘤病毒科的成员进行属(genus)、种(species)、型(type)的划分。其中,同属、种、型的各成员之间的 L1 ORF 序列同源性分别大于 60%、70%和 90%。在同一个型之内,根据乳头瘤病毒的全基因组序列的同源性,还可以进一步分为变异谱系(variant lineage)和亚系(sublineage)。其中,同一个变异谱系的成员之间的全基因组核苷酸同源性大于 99%,而同一个亚系内成员间的全基因组核苷酸同源性大于 99.5%。

根据 PapillomaVirus Episteme 网站 2025 年 2 月的最新数据，已经鉴定完成的乳头瘤病毒有 53 个属，140 个种，400 多个型；其中 HPV 的成员属于 α、β、γ、μ、ν 共 5 个属，50 个种，200 多个型。α 乳头瘤病毒属的 HPV 主要引起人类生殖道黏膜的病变，其中能够引起恶性肿瘤的 HPV 型别多属于 α 乳头瘤病毒属的 5、6、7、9、11 种，引起生殖器疣的多属于 10 种。常见的 4 种型别 HPV6/11/16/18 型均属于乳头瘤病毒科的 α 乳头瘤病毒属(alphapapillomavirus)。其中 HPV6/11 型属于 α 乳头瘤病毒 10 种(alphapapillomavirus 10)，HPV16 型属于 α 乳头瘤病毒 9 种，HPV18 型属于 α 乳头瘤病毒 7 种。

目前可感染人类的 HPV 有 200 多个型，其中 40 多个型的 HPV 可以导致人类不同的上皮相关疾病。根据致病力的强弱将 HPV 分为高危型和低危型，高危型 HPV 病毒有 15 个型，其中 HPV16/18 型与宫颈癌密切相关。低危型 HPV 病毒包括 HPV6/11/42/43/44 等型别，其中 HPV6 和 HPV11 是最常见的两种引起肛门生殖器疣与复发性呼吸道乳头瘤病的病原体。

(三)致病性及临床表现

1.皮肤疣　HPV 导致的皮肤疣常见于面部、肢端和脚掌，一般是良性的，不会导致疼痛或不适，有些可自行消退。皮肤疣包括三种类型，即寻常疣、扁平疣和深部跖疣。

寻常疣通常发生在手背、指间、足缘，局限性，高度角质化，呈现圆形丘疹样隆起，大小为 1 mm 至 10 cm。数目不等，初起多为一个，以后可发展为数个到数十个。一般无自觉症状，偶有压痛，发生在甲缘者，可破坏指甲生长。病程慢性，部分可自愈。丝状疣是寻常疣的一种，好发于眼睑、颈、颏部等处，呈细的皮肤隆起，直径 1～3 mm，长数厘米。指状疣也是寻常疣的特殊类型，发生一簇参差不齐的多个指状突起，尖端为角质样棘刺，数目多少不等，常发于头皮，也可发于面部、趾间。

扁平疣表现为分散分布、质地柔软、顶部光滑、粟粒至绿豆大、正常皮色或浅褐色的扁平状丘疹，多发于颜面、手背及前臂等处。

深部跖疣通常发生在脚的承重面，常为单个病灶，平而深，直径可达 10 mm，有时也可发生于手掌。由于局部压迫、摩擦，表面形成黄色胼胝状，如以小刀削去此层，即可见白色软刺状疣体，表面常有散在小黑点。

2.尖锐湿疣　尖锐湿疣为生殖器或肛周等潮湿部位出现丘疹，为乳头状、菜花状或鸡冠状肉质赘生物，表面粗糙角化。可以由多种 HPV 型别引起，但最常见的型别是 HPV6 型和 HPV11 型。病症初期为淡红或污红色粟状大小赘生物，性质柔软，顶端稍尖，逐渐长大或增多。可发展成乳头状或囊状，基底稍宽或有带，表面有颗粒。在肛门部常增大，状如菜花，表面湿润或有出血，在颗粒间常积存有脓液，散发恶臭气味，搔抓后可继发感染。

3.肛门生殖器癌　致癌型 HPV 如 16、18 型感染常引起肛门生殖器的恶性肿瘤，尤其与中度宫颈上皮内瘤变(cervical intraepithelial neoplasia，CIN)以及浸润性宫颈癌之间密切相关。几乎所有的宫颈癌、90%的肛门癌、70%的阴道癌、50%的阴茎癌、40%的外阴癌是由 HPV 感染引起的。

宫颈癌也称“子宫颈癌”，指发生在子宫阴道部及宫颈管的恶性肿瘤，是女性常见恶性肿瘤之一。全世界每年大约有 20 万妇女死于这种疾病。宫颈癌早期没有任何症状，随着病情进展，患者可出现异常阴道流血，常以性交出血为首发症状。早期出血量少，晚期病灶较大，表现为大量出血，一旦侵蚀较大血管，可能引起致命性大出血。此外，白带增多也为宫颈癌常见症状，患者常诉阴道排液增多，白色或血性，稀薄如水样或米汤样，有腥臭味。年轻患者也可表现为经期延长、周期缩短、经量增多等。老年患者常主诉绝经后不规则阴道流血。晚期根据病灶侵犯范围则出现继发性症状，如病灶波及盆腔结缔组织、骨盆壁，压迫输尿管或直肠、坐骨神经时，常诉尿频、尿急、肛门坠胀、大便秘结、里急后重、下肢肿痛等，到了疾病末期，患者可出现消瘦、贫血、发热及全身衰竭。

4.复发性呼吸道乳头状瘤　复发性呼吸道乳头状瘤是临床上一类由 HPV 引起的非普通型呼吸道上皮病变，它与尖锐湿疣有共同的病毒病原体，并很大可能是在出生时或通过密切的性接触而感染。其临床表现是患儿出现哭声改变或叫声改变，也可有哮喘或呼吸障碍。该病的严重性和发病年龄呈反比，喉外扩散在儿童比成人更常见。病灶生长和向肺部扩散容易堵塞呼吸道，可能需要频繁地进行手术治疗以避免窒息。约有 20％的患者一生中需要进行超过 40 次的手术治疗。HPV6 型和 11 型是主要病因。

二、流行病学

（一）传染源

HPV 的传染源是患者和病毒感染者，尤其是在患者的生殖器皮肤或黏膜内含有 HPV 病毒，可通过性接触而传染给配偶或性伴侣。

（二）传播途径

(1)性传播途径：宫颈癌、尖锐湿疣的传染途径主要是通过性接触来进行传播，同性或者异性性行为中的黏膜接触均可造成感染。

(2)母婴传播：常见于生殖道感染 HPV 的母亲传染给新生儿，如新生儿感染呼吸道乳头状瘤。

(3)皮肤黏膜接触：如 HPV 可以感染口腔、咽喉、肛门等。

(4)接触传播：低危型 HPV 导致的寻常疣、扁平疣、深部跖疣等的传播方式主要是通过直接接触或间接传染，由患者传染给他人，也可能是经由患者污染的公共物体如毛巾、卫浴设备、日常生活用品、拖鞋、地板或幼托所玩具等传染他人。健康人感染 HPV 后都有数月的潜伏期，之后才形成肉眼可见的病灶。

（三）易感人群

肛门生殖器 HPV 感染主要通过性行为传播，其感染率高低主要取决于人群的年龄和性行为习惯。

(1)性生活频繁、过早性行为、多性伴侣等是 HPV 感染的重要协同因素。青春期女孩下生殖道发育尚未成熟，过早性行为会使子宫颈上皮多次重复暴露于病原体，产生潜在的细胞变异，数年后可能产生癌变。女性子宫颈部位 HPV 感染高峰年龄在 20 岁左右，虽然其引起的子宫颈低级别病变的频率很高，但会反复感染，也可同时感染几种不同型别 HPV。大年龄段女性免疫功能随年龄增加而下降，导致我国女性在 40～45 岁存在第二个 HPV 感染高峰。

(2)多孕多产是 HPV 感染的另一高危因素。生育 5 个、3～4 个孩子的妇女感染 HPV 的风险是生育少于 3 个孩子的妇女的 3.72 倍和 2.83 倍。原因来自多孕多产导致的激素水平变化和多次的宫颈损伤，协同 HPV 持续性感染促进宫颈病变的进展。

(3)患有其他性传播疾病尤其是多种性传播疾病混合存在的人群是 HPV 感染的高风险人群。其他生殖道病原体感染，如厌氧菌、淋球菌等，会增加 HPV 对下生殖道上皮的感染性和致病性。另外，HIV 阳性妇女的宫颈癌发病率也比 HIV 阴性妇女高出2～22 倍。

(4)免疫功能低下人群，包括 HIV 感染者、自身免疫性疾病患者、器官移植接受者等都是 HPV 感染的高危人群。

(四)流行特征

1.宫颈癌　宫颈癌是严重影响女性健康的一类疾病，也是全球女性中最常见的癌症及癌症相关死亡原因之一，每年有近 52 万的女性被诊断患有宫颈癌，并导致近 28 万人死亡。在中国，2018 年宫颈癌新发病例接近 11 万，接近全球的 1/5，死亡病例近 5 万。子宫颈癌是中国 15～44 岁女性的第三大常见癌症，是 15～44 岁女性死亡的第二大癌症。值得注意的是，85%的新发宫颈癌和 87%的宫颈癌死亡病例发生在中低收入国家，与高收入国家相比，中低收入国家宫颈癌死亡率增加了 18 倍，中低收入国家的子宫颈癌年龄标化发病率和死亡率分别为 15.7/10 万和 8.3/10 万，而高收入国家分别为 8.32/10 万和 3.96/10 万。在中国，有研究显示，部分农村地区宫颈癌的年龄别发病率是城市地区的 3 倍。2019 年全国死因监测数据显示，我国女性子宫颈癌粗死亡率为 5.39/10 万，农村为 5.68/10 万，高于城市 4.84/10 万。

一项纳入了 15 万名女性的 Meta 分析显示，全世界宫颈细胞学正常的女性 HPV 感染率为 10.4%，非洲最高为 22.1%，亚洲最低为 8.1%。不同地区 HPV 感染的年龄趋势也有所不同，亚洲地区年龄越大，HPV 感染率越低，而世界其他地区呈现 25 岁以下组和 45 岁以上组的双峰特征。我国的一项研究显示，女性宫颈部位高危 HPV 感染率为 17.7%。

多数 HPV 感染是一过性的。80%以上的女性一生中至少有过一次 HPV 感染，但 90%以上的 HPV 感染可在 2 年内自然清除，其中，非致癌型 HPV 感染清除的中位数时间是 8.2 个月，致癌型为 13.5 个月，仅有不足 1%的持续性感染者发展至子宫颈癌前病变 CIN 和子宫颈癌。

2.尖锐湿疣　尖锐湿疣的潜伏期为 3 周到 8 个月，平均为 3 个月，多见于性活跃的青中年男女。有研究显示，尖锐湿疣在日本性传播疾病中发病率排第四位。而据 2015 年的研究数据，尖锐湿疣在我国性传播疾病中发病率排第三位，年发病率达 24.53/10 万，仅次于生殖道沙眼衣原体感染和梅毒。从尖锐湿疣发病病例的地理分布来看，经济发达地区高于经济落后地区,东部地区高于西部地区,城市高于农村,沿海地区高于内陆地区。根据我国一项2008～2016年的中国性病监测点尖锐湿疣流行特征分析结果显示,发病较高的地区有珠江三角洲、长江三角洲、闽江地区和西部部分少数民族地区。高发年龄段为20～39岁的性活跃人群,以25～29岁年龄组报告发病率最高(68.78/10万～91.12/10万)。男女性别比呈现上升趋势,由2008年的0.97∶1上升至2016年的1.11∶1。

三、免疫预防

(一)疫苗及免疫程序

2018年,WHO发布了全球消除宫颈癌的行动号召,2020年,WHO提出了2020～2030年间全球消除宫颈癌的"90-70-90"目标,即:90%的女孩在15岁之前完成HPV疫苗接种;70%的女性在35～45岁至少接受过一次高质量的筛查;90%被确诊为宫颈疾病的女性接受合理的治疗和护理。其中,提高HPV疫苗覆盖率是消除宫颈癌的重要手段。

早在1991年,研究人员发现HPV的L1蛋白体外表达后,可以自发形成病毒样颗粒,其与HPV病毒颗粒的结构高度一致,具有良好的免疫原性,可以诱导机体产生中和抗体,是一种理想的HPV疫苗形式。该发现促进了HPV疫苗研发的快速发展。2006年,世界上第一款HPV疫苗上市。当前已有5种疫苗在我国上市,分别是进口双价HPV疫苗(葛兰素史克研发,2007年全球上市,2016年中国上市);进口四价HPV疫苗(默沙东研发,2006年全球上市,2017年中国上市);进口九价HPV疫苗(默沙东研发,2006年全球上市,2018年中国上市);国产双价HPV疫苗(厦门万泰研发,2019年中国上市;沃森生物研发,2022年3月上市)。各疫苗所针对的HPV型别和接种途径见表12-8。

表12-8 我国上市的HPV疫苗和接种策略

项目	进口双价疫苗	进口四价疫苗	进口九价疫苗	国产双价疫苗	国产双价疫苗
生产厂家	英国葛兰素史克	美国默沙东	美国默沙东	厦门万泰	沃森生物
中国上市时间	2016年7月	2017年5月	2018年4月	2019年12月	2022年3月
HPV型别	16/18	6/11/16/18	6/11/16/18/31/33/45/52/58	16/18	16/18
表达系统	重组杆状病毒	重组酿酒酵母	重组酿酒酵母	大肠杆菌	毕赤酵母
预防宫颈癌比例	70%	70%	92%	70%	70%
中国大陆适用年龄	9～45岁	9～45岁	9～45岁	9～45岁	9～30岁

续表

项目	进口双价疫苗	进口四价疫苗	进口九价疫苗	国产双价疫苗	国产双价疫苗
接种途径	首选上臂三角肌肌内注射	首选上臂三角肌肌内注射	首选上臂三角肌肌内注射	首选上臂三角肌肌内注射	首选上臂三角肌肌内注射
接种程序	第0、1、6个月共接种3剂①	第0、2、6个月共接种3剂②	第0、2、6个月共接种3剂②	9～14岁第0、6个月接种2剂；15～45岁0、1、6个月接种3剂③	第0、2、6个月共接种3剂④，9～14岁可在第0、6个月接种2剂

注：该表中的疫苗种类、适宜人群和接种程序等信息截至为2024年，最新信息请参照新的疫苗说明书。

①第2剂可在第1剂接种后1～2.5个月之间接种，第3剂可在第1剂接种后5～12个月之间接种，所有3剂应在1年内完成。

②首剂与第2剂的接种间隔至少为1个月，第2剂与第3剂的接种间隔至少为3个月，所有3剂应在1年内完成。

③第2剂可在第1剂接种后1～2个月内接种，第3剂可在第1剂接种后5～8个月内接种。

④第2剂可在第1剂接种后2～3个月内接种，第3剂可在第1剂接种后6～7个月内接种。

HPV疫苗接种是除筛查外预防宫颈癌的有效手段，也是非常符合成本效益的宫颈癌防控策略。然而我国接种HPV疫苗面临着人群覆盖率低的问题，主要原因包含经济负担过大、疫苗供应不足、公众意识淡薄、接种点单一等方面。宫颈癌病因清楚，人乳头状瘤病毒预防性疫苗取得巨大成功，早期发现及早期治疗的技术成熟，且有多种筛查方案可供社会经济发展水平不同的地区选用，具有良好的控制前景。中国人口众多，各地区经济发展不平衡，基层卫生服务能力亟待提高，达到在2030年前全面预防控制宫颈癌的目标任重而道远。

（二）HPV疫苗的保护效力

5种HPV疫苗在预防疫苗针对基因型引起与HPV相关疾病的临床试验中显示出很高的保护效力。

1.进口双价HPV疫苗　18～25岁中国女性的Ⅲ期临床试验研究结果显示，疫苗对HPV16/18相关的上皮细胞内瘤样病变CIN1和CIN2的保护效力分别为93.2%和87.3%；对6、12个月持续性感染的保护效力分别为96.3%和96.9%。

2.进口四价HPV疫苗　20～45岁中国女性的Ⅲ期临床试验研究结果显示，疫苗对HPV6/11/16/18相关的CIN2/3、原位腺癌（adenocarcinoma in situ，AIS）和子宫颈癌的保护效力均为100%；对HPV6/11/16/18相关的6个月和12个月持续性感染的保护效力分别为91.6%和97.5%。国外资料显示，进口四价HPV疫苗可高效预防HPV6和HPV11导致的生殖器疣的产生。

3.进口九价HPV疫苗　东亚人群的Ⅲ期临床试验研究结果显示，九价HPV疫苗对HPV31/33/45/52/58型相关的$CIN1^{+}$的保护效力为100%；对HPV31/33/45/52/58相关的6个月及以上子宫颈、阴道、外阴、肛门持续性感染的保护效力为95.8%。

4.国产双价HPV疫苗　在中国境内开展的Ⅲ期临床试验结果显示，国产双价HPV

疫苗(万泰)对主要临床终点 HPV16/18 相关的 CIN2/3、原位腺癌和子宫颈癌的保护效力均为 100.0%,预防 HPV16/18 相关的 6 个月和 12 个月持续性感染的保护效力分别为 97.7%和 95.3%。国产双价 HPV 疫苗(沃森)对 HPV16/18 相关的 $CIN2^{+}$ 病变(即 CIN2/3、AIS 及宫颈癌)的保护效力为 78.59%。

我国宫颈癌防控形势严峻,宫颈癌筛查人群覆盖率不高,适龄女性 HPV 疫苗覆盖率低,宫颈癌的规范化管理和诊治水平有待提高,而这些问题需要引起高度的重视。做好宫颈癌的防控,是助力《"健康中国 2030"规划纲要》和《健康中国行动-癌症防治实施方案(2019—2022 年)》的实施,也是中国完成 WHO 宫颈癌防控目标中最重要的一环。

(陶泽新)

第十七节 带状疱疹

带状疱疹(herpes zoster)是由潜伏在脊髓后根神经节或颅神经节内的水痘-带状疱疹病毒(varicella-zoster virus,VZV)再激活所引起的一种累及神经、皮肤组织的病毒性皮肤病,临床上较常见,多出现在年龄较大、免疫抑制或免疫缺陷的人群中,除表现为沿身体单侧周围神经分布的相应皮肤出现呈带状的、成簇水疱等皮肤损害外,常伴有神经病理性疼痛等并发症,给患者身心健康造成极大威胁,严重降低生活质量,并加重患者家庭及社会的经济负担。可以预见,随着我国人口老龄化加剧,带状疱疹将成为一个较为严重的公共卫生问题。

一、水痘-带状疱疹病毒及带状疱疹疾病

(一)病原学

带状疱疹的病原体为 VZV。VZV 属人类疱疹病毒 α 亚科,又称人类疱疹病毒 3 型,只有一个血清型。病毒呈球形,直径 150~200 nm,由核心、核衣壳、皮层和囊膜组成。核心是线性双链 DNA,位于中央;核衣壳位于核心外围,是由 162 个壳微粒组成的对称二十面体;皮层位于核衣壳外,内含蛋白质和酶类,其中 ORF62 编码的即刻早期蛋白 62 分布在皮层;囊膜位于最外层,上面有很多突起,由病毒糖蛋白与宿主细胞的脂膜组成,与感染、中和抗体的产生、病毒的复制和毒力有关。VZV 具有嗜神经和皮肤的特性,人类是其唯一自然宿主。

VZV 属于 DNA 病毒,基因组约有 125 kb,含 71 个 ORF,约编码 69 种蛋白质。VZV 基因组具有较好的遗传稳定性,但是不同毒株间基因组仍会有变异,变异率为 0.05%~0.06%。根据不同毒株间基因序列存在的差异,可分为不同的基因型。以往学者对 VZV 的分型存在分歧,但目前分型方法主要是根据 VZV 不同毒株间的 SNP 来区分。2008 年国际 VZV 基因型命名专题会议上,将 VZV 基因分型进行了统一,即根据

VZV 全基因组系统发育树统一将 VZV 分为 5 个遗传支(clade1～5)和 2 个暂定遗传支(Ⅵ和Ⅶ)共 7 个进化支。VZV 的基因型分布有明显的地域差异,不同基因型毒株在各个国家和地区的分布不同,欧洲、美国、俄罗斯的亚洲部分和澳大利亚东部主要为 clade1 型和 clade3 型毒株,热带地区如非洲、印度半岛、美洲中部和澳大利亚西部主要为 clade4 型和 clade5 型毒株,日本主要为 clade2 型。我国根据新 clade 分型的报道较少,主要为 clade2 型。

VZV 在体外环境抵抗力较弱,不能在干燥的痂皮中存活,但在疱疹液中－65 ℃下可存活 8 年。离开宿主细胞,VZV 在外环境中仅能存活数个小时,偶尔 1 天或 2 天。不耐热和酸,病毒的脂类包膜易被乙醚等有机溶剂、洗涤剂或蛋白酶降解而灭活。

(二)发病机制

在无免疫力或免疫力低下的人群尤其是儿童初次感染 VZV,引起原发感染多表现为水痘。有少量病毒沿位于皮肤水疱基底部的真皮与表皮连接处的感觉神经轴突末端逆行到感觉神经节的神经元胞体内潜伏,同时水痘发病期间发生的病毒血症,也可以造成病毒到达自主神经节内如肠道神经节等潜伏。定植在感觉神经节的 VZV 呈终身慢性潜伏性感染。

儿童初次感染 VZV 后,机体产生针对 VZV 的特异性抗体和 T 细胞介导的细胞免疫应答。若细胞免疫一直维持在较高水平,机体与潜伏的病毒则保持在一种平衡状态,可终身不发病,但当宿主机体遭受创伤、紧张、劳累、恶性肿瘤、使用免疫抑制剂、病毒感染或患艾滋病等时,造成 VZV 介导的细胞免疫低下时,潜伏的病毒会被再次激活并大量增殖,使受侵犯的神经节发生炎症,病毒沿感觉神经纤维移行至皮肤,引起相应神经节段所支配的皮肤细胞出现疱疹损害,同时损伤局部神经,导致炎症、坏死,并产生神经痛。该病主要病变部位在神经和皮肤,病理变化主要是受累神经节炎症。局部可见单个核细胞浸润,神经细胞变性,核内可发现包涵体,皮疹病变与水痘相同。

(三)临床表现

1.前驱期　带状疱疹起病初期,可有一定的前驱症状,如轻度乏力、低热、食欲不振、全身不适等全身症状,随后身体一侧局部皮肤出现不适感并伴感觉异常,如瘙痒、灼烧感或刺痛等,触之有明显的痛觉敏感。也可无前驱症状即发疹。

2.发疹期　前驱期 1～3 天后,沿着周围神经分布区域的皮肤出现皮损表现。带状疱疹典型的皮损为在红斑的基础上出现粟粒至黄豆大小水疱,成簇分布,一般不融合,疱壁紧张发亮,疱液澄清,周围常有红晕。早期也可为丘疹或丘疱疹。皮损沿某一周围神经区域呈带状排列,不对称,多发生在身体的一侧,一般不超过人体正中线。有时也可超过中线少许,可能与对侧神经小的分支受累有关。

带状疱疹发病时,常伴有显著的神经痛、细菌感染、节段性运动神经损害等并发症。神经痛为带状疱疹的主要症状,可在出疹前出现,也可与皮疹同时出现,也可在出疹后发生。疼痛部位通常比疱疹区域有所扩大,常见于单侧胸部、三叉神经(主要是眼支)或颈部。疼痛性质多样，可为钝痛，也可为抽搐痛、跳痛，常伴有烧灼感。疼痛多为阵发性，也可为持续性疼痛。一般来说，年轻患者疼痛较轻，老年以及体弱患者疼痛常较为剧烈，且持续时间较长，明显扰乱患者的睡眠、情绪，影响工作和日常生活，严重可导致精神障碍和抑郁。某些患者皮疹消退后神经痛仍可持续数月或数年，称为疱疹后神经痛(postherpetic neuralgia，PHN)。PHN 定义尚有争议，部分国内学者将 PHN 定义为皮疹出现后疼痛持续超过 1 个月，国际上较公认的定义为皮疹出现后疼痛至少持续 90 天。美国一项研究显示，在 50 岁以上人群中，10%～15%的带状疱疹病例伴随有疱疹后神经痛，且发生 PHN 的风险随年龄的增长而增加；而欧洲研究显示 PHN 发生在 20%～50%的带状疱疹患者中，且若没有进行持续有效的治疗，疼痛可能持续几个月，甚至几年。我国 PHN 发生率为 8.6%～13.8%。

疱疹可发生于任何感觉神经分布区，好发部位为肋间神经、颈神经、三叉神经及腰骶部神经，一般只累及单侧神经，双侧受累相对少见。根据受累神经所支配的区域不同，带状疱疹可出现不同的临床表现，如 VZV 侵犯三叉神经眼支，可发生眼带状疱疹；侵犯面神经及听神经，可发生耳带状疱疹；侵犯中枢神经系统，即人体的大脑实质和脑膜时，可发生病毒性脑炎和脑膜炎；侵犯内脏神经纤维时，可引起急性胃肠炎、膀胱炎。

3.恢复期　一般情况下，疱疹出现 3 天左右转为疱瘢痕，1 周内干涸，10～12 天结痂，2～3 周脱痂。疼痛消失，不留瘢痕。免疫功能严重受损者，病程可延长。

带状疱疹的病程一般为 2～3 周，老年人为 3～4 周，水疱干涸、结痂脱落后留有淡红斑或色素沉着。水疱结痂脱落后皮肤不适感可持续数周或数月。若遗留神经疼痛，则持续时间较长。

二、流行病学

(一)传染源

目前，学者普遍认为带状疱疹患者也具有一定的传染性，从出现皮疹至结痂均有传染性。疱疹内含有高浓度的 VZV，一旦破损，可形成气溶胶或有传染性的疱疹液，但带状疱疹的传染性小于水痘。因此，对带状疱疹患者应采取接触隔离措施以防止接触者感染发生水痘。带状疱疹患者应隔离至疱疹结痂，密切接触者应进行医学观察。对免疫力低下的播散性带状疱疹患者，还应采取呼吸道隔离措施直至皮损结痂脱落。

(二)传播途径

病毒主要通过呼吸道或直接接触传播。水痘患者出现皮疹前 2 天通过唾液或眼液排出病毒。水痘或带状疱疹患者水疱液含有感染性病毒颗粒，可经雾化或漂移被易感者吸入，也可经直接接触皮损传染，皮损越多传染性越强。易感者感染后可发生水痘，但不直接引发带状疱疹，带状疱疹系潜伏性病毒再激活所致。

(三)易感人群

人群对 VZV 普遍易感，带状疱疹痊愈后仍可复发。无 VZV 血清抗体的成人、无

VZV 血清抗体的孕妇所生婴儿、免疫缺陷者、妊娠第 4 个月至第 5 个月患过水痘的孕妇所怀胎儿以及分娩前后患过水痘的母亲所生新生儿均容易发生严重的 VZV 原发感染。高龄人群、免疫缺陷者、母亲在妊娠期患过水痘的儿童以及出生后一年患过水痘的儿童发生带状疱疹的风险升高。另外，早期研究表明，水痘疫苗接种后出现疫苗相关皮疹的受种者，可能存在发生疫苗病毒株引起的带状疱疹的风险。

（四）流行病学特征

1.发病率　由于带状疱疹是潜伏的 VZV 再激活引发的疾病，因此其发病率与 VZV 感染率密切相关。大量 VZV 感染的血清学研究表明，几乎所有 50 岁以上成人均感染过 VZV，而其中三分之一的人一生中会发展为带状疱疹；到 85 岁时，约半数人有 1 次以上带状疱疹发病史。因此，带状疱疹是临床上很常见的皮肤病，普通人群带状疱疹的年发病率为 3/1000～5/1000。50 岁后随年龄增长，VZV 特异性细胞免疫功能逐渐衰减，带状疱疹的发病率、住院率、病死率等逐渐升高。儿童也可出现带状疱疹，但相对罕见。

目前，开展带状疱疹发病水平监测的国家较少，带状疱疹疾病负担的流行病学数据主要来自发达国家。美国普通人群中年发病率为 1.2/1000～4.8/1000，每年确诊者超过 100 万例。在 50～59 岁年龄段，该病年发病率为 4.2/1000～5.3/1000，在 60 岁以上人群中，年发病率可升至 7.2/1000～11.8/1000。英国、意大利、德国相关研究均表明，50 岁以上年龄组人群带状疱疹年发病率超过了 14.2/1000。根据 WHO 免疫策略咨询专家组(Strategic Advisory Group of Experts，SAGE)整合包括加拿大、以色列、日本、中国台湾和美国的研究显示，全人群年龄调整带状疱疹年发病率为 3.4/1000～5.0/1000，大于等于 65 岁人群年发病率为 8/1000～11/1000。免疫功能低下的人群，由于自身免疫能力的降低，潜伏的 VZV 易被激活，患带状疱疹的概率大幅增加。有研究显示，HIV 患者、癌症患者及接受免疫抑制治疗的患者人群，每年带状疱疹的发病率达到 5.36%～11.45%。另外，研究发现，HIV 感染者带状疱疹的发生率为 2.94%～5.15%，比 HIV 阴性者高 12～17 倍。

近年来，带状疱疹发病率呈逐年上升趋势，且各年龄段和性别均显著上升。美国一项队列研究显示，1945～1949 年带状疱疹年发病率为 0.76/1000(95%置信区间：0.63～0.89)，2000～2007 年，年发病率为 3.15/1000 人年(95%置信区间：3.04～3.26)，近 60 年的时间里发病率上升了 4 倍多。

目前，我国水痘和带状疱疹均不属于法定报告传染病，但水痘已于 2004 年纳入我国传染病报告管理。我国目前关于带状疱疹疾病负担的代表性研究不多。北京和广州调查显示，50 岁以上健康人群 VZV 血清抗体阳性率分别为 95.63%、100%，上海调查显示，40～50 岁健康人群 VZV 血清抗体阳性率为 100%，表明我国 VZV 感染率较高，预示带状疱疹发病率也较高。中国疾病预防控制中心在五个省开展的一项基于社区的回顾性问卷调查显示，2010～2012 年我国 50 岁以上人群带状疱疹年发病率为 3.43/1000，发病率有逐年上升趋势，且随年龄增长而增加，城区高于农村，女性高于男性。

2.复发率　带状疱疹的二次发作较为罕见，带状疱疹复发与免疫力低下有关。有人综述了 26 个国家 130 项有关带状疱疹流行病学的研究数据，结果显示带状疱疹复发的风险为1%～6%。但在携带HIV的个体中，复发率高达13%～26%。

3.疾病负担 带状疱疹及其并发症加重患者本人、家庭及社会的医疗负担，但不同国家或地区间因经济发展水平不同，其医疗负担也有差异。台湾地区2000年带状疱疹医疗费用约2.5亿新台币，至2004年达3.2亿，增长了28%。我国大陆带状疱疹造成的医疗负担非常严重，调查显示2010～2012年带状疱疹患者直接平均门诊费用为543.8元，住院费用为4502.4元，平均住院时间为10天，由此推算我国大陆50岁以上人群中患过带状疱疹的疾病费用约为78亿元，每年新发的疾病费用约13亿元。

4.危险因素 除了年龄增长和细胞免疫功能衰减外，带状疱疹的其他危险因素如性别、地域、季节等尚不明确。

(1)年龄：年龄因素是带状疱疹发病率最主要也是最关键的影响因素。有研究表明，带状疱疹和带状疱疹神经痛的发病风险与年龄相关，年龄越大，带状疱疹和带状疱疹神经痛的发病率越高，且带状疱疹神经痛的严重程度和持续时间也随着年龄的增加而增加。初次感染VZV产生的特异性抗体及T细胞介导的免疫水平随着年龄增加而降低，甚至消失，可能是发病率随年龄增长而增加的原因。

(2)免疫功能衰减：导致细胞免疫衰减的因素较多，如日常生活习惯不良造成微量元素摄入缺乏、吸烟和酗酒、压力等。如果个体饮食习惯中微量元素摄入匮乏会引起免疫力低下，特别对于老年人，会加速免疫衰退的过程而导致发病。英国曾开展的一项病例对照研究。虽然未发现哪种微量元素摄入不足会导致带状疱疹发病率升高，但可以肯定的是，60岁以上老年人群中微量元素摄入不足、蔬菜类食物摄入较少的人群发病率高于摄入充足的人群。有研究表明，吸烟、酗酒会干扰人体细胞免疫功能，但目前尚无明确的数据揭示吸烟和饮酒对带状疱疹发病率的直接关系。压力会对人体一系列的神经内分泌功能造成影响，从而干扰细胞免疫功能，可能造成人体带状疱疹发病的危险性增高。

三、预防控制

罹患带状疱疹不仅影响患者本人的身心健康和生活质量，还会加重患者家庭及社会的经济负担。抗病毒药物虽有助于带状疱疹患者康复，但对于减轻带状疱疹疾病负担有限，因此，预防带状疱疹更有意义。

(一)一般预防措施

成年人50岁后带状疱疹发病风险急剧上升。因此，增强体质，提高该群体抵抗力是重要的基础预防措施。老年人应提倡健康生活方式，坚持适度体育锻炼以增强体质，同时要保持心情愉快、作息规律、饮食清淡有营养，并积极治疗患者基础疾病。因带状疱疹患者的疱疹液含有感染性病毒，应采取接触隔离措施以防止接触者感染发生水痘。对免疫力低下的播散性带状疱疹患者，还应采取呼吸道隔离措施直至皮损结痂脱落。

(二)疫苗接种

除一般性预防措施外，接种疫苗预防带状疱疹是有效的措施，具有广泛的实用意义。

人体自然感染 VZV 后，激发 T 细胞介导的细胞免疫（T-CMI），T-CMI 随年龄增长呈自然下降，如 60～69 岁老年人的病毒特异性 CD4 细胞产生 IFN-γ、IL-4 和 IL-5 的数量是年轻人的 1/5，CD4 早期效应细胞和 CD8 效应记忆细胞则更低。尽管 VZV 的无症状激活或再感染在一定程度上维持了 T-CMI，但不足以预防带状疱疹。因此，通过接种疫苗激发机体 T-CMI 是预防带状疱疹的关键。

目前，全球上市的带状疱疹疫苗有减毒活疫苗、重组亚单位疫苗。减毒活疫苗已在欧盟成员国、美国等 60 多个国家和地区上市；我国自主研发的带状疱疹减毒活疫苗也于 2023 年批准上市。重组亚单位疫苗也在加拿大、美国、中国等多个国家上市。

1.带状疱疹减毒活疫苗（zoster vaccine live，ZVL）

（1）药理作用：目前已上市的 ZVL，分别由默克制药公司和我国百克生物公司研发，与水痘减毒活疫苗一样，均是基于 VZV 的减毒活病毒 Oka 株，工艺同水痘疫苗类似，区别在于每剂疫苗的病毒噬斑形成单位（plaque forming unit，PFU）数量和注射剂量不同。ZVL 标准为每剂不低于 19400 PFU，大约比水痘疫苗高 10 倍。研究证实，ZVL 可促进 60 岁以上年龄受种者的细胞免疫，受种者体内 VZV 特异性 $CD4^+$ 记忆细胞数量增加了近 2 倍。

（2）免疫程序和用法：2006 年，默克公司 ZVL 首次在美国获得批准上市（目前该疫苗未在我国上市），应用于 50 岁及以上并且免疫功能正常的人群，并指出其禁忌人群为对疫苗成分过敏者、免疫功能低下者以及孕妇等。目前，包括欧盟成员国、美国等 60 多个国家和地区已推荐 50 岁及以上并且免疫功能正常的人群皮下接种 1 剂（0.65 mL）ZVL 用来预防带状疱疹疾病。百克生物公司 ZVL 2023 年获批在我国上市，应用于 40 岁及以上并且免疫功能正常的人群，皮下接种 1 剂（0.5 mL）ZVL。

（3）疫苗效力和有效性：1998～2004 年，在美国实施了一项随机、双盲、安慰剂对照Ⅲ期临床试验以评价默克公司 ZVL 的保护效力和安全性，结果显示，60 岁及以上人群接种 ZVL 后，预防带状疱疹总有效性为 51.3%，预防 PHN 的效力为 66.5%，但 ZVL 预防带状疱疹的保护效力随受试者年龄的增加而降低（60～69 岁：64%；70～79 岁：41%；≥80 岁：18%）。上市后数据表明，预防带状疱疹的总有效性为 55%，预防眼睛带状疱疹的有效性为 63%和预防带状疱疹引起住院的有效性为 65%。766330 名大于等于 65 岁人群的大规模队列研究表明预防带状疱疹的有效性为 48%，预防 PHN 的有效性为 59%，预防免疫功能抑制者（伴有白细胞增多、淋巴瘤或感染 HIV）的有效性为 37%（95%置信区间：6%～58%）。我国百克生物公司 ZVL 临床试验结果显示大于等于40 岁人群预防带状疱疹总有效性为 57.62%，预防带状疱疹的保护效力同样也随受试者年龄的增加而降低。

ZVL 已在多个国家被证明具有较高的成本效益，并且长达十年的上市后监测已证实中等程度的有效性和较好的安全性。然而，该疫苗的保护效力随接种者年龄增长而逐渐降低，并且免疫功能低下者和孕妇又是接种的禁忌人群。

2.带状疱疹重组亚单位疫苗(recombinant zoster vaccine,RZV)

(1)药理作用:糖蛋白 E(glycoprotein,gE)是 VZV 表达最丰富的一种糖蛋白,对病毒的复制和胞间感染起重要作用,并且具有高度免疫原性,是体液免疫和细胞免疫的主要靶点,并且 gE 在 VZV 病毒再激活和复制中也发挥着重要作用。目前已上市的 RZV 是 GSK 公司以 gE 为主要成分,AS01B 为佐剂,开发的一种新型亚单位带状疱疹疫苗。带状疱疹 RZV 具有免疫原性强、在免疫功能低下个体中使用安全以及易于生产等优点,所以带状疱疹 RZV 目前被认为是带状疱疹减毒活疫苗的替代品。研究表明,初次感染 VZV,机体会产生抗 gE 抗体,同时 $CD4^+$ T 细胞会对 gE 产生特异性应答。gE 通过增强人体的免疫应答,可有效防止带状疱疹及其并发症的发生。AS01 是一种包含单磷酸酰脂质 A 和皂素两种免疫刺激剂的脂质体佐剂,能通过激活 Toll 样受体 4 和增强树突状细胞对抗原的摄取和保留来加强免疫应答。研究表明,gE 与佐剂 AS01B 的组合,相对于单独使用 gE 或使用低剂量的佐剂,可诱导更强的 gE 特异性体液免疫及细胞免疫,更有效地预防带状疱疹及其并发症。

(2)免疫程序和用法:带状疱疹 RZV 于 2017 年在美国批准上市,用于预防 50 岁及以上人群(无论是否接种过带状疱疹减毒活疫苗)的带状疱疹及其并发症。美国免疫实施咨询委员会(ACIP)也推荐所有 50 岁及以上健康成人接种带状疱疹 RZV 预防带状疱疹。肌内注射接种两剂(每剂 0.5 mL),两剂间隔 2～6 个月,如果第 1 剂接种后间隔超过 6 个月,也无须重新开始接种;如果第 2 剂 RZV 与首剂的接种间隔不到 4 周,应重复接种第 2 剂。无论是否有带状疱疹病史或既往是否接种过 ZVL,都需要接种 2 剂 RZV。ACIP 还对某些特殊人群接种 RZV 提出了建议:①有带状疱疹病史的成年人应接种该疫苗,因为带状疱疹复发概率很高;②如果患者带状疱疹正在发作,则应延迟接种直至疾病的急性期结束且症状消失;③患有慢性疾病(慢性肾功能衰竭、糖尿病、类风湿性关节炎和慢性肺病)的成年人应接种该疫苗;④免疫功能低下的人群也应该接种,研究表明带状疱疹 RZV 在该人群中可以产生 60%～70%的效力,且安全性良好。另外,尚无带状疱疹 RZV 在妊娠或哺乳期妇女中的安全性数据,目前 ACIP 也没有在该人群中使用 RZV 的建议。

(3)疫苗效力和安全性:2011～2015 年,在欧洲、北美、拉丁美洲、亚洲、澳大利亚的 18 个国家和地区同时实施了两项(一项针对 50 岁及以上人群,一项针对 70 岁及以上人群)随机、双盲、安慰剂对照Ⅲ期临床试验,以评价带状疱疹 RZV 的保护效力和安全性。研究表明,在针对 15411 名 50 岁及以上人群的临床试验中,平均随访 3.2 年观察得到其预防带状疱疹的保护效力为 97.2%(95%置信区间:93.7～99.0),其中 50～59 岁、60～69 岁、70 岁以上的保护效力分别为 96.6%(95%置信区间:89.6～99.3)、97.4%(95%置信区间:90.1～99.7)、91.3%(95%置信区间:86.8～94.5),尽管带状疱疹 RZV 的保护效力也随年龄增长而下降,但各年龄组总体效力均在 90%以上;本研究还显示,带状疱疹 RZV 预防 PHN 的保护效力为 91.2%(95%置信区间:75.9～97.7)。在针对70 岁及以上人群的临床试验中,对 13900 名受试者平均随访 3.7 年,带状疱疹 RZV 预防带状疱疹的保护效力为89.8%(95%置信区间:84.2～93.7),预防PHN的保护效力为88.8%(95%置信区间:68.7～97.1)。在接种带状疱疹RZV后7天的随访过程中,尽管全身或局部不良反应发生率均高于安慰剂组,常见的有肌痛、疲劳、头痛、注射部位疼痛等,但大多数不良反应是暂时的,且耐受良好。总体来看,与ZVL相比,带状疱疹RZV可提供更高的保护效力。

(4)免疫功能抑制者和具有特殊风险的人群:由于免疫力低下和免疫抑制人群发生带状疱疹疾病的风险要远高于健康人群,且造成的疾病负担更重,而该人群又禁用ZVL,于是开展了一系列评估带状疱疹RZV的免疫原性和安全性的研究,包括在接受自体造血干细胞移植人群中和HIV感染者中开展的随机、双盲临床试验。研究结果表明,在自体造血干细胞移植后不久给予含AS01B佐剂系统的gE亚单位疫苗的免疫原性最高,且安全性良好;在HIV感染者中,试验组血清抗gE抗体浓度和gE特异性$CD4^+$ T细胞计数均高于对照组;并且试验过程中未报告与疫苗接种相关的严重不良事件。

(5)同时接种:由于中老年人免疫功能低下,易感染各种类型的疾病,因此难免会出现多种疫苗同时接种的情况。2013～2015年,一项50岁及以上成人同时接种RZV和季节性四价流感病毒灭活疫苗的安全性和免疫原性的研究表明,同时接种这两种疫苗不会引起两种疫苗的免疫原性减弱,且安全性良好。2014～2016年,50岁及以上成人同时接种带状疱疹RZV和23价肺炎球菌多糖疫苗具有较好的安全性,并且两者的免疫原性互不影响。

(许青)

第十八节　流行性感冒

流行性感冒(influenza)简称流感,是由流感病毒引起的急性呼吸道传染病,严重危害人群健康。根据流感病毒内部抗原性的不同,分为甲(A)型、乙(B)型、丙(C)型和丁(D)型。流感病毒抗原性易变,传播迅速,每年可引起季节性流行,在学校、托幼机构和养老福利机构等人群聚集的场所易发生暴发疫情。据估计,每年流感季节性流行在全球可导致10亿例感染病例、300万～500万例重症病例,29万～65万例死于流感季节性流行相关的呼吸道系统疾病。我国每年因流感可导致8.8万人死亡,其中老年人占90%左右。

一、概述

(一)流感病原学

1.流感病毒的形态结构　流感病毒为单股负链RNA病毒,属于正粘病毒科,病毒颗粒呈球形或丝状,直径为80～120 nm,丝状流感病毒长度可达400 nm。典型的流感病毒在电镜下呈球形,有囊膜。囊膜表面分布有血细胞凝集素(hemagglutinin,H或HA)、神经氨酸酶(neuraminidase,N或NA)和基质蛋白(matrix protein,M),中间层是由基质蛋白M1构成的一个或若干个分子厚的球形蛋白壳。里层由核蛋白(nucleoprotein,NP)、三种聚合酶蛋白(PB1、PB2、PA)和病毒单链RNA组成,其中NP和病毒核酸共同组成核糖核蛋白(ribonucleoprotein,RNP)。

HA和NA是流感病毒的两种重要表面糖蛋白。HA能结合宿主细胞上的唾液酸受体,使病毒附着于细胞上,帮助病毒穿透宿主细胞膜改变其抗原性,逃脱宿主免疫系统的监视。

2.分型和变异　根据核蛋白和基质蛋白抗原性的不同,将流感病毒分为甲(A)型、乙(B)型、丙(C)型和丁(D)型。基于HA和NA抗原性的不同,将甲型流感病毒分为18个HA亚型(H1～H18)和11个NA亚型(N1～N11)。其中,人类流感主要与H1、H2、H3和N1、N2亚型有关。甲型流感病毒除感染人外,在动物中广泛存在,如禽类、猪、马、海豹、鲸鱼和水貂等。乙型流感分为Victoria系和Yamagata系,可在人群中循环流行,最近数据显示海豹也可被感染。丙型流感病毒感染人、狗和猪,仅导致上呼吸道感染的散发病例。丁型流感病毒主要感染猪、牛等,尚未发现感染人。目前,引起流感季节性流行的病毒是甲型中的H1N1、H3N2亚型及乙型病毒的Victoria和Yamagata系。

流感病毒基因为分节段的RNA,病毒在复制过程中除基因内部发生局部变异外,容易发生基因重组,形成新型病毒株。流感病毒表面抗原HA和NA的变异有两种形式:抗原漂移和抗原转变。

抗原漂移:指由基因组突变导致抗原的小幅度变异,不产生新的亚型,属于量变,没有质的变化。多引起流感的中小型流行。

抗原转变:指编码抗原的基因组重排引起的变异幅度大时,产生新的亚型,这种变异为质的改变,往往引起流感的世界大流行。

抗原漂移可引起HA和(或)NA的次要抗原变化,而抗原转变可引起HA和(或)NA的主要抗原变化。单一位点突变就能改变表面蛋白的结构,因此也改变了其抗原或免疫学特性,导致产生抗原性的变异体。而当细胞感染两种不同的流感病毒粒子时,病毒的8个基因组片段可以随机互相交换,发生基因重排。通过基因重排有可能产生高致病性毒株。基因重排只发生于同类病毒之间,它不同于基因重组。这也就是流感病毒容易发生变异的原因。

3.流感病毒的理化特性

(1)酸碱度:流感病毒在pH值7.0～8.0间最稳定,pH值在3.0以下或10.0以上时,感染力很快被破坏。

(2)温度:流感病毒对高温抵抗力弱,不耐热,加热到56 ℃ 30分钟后即丧失致病性,100 ℃ 1～2分钟即被灭活。在温度低的环境下,病毒较为稳定,在0～4 ℃可存活1个月。

(3)光线:流感病毒对紫外线很敏感,暴露在阳光下40～48小时即被灭活。

(4)有机溶剂:流感病毒不耐酸和乙醚,对紫外线、甲醛、乙醇等很敏感。使用常用消毒药,如次氯酸钠、酚类化合物、季胺盐类消毒剂、甲醛溶液和其他醛类以及碘类化合物均能迅速抑制病毒的传染性。

(二)临床表现

潜伏期一般为1～7天,多为2～4天。

流感一般表现为急性起病、发热(部分病例可出现高热,达39～40 ℃),伴畏寒、寒战、头痛、肌肉和关节酸痛、极度乏力、食欲减退等全身症状,常有咽痛、咳嗽,可有鼻塞、流涕、胸骨后不适、颜面潮红、结膜轻度充血,也可有呕吐、腹泻等症状。轻症流感常与普通感冒表现相似,但其发热和全身症状更明显。重症病例可出现病毒性肺炎、继发细菌性肺炎、急性呼吸窘迫综合征、休克、弥散性血管内凝血、心血管和神经系统等肺外表现及多种并发症。肺炎是最常见的并发症,其他并发症有神经系统损伤、心脏损伤、肌炎、横纹肌溶解、脓毒症休克等。流感的症状是临床常规诊断和治疗的主要依据。但由于流感的症状、体征缺乏特异性,易与普通感冒和其他上呼吸道感染相混淆。流感确诊有赖于实验室诊断,检测方法包括病毒核酸检测、病毒分离培养、抗原检测和血清学检测。

二、流行病学

流感的流行特点主要表现在短期内突然发生,迅速蔓延,并造成不同程度的流行,即世界大流行(pandemicity)、局部暴发(outbreak)和散发(sporadic)。甲型流感由于抗原变异可导致世界性流行,乙型流感可局部暴发流行,而丙型流感未见变异,常呈散发流行。流感流行期间,流感和流感相关肺炎可引起超额死亡率,尤其对于儿童、老年人和有心肺疾病、糖尿病、癌症等慢性病患者,均会造成严重后果,甚至死亡。

流感大流行无法预测,却反复发生,在全球范围内对人类健康和社会经济带来严重后果。流感流行史可以追溯到几百年前,但未得到病原学和血清学的验证。自16世纪以来,流感大流行每10年至50年即发生一次,严重程度和后果均不相同。自20世纪以来,全球共发生了五次流感大流行,即1918年西班牙H1N1流感、1957年亚洲H2N2流感、1968年中国香港H3N2流感、1977年俄罗斯H1N1流感和2009年的甲型H1N1流感大流行。

除流感大流行外,流感每年都会存在季节性流行。流感每年冬春季周而复始循环的季节性已有广泛研究,在温带地区流感一般仅有一个流行高峰,呈现半年的周期性流行,热带地区尤其在亚洲,流感的季节性呈高度多样化,既有半年或全年周期性流行,也有全年循环。

(一)传染源

流感患者和无症状感染者是季节性流感的主要传染源。常见潜伏期为1～4天(平均2天),从潜伏期末到发病的急性期都有传染性。一般感染者在临床症状出现前24～48小时即可排出病毒,排毒量在感染后12～24小时显著增加,在发病后24小时内达到高峰。成人和较大年龄儿童一般持续排毒3～8天(平均5天),患者感染不同毒株的排毒时间也会有差异。住院成人患者可在发病后持续一周或更长的时间排毒,排毒量也更大。低龄儿童发病时的排毒量与成人相同,但排毒量下降更慢,排毒时间更长。与成人相比,婴幼儿病例中,长期排毒很常见(1～3周)。老人和HIV感染者等免疫功能低下或缺陷人群的病毒清除能力更差，排毒时间更长。

（二）传播途径

流感病毒主要通过打喷嚏和咳嗽等经飞沫传播，经口腔、鼻腔、眼睛等黏膜直接或间接接触感染。接触被病毒污染的物品也可通过上述途径感染。在特定场所，如人群密集且密闭或通风不良的房间内，也可能通过气溶胶的形式传播。

（三）易感人群

人群普遍易感，感染后对同一亚型会获得一定程度的免疫力，但不同亚型间无交叉免疫，故人群可反复发病。接种流感疫苗可有效预防相应亚型/系的流感病毒感染。

三、流感监测及实验室检测

（一）流感监测

2001 年起，国家卫生健康委在全国设立流感监测网络，现已经形成了覆盖全国各市的 410 家流感监测网络实验室和 554 家监测哨点医院的流感监测网络。山东省现有 17 所流感监测网络实验室和 27 所国家级流感监测哨点医院，每周 27 所流感监测哨点医院上报相关科室的流感样病例就诊情况，并采集部分流感样病例的呼吸道标本送至对应的流感监测网络实验室，国家级流感监测网络实验室收到标本后及时开展实验室检测，实时追踪流感的疫情动态变化。

（二）实验室检测

1.病毒抗原检测　病毒抗原检测可采用胶体金法和免疫荧光法。抗原检测速度快，但敏感性低于核酸检测。病毒抗原检测阳性支持诊断，但阴性不能排除流感。

2.病毒核酸检测　病毒核酸检测的敏感性和特异性很高，且能区分病毒类型和亚型。与病毒分离相比，核酸检测简单、易行、快速，可用于早期诊断。目前主要包括实时荧光定量 PCR 和快速多重 PCR。荧光定量 PCR 法可检测呼吸道标本（鼻拭子、咽拭子、鼻咽或气管抽取物、痰）中的流感病毒核酸，并可区分流感病毒亚型。对重症患者，检测下呼吸道（痰或气管抽取物）标本更加准确。

3.病毒培养分离　从呼吸道标本培养分离出流感病毒是流感诊断的“金标准”。但由于病毒培养周期较长，生物安全条件要求高，不建议应用于临床诊疗。

鸡胚培养法是病毒培养最常用的方法之一。其优点是操作简便、容易管理及鸡胚本身无菌无病毒。流感病毒常用的是鸡胚尿囊腔及羊膜腔双腔接种法。

MDCK 细胞（犬肾上皮细胞）培养法是目前培养病毒应用最广的方法。其优点是经济适用、结果正确敏感、较实验动物更容易控制和管理。MDCK 细胞是流感病毒培养和相关病毒感染等实验中最常用的细胞。

4.血清学检测　IgG 抗体水平恢复期比急性期呈 4 倍或以上升高，有回顾性诊断意义。IgM 抗体检测敏感性较低，不建议常规使用。

四、免疫预防和疫情控制

每年接种流感疫苗是预防流感最有效的手段，可以显著降低接种者罹患流感和发生严重并发症的风险。奥司他韦、扎那米韦、帕拉米韦等神经氨酸酶抑制剂和玛巴洛沙韦片是流感的有效治疗药物，早期尤其是发病 48 小时之内应用抗流感病毒药物能显著降低流感重症和死亡的发生率。抗病毒药物应在医生的指导下使用。药物预防不能代替疫苗接种，只能作为没有接种疫苗或接种疫苗后尚未获得免疫能力的重症流感高危人群的紧急临时预防措施。

保持良好的个人卫生习惯是预防流感等呼吸道传染病的重要手段，包括：勤洗手；在流感流行季节，老年人与慢性病患者尽量避免去人群聚集场所，避免接触呼吸道感染患者；出现流感样症状后，要保持良好的呼吸道卫生习惯，咳嗽或打喷嚏时，用纸巾、毛巾等遮住口鼻，咳嗽或打喷嚏后洗手，尽量避免触摸眼睛、鼻或口。若家庭成员出现流感患者时，要尽量避免相互接触，尤其是家中有老年人与慢性病患者时。当家长带有流感症状的患儿去医院就诊时，应同时做好患儿及自身的防护（如戴口罩），避免交叉感染。学校、托幼机构等集体单位中出现流感样病例时，患者应居家休息，减少疾病传播。

（一）国内外上市的流感疫苗

目前，国际上已经上市的流感疫苗有流感病毒灭活疫苗（influenza inactivated vaccine，IIV）、流感病毒减毒活疫苗（live attenuated influenza vaccine，LAIV）和流感病毒重组疫苗（recombinant influenza vaccine，RIV）。流感疫苗包括三价和四价两种类型，三价流感疫苗组分含有 A（H3N2）亚型、A（H1N1）亚型和 B 型毒株的一个系，四价流感疫苗组分含 A（H3N2）亚型、A（H1N1）亚型和 B 型 Victoria 系、Yamagata 系。根据生产工艺，又可分为基于鸡胚、细胞培养和重组流感疫苗。

（二）IIV3 和 IIV4 接种后的免疫反应、免疫持久性

欧盟药品评价局和美国食品药品管理局的标准要求流感疫苗接种后：①血凝抑制（hemagglutination inhibition，HI）抗体≥1∶40；②血清阳转率，即免疫接种前 HI 抗体<1∶10，免疫后 HI 抗体≥1∶40，或免疫接种前 HI 抗体≥1∶10，免疫接种后 HI 抗体几何平均滴度（geometric mean titer，GMT）增长 4 倍及以上。人体对感染流感病毒或接种流感疫苗后获得的免疫力会随时间衰减，衰减程度与人的年龄和身体状况、疫苗抗原等因素有关，临床试验的证据提示，接种灭活流感疫苗对抗原类似毒株的保护作用可维持6～8 个月。接种一年后血清抗体水平显著降低，但部分毒株的保护作用持续时间可更长。为匹配不断变异的流感病毒，WHO 在多数季节推荐的流感疫苗组分会更新一个或多个毒株，疫苗毒株与前一季节完全相同的情况也存在。为保证接种人群得到最大程度的保护，即使流感疫苗组分与前一季节完全相同，鉴于多数接种者抗体滴度已显著下降，因此不管前一季节是否接种流感疫苗，仍建议在当年流感季节来临前接种。

（三）IIV3 和 IIV4 的安全性

接种流感疫苗是安全的，但也可能会出现不良反应。流感疫苗常见的不良反应主要

表现为局部反应(接种部位红晕、肿胀、硬结、疼痛、有烧灼感等)和全身反应(发热、头痛、头晕、嗜睡、乏力、肌痛等)。通常是轻微的、自限的,一般在1～2天内自行消退,极少出现重度反应。

(四)流感疫苗接种建议

每年接种流感疫苗是预防流感最有效的措施。目前,流感疫苗在我国大多数地区属于第二类疫苗,公民自费、自愿接种。

2019年7月,健康中国行动推进委员会制定印发了《健康中国行动(2019—2030年)》,列出了15项重大行动,包括全方位干预健康影响因素、维护全生命周期健康和防控重大疾病三个领域。其中在“慢性呼吸系统疾病防治行动”中建议慢性呼吸系统疾病患者和老年人等高危人群主动接种流感疫苗和肺炎球菌疫苗,在“传染病及地方病防控行动”中,明确提出儿童、老人、慢性病患者的免疫力低、抵抗力弱,是流感的高危人群,建议每年流感流行季节前在医生指导下接种流感疫苗,并鼓励有条件地区为60岁及以上老人、托幼机构幼儿、在校中小学生和中等专业学校学生免费接种流感疫苗,同时,要求保障流感疫苗供应。该行动计划为未来推进流感疫苗预防接种工作提供了指导意见和工作要求。

国务院应对新型冠状病毒感染联防联控机制综合组要求实施“强化监测预警、免疫重点人群、推进多病共防、规范疫情处置、落实医疗救治、广泛宣传动员”的举措,全面开展流感防控,减少重症和死亡,保护广大人民群众身体健康。

为提高公众对流感疾病特征、危害及疫苗预防作用的认识,逐步提高高危人群的疫苗覆盖率,各级疾控中心积极组织开展科学普及、健康教育、风险沟通和疫苗政策推进活动,组织指导疫苗接种时,应重点把握好剂型选择、优先接种人群、接种程序、禁忌证和接种时机等技术环节。

1.疫苗种类及适用年龄组　目前,我国批准上市的流感疫苗包括三价灭活疫苗(IIV3)、三价减毒活疫苗(LAIV3)和四价灭活疫苗(IIV4),其中三价灭活疫苗有裂解疫苗和亚单位疫苗,可用于6月龄及以上人群接种,包括0.25 mL和0.5 mL两种剂型;三价减毒活疫苗为冻干制剂,用于3～17岁人群,每剂次0.2 mL;四价疫苗为裂解疫苗和亚单位疫苗,可用于6月龄及以上人群接种,包括0.25 mL和0.5 mL两种剂型。对可接种不同类型、不同厂家疫苗产品的人群,可自愿接种任一种流感疫苗,无优先推荐。

2.建议优先接种人群　流感疫苗安全、有效。原则上,接种单位应为6月龄及以上所有愿意接种疫苗且无禁忌证的人提供免疫服务。结合我国国情,推荐以下人群为优先接种对象:①6～59月龄的儿童:患流感后出现重症的风险高,流感住院负担重,应优先接种流感疫苗。②60岁及以上老年人:该类人群患流感后死亡风险最高,是流感疫苗接种的重要目标人群。③特定慢性病患者:心血管疾病(单纯高血压除外)、慢性呼吸系统疾病、肝肾功能不全、血液病、神经系统疾病、神经肌肉功能障碍、代谢性疾病(包括糖尿病)等慢性病患者以及患有免疫抑制疾病或免疫功能低下者,患流感后出现重症的风险很高,应优先接种流感疫苗。④医务人员:该类人群是流感疫苗接种的重要优先人群,不仅可保护医务人员自身，维持流感流行季节医疗服务的正常运转，同时可有效减少医务人员将病毒传给流感高危人群的机会。⑤6 月龄以下婴儿的家庭成员和看护人员：由于现有流感疫苗不可以直接给 6 月龄以下婴儿接种，该人群可通过母亲孕期接种和对婴儿的家庭成员和看护人员接种流感疫苗，以预防流感。⑥孕妇或准备在流感季节怀孕的女性：国内外大量研究证实孕妇罹患流感后发生重症、死亡和不良妊娠结局的风险更高，国外对孕妇在孕期任何阶段接种流感疫苗的安全性证据充分，同时接种疫苗对预防孕妇罹患流感及通过胎传抗体保护 6 月龄以内婴儿的效果明确。另外，《世界卫生组织 WHO 流感疫苗立场文件(2012 年版)》将孕妇列为第一优先接种人群。但由于国内缺乏孕妇接种流感疫苗的安全性评价数据，我国上市的部分流感疫苗产品说明书仍将孕妇列为禁忌人群。

3.接种剂次

(1)6 月龄至 8 岁儿童：首次接种流感疫苗的 6 月龄～8 岁儿童应接种 2 剂次，间隔大于等于 4 周；以前接种过 1 剂或以上流感疫苗的儿童，则建议接种一剂。

(2)9 岁及以上儿童和成人：仅需接种 1 剂(见图 12-3)。

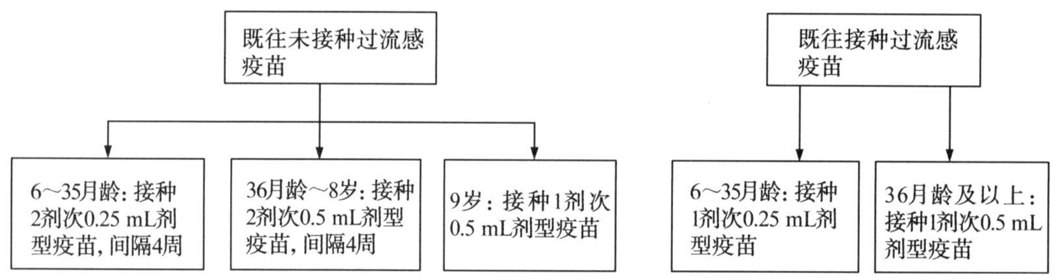

图 12-3　各年龄组流感疫苗接种剂次图

4.接种时机　通常接种流感疫苗 2～4 周后，可产生具有保护水平的抗体。我国各地每年流感活动高峰出现的时间和持续时间不同，为保证受种者在流感高发季节前获得免疫保护，建议各地在疫苗可及后尽快安排接种工作，最好在当地流感流行季节前完成免疫接种，接种单位在整个流行季节都可以提供免疫服务。同一流感流行季节，已按照接种程序完成全程接种的人员，无须重复接种。

5.接种部位及方法　IIV 的接种采用肌内注射(皮内注射制剂除外)。成人和大于 1 岁儿童首选上臂三角肌接种疫苗，6 月龄至 1 岁婴幼儿的接种部位以大腿前外侧为最佳。LAIV 的接种采用鼻用喷雾法，严禁注射。

6.储存及运输　疫苗应在 2～8 ℃储存和运输，严禁冻结。

7.禁忌证　对疫苗中所含任何成分(包括辅料、甲醛、裂解剂及抗生素)过敏者或有过任何一种疫苗接种严重过敏史者，禁止接种。

患有急性疾病、严重慢性疾病或慢性疾病的急性发作期以及发热患者，建议痊愈或者病情稳定控制后接种。既往接种流感疫苗后6周内出现吉兰-巴雷综合征的患者，建议由医生评估后考虑是否接种。

以下人群禁止接种LAIV：①因使用药物、HIV感染等任何原因造成免疫功能低下者；②长期使用含有阿司匹林或水杨酸成分药物治疗的儿童及青少年；③2～4岁患有哮喘的儿童；④孕妇；⑤有吉兰-巴雷综合征病史者；⑥接种前48小时使用过奥司他韦、扎那米韦等抗病毒药物者，或接种前5天使用过帕拉米韦，或接种前17天使用过巴洛沙韦者。

鸡蛋过敏不建议作为流感疫苗接种禁忌。《中华人民共和国药典》(2015版和2020版)均未将对鸡蛋过敏作为疫苗接种禁忌。药典规定流感全病毒灭活疫苗中卵清蛋白含量应不高于250纳克/剂，裂解疫苗中卵清蛋白含量应不高于200 ng/mL，暂无减毒活疫苗说明。我国常用的流感疫苗中的卵蛋白含量测量显示，含量最高不超过140 ng/mL。国外学者对于鸡蛋过敏者接种IIV或LAIV的研究表明，未见发生严重过敏反应。美国ACIP自2016年开始建议对鸡蛋过敏者亦可接种流感疫苗。

8.药物相互作用　综合考虑风险与收益，灭活流感疫苗与其他灭活疫苗及减毒活疫苗如肺炎球菌疫苗、带状疱疹疫苗、水痘疫苗、麻腮风疫苗、百白破疫苗可同时在不同部位接种；但在接种流感减毒活疫苗后，必须间隔28天以上才可接种其他减毒活疫苗。

另外，如正在或近期曾使用过任何其他疫苗或药物，包括非处方药，请接种前告知接种医生。免疫抑制剂(如皮质类激素、细胞毒性药物或放射治疗)的使用可能影响接种后的免疫效果。为避免可能的药物间相互作用，任何正在进行的治疗均应咨询医生。服用流感抗病毒药物预防和治疗期间也可以接种灭活流感疫苗。

(宋绍霞　刘僩)

第十九节　肺炎链球菌感染性疾病

一、概述

(一)病原学

肺炎链球菌广泛分布于自然界，人类是其唯一宿主。肺炎链球菌常临时定植于人的鼻咽部，婴儿和幼儿是肺炎链球菌的主要宿主。革兰氏染色为阳性，菌体呈矛头状，多成双排列，尖端向外，在液体培养基中呈短链；无鞭毛亦不形成芽孢。荚膜是肺炎链球菌主要的毒力因子，在普通染色标本中荚膜不着色，菌体外围的荚膜区呈不着色的半透明环；根据荚膜结构与成分的不同，目前肺炎链球菌具有90多个血清型；约20种血清型/群与常见的肺炎链球菌侵袭性疾病相关，大多数血清型都不对人体产生危害。

(二)临床表现

1.普通感染　肺炎链球菌可引起肺炎、脑膜炎、中耳炎、鼻窦炎及菌血症等多种严重疾病。肺炎链球菌是导致社区获得性肺炎的最主要细菌性病原，约占社区获得性肺炎的半数。X线胸片呈肺段或肺叶急性炎性实变，近年来因抗生素的广泛使用，致使起病方式、症状及X线改变均不典型。

(1)症状：通常急骤起病，以高热、寒战、咳嗽、血痰及胸痛为特征。体温通常在数小时内升至39～40 ℃。患侧胸痛，可放射至肩部或腹部，咳嗽或深呼吸时加剧。痰少，可带血或呈铁锈色。

(2)体征：患者呈急性病容，面颊绯红，鼻翼扇动，皮肤灼热、干燥，口角及鼻周有单纯疱疹；病变广泛时可出现发绀。早期肺部体征可无明显异常，仅有胸廓呼吸运动幅度减小，轻度叩浊，呼吸音减低及胸膜摩擦音。

2.肺炎链球菌脑膜炎　肺炎链球菌脑膜炎为成人常见的化脓性脑膜炎，常继发于肺炎、中耳炎、乳突炎、鼻窦炎或颅脑损伤后，一部分病例无原发病灶可循。曾有报告，肺炎链球菌脑膜炎患者脑脊液含菌量为脑膜炎双球菌脑膜炎患者的8倍，且病原体繁殖快，渗出物中含大量纤维蛋白，易造成粘连，治疗时其菌体及代谢产物清除慢，故预后较流脑差，病死率高(抗生素治疗后仍达35%，显著高于流脑)。此外，肺炎链球菌脑膜炎有复发倾向，且易残留神经系统后遗症。

(1)症状：半数以上病例伴有菌血症或败血症，病情大多危重，全身毒血症状明显，有头痛、发热、神志改变和颈强直与克尼格征、布鲁津斯基征阳性等脑膜刺激征。

(2)体征：脑脊液外观混浊，细胞数及蛋白质含量显著增高，糖含量低，脑脊液涂片可见革兰氏阳性双球菌。体检尚有肺炎或其他原发病的体征，合并菌血症者可见皮肤瘀点，不融合成片。

二、流行病学

(一)传染源

带菌者和患者。

(二)传播途径

肺炎链球菌一般经由呼吸道飞沫传播或由定植菌导致自体感染。

(三)人群易感性

普遍易感，感染常见于婴幼儿、老年人以及具有基础疾病的人，其中年龄小于2岁发病率远高于其他年龄段人群。肺炎链球菌感染的危险性随年龄、基础疾病、生活环境等不同因素而具有较大的差异。婴幼儿和老年人感染的危险性相对较高。大多数侵袭性肺炎球菌性疾病为散发，但在密闭环境下，如养老院和儿童护理中心等可能发生暴发，但并不常见。

(四)流行特征

肺炎链球菌疾病的发病率有明显的地区差异性，另外也受到社会经济条件、人群年龄构成、疫苗和抗生素使用情况等因素的影响；通常发展中国家由于营养条件、居住条件、居民身体素质等方面的原因，肺炎链球菌疾病的发病率高于发达国家。即便是欧洲、美洲等发达资本主义国家和地区，肺炎链球菌疾病的发病率也有较大的区域差异性。肺炎链球菌疾病各种季节和气候均可发生，易在寒冷干燥的季节高发，温带地区的冬季和春季发病率最高。

三、免疫预防和疫情控制

（一）免疫预防

肺炎球菌性疾病是世界卫生组织极高度优先推荐使用疫苗进行预防的疾病。肺炎球菌疫苗可以预防因特定血清型肺炎球菌引起的感染性疾病，特别是肺炎、脑膜炎等侵袭性疾病。

1.疫苗　我国上市的肺炎球菌疫苗有13价肺炎球菌多糖结合疫苗和23价肺炎球菌多糖疫苗。

2.接种对象　13价肺炎球菌多糖结合疫苗说明书规定的接种对象适用于1.5月龄～5周岁（6周岁生日前）婴幼儿和儿童；23价肺炎球菌多糖疫苗用于大于等于2周岁儿童及成人。

3.免疫程序　肺炎球菌疫苗属第二类疫苗，我国目前尚未推荐统一的免疫程序，具体免疫程序参考疫苗产品说明书。

（1）进口13价肺炎球菌多糖结合疫苗：①1.5月龄至6月龄婴儿，共接种4剂。基础免疫在2、4、6月龄各接种1剂，加强免疫在12～15月龄接种一剂。基础免疫首剂最早可以在1.5月龄接种，之后各剂间隔1～2个月。②7至11月龄婴儿，共接种3剂。首剂与第2剂间隔至少1个月。建议在出生后第二年（满12月龄以后）接种第3剂，与第2剂间隔至少2个月。③12至23月龄幼儿，共接种2剂，接种间隔至少2个月。④2～5岁儿童（6周岁生日前），接种1剂。

（2）国产的13价肺炎球菌多糖结合疫苗：①2～6月龄（最小满1.5月龄）婴儿共接种4剂。推荐首剂在2月龄（最小满1.5月龄）接种，基础免疫接种3剂，每剂接种间隔2个月；于12～15月龄时加强接种第4剂。或推荐首剂在3月龄接种，基础免疫接种3剂，每剂接种间隔1个月；于12～15月龄时加强接种第4剂。②7～11月龄婴儿基础免疫接种2剂，接种间隔至少2个月；于12月龄以后加强接种1剂（第3剂），与第2剂接种至少间隔2个月。③12～23月龄幼儿接种2剂，接种间隔至少2个月。④2～5周岁儿童接种1剂。

（3）23价肺炎球菌多糖疫苗免疫程序：大于等于2岁儿童及成人接种1剂。

4.接种途径和剂量

（1）13价肺炎球菌多糖结合疫苗：使用前充分摇匀，肌内注射。婴儿首选部位为大腿前外侧（股外侧肌），幼儿和儿童为上臂三角肌。每剂接种剂量为0.5 mL，注意避免在神经和血管集中或其附近部位注射疫苗。

（2）23价肺炎球菌多糖疫苗：上臂外侧三角肌皮下或肌内注射，请按照说明要求进行接种。每次注射0.5 mL。

5.接种禁忌和注意事项　禁忌证意味着不应该接种疫苗。注意事项意味着在某些情况下，如果疫苗接种的获益超过风险，则可以接种疫苗。

以下情形适用于所有疫苗：①对疫苗中任何成分过敏是接种该疫苗的禁忌证；②中度或重症的急性疾病，无论是否发热，接种疫苗应谨慎，即各方权衡疫苗接种利弊后可接种，但如非必需，可推迟到康复后再接种疫苗。

需说明的注意事项：①严禁静脉注射；②血小板减少症、任何凝血障碍或接受抗凝血剂治疗者，接种途径为肌内注射时应非常谨慎（应在凝血因子替代或类似治疗后尽早接种，接种时应用更小的针头，接种后按压注射部位≥2 分钟，不得揉搓）；③疫苗只能对本身所含肺炎球菌血清型具有预防保护作用，不能预防疫苗以外的血清型别和其他微生物导致的侵袭性疾病；④疫苗不能保证所有受种者都不会罹患帕金森病（PD）；⑤正在进行免疫抑制治疗的患者或有免疫功能障碍者，可能无法达到预期的血清抗体应答水平；⑥不推荐 2 岁以下（不包括 2 岁）的婴幼儿使用 23 价肺炎球菌多糖疫苗；⑦接种本品时，应备有肾上腺素等药物，以备偶有发生严重过敏反应时急救用。接种疫苗后应在现场观察至少 30 分钟。

禁忌和慎用情况请参照疫苗使用技术指南或相应企业的疫苗说明书。

6.不同厂家产品的替换使用　在国内主要涉及不同厂家的 13 价肺炎球菌多糖结合疫苗替换接种问题，原则上应尽量保证用一个厂家的疫苗完成全程免疫接种。若因特殊原因，确实无法使用同一厂家的疫苗完成整个免疫程序，根据当地或国家的有关规定，确定是否允许进行替换。如果可以替换，要科学告知儿童家长或受种者可能的获益和相应的风险，待儿童家长或受种者知情同意后方可替换接种。

（二）预防控制措施

增强抵抗力，均衡饮食，适量运动，充分休息，不吸烟和避免过度紧张。

注意个人卫生，保持双手清洁，并用正确的方法洗手。双手被鼻水或痰涎污染后，如打喷嚏或咳嗽后，应立即用洗手液或肥皂洗手。打喷嚏或咳嗽时应掩着口鼻。应将鼻水或痰涎用纸巾包好，并弃置于有盖垃圾箱内。如有呼吸道感染的病症，应佩戴口罩。不要与别人共享餐具。餐具用后应清洗干净。

保持环境卫生，保持室内空气流通。如有不适，应避免前往人多拥挤、空气欠流通的公共场所。

（宋绍霞　刘倜）

第二十节　狂犬病

狂犬病（rabies）是由狂犬病毒（rabies virus，RABV）感染引起的一种动物源性传染病。狂犬病毒主要通过破损的皮肤或黏膜侵入人体，临床大多表现为特异性恐风、恐水、咽肌痉挛、进行性瘫痪等。在我国，狂犬病报告死亡数一直位居法定报告传染病前列，给人民群众生命健康带来严重威胁。暴露后处置是暴露后预防狂犬病的唯一有效手段，及时、科学和规范的暴露后预防处置能够避免狂犬病的发生。

一、狂犬病概述

(一)病原学

狂犬病毒属于单负链病毒目,弹状病毒科,狂犬病毒属。病毒颗粒呈子弹状,长 100～300 nm,直径约 75 nm。病毒基因组长约 12 kb,为不分节段的单负链 RNA。病毒颗粒由囊膜(envelope)和核衣壳(nucleocapsid)两部分组成,基因组 RNA 及外层紧密盘绕的 N、P、L 蛋白共同构成具有转录、翻译功能的核衣壳;颗粒外层脂质膜表面镶嵌着以 G 蛋白三聚体构成的纤突(spike),为病毒中和抗原及与宿主受体结合的部位,M 蛋白位于外壳内侧和核衣壳之间,连接内外两部分。狂犬病毒是嗜神经性病毒,几乎在一切哺乳动物的神经组织都能增殖,在禽类胚胎如鸡胚绒毛尿囊膜、胚胎和鸭胎内均可增殖。

自 1950 年以来,逐步发现了狂犬病毒群的复杂性,出现了狂犬病相关病毒和狂犬病血清型的术语,分别将 RABV、LBV、MOKV、DUVV、EBLV-1 和 EBLV-2 确定为不同的血清型。针对狂犬病相关病毒多样性的遗传进化研究,产生了新的术语——“基因型”,将狂犬病毒属分为 7 个基因型(Ⅰ～Ⅶ)。截至 2018 年,国际病毒分类委员会(International Committee on Taxonomy of Virus,ICTV)确认的狂犬病毒属病毒达到 16 种,根据遗传距离和血清交叉学反应,16 种病毒又被划分为三个不同的遗传谱系:遗传谱系Ⅰ、Ⅱ和Ⅲ。每个遗传谱系中的病毒在生物学特性上有所不同,如致病性、细胞凋亡的诱导、细胞受体的识别等。不同型别狂犬病毒的致病性不同,在犬、猫等哺乳动物中传播,称为“街毒”的狂犬病毒毒力很强,感染后一旦出现临床症状,病死率几乎达 100%,是世界上病死率最高的传染病;而在蝙蝠中传播的狂犬病毒毒力相对较弱。

狂犬病毒不耐高温,悬液中的病毒经 56 ℃ 30～60 分钟或 100 ℃ 2 分钟即失去感染力。脑组织内的狂犬病毒在常温、自溶条件下,可保持活力 7～10 天,4 ℃可保存2～3 周。狂犬病毒在 pH 值为 7.2～8.0 时较为稳定,pH 值超过 8 时易被灭活。狂犬病毒对脂溶剂(肥皂水、氯仿、丙酮等)、乙醇、过氧化氢、高锰酸钾、碘制剂以及季铵类化合物(如苯扎溴铵)等敏感。1∶500 稀释的季铵类消毒剂、45%～70%乙醇、1%肥皂水以及5%～7%碘溶液均可在 1 分钟内灭活病毒,但来苏水溶液不易将其灭活。

(二)临床表现

狂犬病的临床表现可分为狂躁型(大约 2/3 的病例)和麻痹型两种。

由犬传播的狂犬病一般表现为狂躁型,是我国最常见的类型。患者以意识模糊、恐惧痉挛,以及自主神经功能障碍(如瞳孔散大和唾液分泌过多等)为主要特点。主要表现有:在愈合的伤口及其神经支配区有痒、痛、麻及蚁走等异常感觉,以后出现高度兴奋、恐水、怕风、阵发性咽肌痉挛和交感神经兴奋症状,如流涎、吐沫、多汗、心率加快、血压增高等;逐渐发生全身弛缓性瘫痪,最终因呼吸、循环衰竭而死亡。

吸血蝙蝠传播的狂犬病一般表现为麻痹型,在我国较为少见。患者意识清楚,但有与吉兰-巴雷综合征相似的神经病变症状。临床表现为：前驱期多为高热、头痛、呕吐及咬伤处疼痛等，无兴奋期和恐水症状，亦无咽喉痉挛和吞咽困难等表现。前驱期后即出现四肢无力、麻痹症状，麻痹多开始于肢体被咬处，然后呈放射状向四周蔓延。部分或全部肌肉瘫痪，咽喉肌、声带麻痹而失音，故称"哑狂犬病"。

本病在临床上需与破伤风、病毒性脑膜脑炎、脊髓灰质炎、GBS等相鉴别。

（三）实验室诊断

患者发病后（死亡前）可采集其唾液（间隔3～6小时，至少采集3份）、脑脊液、血清及颈后带毛囊的小块皮肤；患者死后最好采集其脑组织标本（小脑和脑干）进行实验室检测。直接荧光抗体法（dFA）是诊断狂犬病的"金标准"，可以快速、敏感、特异地检测人脑组织和临床病理活体组织（如颈后皮肤毛囊）中的病毒抗原。直接快速免疫组化法（DRIT）及ELISA也可以特异检测狂犬病毒抗原；RT-PCR检测狂犬病毒核酸可用于早期诊断。从患者唾液、脑组织等标本中还可分离到狂犬病毒。未接种过疫苗的患者，可以通过病毒中和试验检测患者血清或脑脊液中的中和抗体，实验方法包括快速荧光灶抑制试验（rapid fluorescent focus inhibition test，RFFIT）和小鼠中和试验（mouse neutralization test，MNT）。此外，还可以通过检测中和抗体，监测暴露前抗体背景及暴露后疫苗注射的免疫效果。

（四）治疗原则

狂犬病是所有传染病中最凶险的病毒性疾病，一旦发病，预后极差。目前发病后无特效治疗手段，以对症综合治疗为主。单间隔离，避免不必要的刺激，对呼吸、循环系统并发症加强监护，补充热量，注意水、电解质及酸碱平衡，给予烦躁、痉挛的患者镇静剂，有脑水肿时给脱水剂，必要时做气管切开。

二、流行病学

（一）传染源

狂犬病易感动物主要包括犬科、猫科及翼手目动物，禽类、鱼类、昆虫、龟和蛇等不感染和传播狂犬病毒。全球范围内，99%的人间狂犬病是由犬引起的，特别是亚洲、非洲等狂犬病流行区。而犬狂犬病疫情控制较好的欧洲、北美、澳大利亚及部分拉丁美洲国家的传染源为蝙蝠、狐、豺、狨猴、猫鼬和浣熊等野生动物。

（二）传播途径

大多数人间狂犬病病例是由于被患狂犬病的动物咬伤所致，少数是由于被抓挠或伤口、黏膜被污染所致，因移植狂犬病患者捐赠的器官或组织发病也偶有报道，但病毒不能侵入没有损伤的皮肤。

（三）易感人群

不同性别、年龄、职业人群对狂犬病毒普遍易感，狂犬病分布可表现出年龄、性别、职业和地区间的差异。高危人群可以通过暴露前免疫获得保护。

(四)流行概况及特征

据估计,狂犬病每年在150多个国家造成59000人死亡,其中95%的病例发生在非洲和亚洲。亚洲的狂犬病病例数居全球首位,印度为当前狂犬病疫情最严重的国家,中国人间狂犬病发病率仅次于印度。狂犬病疫情主要分布在人口稠密的华南、西南、华东地区,但其他省份也时有疫情报告。中国每个月均有狂犬病病例报告,夏秋季高发,发病高峰一般出现在8月。病例呈现“三多”的特征:农村地区病例较多,男性病例数较多;15岁以下儿童和50岁以上人群发病较多。

山东省是狂犬病流行较严重的省份之一,20世纪50年代开始报告疫情以来,曾出现了三次较大的流行,2007年全省报告发病病例137例,达到第四次的高峰。山东省加大监测力度,积极开展流行病学调查,做好暴露后处置门诊建设,规范暴露后伤口处置和疫苗接种工作,狂犬病疫情得到了很好的控制,疫情总体呈现明显下降趋势,既往全年12个月几乎均有病例报告,3月及9、10月份报告病例数较多。2015年以后随着发病率下降,夏秋季高峰不明显。2018年以来,山东省年报告病例数已降至个位数。狂犬病病例高度散发,几乎所有的病例均发生在农村地区。各年龄段均有狂犬病病例报告,以中老年人为主,男性较多。职业以农民为主,学生及散居儿童是高风险人群。病例主要由犬伤所致,占90%左右;其次为猫,占5%左右。约50%伤人动物为家养,其中绝大多数家养动物未接种动物狂犬病疫苗,流浪动物约占伤人动物总数的25%。

三、疾病监测

狂犬病为我国法定报告乙类传染病,各地发生的狂犬病病例通过传染病报告信息管理系统进行网络直报,上报中国疾病预防控制中心。根据《全国狂犬病监测方案(试行)》,结合山东省实际制订了山东省狂犬病监测方案,设立了临沂市为国家级狂犬病监测点,随后又设立了济宁市、聊城市为省级狂犬病监测点。狂犬病监测一是及时发现人间狂犬病病例,掌握山东省狂犬病的疫情动态和流行规律,分析流行因素,为制订有效的预防控制措施提供科学依据;二是调查了解病例的感染来源和暴露的危险因素;三是了解狂犬病暴露人群的暴露特征和暴露后预防处置情况,评价预防处置效果,为进一步规范暴露后预防处置提供依据。山东省在全省范围内开展狂犬病疫情监测和暴露后人群监测,在监测点同时开展宿主动物的监测。

四、免疫预防和疫情控制

(一)人用狂犬病疫苗

1882年,法国微生物学家路易·巴斯德首次成功发明了人用狂犬病疫苗,之后狂犬病疫苗从早期的动物神经组织疫苗、禽胚疫苗、细胞培养的粗制疫苗,发展到目前技术日趋完善的原代地鼠肾细胞、鸡胚细胞、人二倍体细胞和Vero细胞培养的纯化疫苗。现代生物技术的发展为新型疫苗的研究提供了更多的可能性，如重组疫苗、DNA 疫苗、多肽疫苗等，个别重组疫苗已应用于野生动物。我国目前批准上市的人用狂犬病疫苗均为无佐剂的纯化狂犬病疫苗，包括原代地鼠肾细胞疫苗、纯化 Vero 细胞疫苗、人二倍体细胞疫苗；剂型有液体或冻干两种，规格有每剂 0.5 mL 或 1 mL。狂犬病毒固定毒株在细胞上培养、收获病毒液，经过病毒灭活、纯化，加上保护剂后制成人用狂犬病疫苗，用于暴露前和暴露后的狂犬病预防。

（二）免疫程序

1.暴露前免疫　狂犬病高暴露风险者应进行暴露前免疫，包括从事狂犬病研究的实验室工作人员、接触狂犬病患者的工作人员、兽医、动物收容机构工作人员、接触野生动物的研究人员、猎人等。计划前往狂犬病流行高风险国家和地区的人员也可进行暴露前免疫。

免疫程序：第 0 天、第 7 天和第 21 天（或第 28 天）分别接种 1 剂，共接种 3 剂。持续暴露于狂犬病风险者，全程完成暴露前基础免疫后，在没有动物致伤的情况下，1 年后加强 1 剂次，以后每隔 3～5 年加强 1 剂次。

接种途径、部位和剂量：肌内注射。2 岁及以上儿童和成人于上臂三角肌肌内注射，2 岁以下儿童于大腿前外侧肌肌内注射。避免在臀部肌内注射。每剂 0.5 mL 或 1.0 mL（具体参照产品规格或产品说明书）。

对妊娠妇女及患急性发热性疾病、处于急性过敏期、使用类固醇和免疫抑制剂者，可酌情推迟暴露前免疫。

2.暴露后预防　狂犬病暴露是指被狂犬、疑似狂犬或者不能确定是否患有狂犬病的宿主动物咬伤、抓伤、舔舐黏膜或者破损皮肤处，或者开放性伤口、黏膜直接接触可能含有狂犬病毒的唾液或者组织。暴露后预防包括在暴露后尽早进行伤口局部处理，尽早进行狂犬病疫苗接种。需要时，尽早使用狂犬病被动免疫制剂（狂犬病人免疫球蛋白、抗狂犬病血清和单克隆抗体）。根据接触方式和暴露程度将狂犬病暴露分为三级，如表12-9所示，并分别采取不同的处置原则。确认为Ⅱ级暴露且严重免疫功能低下的，或者Ⅱ级暴露位于头面部且致伤动物不能确定是否健康时，按照Ⅲ级暴露处置（表 12-9）。

表 12-9　狂犬病暴露后免疫预防处置

暴露分级	接触方式	风险程度	暴露后免疫预防处置
Ⅰ	符合以下情况之一者： ①接触或喂饲动物； ②完好的皮肤被舔舐	无	确认接触方式可靠则不需医学处置
Ⅱ	符合以下情况之一者： ①裸露的皮肤被轻咬； ②无出血的轻微抓伤或擦伤	轻度	①处置伤口； ②接种狂犬病疫苗

续表

暴露分级	接触方式	风险程度	暴露后免疫预防处置
Ⅲ	符合以下情况之一者： ①单处或多处贯穿性皮肤咬伤或抓伤； ②破损的皮肤被舔舐； ③开放性伤口或黏膜被唾液或者组织污染； ④直接接触蝙蝠	严重	①处置伤口； ②注射狂犬病被动免疫制剂(抗狂犬病血清/狂犬病人免疫球蛋白、单克隆抗体)； ③注射狂犬病疫苗

(1)伤口处置:伤口处置包括彻底冲洗和规范清创处置。伤口处置越早越好,就诊时如伤口已结痂或者愈合,则不主张进行伤口处置。冲洗或者清创时如疼痛剧烈,可给予局部麻醉。

伤口冲洗:用肥皂水(或者其他弱碱性清洁剂、专业冲洗液)和一定压力的流动清水交替彻底冲洗所有咬伤和抓伤处约 15 分钟,然后用生理盐水将伤口洗净,最后用无菌脱脂棉将伤口处残留液吸尽,避免在伤口处残留肥皂水或者清洁剂。较深伤口冲洗时,可用注射器或者专用冲洗设备对伤口内部进行灌注冲洗,做到全面彻底。

消毒处理:伤口冲洗后用稀释碘伏或其他具有病毒灭活效果的皮肤黏膜消毒剂(如季铵盐类消毒剂等)涂擦伤口。如伤口碎烂组织较多,应首先予以清创。

伤口处理:综合暴露动物类型、伤口大小和位置以及暴露后时间间隔等因素,对伤口进行区别处理。

伤口轻微时,用透气性敷料覆盖创面。

伤口较大或者面部重伤影响面容或者功能时,应尽量一期闭合伤口。闭合伤口前应完成清创及被动免疫制剂浸润注射。根据需要进行伤口引流。

抗生素使用:根据伤口污染或感染情况,合理使用抗生素,减少狂犬病毒以外的其他感染。

破伤风的预防处置应遵照非新生儿破伤风诊疗规范有关规定进行。如需同时注射狂犬病疫苗和破伤风疫苗,应分别注射在左、右上臂三角肌;如在同侧三角肌注射,需间隔至少 2.5 cm。

对特殊部位的伤口处置:建议有条件的狂犬病预防处置门诊在相关专业医师协助下完成。

眼部:处置眼内伤口时,要用无菌生理盐水冲洗,一般不用任何消毒剂。

口腔:冲洗口腔伤口时,要注意保持患者头低位,以免冲洗液流入咽喉部造成窒息。

外生殖器或肛门部黏膜:伤口处置、冲洗方法同普通伤口,注意冲洗方向应向外,避免污染深部黏膜。

(2)疫苗接种:首次暴露后,狂犬病疫苗接种越早越好。推荐的免疫程序仅限于已批准使用相应程序的狂犬病疫苗产品。如国家批准新的狂犬病疫苗产品免疫程序,按最新要求执行。

5 针免疫程序：于第 0（注射当天，下同）、3、7、14 和 28 天各注射狂犬病疫苗 1 剂次，共注射 5 剂次。

“2-1-1”免疫程序：于第 0 天注射狂犬病疫苗 2 剂次（左、右上臂三角肌各注射 1 剂次），第 7、21 天各注射 1 剂次，共注射 4 剂次。

冻干狂犬病疫苗稀释液应严格按照说明书要求使用。

狂犬病疫苗接种不分体重和年龄，每剂次均接种 1 个剂量。

不能确定致伤动物健康状况时，已暴露数月未接种狂犬病疫苗者可按照免疫程序接种狂犬病疫苗。

正在进行国家免疫规划疫苗接种的儿童可按照正常免疫程序接种狂犬病疫苗。接种狂犬病疫苗期间也可按照正常免疫程序接种其他疫苗，但优先接种狂犬病疫苗。注射了狂犬病人免疫球蛋白者，应按要求推迟接种其他减毒活疫苗。

应按时完成狂犬病疫苗全程接种，全程、规范接种狂犬病疫苗可刺激机体产生抗狂犬病毒的免疫力。当某一剂次出现延迟，其后续剂次接种时间按原免疫程序做相应顺延，无须重启疫苗免疫程序。应尽量使用同一品牌狂犬病疫苗完成全程接种。若无法实现，可用不同品牌的狂犬病疫苗替换，并按替换疫苗的免疫程序继续完成剩余剂次。狂犬病疫苗不得交由受种者保存或携带至其他门诊接种。

3.再次暴露后处置

（1）伤口处置：任何一次暴露后均应首先、及时、彻底地进行伤口处置。

（2）疫苗接种：再次暴露发生在免疫接种过程中，应继续按照原有免疫程序完成剩余剂次的接种；全程接种后 3 个月内再次暴露者一般不需要加强接种；全程接种后 3 个月及以上再次暴露者，应于 0、3 天各加强接种 1 剂次狂犬病疫苗。

（3）被动免疫制剂注射：按暴露前或者暴露后程序全程接种狂犬病疫苗者，除严重免疫功能低下者外，暴露或者再次暴露后无须使用被动免疫制剂。

（三）被动免疫制剂的使用

使用剂量：按照受种者体重计算被动免疫制剂使用剂量，一次性全部使用。狂犬病人免疫球蛋白按照 20 IU/kg 计算，抗狂犬病血清按照 40 IU/kg 计算，单克隆抗体按照批准的剂量使用。

注射抗狂犬病血清前必须严格按照产品说明书进行过敏试验。

暴露部位如解剖学结构允许，应按照计算剂量将被动免疫制剂尽量全部浸润注射到伤口周围，所有伤口无论大小，均应进行浸润注射。如计算剂量不足以浸润注射全部伤口，可用生理盐水将被动免疫制剂适当稀释到足够体积再进行注射。

手指、脚趾、鼻尖、耳郭及男性外生殖器等特殊暴露部位，则按照局部可接受的最大剂量进行浸润注射，以避免出现骨筋膜隔室综合征。

对于黏膜暴露者，如解剖学结构允许，应尽可能将被动免疫制剂进行局部浸润注射，将少量被动免疫制剂滴注或涂抹在黏膜表面。

如全部伤口进行浸润注射后尚有剩余被动免疫制剂，将剩余被动免疫制剂注射到远离疫苗注射部位的肌肉内。

如未能在接种狂犬病疫苗的当天使用被动免疫制剂，接种首针狂犬病疫苗7天内（含7天）仍可注射被动免疫制剂。不得将被动免疫制剂和狂犬病疫苗注射在同一部位，禁止用同一注射器注射狂犬病疫苗和被动免疫制剂。

全程、规范接种狂犬病疫苗后，一般无须进行抗体检测。如需检测抗体水平，应采取RFFIT、MNT等国家认证认可的检测方法。

（四）关于禁忌证及疑似预防接种异常反应处理。

狂犬病病死率几乎达100%，暴露后狂犬病疫苗接种无禁忌证。接种后少数人可能出现轻微不良反应，一般无须特殊处理。极个别人员不良反应可能较重，应及时就诊。发现受种者对狂犬病疫苗有严重不良反应时，重新评估暴露风险并签署知情同意书后，可更换不同种类的狂犬病疫苗，按替换疫苗的免疫程序继续完成剩余剂次。按照《预防接种工作规范》和《全国疑似预防接种异常反应监测方案》有关要求处理疑似预防接种异常反应。

五、健康教育

由于对狂犬病预防知识的缺乏，或对被动物咬伤后接种狂犬病疫苗的重要性认识不足等，很多暴露者未及时就诊、伤口处理不规范、在接种狂犬病疫苗过程中由于各种原因未能完成全程接种以及未联合使用狂犬病免疫球蛋白等被动免疫制剂，是影响狂犬病发生的重要因素。因此，加强狂犬病防治知识的宣传，提高群众对狂犬病的自我防护意识，使暴露人群自觉及时接受科学规范的预防措施，对预防和控制狂犬病的发生起着至关重要的作用。尤其应该在各个狂犬病暴露后预防处置门诊、偏远农村地区等开展狂犬病相关的健康教育工作，还可以通过医护人员向狂犬病暴露者及其家属开展健康教育宣传，提高群众的狂犬病防控意识和自我保护能力，暴露后主动寻求规范处置，从而提高暴露者狂犬病疫苗全程及时接种率和接种效果。

（张晓梅　丁淑军）

参考文献

[1]中华人民共和国国家卫生和计划生育委员会. 中华人民共和国卫生行业标准：脊髓灰质炎诊断：WS 294—2016 [S]. 北京：中国标准出版社，2016.

[2]WHO. Global Wild Poliovirus 2018-2014[EB/OL]. Geneva: World Health Organization.（2024-03）[2024-12]. https://polioeradication.org/wp-content/uploads/2024/03/.

[3]WHO. Variant Polio (cVDPV) Cases [EB/OL]. Geneva: World Health Organization. (2024-03) [2024-12].https://polioeradication.org/this-week/variant-polio-cvdpv-cases/.

[4]WANG H, ZHU Z, DUAN X, et al. Transmission Pattern of Measles Virus

Circulating in China During 1993-2021: Genotyping Evidence Supports That China Is Approaching Measles Elimination [J]. Clin Infect Dis, 2023, 76(3):e1140-e1149.

[5]WHO. Measles, mumps and rubella vaccine use and strategies for elimination of measles rubella and Congenital Rubella Syndrome [J]. MMWR, 1998, 47(RR-8): 1-57.

[6]WHO. Advances in Global Measles Control and Elimination [J]. MMWR, 1998, 4(RR-11):1-23.

[7]WHO. Global measles and rubella laboratory network-update [J]. Wkly Epidemiol Rec, 2005, 44: 384-388.

[8]WHO. Press releases WHO Regional EPI targets: Eliminate measles and control hepatitis B by 2012 [J]. Fifty-sixth session of the WHO Regional Committee for the Western Pacific, 2005.

[9]余文周,税铁军,李黎,等. 全国 2004—2006 年麻疹流行病学特征和预防控制措施分析 [J]. 中国计划免疫,2006,12(5):337-341.

[10] IMMUNIZATION, VACCINES and BIOLOGICALS (IVB). Manual for the laboratory diagnosis of measles and rubella virus infection-2nd: WHO/IVB/07.01 [S]. Switzerland: WHO, 2007.

[11]马超,罗会明,安志杰,等. 全国 2006—2007 年麻疹流行病学特征及消除麻疹措施分析 [J]. 中国计划免疫,2008,14(3):208-213.

[12]WHO. Measles vaccines WHO position paper [J]. WER, 2009, 84(35): 349-360.

[13]中国疾病预防控制中心. 全国麻疹监测方案[S]. 2014.

[14]ZHANG Y, DING Z, WANG H, et al. New measles virus genotype associated with outbreak, China [J]. Emerg Infect Dis, 2010, 16: 943-947.

[15]郝利新,马超,马静,等. 中国 2008—2009 年麻疹流行病学特征分析[J]. 中国疫苗和免疫, 2010, 16(4): 293-296.

[16]马超,郝利新,安志杰,等. 中国麻疹监测系统的建立和运转情况分析[J]. 中国疫苗和免疫, 2010, 16(4): 297-303.

[17]ROTA PA, BROWN K, MANKERTZ A, et al. Global distribution of measles genotypes and measles molecular epidemiology [J]. J Infect Dis, 2011, 204(Suppl 1): S514-523.

[18]MA C, AN Z, HAO L, et al. Progress toward measles elimination in the People's Republic of China, 2000-2009 [J]. J Infect Dis, 2011, 204(Suppl 1): S447-454.

[19]ZHANG Y, XU S, WANG H, et al. Single endemic genotype of measles virus continuously circulating in China for at least 16 years [J]. PLoS One, 2012, 7(4): e34401.

[20]SIMONS E, FERRARI M, FRICKS J, et al. Assessment of the 2010 global

measles mortality reduction goal: results from a model of surveillance data [J]. Lancet, 2012, 379: 2173-2178.

[21]WHO. Progress towards global control and regional elimination of measles, 2000-2011 [J]. Wkly Epidemiol Rec, 2013, 88: 29-36.

[22]马超,苏琪茹,郝利新,等. 中国 2012—2013 年麻疹流行病学特征与消除麻疹进展 [J]. 中国疫苗和免疫, 2014, 20(3): 193-200.

[23]MA C, HAO L, ZHANG Y, et al. Monitoring progress towards the elimination of measles in China: epidemiological observations, implications and next steps [J]. Bull World Health Organ, 2014, 92(5): 340-347.

[24]DIXON MG, FERRARI M, ANTONI S, et al. Progress Toward Regional Measles Elimination-Worldwide, 2000-2020 [J]. MMWR Morb Mortal Wkly Rep, 2021, 70(45):1563-1569.

[25]WHO. Regional Office for the Western Pacific. Measles-Rubella Bulletin[J]. World Health Organization, 2022, 16(12) :1563-1569.

[26]WHO. Measles, mumps and rubella vaccine use and strategies for eliminationof measles rubella and Congenital Rubella Syndrome [J]. MMWR, 1998, 47(RR-8): 1-57.

[27]PRACTICES ACOI. Update: Prevention of hepatitis A after exposure to hepatitis A virus and in international travelers: update recommendations of the Advisory Committee on Immunization Practice(ACIP)[J]. Morb Mortal Wkly Rep 56:1080-1084,2007.

[28]刁连东,孙晓冬.实用疫苗学[M].上海:上海科学技术出版社,2015:306-307.

[29]孙校金,王富珍,郑徽,等.2004—2015 年中国甲型病毒性肝炎流行病学特征分析[J].中华预防医学杂志,2017 ,51(12):1091-1096.

[30]国家卫生健康委疾病预防控制局,中国疾病预防控制中心.2014 年全国 1～29 岁人群乙型病毒性肝炎血清流行病学调查报告[M].北京:人民卫生出版社,2019:1-13.

[31]STANLEY A P, WALTER A O, PAUL A O. 疫苗[M].6 版.罗凤基, 杨晓明, 王军志, 等译.北京:人民卫生出版社, 2017.

[32]中华医学会感染病学分会, 中华医学会肝病学分会.慢性乙型肝炎防治指南(2022 年版)[J].中华肝脏病病杂志,2022,30(12):1309-1331.

[33]于旭亚. 世界卫生组织关于戊型肝炎疫苗的立场文件(2015 年 5 月)[J].中国疫苗和免疫,2015,21(4):461-465.

[34]丁显香,张丽杰,孙校金,等.2004—2018 年中国戊型病毒性肝炎发病趋势和空间聚集性[J].中国疫苗和免疫,2020,26(2):136-141.

[35]JIA Z, YI Y, LIU J, et al. Epidemiology of hepatitis E virus in China: results from the third national viral hepatitis prevalence survey, 2005-2006 [J]. PLoSOne, 2014:9(10): e110837.

[36]王婉如,高雪峰,杨军,等. 戊肝疫苗临床研究的新进展[J].中国生物制品学杂

志,2020,33(4):470-475.

[37]中国肝炎防治基金会.戊型病毒性肝炎防治教育手册[J].中国病毒病杂志,2017,7(3):170-178.

[38]PLOTKIN SA, ORENSTEIN WA , OFFIT PA. Vaccines , Sixth Edition [M]: USA: ELSEVIER SAUNDERS. 2015.

[39]中华人民共和国卫生部. 中华人民共和国卫生行业标准:流行性腮腺炎诊断标准(WS270-2007) [S].2007.

[40]任艳,张晶晶,刘永鹏,等.2005—2021 年山东省流行性腮腺炎发病的流行特征分析[J].山东大学学报(医学版),2023,61(1):106-112.

[41]李润滋,章涛,梁玉民,等.SARIMA 模型在流行性腮腺炎发病预测中的应用[J].山东大学学报(医学版),2016,54(9):82-86.

[42]汤家炜,汤其宁,朱时雨,等.2015—2019 年中国法定传染病发病趋势分析[J].医学动物防制,2024,40(1):4-7.

[43]GERSHON A A, GERSHON M D, SHAPIRO E D. Live attenuated varicella vaccine: Prevention of varicella and of zoster [J]. J Infect Dis 2021, 224(12 Suppl 2): S387-S397.

[44]MORO P L, LEUNG J, MARQUEZ P,et al. Safety surveillance of varicella vaccines in the vaccine adverse event reporting system, United States, 2006-2020 [J]. J Infect Dis 2022, 226(Suppl 4): S431-S440.

[45]国家卫生健康委.水痘诊疗方案 (2023 年版) [S].国家卫生健康委.水痘诊疗方案 (2023 年版) [EB/OL]. 北京:国家卫生健康委.(2023-12-14)[2024-12-31].http://www.nhc.gov.cn/cms-search/downFiles/c401746d8fb04f89a486912e5ff947ea.pdf.

[46]刘安平, 孙婷婷:中国儿童水痘疫苗接种率 Meta 分析[J]. 中国疫苗和免疫,2017, 23(6):698-704.

[47]WHO. Japanese encephalitis [EB/OL]. (2019-05-09) [2024-04-30]. https://www.who.int/news-room/ fact- sheets/detail/japanese-encephalitis.

[48]WHO. Japanese Encephalitis Vaccines: WHO position paper – February 2015 [J]. Wkly Epidemiol Rec, 2015,90(9):69-87.

[49]中国疾病预防控制中心.全国流行性乙型脑炎监测方案(2006 年 7 月 3 日)[EB/OL]. (2006-07-03) [2024-04-30].https://www.chinacdc.cn/jkyj/crb2/yl/lxxyxny/jswj_lxxyxny/202409/t20240909_299369.html

[50]中华人民共和国卫生部. 中华人民共和国卫生行业标准:流行性乙型脑炎诊断标准. WS 214—2008 [S]. 北京:人民卫生出版社, 2018.

[51]吴丹;尹遵栋; 李军宏,等. 中国 2014—2018 年流行性乙型脑炎流行病学特征[J]. 中国疫苗和免疫,2020(1):1-4.

[52]国家卫生健康委. 国家免疫规划疫苗儿童免疫程序及说明(2021 年版)[EB/

OL]. (2021-02-23) [2024-04-30].http://www.nhc.gov.cn/jkj/s3581/202103/590a8c7915054aa682a8d2ae8199e222. shtml.

[53]WHO. Meningococcal vaccines: WHO position paper, November 2011[J]. Wkly Epidemiol Rec, 2011,86(47):521-539.

[54]李军宏,吴丹,温宁,等. 2015—2019 年中国流行性脑脊髓膜炎血清群分布特征[J]. 中国疫苗和免疫,2020(3):241-244.

[55]国家卫生健康委.流行性脑脊髓膜炎诊断. WS 295—2019 [S]. (2019-01-02) [2024-04-30]. http://www. nhc. gov. cn/wjw/s9491/201905/c3dec3b7e7cc43a4ae2a6720e0dd29be.shtml.

[56]中国疾病预防控制中心.全国流行性脑脊髓膜炎监测方案(2006 年 7 月 3 日)[EB/OL]. (2006-07-03) [2024-04-30].https://www.chinacdc.cn/jkzt/crb/zl/lxxnjsmy/jszl_2227/200608/t20060815_24487.html.

[57]卫生部. 全国常规免疫接种率监测方案[S]. 1998-07-02.

[58]国家中医药局综合司. 鼠疫等传染病诊疗方案(2023 年版)[EB/OL]. 北京:国家卫生健康委办公厅.(2023-12-14)[2024-12-5]. http://www. nhc. gov. cn/ylyjs/pqt/202312/75cfff021a484d0c9c200f85f2bf746b.shtml.

[59]山东省疾病预防控制中心. 山东省百日咳监测方案 (试行)[S]. 2015-12.

[60]中华人民共和国卫生部. 中华人民共和国卫生行业标准: 白喉诊断标准 (WS 275-2007)[S]. (2007-06-08)[2024-12-05].http://www.nhc.gov.cn/bgt/pw10706/200706/24a49667a59b4a1ca186df5eb60ff80b.shtml.

[61]山东省疾病预防控制中心. 山东省健康人群白喉带菌状况调查方案(2023 版)[S].2023-9.

[62]蔡梦瑶,刘宏博,杨晓明.白喉流行及免疫现状[J]. 中国生物制品学杂志,2023,36(1):112-118.

[63]连文远, 刁连东, 徐爱强, 等. 计划免疫学[M].2 版.上海: 上海科学技术文献出版社, 2001.

[64]李小非,杨永睿.结核病实验室诊断技术与临床应用[M].长春:吉林科学技术出版社,2022.

[65]李洁琼,申阿东.结核病疫苗研究进展及挑战[J].中华实用儿科临床杂志,2020,35(10):721-725.

[66]中华医学会结核病分会,中国防痨协会学校与儿童结核病防治专业委员会.卡介苗不良反应临床处理指南[J].中国防痨杂志,2021,43(6):532-538.

[67]中华医学会结核病分会重症专业委员会.结核病营养治疗专家共识[J].中华结核和呼吸杂志,2020,43(1):17-26.

[68]中华医学会结核病分会,耐多药结核病短程治疗中国专家共识编写组.耐多药结核病短程治疗专家共识[J].中华结核和呼吸杂志,2019,42(1):5-8.

[69]中华医学会儿科学分会感染学组，中国儿童感染性疾病病原学及细菌耐药监测协作组，中华儿科杂志编辑委员会. 儿童流感嗜血杆菌感染诊断及治疗专家建议[J]. 中华儿科杂志，2019，57(9):663-668.

[70] DAJANI A S，ASMAR B I，THIRUMOORTHI M C，et al. Haemophilus influenzae type b vaccines [M]. 7th ed. Philadelphia：Elsevier，2018.

[71]赵颖，陈蕊，安晶，等. b 型和不可分型流感嗜血杆菌疫苗的研究进展 [J]. 现代预防医学，2021，48(1):161-165.

[72]WHITTAKER R，ECONOMOPOULOU A，DIAS JG，et al. Epidemiology of invasive Haemophilus influenzae disease，Europe，2007-2014 [J]. Emerg Infect Dis，2017，23(3)：396-404.

[73]BUTLER D F，MYERS A L. Changing epidemiology of Haemophilus influenzae in children [J]. Infect Dis Clin North Am，2018，32(1):119-128.

[74]VAN EIDERE J，SLACK MP，LADHANI S，et al. Non-typeable Haemophilus influenzae，an under-recognised pathogen [J]. Lancet Infect Dis，2014，14(12):1281-1292.

[75] LANGEREIS J D，DE JONGE M I. Invasive disease caused by nontypeable Haemophilus influenzae [J]. Emerg Infect Dis，2015，21(10):1711-1718.

[76]王高良，华春珍，杨林海，等. 2014—2018 年儿童侵袭性流感嗜血杆菌感染 86 例分析 [J]. 中华儿科杂志，2019，57(8):592-596.

[77]王华庆，王岩，王朝华，等.子宫颈癌等人乳头瘤病毒相关疾病免疫预防专家共识(简版)[J].中国疫苗和免疫，2019，25(6):108-125.

[78]LIAO G D，JIANG X Y，SHE B，et al. Multi-infection patterns and co-infection preference of 27 human papillomavirus types among 137,943 gynecological outpatients across china [J]. Front Oncol，2020，7(10):449.

[79]WHO. Draft：Global strategy towards eliminating cervical cancer as a public health problem [S].(2020-04-05) [2024-12-5]. https://www.who.int/publications/i/item/9789240014107.

[80]中华预防医学会妇女保健分会.子宫颈癌综合防控指南[M].北京：人民卫生出版社，2017.

[81]HALL M T，SIMMS K T，LES J B，et al. The projected timeframe until cervical cancer elimination in Australia：A modelling study [J]. Lancet Public Health，2019，4(1)：19-27.

[82]乔友林.中国宫颈癌防治任重而道远[J].中华肿瘤杂志.2018，40(10):721-723.

[83]李兰娟，任红.传染病学[M].9 版.北京：人民卫生出版社，2018.

[84]汪耀.实用老年病学[M].8 版.北京：人民卫生出版社，2014.

[85]中国医师协会皮肤科医师分会带状疱疹专家共识工作组.带状疱疹中国专家共识[J].中华皮肤科杂志，2018，51(6):403-408.

[86]LI Y，AN Z J，YIN D P，et al. Disease burden eue to herpes zoster among population aged ≥50 years old in China：A community based retrospective survey [J]. PLoS One，2016，11(4).

[87]崔长弘.带状疱疹流行病学特征及预防策略研究现状[J].疾病监测，2013，28(12)：1030-1034.

[88]刘生. 简述研究带状疱疹及其鉴别诊断[J]. 心理月刊，2018，2(13)：295.

[89]彭章胜. 中西药结合治疗带状疱疹的研究进展[J]. 中国农村卫生，2020，03：28-29.

[90]DOOLING K L，GUO A，PATEL M，et al. Recommendations of the advisory committcc on immunization practices for use of herpes zoster vaccines[J]. MMWR，2018，67(3)：103-108.

[91]李娟，李靖欣，金鹏飞，等.带状疱疹疫苗临床研究进展[J].中华疾病控制杂志，2019，23(11)：1409-1413.

[92]吴根鹏. 水痘-带状疱疹疫苗的使用现状及研究进展[J]. 中国生物制品学杂志，2016，29(3)：323-328.

[93]中国疾病预防控制中心. 中国流感疫苗预防接种技术指南(2023—2024)[J].中国病毒病杂志，2024，14(1)：1-19.

[94]国家卫生健康委 国家中医药管理局. 流行性感冒诊疗方案(2020 年版)[J]. 中华临床感染病杂志，2020，13(6)：401-405.

[95]国家卫生计生委.全国流感监测方案(2017 年版)[EB/OL].(2017-04-01)[2024-12-05]. https：//ivdc.chinacdc.cn/cnic/zyzx/jcfa/201709/t20170927_153830.htm.

[96]中华预防医学会 中华预防医学会疫苗与免疫分会.肺炎球菌性疾病免疫预防专家共识(2020 版) [J]. 中国疫苗和免疫，2021，27(01)：1-47.

[97]健康中国行动推进委员会.健康中国行动(2019—2030)[J].中国组织工程研究，2020，24(36)：5905.

[98]罗凤基，李长贵，杨晓明，等，疫苗[M].7 版.北京：人民卫生出版社，2023.

[99]中华人民共和国卫生部. 中华人民共和国卫生行业标准：狂犬病诊断标准. WS281-2008[S].北京：人民卫生出版社，2008.

[100]中国疾病预防控制中心.狂犬病预防控制技术指南(2016 版)[J].中国病毒学杂志，2016(3)：161-188.

[101]殷文武，王传林，陈秋兰，等.狂犬病暴露预防处置专家共识[J].中华预防医学杂志，2019，53(7)：668-679.

[102]中国疾病预防控制中心.狂犬病暴露预防处置工作规范(2023 年版)[EB / OL].(2023-09-13) [2024-07-16].https：//www.sohu .com/a/721243685_162422.

[103]ZHANG X，TIAN X，PANG B，et al. Epidemiological characteristics of human rabies-shandong province，China，2010—2020[J]. China CDC Weekly，2022，4(35)：793-797.

第十三章　免疫规划针对疾病的实验室检测与管理

第一节　实验室在疾病控制中的作用

实验室是人类为认识自然、改造自然，利用自然界中与人类生产生活相关的物理、化学、生物、辐射等因素，经特殊实验技术，按照科学的规律进行实验活动的场所。实验室是特殊的技术群体，是为社会提供校准检测有效数据的实体。在卫生领域，它是了解掌握医学科学技术发展以及人类认识疾病特性及自然规律的场所，也是疾病预防控制的重要技术支撑。实验室检验是以卫生工作为主体的检验，是与人体健康有关的各项检验，涵盖传染病的病原体检验、血清学检验、产品卫生质量检验、理化检验、公共场所等卫生监测检验项目。

实验室检验是疾病预防控制的基础性的工作，也是疾病预防控制中心核心工作内容之一，可以直接反映出疾病控制能力的整体水平。实验室检验有严密的科学性和严谨性，诸多疾病预防控制工作都与实验室检验密切相关。实验室检验结果也是卫生执法过程中必不可少的重要法律依据，它以科学、准确、公正的检测数据来保护人民的身体健康，维护国家、社会和人民群众的利益。在传染病领域，实验室检验为传染病流行的现场调查、疾病监测、疾病预防及控制提供了最直接的检验结果和数据，确保疾病的诊断及时性、正确性及科学性。因此，实验室检验在疾病预防控制工作中起到了重要技术支撑与辅助作用。

一、在预防性健康查体中的作用

预防性健康查体工作是由各级疾病预防控制机构承担的，对从事食品和饮用水生产经营人员、化妆品生产人员，以及公共场所等服务行业的从业人员进行针对性的肠道致病菌和病毒性肝炎的检测检验，使其对患有肠道传染病及健康带菌(毒)者做到早发现，早隔离，避免传染给健康人群，对传染病的预防起到了积极作用。

二、在传染病疫情中的决定性作用

研究和探索由于生物性有害因素引起的传染病疫情或突发公共卫生事件是疾病预防控制实验室的重要工作内容之一，实验室检验工作是衡量防范和处置传染病暴发疫情能力的重要基础之一。实验室对于传染病的诊断识别通常包括两个方面：病原体确认、相应抗体（或其他感染标志物）的检测，涉及病原体分离及其鉴定、分子诊断、血清学检测，以及其他体内体外试验等。通过实验室检测，可以确定监测过程中的散发以及暴发流行病例的感染病原、确诊病例和携带者，从而在传染病控制中查明病原体、追溯传播来源、查找传播链、指导制订具体的预防控制措施，通过实验室检测还可发现病原体的变异以及发现新的病原体。

三、在健康相关产品卫生质量中的作用

健康相关产品及健康相关因素的监测检验也是疾病预防控制实验室的重要工作，包括健康相关产品的理化学检验、微生物学检验、毒理学和功能学检验等。目前，全国已有三十多个实验室经国家和省级卫生行政部门认定为保健食品、化妆品、涉水产品和消毒产品的检验机构。实验室的分析技术从简单的定量分析，到未知物及大分子的鉴别分析，从污染物的限量分析到全样品的成分分析，能够满足各种分析要求。

四、在免疫预防工作中的作用

免疫预防工作是疾病控制工作中的重要内容之一。无论是基础免疫还是加强免疫接种，其免疫效果如何，都需要通过实验室来完成人群免疫效果监测，包括人群免疫水平监测和免疫成功率监测。人群免疫水平的高低，在针对传染病的发生和流行过程中起着重要作用，通过对人群免疫水平的监测，可以了解人群中某种传染病具有免疫保护水平的人数，为针对传染病的预测、预报和制定控制策略提供依据。免疫成功率监测主要用于考核和评价疫苗的接种质量效果，为疫苗的免疫效果进行血清学评价，从而为制定和调整免疫策略提供可靠的实验室依据。

第二节　免疫规划针对疾病的实验室常用检测方法及要求

一、检测方法

（一）血清学监测方法

1.血清凝集试验　颗粒性抗原与相应抗体结合后发生凝集的血清学试验。抗原与抗体复合物在电解质作用下，经过一定时间，形成肉眼可见的凝集团块。试验可在玻板上进行，称为玻板凝集试验，可用于细菌的鉴定和抗体的定性检测；亦可在试管中进行，称

为试管凝集试验，主要用于抗血清效价测定。

2.ELISA　将酶与试剂抗原或抗体用交联剂结合起来，此种酶标记抗原或抗体与标本中相应抗体或抗原发生特异反应，并牢固结合，在加入相应的酶的底物时，底物被酶催化生成呈色产物，在免疫组化染色时可指示待测反应物的存在和定位，在酶免疫测定中，则可根据呈色物质的有无和呈色深浅做定性或定量观察。由于此技术是建立在抗原抗体反应和酶的高效催化作用的基础上，故而该技术具有检测灵敏度高、特异性强、准确性好等特点。

3.杀菌力试验　应用微量杀菌力试验测定患者急性期和恢复期血清中对脑膜炎奈瑟菌的杀菌抗体水平。此方法也可用于健康人群的血清抗体测定。

（二）病原学监测方法

1.细菌分离培养和鉴定　根据监测目的选择适宜培养基及培养条件对临床或健康人群标本中所包含的一种或多种细菌进行分离培养，获得单一菌落进行生化反应，将一种或多种细菌予以鉴定。可应用于流脑、白喉、百日咳等病原学的检测。

2.病毒分离

(1)病毒分离培养的方法：①动物接种，这是最原始的病毒培养方法。常用的动物有小鼠、大鼠、豚鼠、兔和猴等，接种途径有鼻内、皮下、皮内、脑内、腹腔内以及静脉等。根据病毒种类不同，选择敏感动物及适宜接种部位。②鸡胚接种，鸡胚对多种病毒敏感。根据病毒种类不同，可将标本接种于鸡胚的羊膜腔、尿囊腔、卵黄囊或绒毛尿囊膜上。③组织培养，将离体活组织块或分散的活细胞加以培养，统称为组织培养。组织培养法有三种基本类型，即器官培养、移植培养和细胞培养。其中细胞培养最常用于病毒分离，根据细胞的来源、染色体特性及传代次数又可分为原代和次代细胞培养、二倍体细胞株和传代细胞系。

(2)用细胞培养方法进行病毒分离的主要步骤：①细胞系的选择，根据要分离的病毒选择敏感细胞系。例如，分离脊髓灰质炎病毒及人类肠道病毒一般选用 L20B 细胞（表达了人脊灰病毒受体的小鼠细胞）、RD 细胞（人横纹肌肉瘤细胞）和 Hep-2（人喉癌上皮细胞）；分离流行性乙型脑炎病毒等蚊传虫媒病毒则常选用 C6/36 细胞（白纹伊蚊卵细胞）、BHK-21 细胞（金黄色地鼠肾细胞）和 Vero 细胞（非洲绿猴肾细胞）。②标本的处理与接种，标本在接种之前要求进行预处理，以去除标本中的沉渣、细菌、真菌和毒性物质，必要时需浓缩、提纯，根据标本类型及病毒特性选择合适的处理方法。将处理好的标本接种于培养好的细胞上进行病毒分离，在接种前通常将细胞的生长液倒掉，换成胎牛血清含量低的维持液，这样在病毒复制期间，可使细胞处于缓慢生长并维持代谢的稳定状态，更有利于病毒的分离。接种时可将标本悬液直接加到含有维持液的细胞上，但当病毒含量较低时，不要直接接种，可将细胞生长液倒掉，用无菌磷酸盐缓冲液（PBS）清洗细胞，将标本悬液吸附于细胞上，吸附过程中轻轻摇动，偶尔旋转，使接种液分布均匀，并可以防止周围层细胞干燥，然后再加入维持液，这样可提高分离效率，减小标本的毒性反应。③致细胞病变效应（CPE）观察，病毒在细胞内增殖后，由病毒引起的细胞形态学改变，称为致细胞病变效应。不同的病毒产生不同的CPE,可根据CPE的观察对病毒进行初步鉴定。如果第一代培养阴性或者细胞病变不完全(未达到75%以上细胞病变),可将培养物冻融1～3次后再传代培养,根据不同的病毒确定传代次数。有些病毒不产生CPE,则需要用免疫荧光、PCR等其他方法进行检测。

高质量的细胞是病毒分离的关键,在进行细胞培养时除了无菌操作外还应注意以下问题:①细胞过早老化:细胞老化会引起细胞变圆脱落等变化,不但降低细胞的敏感性,还会影响CPE的观察。引起细胞老化最常见的原因有:接种的细胞密度过大;没有在适宜的时间将生长液换成维持液;或者是使用的胎牛血清质量不好或浓度太高。由于细胞迅速分裂繁殖,耗尽了生长液中的营养成分,并造成酸性生长条件,引起细胞过早死亡。最适宜的细胞接种量和生长条件在不同细胞系间和不同批次的细胞间会有差异,因此在细胞培养时应注意调整细胞的密度及胎牛血清的浓度,以确保细胞至少维持5～7天不出现老化。②细胞系之间的交叉污染:如果一个实验室同时培养着生长迅速的不同传代细胞系,它们之间就有交叉污染的可能性,如果污染发生在对不同病毒的敏感性差异很大的细胞系之间,则会影响到病毒分离结果的分析和解释。为避免细胞系间的交叉污染,应同一时间在一个超净台中只能操作一种细胞,操作结束后,移走柜内的细胞,用适当的消毒剂擦拭后再运转5分钟,然后开始处理下一种细胞;瓶装的或分装好的液体在细胞间不可混用;所有的细胞培养器皿必须标明细胞系名称、代数、传代日期。细胞系间的交叉污染可通过检查细胞对病毒的敏感性来鉴定。③支原体污染:支原体是一类微小的原核生物,能吸附在宿主细胞上,从而影响细胞的培养。由于支原体本身极其微小,不抑制细胞生长,因此支原体的污染通常不易察觉。为降低支原体的污染,应该从信誉好的部门获得细胞和购买试剂,并且要有支原体检验阴性证明;细胞培养时尽量减少人员在工作区的走动,并避免谈话,以防止人口腔中的支原体污染细胞;严格坚持无菌操作;操作结束后正确消毒工作台面,高压消毒要丢弃的细胞培养材料;可定期进行支原体检测。

3.核酸检测　PCR是一种通过模拟体内DNA复制的方式,在体外放大扩增特定DNA片段的分子生物学技术,PCR的最大特点是能将微量的DNA大幅增加。PCR检测技术由于灵敏度高、特异性强、对标本的纯度要求低、产率高、快速、简便、易自动化等优点被广泛应用于病原学检测中。

(1)核酸提取:进行核酸检测时首先要提取核酸,核酸的提取主要包括样品的裂解和核酸的纯化两个主要步骤,裂解是使样品中的核酸游离在裂解体系中的过程,纯化则是使核酸与裂解体系中的其他成分分离的过程。现在有很多商品化的试剂盒可以高效地提取核酸,可根据不同的样品选择合适的试剂盒。核酸在保存中的稳定性与温度成反比,与浓度成正比,一般选择－20 ℃或－70 ℃保存,保存RNA时可加入RNA酶抑制剂以增加其稳定性。

(2)PCR检测:PCR技术是指在DNA聚合酶催化下,以母链DNA为模板,以特定引物为延伸起点,通过变性、退火、延伸等步骤,体外复制出与母链模板DNA互补的子链

DNA 的过程。PCR 反应的基本成分包括:模板 DNA(如果提取的核酸为 RNA 则需要将 RNA 逆转录为 cDNA)、引物、四种脱氧核糖核苷酸(dNTPs)、DNA 聚合酶和反应缓冲液。PCR 由变性、退火和延伸三个基本反应步骤构成:①变性:高温使模板双链 DNA 解离形成单链 DNA。②退火:低温下引物与模板 DNA 互补区结合。③延伸:DNA 模板与引物结合物在 DNA 聚合酶作用下,合成与模板 DNA 链互补的 DNA 子链。以上述三个步骤为一个循环,每一个循环的产物均可作为下一个循环的模板,最终可将目的基因扩增几百万倍。

(3)实时荧光定量 PCR:实时荧光定量 PCR 是指在 PCR 反应体系中加入荧光基团,利用荧光信号积累实时监测整个 PCR 进程,最后通过标准曲线对未知模板进行定量分析的方法。荧光定量 PCR 由于灵敏度高、特异性好、定量直接准确、操作简单无须后期处理(不用担心放射性污染)、速度快、高通量(可同时检测多个靶序列)等优点,近年来被逐渐应用于病原学检测中。实时荧光定量 PCR 使用的荧光物质分为两种,即荧光染料和荧光探针。荧光染料包括饱和荧光染料(SYBR Green Ⅰ)和非饱和荧光染料(EvaGreen、LC Green)。SYBR Green Ⅰ是荧光定量 PCR 最常用的 DNA 结合染料,与双链 DNA 非特异性结合,当体系中的模板被扩增时,SYBR Green Ⅰ可以有效结合到新合成的双链上面,随着 PCR 的进行,结合的 SYBR Green Ⅰ染料越来越多,被仪器检测到的荧光信号越来越强,从而达到定量的目的。荧光探针又包括水解探针(TaqMan 探针、MGB 探针)、分子信标和杂交探针(FRET 探针)等,荧光探针法之后又发展了荧光引物法(利用荧光标记的引物实现定量,LUX 引物)。其中 TaqMan 探针法是最经典的荧光定量检测方法,其原理是在 PCR 扩增时除了一对引物再加入一个特异性的荧光探针,该探针为一寡核苷酸,两端分别标记一个报告荧光基团和一个淬灭荧光基团。在反应初始(探针完整)时,报告基团发射的荧光信号被淬灭基团吸收,所以此时检测不到荧光信号;而在进行 PCR 时,Taq 酶扩增到探针结合模板的位点时,其 5′-3′核酸外切酶活性将探针酶切降解,使报告基团和淬灭基团分离,从而使荧光监测系统可接收到荧光信号,即每扩增一条 DNA 链,就有一个荧光分子形成,实现了荧光信号的累积与 PCR 产物形成完全同步;因此对荧光信号进行检测就可以实时监控 PCR 的过程,准确定量 PCR 的起始拷贝数。

(4)防止 PCR 产物污染的实验室操作:由于 PCR 反应强大的扩增能力与极高的灵敏性等特点,极其微量的污染即可造成假阳性,因此在进行实验时应严格遵守操作规程,最大程度地降低或杜绝 PCR 污染。PCR 反应前的准备区和反应后的分析区应使用单独的房间(生物安全柜应配备紫外灯);在没有克隆 cDNA 和 PCR 扩增产物的区域准备并分装试剂;在加入核酸标本之前,将无标本的反应液加至反应孔中;分装试剂并保存;必须使用防止气溶胶产生的吸尖;经常更换手套(不含滑石粉);小心打开管盖,防止气溶胶的产生;一次处理最少的标本;使用病毒 RNA 或试剂盒中的 RNA 作为阳性对照;每次扩增应包括多个试剂对照,应包括除模板 RNA 之外的所有必要的 PCR 组分;避免打开含有 PCR 扩增产物的反应管。

二、疫苗针对疾病检测标本采样方法及要求

（一）脊灰

1.AFP病例粪便标本的采集

（1）对所有AFP病例，应采集双份大便标本用于病毒分离。标本的采集要求是：在麻痹出现后14天内采集；两份标本采集时间至少间隔24小时；每份标本质量≥5 g（约为成人的大拇指末节大小），将粪便放入干净、干燥、不漏的容器内（最好为带螺旋盖的塑料瓶）。将标本尽快冷藏运送至实验室，否则应储存在－20 ℃冰箱。用于病毒分离的样本必须仔细收集，避免来自其他患者材料中不同型别病毒的污染。

（2）如AFP病例被发现时麻痹时间已超过3个月，可不采集大便标本。

2.接触者标本的采集

（1）AFP病例接触者：以下情况应采集AFP病例的5名接触者（原则上5岁以下）大便标本。①每年AFP病例大便标本数少于150份的省份；②未采集到合格大便标本的AFP病例；③根据临床或流行病学资料高度怀疑为脊灰的AFP病例；④死亡的AFP病例。

（2）高变异株AFP病例、VDPV病例、输入性脊灰野病毒病例接触者：对于此类病例，其接触者标本的采集要求见《山东省脊髓灰质炎野病毒输入性疫情和疫苗衍生病毒相关事件应急预案（试行）》。

3.原始标本运送

（1）标本采集后要在7天内送达省级脊灰实验室。原始临床标本中病毒的滴度在保存和运输过程中可能会降低，这会严重影响病毒学诊断的结果，因此在材料运送到实验室之前和运送期间必须特别小心，防止标本受热。标本应冷藏运送，在送达省级脊灰实验室时带冰且包装完整。标本的运送同时要符合实验室生物安全有关要求。

注意：标本不能反复冻融，为了保证标本运送到实验室，或从一个实验室运送到另一个实验室的整个期间保持冷藏，需用冰袋或干冰和封闭容器。为减少包装体积和质量，延长低温时间，标本所占容器也应尽可能小。单个病例调查的标本容器应单放在盒或塑料袋内，并做有效的封闭。采样单应封在另一个塑料袋内，或牢牢贴在标本瓶上。

（2）运输器材：运送过脊灰病毒标本的器材和装置有被病毒污染的可能，因此用于运输标本的器材每次用过后应毁掉或者消毒后再用。脊灰病毒标本不能和疫苗同放在一个冷藏器中。

用于计划免疫工作中运送疫苗的冷藏箱可用于标本运输，但一旦用于标本运送，则不可再用于装运疫苗。装标本的盒（袋）周围需要放置冰袋，不少于4个。这样即使外周环境温度达到43 ℃，标本至少能冷藏36小时。

这些装运容器和冰袋如被可见的粪便材料所污染，用次氯酸钠溶液等含氯消毒剂彻底清洗后才能再用。当冰冻不完全时，标本容器与冰袋表面见不到冰霜，此时存放的病毒标本有发生灭活的风险。

(3)采集的标本应有完整的登记资料(采样单),一并送达省级脊灰实验室。标本标签登记要清楚,标本送检表项目要填写完整。

(二)麻疹

1.血标本

(1)采集病例出疹后28日内静脉血2～3 mL,加入无菌试管中,标明采集日期和病例姓名、编号。

(2)有条件地区可用1500 r/min离心20分钟分离血清。如果没有离心机,在室温下凝固分离血清,或冷藏条件下放置,直到血清完全析出。

(3)在无菌条件下,将血清移至外螺旋盖带垫圈的无菌管中,避免吸到红细胞。

(4)血清标本运送前应在2～8 ℃保存,如果7日内不能运送,应置−20 ℃以下保存,避免反复冻融。全血标本不能冻结。

(5)填写完整的标本送检表,送检表上要注明病例编号。

(6)出疹后3日内采集的血标本检测麻疹、风疹IgM抗体均为阴性,且无病原学标本核酸检测结果的,应在出疹后4～28日采集第2份血标本进行检测。

注:合格血标本的基本要求是出疹后28日内采集,血清量不少于0.5 mL,无溶血,无污染;2～8 ℃条件下保存、运送。

2.病原学标本

(1)咽拭子标本:①出疹前5日至出疹后5日采集。②使用的棉签和试管等应灭菌。③用无菌棉签适度用力在咽喉部擦拭,获得上皮细胞。④把棉签放入有外螺旋盖并装有2 mL病毒运输液的冻存管中。⑤病毒运输液有商业成品可用。

常用的病毒运输液包括以下两种:

pH值为7.4～7.6的Hank's液:在90 mL蒸馏水中加入10 mL Hank's,然后加入10 mL牛血清和0.2 mL 0.4%酚红溶液,过滤消毒,加1 mL青霉素或链霉素溶液;分装到无菌管中,于4 ℃储存备用。

组织培养液:DMEM液加入青霉素和链霉素,使其终末浓度分别为500～1000 IU/mL和500～1000 μg/mL,加入胎牛血清使其终末浓度为2%,加入谷氨酰胺至浓度为1%;加入7.5%的$NaHCO_3$,调节pH值至7.4～7.6。

(2)尿标本:①采集出疹前5天至出疹后5天内的尿标本10～50 mL,尿液应收集在灭菌容器中,2～8 ℃保存。②尿中的脱落上皮细胞含有麻疹病毒,通常应在24小时内离心。4 ℃,转速500 g(约1500 r/min),离心5分钟。③弃上清,并用2～3 mL病毒运输液悬浮沉淀,置于有外螺旋盖的冻存管中。④在离心悬浮沉淀前不要冷冻尿液。

3.标本运送

(1)血标本:①标本采集后按照监测方案要求送到实验室,严防标本污染或容器渗漏。标本标签应清晰、防水。②标本运送时附带标本送检表,送检表上要注明病例编号等完整信息。安排运送日期并通知实验室,说明标本送达时间。

(2)病原学标本:①咽拭子、尿液等病原学标本采集后应立即置于2～8 ℃保存。

②病原学标本应尽快送达麻疹风疹网络实验室。48 小时内能送达的，可在 2～8 ℃保存，否则－70 ℃保存。无－70 ℃保存条件者，可在－20 ℃保存并在 1 周内送达。在－70 ℃条件下保存的标本，完成相应检测后 10 个工作日内送达省级麻疹风疹实验室。③标本应冷藏运输，严防标本污染或容器渗漏。④标本保存和运送过程应避免日光照射。

（三）流脑

1.脑脊液标本　脑脊液是分离和鉴定脑膜炎奈瑟菌的最佳标本。脑脊液的采集是一种创伤性操作，应在无菌的条件下，由经验丰富的具有专业资格的人员完成。采集 1～3 mL脑脊液，取 1 mL 直接接种于巧克力平板上，也可先增菌再进行分离培养。剩余脑脊液于－70 ℃冻存。

2.咽拭子标本

(1)操作准备：①衣帽整洁，佩戴防护用品如口罩、帽子、手套。②一次性无菌棉签(棉头向下 2～3 cm 处可事先弯曲成“7”字形)、压舌板、无菌生理盐水、酒精灯、双抗巧克力平板、接种环、便携式采样箱、暖睡袋、记号笔、剪刀、胶布、垃圾袋等。

(2)操作要点：①核对被采样者，在传种操作区域点燃酒精灯。②让被采样者张口发“啊”音，暴露咽喉，用压舌板将舌头下压。③将一次性无菌棉签，轻柔、迅速地擦拭悬雍垂后上方咽后壁的分泌物。④取毕，可直接按照无菌操作规程在选择性培养基上进行接种，采集好的咽拭子涂第一区(约 1/3 平板)，再用接种环划出第二、三区。⑤接种后培养基应及时保温(18～37 ℃)，并转运到具备培养条件的微生物实验室，培养平板放入含 5% CO_2 的培养箱，37 ℃孵育培养 24～48 小时。⑥接种后的咽拭子仍应重新放入保存管中，以备后续实验室检测。

3.血液标本

(1)选择一个上臂，通常选择最突出的血管，用止血带抑制动脉的流动。

(2)用含 75%酒精、碘酊或聚烯丙酮棉签用力擦拭选择的区域皮肤，待干。

(3)按照针头的斜角将针头插入静脉，一旦插入静脉，用缓慢的方式回抽注射器的推管，回收血液。千万不能将空气推进静脉。

(4)当采集到适宜血液量后，针头保持不动，用无菌棉球压在注射的位置，拔出针头，用棉球紧紧按住直到伤口止血。

(5)在可能的情况下，用真空采血管进行采血。

(6)将采集到的血液先自然静置存放 1～2 小时后，3000 r/min 离心 15 分钟，吸取上清，4 ℃冷藏待检或－70 ℃冻存。

4.瘀点或瘀斑

(1)选患者皮肤上的新鲜瘀点或瘀斑，生理盐水消毒后用针头挑破，挤出组织液，用消毒后的玻片直接蘸取组织液涂片，革兰氏染色镜检。

(2)也可用无菌棉签蘸取组织液，先接种于含双抗的葡萄糖增菌肉汤管中，增菌 8～12 小时后分离培养或直接接种于巧克力平板上培养，再涂片染色直接镜检。

(四)百日咳

1.痰飞沫标本　用咳碟法采集样本。在患者咳嗽时，将包-姜(Bordet-Gengou)培养平板或碳琼脂平板打开放在患者口前 10 cm 处；使患者对准平板表面咳嗽数次，直接收集患者咳出的飞沫，平板暴露时间以 15 s 为宜，然后盖好盖送检；此法在病程早期，无剧烈咳嗽时或年龄较小的婴儿身上不易获得成功。

2.鼻咽拭子标本

(1)医师以右手执棉签，左手按受试者头顶部。

(2)使顶端稍向下弯的棉签自前鼻孔进入，沿下鼻道的底部向后缓缓深入，由于鼻道呈弧形，不可用力过猛，以免发生外伤出血。

(3)待棉签顶端到达鼻咽腔后壁时，将棉签稍留片刻(3 s)，然后轻轻旋转 1～2 周，缓缓取出棉签。

(4)采样后应立即以三区划线法接种于百日咳杆菌炭琼脂培养基上，采集好的鼻咽拭子涂第一区(约 1/3 平板)，再用接种环划出第二、三区。如不能立即接种，需放回保存管中，保温运送至实验室接种。

(5)接种后的鼻咽拭子仍应重新放入含保存液的保存管中，以备后续实验室检测。

3.血液标本　标本的采集参考流脑血标本采集方法。

(五)白喉

1.采集咽拭子及疑似假膜标本

(1)操作准备：①衣帽整洁，佩戴防护用品如口罩、帽子、手套。②一次性无菌咽拭子、压舌板、无菌生理盐水、酒精灯、亚碲酸钾血平板、接种环、便携式采样箱、记号笔、剪刀、胶布、垃圾袋等。

(2)操作要点：①疑似病例采集假膜边缘分泌物，未见假膜者或带菌者可采集鼻咽部或扁桃体黏膜上的分泌物。②核对被采样者，在传种操作区域点燃酒精灯。③让被采样者张口发“啊”音，暴露咽喉，用压舌板将舌头下压。④取出一次性无菌棉签，轻柔、迅速地擦拭鼻咽部或扁桃体黏膜上的分泌物。⑤取毕，可直接按照无菌操作规程在亚碲酸钾血平板上进行接种，采集好的咽拭子涂第一区(约 1/3 平板)，再用接种环划出第二、三区。接种后培养基应及时保温转运到具备培养条件的微生物实验室，培养平板放入37 ℃孵箱培养 48 小时。

2.血液标本　标本的采集参考流脑血标本采集方法。

(六)水痘

水疱液标本选择充盈度较好的水疱，用聚酯棉签擦拭皮肤破溃的基底部后，保存于 1 mL标本保存液中，超低温或低温冻存，并尽快送实验室进行病原学检测。

(七)病毒性肝炎

1.病例血标本　各型病毒性肝炎实验室检测主要为血样本。甲肝、戊肝样本最好在发病后 1 周内采集。具体采样方法、保存、运送等要求同麻疹血标本。

2.粪便标本　仅针对甲肝和戊肝病例，根据实际需要采集，具体要求同 AFP 标本。

3.可疑水样　目前没有水样品采集量的权威规定。怀疑水源性甲肝或戊肝暴发时，建议尽量采集 1 L 以上的水样品。桶装水或瓶装水直接采集原包装，自来水或井水需以无菌容器采集。

4.可疑食品　怀疑食品污染引起甲肝或戊肝暴发时，可采集相关食品（如海产品）。由于食品成分复杂，病毒含量不高，从食品中提取甲肝或戊肝病毒的回收率受限。食品样品应置于无菌容器中，立即置于 2～8 ℃保存，当天运至实验室进行检验。

第三节　实验室管理

一、职责和工作任务

各级疾病预防控制机构应该根据国家免疫规划关于疫苗针对传染病的防控策略和所服务的人口数，配备相应的、有资质的实验室人员，按照国家标准、行业规范及相关疾病监测方案开展实验室检测工作，包括：①麻疹、风疹、水痘、流行性腮腺炎、脊髓灰质炎、肝炎（甲肝、乙肝、戊肝）、乙脑、百白破和细菌脑膜炎等相应疾病的血清学、病原学或（和）分子生物学等实验室监测。②开展对国家免疫规划疫苗的效价评估和免疫成功率监测。

二、实验室生物安全管理

实验室工作人员必须严格执行国家及地方生物安全相关法律、法规及标准要求，在生物安全风险评估基础上制定实验室生物安全操作规程并严格执行，实验室工作人员在从事实验活动前应接受生物安全相关培训，并接种相应的疫苗，防止实验室感染。

（一）实验室准入制度

（1）用于处理危险度 2 级或更高危险度级别微生物的实验室，应在实验室门上标有国际通用的生物危害警告标志。

（2）建立实验室人员准入制度。与实验室检测无关的人员禁止进入实验室。特殊人员（如检查、进修、实习等）经批准后由实验室人员陪同方可进入实验室指定工作区域；与实验室工作无关的动物不得带入实验室。

（3）实验室的门应保持关闭，出入由门禁卡授权控制。

（二）实验室人员管理

1.人员培训　所有的实验室人员必须经过个人防护的必要培训，考核合格取得相应资质，熟悉所从事工作的风险和实验室特殊要求后方可进入实验室工作，包括：①吸入危险（气溶胶产物）及处理，如使用接种环、划线接种琼脂平板、移液、制作涂片、打开培养物、采集血液/血清标本、离心等。②食入危险及处理。③在使用注射器和针头时刺伤皮肤的危险及处理。④处理动物时被咬伤、抓伤的危险及处理。⑤处理血液以及其他有潜在病理学危害的材料。⑥感染性材料的污染和处理。

2.实验室人员个人防护　①实验室人员在进入实验室工作时，任何时候都必须穿着连体衣、隔离服或工作服。②为防止感染性材料溅出或雾化危害，碰撞物或人工紫外线辐射的伤害，可以使用面罩保护装置，如护目镜、面罩、个体呼吸保护用品或其他防溅出保护设备。③在进行可能直接或意外接触到血液、体液以及其他具有潜在感染性的材料或感染性动物的操作时，应戴上合适的手套。手套用完后，应先消毒再摘除，随后必须洗手。④严禁穿着实验室防护服离开实验室，如去餐厅、办公室、休息室和卫生间。用过的工作服应定期消毒。⑤禁止在实验室工作区域进食、饮水、吸烟、化妆和处理隐形眼镜。禁止在实验室工作区域储存食品和饮料。

3.实验室人员个人健康监测　①定期组织人员体检，建立和保存健康监护档案。②采集和保存实验室工作人员本底血清，对于接触某些潜伏期较长的特殊病原体的实验室工作人员的健康监护档案和本底血清，应至少保存到该病原体导致疾病的最长潜伏期之后。③应禁止高度易感人群（如孕妇或免疫损伤人员）在高危险实验室中工作。④根据需要提供主动或被动免疫（如接种乙肝疫苗、MMR 减毒活疫苗等）。⑤进行职业健康评估，如育龄期妇女应知道某些微生物（如风疹病毒）的职业暴露对未出生孩子的危害而采取正确的保护措施，避免接触感染。

（三）危害评估与风险控制

应对从事的病原微生物实验活动开展风险评估，确定操作生物有害材料活动所需的生物安全防护水平和相适应的防护措施。对影响实验室生物安全的各个要素都要进行评估，包括实验活动类别、设施设备、感染材料、外部供应品、人员、意外事故等。评估应考虑到生物已知或未知的特性，包括生物因子的种类、来源、传染性、传播途径、易感性、潜伏期、剂量-效应（反应）关系、致病性（包括急性与远期效应）、变异性、在环境中的稳定性、与其他环境的交互作用、相关实验数据、流行病学资料、预防和治疗方案等。编制感染性生物有害材料的标准操作规范（SOP）并遵守下列要求：①严禁用口吸移液管，严禁将实验材料置于口内，严禁用嘴舔拭标签。②所有的技术操作要按尽量减少气溶胶和微小液滴形成的方式来进行。③应限制使用皮下注射针头和注射器，除了进行肠道外注射或抽取实验动物体液，皮下注射针头和注射器不能用于替代移液管或用作其他用途。④必须制订关于如何处理溢出物的书面操作程序，并予以遵守执行。当出现溢出、事故以及明显或可能暴露于感染性物质时，必须向实验室主管报告。实验室应保存这些事件或事故的书面报告。⑤污染的液体在排放到生活污水管道以前必须清除污染（采用化学或物理学方法）。根据所处理的微生物因子的危险度评估结果，可能需要准备污水处理系统。⑥需要带出实验室的手写文件必须保证在实验室内没有受到污染。

（四）实验室废弃物处理

实验室危险废弃物的处理和处置的管理应符合《医疗废物集中处置技术规范（试行）》的相关要求，并遵循以下原则：①将操作、收集、运输、处理及处置废弃物的危险减至最小;②将其对环境的危害减至最小;③只可使用被承认的技术和方法处理和处置危险废弃物;④排放符合国家或地方规定和标准的要求。

实验室应制订废弃物处理程序,根据危险废弃物的性质和危险性按相关标准分类处理和处置废弃物,同时评估和避免危险废弃物处理和处置方法本身的风险。废弃物一般包括一般性废弃物、感染性或潜在感染性废物、废水、化学性废物等。

感染性废物:指携带病原微生物具有引发感染性疾病传播危险的废物,包括:患者血液、体液、排泄物污染的物品;医疗机构收治的隔离传染病患者或疑似传染患者产生的生活垃圾;病原体的培养基、标本和菌毒种保存液;各种废弃的标本;使用后的一次性医疗用品、一次性医疗器械等。

感染性或潜在感染性废弃物清除污染的首选方法是高压灭菌,此类废弃物应置于防渗漏、防锐器穿透的专用包装物或密闭的容器内,专用包装物或容器上应当有明显的警示标识和警示说明,装量不能超过建议的装载容量,进行高压灭菌处理,然后封存在专用废弃物袋内集中处理。

锐器(包括针头、小刀、金属和玻璃灯)应直接弃置于耐扎的容器内再进行高压灭菌;盛放锐器的一次性容器绝不能丢弃于垃圾场。消毒后的废弃物应尽快交医疗废弃物集中处理单位处置,并做好移交记录,包括废弃物的来源、种类、质量或数量、交接时间、处置方法、最终去向以及经办人签名等。

病原微生物实验室产生的废水在排入市政管网之前,应在本单位污水处理站采用化学方法进行集中处理;对于实验室产生的化学性废物,应根据其特性采用特殊的容器分开收集,强酸、强碱和致癌性废物应放置在密闭防泄露的容器内,有专人按国家相关规定集中处理。

(五)危险材料的保管、运输管理

危害性物质运输主要指感染性物质的运输,包括各类感染性标本、菌毒种等。感染性物质的运输应符合《病原微生物实验室生物安全管理条例》和《可感染人类的高致病性病原微生物菌(毒)种或样本运输管理规定》的相关要求。

(六)危险化学品、试剂的管理

(1)由专人负责保管:一般化学试剂药品放在药品柜中;腐蚀性药品放入专柜中间加锁保存;易燃易爆试剂放入低温条件下加锁保存;剧毒药品在双锁柜中,由双人、双锁共同管理。

(2)生物检测试剂应低温运送、保存,有效期内使用。使用过程中要做好质量控制。

三、网络实验室管理

(一)麻疹、风疹网络实验室

1.国家实验室的主要职责

(1)负责麻疹、风疹和腮腺炎病毒分离株的基因型鉴定,基因和抗原变异的分析。

(2)组织开展省级疾病预防控制机构麻疹实验室的质量控制和考核认证工作,包括血清盲样考核、血清复核、检测试剂评估和实验室现场认证工作。

(3)负责对省级和协助省级对市级人员进行实验室技术指导和培训。

(4)负责在实验室网络中推广和应用麻疹、风疹和腮腺炎的新型实验室诊断技术。

2.省级实验室的主要职责

(1)负责从麻疹、风疹和腮腺炎暴发或散发病例的临床标本中分离相关病毒并按要求及时上送。

(2)组织开展市级疾病预防控制机构麻疹实验室的质量控制和考核工作,其中包括血清盲样考核、血清复核和实验室现场认证工作。

(3)承担人群麻疹、风疹和腮腺炎免疫水平免疫成功率、疫苗效价和疑似病例实验室检测。

(4)负责对市级人员进行实验室技术指导和培训。

3.市级实验室的主要职责

(1)负责对可疑麻疹、风疹和腮腺炎病例的血清标本采用统一标准的 ELISA 方法进行 IgM 抗体的检测,对暴发及散发病例进行血清学检测。

(2)负责对可疑麻疹、风疹和腮腺炎病例的病原学标本采用统一标准的荧光定量 PCR 方法进行病毒核酸的检测,对暴发及散发病例进行病原学检测。

(3)负责采集麻疹、风疹和腮腺炎暴发或散发病例的用于病毒分离的临床标本,并及时上送标本至省级实验室。

(4)负责对县级实验室人员的技术指导和培训。

(二)脊髓灰质炎实验室

1.国家实验室的主要职责

(1)完成脊灰病毒分离株的血清型的复核,通过对分离株 VP1 编码区序列测定和分析鉴定脊灰野病毒、疫苗衍生脊灰病毒(VDPVs)和疫苗相关脊灰病毒。

(2)为疑似脊灰野病毒病例、VDPVs 病例和疫苗相关麻痹性病例(VAPP)的鉴定提供实验室支持。

(3)脊灰病毒分离株基因和抗原变异的分析。

(4)开展实验室质量控制工作(包括细胞敏感性监测,细胞支原体污染的检测),对省级实验室开展盲样考核,原始标本复核和现场认证工作。

(5)制备和下发标准品(包括细胞、标准 Sabin 株疫苗病毒等)。

(6)对省级实验室工作人员开展技术指导和培训。

(7)在实验室网络中推广和应用脊灰的新型实验室诊断技术。

2.省级实验室的主要职责

(1)接收和按规定时限保存急性弛缓性麻痹病例及其接触者的标本。

(2)使用世界卫生组织的标准化程序,分离粪便标本中的脊灰病毒并进行血清定型。

(3)按要求向国家脊灰实验室运送分离到的病毒分离物。

(4)按规定时间报告病毒分离及脊灰中和定型的实验结果。

(5)开展脊灰疫苗效价测定。

(6)开展实验室质量控制。

(陶泽新　王常银　李漫时　颜丙玉　纪峰　林小娟　等)

参考文献

[1]卫生部传染病标准委员会,甲型病毒性肝炎诊断标准.WS 298—2008[S].北京:人民卫生出版社,2009.

[2]卫生部传染病标准委员会,乙型病毒性肝炎诊断标准.WS 299　2008[S].北京:人民卫生出版社,2009.

[3]卫生部传染病标准委员会,戊型病毒性肝炎诊断标准.WS 301—2008[S].北京:人民卫生出版社,2009.

[4] TIPPLES G A, HAMKAR R, MOHKTARI-Azad T, et al. Assessment of immunoglobulin M enzyme immunoassays for diagnosis of measles [J]. J Clin Microbiol, 2003, 41(10): 4790-2.

[5]CUTTS, F. Module 7: Measles, in The Immunological Basis for Immunization [M]. World Health Organization: Geneva,1993.

[6]WHO. New genotype of measles virus and update on global distribution of measles genotypes [J]. Wkly Epidemiol Rec , 2005, 80(40): 347-351.

[7]WHO. Surveillance standards for vaccine-preventable diseases, second edition: CC BY-NC-SA 3.0[s].Geneva: World Health Organization,2018.

[8]GRIFFIN, D E. Measles Virus, in Fields Virology [M]. Philadelphia: Lippincott-Raven Publishers,1996.

[9]WOLINSKY J S. RUBELLA, in Fields' Virology [M]. New York: Raven Press, 1996.

[10]WHO. Standardization of the nomenclature for genetic characteristics of wild-type rubella viruses[J]. Wkly Epidemiol Rec, 2005, 80(14): 126-132.

[11]OFFICE of LABORATORY SECURITY. Manual for the Laboratory-based Surveillance of Measles, Rubella, and Congenital Rubella Syndrome [EB/OL]. (2005-1-30) [2024-12-31]. https://www. who. int/docs/default source/immunization/vpd _ surveillance/lab_networks/ measles _ rubella/manual/chapter-3.pdf.

[12]BEST J M, O'SHEA S, TIPPLES G, DAVIES N, et al. Interpretation of rubella serology in pregnancy-pitfalls and problems [J]. BMJ, 2002, 325 (7356): 147-148.

[13]THOMAS H I, BARRETT E, HESKETH L M, et al. Simultaneous IgM reactivity by EIA against more than one virus in measles, parvovirus B19 and rubella infection [J]. J Clin Virol, 1999, 14(2): 107-118.

[14] WHO. Global measles and rubella laboratory network-update [J]. Wkly Epidemiol Rec, 2005, 80(44): 384-388.

[15]PANAGIOTOPOULOS T, ANTONIADOU I, VALASSI-ADAM E. Increase in congenital rubella occurrence after immunisation in Greece: Retrospective survey and systematic review [J]. BMJ, 1999, 319: 1462-1466.

[16]WHO. Standardisation of the nomenclature for describing the genetic characteristics of wild-type measles viruses [J]. Wkly Epidemiol Rec, 1998,73(35): 265-269.

[17]WHO. Nomenclature for describing the genetic characteristics of wild-type measles viruses (update, part Ⅰ) [J]. Wkly Epidemiol Rec, 2001, 76(32): 242-247.

[18]WHO. Nomenclature for describing the genetic characteristics of wild-type measles viruses (update, part Ⅱ) [J]. Wkly Epidemiol Rec, 2001, 76(33): 249-251.

[19]WHO. Update of the nomenclature for describing the genetic characteristics of wild-type measles viruses: new genotypes and reference strains [J]. Wkly Epidemiol Rec, 2003, 78(27): 229-232.

[20]HELFAND R F, HEATH J L, ANDERSON LJ, et al. Diagnosis of measles with an IgM capture EIA: the optimal timing of specimen collection after rash onset [J]. J Infect Dis, 1997, 175(1): 195-199.

[21]CORDOBA P, NATES S, MAHONY J, et al. Kinetics of rubella-specific IgM antibody response in postnatal rubella infection [J]. J Virol Methods, 1991, 34(1): 37-43.

[22]CONDORELLI F, SCALIA G, STIVALA A, et al. Detection of immunoglobulin G to measles virus, rubella virus, and mumps virus in serum samples and in microquantities of whole blood dried on filter paper [J]. J Virol Methods, 1994, 49(1): 25-36.

[23]VAN BINNENDIJK R S, VAN DEN HOF S, VAN DEN KERKHOF H, et al. Evaluation of serological and virological tests in the diagnosis of clinical and subclinical measles virus infections during an outbreak of measles in The Netherlands [J]. J Infect Dis, 2003, 188(6): 898-903.

[24]VYSE, A J. An RT-PCR assay using oral fluid samples to detect rubella virus genome for epidemiological surveillance [J]. Mol Cell Probes, 2002, 16(2): 93-97.

[25]RAMSAY M E, BRUGHA R, Brown D W, et al. Salivary diagnosis of rubella: A study of notified cases in the United Kingdom, 1991-4 [J]. Epidemiol Infect, 1998, 120(3): 315-319.

[26]IDDELL M A, LEYDON J A, CATTON M G, et al. Detection of measles

virus-specific immunoglobulin M in dried venous blood samples by using a commercial enzyme assay [J]. J. Clin Microbiol, 2002,40(1): 5-9.

[27]DE SWART R L, NUR Y, ABDALLAH A, et al. Combination of reverse transcriptase PCR analysis and immunoglobulin M detection on filter paper blood samples allows diagnostic and epidemiological studies of measles [J]. J. Clin Microbiol, 2001, 39(1): 270-273.

[28] HELFAND R F, KEYSERLING H L, WILLIAMS I, et al. Comparative detection of measles and rubella IgM and IgG derived from filter paper blood and serum samples [J]. J Med Virol. 2001, 65(4): 751-757.

[29] KARAPANAGIOTIDIS T, RIDDELL M, KELLY H. Detection of rubella immunoglobulin M from dried venous blood spots using a commercial enzyme immunoassay [J]. Diagn Microbiol Infect Dis. 2005, 53(2): 107-111.

[30] World Health Organization. Laboratory Biosafety Manual [M]. 3rd ed. Geneva: World Health Organization,2004.

[31]ENDERS G, KNOTEK F. Comparison of the performance and reproducibility of various serological methods and diagnostic kits for the detection of rubella antibodies [J]. J Virol Methods, 1985,11(1): 1-14.

[32] WORLD HEALTH ORGANIZATION. Guidance on regulations for the transport of infectious substances, 2023—2024 :CC BY-NC-SA 3.0 IGO[S]. Geneva: World Health Organization, 2024.

[33]中华人民共和国卫生部. 中华人民共和国卫生行业标准：流行性乙型脑炎诊断标准：WS 214—2008 [S]. 北京：人民卫生出版社，2008.

[34]中华人民共和国国家卫生和计划生育委员会. 中华人民共和国卫生行业标准：脊髓灰质炎诊断：WS 294—2016 [S]. 北京：中国标准出版社，2016.

附表 1　病毒分类目录

序号	病毒名称			危害程度分类	实验活动所需实验室等级					运输包装分类[6]		备注
	中文名	英文名	分类学地位		病毒培养[1]	动物感染实验[2]	未经培养的感染材料的操作[3]	灭活材料的操作[4]	无感染性材料的操作[5]	A/B	UN编号	
1	乙型脑炎病毒(日本脑炎病毒)	Japanese B encephalitis virus	黄病毒科	第二类	BSL-2	ABSL-2	BSL-2	BSL-1	BSL-1	A	UN2814	有疫苗,仅病毒培养物为A类
2	脊髓灰质炎病毒[7]	Poliovirus	小 RNA 病毒科	第二类	BSL-3	ABSL-3	BSL-2	BSL-1	BSL-1	A	UN2814	见注
3	风疹病毒	Rubivirus (Rubella virus)	马氏病毒科	第三类	BSL-2	ABSL-2	BSL-2	BSL-1	BSL-1	B	UN3373	
4	麻疹病毒	Measles virus	副粘病毒科	第三类	BSL-2	ABSL-2	BSL-2	BSL-1	BSL-1	B	UN3373	
5	流行性腮腺炎病毒	Mumps virus	副粘病毒科	第三类	BSL-2	ABSL-2	BSL-2	BSL-1	BSL-1	B	UN3373	
6	丙型肝炎病毒	Hepatitis C virus	黄病毒科	第三类	BSL-2	ABSL-2	BSL-2	BSL-1	BSL-1	B	UN3373	
7	水痘-带状疱疹病毒	Varicella-Zoster virus	疱疹病毒科	第三类	BSL-2	ABSL-2	BSL-2	BSL-1	BSL-1	B	UN3373	
8	人乳头瘤病毒	Papillomavirus (human)	乳头瘤病毒科	第三类	BSL-2	ABSL-2	BSL-2	BSL-1	BSL-1	B	UN3373	目前不能培养

续表

序号	病毒名称			危害程度分类	实验活动所需实验室等级					运输包装分类[⑥]		备注
	中文名	英文名	分类学地位		病毒培养[①]	动物感染实验[②]	未经培养的感染材料的操作[③]	灭活材料的操作[④]	无感染性材料的操作[⑤]	A/B	UN编号	
9	乙型肝炎病毒	Hepatitis B virus	嗜肝 DNA 病毒科	第三类	BSL-2	ABSL-2	BSL-2	BSL-1	BSL-1	A	UN2814	目前不能培养,但有产毒细胞系;仅细胞培养物为A类
10	丁型肝炎病毒	Hepatitis D virus	卫星病毒	第三类	BSL-2	ABSL-2	BSL-2	BSL-1	BSL-1	B	UN3373	
11	戊型肝炎病毒	Hepatitis E virus	戊型肝炎病毒科	第三类	BSL-2	ABSL-2	BSL-2	BSL-1	BSL-1	B	UN3373	
12	甲型肝炎病毒	Hepatitis A virus	小 RNA 病毒科	第三类	BSL-2	ABSL-2	BSL-2	BSL-1	BSL-1	B	UN3373	

注:BSL-*n*/ABSL-*n* 为不同的实验室/动物实验室生物安全防护等级。

①病毒培养:指病毒的分离、扩增和利用活病毒培养物的相关实验操作(包括滴定、中和试验、活病毒及其蛋白质纯化、核酸提取时裂解剂或灭活剂的加入、病毒冻干、利用活病毒培养物或细胞提取物进行的生化分析、血清学检测、免疫学检测等)以及产生活病毒的重组实验。

②动物感染实验:指以活病毒感染动物以及感染动物的相关实验操作(包括感染动物的饲养、临床观察、特殊检查,动物样本采集、处理和检测,动物解剖,动物排泄物、组织、器官、尸体等废弃物处理等)。

③未经培养的感染材料的操作:指未经培养的感染材料在采用可靠的方法灭活前进行的病毒抗原检测、血清学检测、核酸检测、生化分析等操作。未经可靠灭活或固定的人和动物组织标本因含病毒量较高,其操作的防护级别应比照病毒培养。

④灭活材料的操作:指感染性材料或活病毒采用可靠的方法灭活,但未经验证确认后进行的操作。

⑤无感染性材料的操作:指针对确认无感染性的材料的各种操作,包括但不限于无感染性的病毒 DNA 或 cDNA 操作。

⑥运输包装分类:按国际民航组织文件(Doc9284)《危险品航空安全运输技术细则》的分类包装要求,将相关病原和标本分为 A、B 两类,对应的联合国编号分别为 UN2814(动物病毒

为 UN2900)和 UN3373。对于 A 类感染性物质，若表中未注明“仅限于病毒培养物”，则包括涉及该病毒的所有材料；对于注明“仅限于病毒培养物”的 A 类感染性物质，则病毒培养物按 UN2814 包装，其他标本按 UN3373 要求进行包装。凡标明 B 类的病毒和相关样本均按 UN3373 的要求包装和空运。通过其他交通工具运输的可参照以上标准进行包装。

⑦脊髓灰质炎病毒：这里只是列出一般指导性原则。目前对于急性弛缓性麻痹病例的病毒分离物的操作应遵从国家卫生健康委有关规定。对于Ⅱ型疫苗及其衍生毒株（VDPV）按脊髓灰质炎病毒的实验活动要求进行操作。对于Ⅰ型和Ⅲ型疫苗株病毒按第三类病原微生物的实验活动要求进行操作。Ⅰ型和Ⅲ型 VDPV 培养的防护条件为 BSL-2，动物感染为 ABSL-3，未经培养的感染材料的操作在 BSL-2，灭活和无感染性材料的操作均为 BSL-1。上述指导原则会随着全球消灭脊髓灰质炎病毒的进展状况而有所改变，新的指导原则按新规定执行。

附表 2　细菌、放线菌、衣原体、支原体、立克次体、螺旋体分类目录

序号	病原菌名称		危害程度分类	实验活动所需实验室等级				运输包装分类[5]		备注
	中文名	拉丁文名称		活菌操作[1]	动物感染实验[2]	样本检测[3]	非感染性材料的实验[4]	A/B	UN 编号	
1	百日咳鲍特菌	*Bordetella pertussis*	第三类	BSL-2	ABSL-2	BSL-2	BSL-1	B	UN3373	
2	破伤风梭菌	*Clostridium tetani*	第三类	BSL-2	ABSL-2	BSL-2	BSL-1	B	UN3373	
3	白喉棒状杆菌	*Corynebacterium diphtheriae*	第三类	BSL-2	ABSL-2	BSL-2	BSL-1	B	UN3373	
4	流感嗜血杆菌	*Haemophilus influenzae*	第三类	BSL-2	ABSL-2	BSL-2	BSL-1	B	UN3373	
5	脑膜炎奈瑟氏球菌	*Neisseria meningitidis*	第三类	BSL-2	ABSL-2	BSL-2	BSL-1	B	UN3373	
6	肺炎链球菌	*Streptococcus pneumoniae*	第三类	BSL-2	ABSL-2	BSL-2	BSL-1	B	UN3373	

注：BSL-*n*/ABSL-*n* 代表不同实验室/动物实验室生物安全防护等级。

①活菌操作：指涉及菌株传代培养、扩增培养的实验活动须在规定的实验室中进行。用于样本检测活动中的培养步骤，按照样本检测要求的实验室等级执行。

②动物感染实验：指以活菌感染动物和感染动物的相关实验操作（包括动物饲养、临床观察、特殊检查，动物样本采集、处理和检测，动物解剖，动物排泄物、组织、器官、尸体等废弃物处理等）。

③样本检测：包括未知样本的病原菌涂片染色、显微镜检、分离培养、菌种鉴定、药物敏感试验、生化检测、免疫学检测、分子生物学检测等检测活动。

④非感染性材料的实验：如不含致病性活菌材料的分子生物学、免疫学等实验。

⑤运输包装分类：按国际民航组织文件（Doc9284）《危险品航空安全运输技术细则》的分类包装要求，将相关病原和标本分为 A、B 两类，对应的联合国编号分别为 UN2814 和 UN3373；A 类中传染性物质特指菌株或活菌培养物，应按 UN2814 的要求包装和空运，其他相关样本和 B 类的病原和相关样本均按 UN3373 的要求包装和空运；通过其他交通工具运输的可参照以上标准包装。

附录 1

预防接种单位日常礼仪

预防接种单位是免疫规划工作实施的前沿，预检、查体、告知、登记和接种实施的每一个步骤都是展现预防接种人员形象的窗口。预防接种应该是一个有温度的工作，让接种对象或者其监护人体验专业化、有温度的接种服务，既彰显了医疗卫生岗位的人文素质，又体现了预防接种工作人员对服务对象的关注与敬畏。随着预防接种工作的发展和接种观念的转变，预防接种岗位工作人员需要不断提高人文素质，坚定职业信仰，将礼仪与人文关怀融入预防接种工作全过程理应被全体免疫规划人员认可。然而，礼仪培训的重点不应只集中在操作层面，不仅要知道怎么做，更要知道为什么这样做，用礼仪提升人文水准，形成“内化于心，外化于行”的具体行动并长久持续。

一、礼仪的内涵

（一）礼仪的概念

礼仪是反映一定社会道德观念的约定俗成的交际行为准则，是指人们在社会交往中由于受历史传统、风俗习惯、宗教信仰、时代潮流等因素影响而成的，即为人们所认同，又为人们所遵守，是以建立和谐关系为目的的各种符合交往要求的行为准则和规范的总和。总之，礼仪就是人们在社会交往活动中应共同遵守的行为规范和准则，是对礼貌、礼节、仪式、仪表的统称。

1.礼节和仪式　礼节和仪式指在人际交往中，自始至终以一定的、约定俗成的程序、方式来表现的律己、敬人的完整过程。从个人修养的角度看，是个人内在素质和修养的外在表现；从交际的角度看，是约定俗成的示人以尊重、友好的习惯做法；从传播的角度看，是人际交往中进行相互沟通的技巧。

2.仪容和仪表　礼仪的一种外在表现形式。仪容反映一个人的精神面貌、朝气和活力，是传达给接触对象感官最直接、最生动的第一信息。仪表，是一个人总体外表的统称，除容貌和发型之外，还包括服饰、身材和姿态等。

(二)礼仪的原则

1.宽容原则　与人交往,要严于律己,宽以待人。

2.敬人原则　要常存敬人之心,不失敬于人,不伤害他人的自尊,更不可侮辱对方人格。

3.自律原则　这是礼仪的基础和出发点。待人接物,最重要的就是自我要求,自我约束。

4.遵守原则　与人交往时,必须自觉、自愿遵守礼仪,规范自己的言行举止。

5.适度原则　应用礼仪时要注意把握好分寸,认真得体。

6.真诚原则　诚信无欺,言行一致,表里如一。

7.从俗原则　入乡随俗,切莫目中无人,自以为是。

8.平等原则　平等是礼仪交往的核心,尊重交往对象,以礼相待,对任何交往对象都应一视同仁。

二、门诊形象在礼仪中的作用

(一)预防接种单位的规范化建设

预防接种单位的建设经历了从村医接种到以乡镇为单位的集中接种;同时经过了合格、规范和示范门诊的分级建设以及数字化预防接种门诊的建设。随着全省数字化预防接种门诊建设工作的深入实施,山东省数字化预防接种门诊建成率已达到90%以上,现阶段已经进入智慧化预防接种门诊的建设阶段。不论是否建设成为数字化预防接种门诊,全省的预防接种单位必须按照“十统一”标准,统一接种单位名称的命名、统一门头、统一接诊台样式,通过“十统一”的建设,在全省树立一个属于接种单位固有的形象。

(二)接种单位的内涵

预防接种门诊通过温馨化的装修、卡通化墙纸的选择、大量软包物品的使用和留观区玩具的大量提供,改变既往“打针、疼痛”单一和痛苦的记忆。通过一系列外在的展示和温馨化、服务化的提升,达到改变门诊不单纯是打针的认知。

预防接种工作的实施是公益性行为,在预防接种工作开展过程中,虽然有政府基本公共卫生资金的补贴以及非免疫规划疫苗的接种服务费,但是预防接种单位总体处于负盈利阶段。预防接种门诊可以引入其他服务于儿童的项目,拓展预防接种服务的内涵,现阶段有部分预防接种单位配套了儿童游泳、抚触、按摩等项目,这是一个很好的试点,但是需要扩大的项目不止这些,还可以引入视力筛查、母婴健康培训乃至儿童早教的项目,使接种门诊从儿童内心深处抵制和恐惧的形象变成一个儿童内心想去的综合性场所。

三、个人礼仪在预防接种工作中的作用

(一)有利于宣传预防接种岗位的整体形象

在医疗服务的多个岗位上,预防接种不同于其他岗位,其他医疗岗位可以给患者多

种选择的机会，但是预防接种工作的享有，一般具有固定性和唯一性，不建议跨区域接种。在接种对象享受接种服务时，接种技术固然重要，但是礼仪作为非技术服务在接种服务中的价值，也是影响预防接种岗位在社会公众中整体形象的关键要素。礼仪是宣传塑造免疫规划形象的重要手段，良好的预防接种群体形象直接显示山东省免疫规划工作的服务水平，可为免疫规划工作的整体形象加分。

（二）提高预防接种工作质量

标准化的礼仪能使预防接种工作人员在接种服务实践中充满自信心、自尊心、责任心，并在独立工作时也能够用“慎独”精神来约束自己，工作人员的一言一行、一举一动及接种操作的娴熟程度，都对接种服务有举足轻重的作用，得体的形体语言可以使接种对象或其监护人更加认可本接种单位，也能更加配合。因此，礼仪能够强化接种服务行为效果，减少差错事故的发生，避免纠纷和投诉，提高接种工作质量。

（三）利于信息交流

预防接种对象初次享受接种服务时，接诊人员投以微笑，并亲切地做自我介绍及预防接种单位环境介绍，消除接种对象或其监护人因环境陌生而产生的不安情绪，耐心回答问题，细致讲解相关疫苗接种的注意事项，这样传递的信息就会产生正面效应；相反，如果预防接种单位人员在工作中不注意语言艺术，不遵守预防接种工作相关制度，就会使接种对象或其监护人产生负面心理，所以，接种单位工作人员端庄的仪表、得体的举止、和蔼可亲的态度、恰当的言谈等良好的礼仪行为可达到除接种服务外最大限度满足接种对象或其监护人心理需求的效果。在实施接种服务各种操作时，动作要轻稳，消除接种对象紧张情绪，使其产生信任感。

四、服务礼仪

（一）仪容仪表

1.着装　服装的统一是单位窗口的形象表现，要保持洁净、平整，内衣颜色尽量与工作服协调，衣服领口、袖口及裙边不能外露，白色裤脚不宜过长、不卷裤脚，胸牌佩戴整齐，位置合适，口袋内不乱放杂物。春、秋、冬季穿长袖工作服，夏季可穿短袖工作服，配工作裤、工作鞋，穿浅色袜子。

2.发型　头发的长度宜前不遮眉，后不过颈，侧不掩耳，长发者应将头发发网用网套固定枕后。女护士在戴圆帽时头发不能外露于护士帽外；戴燕尾帽时，两端微翘，前后适宜，一般帽子前沿距发际线 3～5 cm，固定帽子的发卡应以白色或黑色发卡为宜，不滥加发饰。男工作人员不能留长发。

3.妆面　淡妆上岗，既能使工作人员自身容光焕发，充满活力，又可以让接触者从心底感到很舒畅，增加认可度。上班不戴耳环(钉)、戒指、脚链及有色眼镜，不染有色指(趾)甲。

（二）仪态礼仪

1.目光 眼睛是心灵的窗口，目光是面部表情的核心，工作人员的目光要真诚、温暖、信任。

2.微笑 微笑是一种“世界语言”，是人与人之间交往的轻松剂和润滑剂，它可以传递热情，拨动心弦，架起友谊的桥梁，在一瞬间拉近人与人之间的距离，消除陌生感。可以通过训练找到自己最自然美好的微笑。

（三）体态礼仪

1.站姿 “站如松”，站立时做到挺拔、端庄，不可靠在墙上或桌边，双腿不可随意抖动。

2.坐姿 “坐如钟”，指坐姿优雅、稳重，正式场合入座讲究左进左出原则。

3.行姿 “行如风”，在行走时轻盈、迅捷，非紧急情况不奔跑。

4.蹲姿 蹲姿为静态姿势的一种特殊情况，捡拾物品时常用此姿势，保持腰背挺直，微向前倾，重心落于两脚中间。不可两腿分开或臀部撅起。

5.手势

(1)原地指路：在站姿基础上一手自然放回于体侧，另一手从体侧抬起，手心向上，手臂形成自然的弧度，手指并拢，使手臂的延长线指向接种对象或其监护人需要前行的方向，头部微侧目光注视手指的前方，同时伴随有“您好，请往这边走”等用语。

(2)伴随引路：两人同行时以右为尊，三人同行时以中为尊，工作人员通常应站在接种对象或其监护人左前方约一臂远的距离，目光应间断地注视接种对象或其监护人与其交流，在遇到楼梯、拐弯、台阶等情况时用手势和话语适时提醒，“请小心”，上下楼梯时应让接种对象或其监护人走内圈。适用于陪同接种对象或其监护人或者引导参观团体。

(3)近距离提示：上臂贴近身体，手指和前臂成一直线，掌心朝上。适用于请接种对象或其监护人签字或就坐等。

（四）言谈礼仪

1.交谈礼仪 应面带微笑，语气亲切，语音清晰且大小适度，语调应压低，语速平稳且相对缓慢。

2.电话礼仪

(1)面带微笑，及时接听，响铃不超过三声。

(2)接听电话时应首先自报单位或部门。

(3)接听电话要专心致志，说话主次分明，如果找的人在附近，应立即去叫，如果找的人不在，应询问对方可否帮助转达，转达时应书面记录，口头重复一遍加以确认并及时转达。

(4)挂断电话前要说再见。

（五）举止礼仪

1.介绍礼仪 介绍者做到彬彬有礼、落落大方。自我介绍时要恰当介绍自己的姓名和职务；介绍他人讲究顺序原则，把晚辈先介绍给长辈，把男士先介绍给女士，把职位低者先介绍给职位高者。

2.握手礼仪 握手时不戴手套，双方距离应在0.75～1 m，平辈、朋友、熟人间握手以先伸手为礼，与女士、贵宾、老人握手应等对方先伸手。

3.空间礼仪　小于 46 cm 为亲密距离，适用于家庭成员间交往或者护士操作、查体时应用；46～76 cm 为个人距离，适用于握手、普通交谈，如接种前后解释；1.2～2.1 m 为社交距离，适用于礼节性的正式交往，如迎送接种对象；2 m 以上为公众距离，适用于公众场合的演讲或做报告。

五、具体岗位的工作要求

（一）取号、引导岗位

（1）您好！请扫描接种证上的条形码取号。

（2）您好！取号后请到预检处。

（3）（未携带接种证的）您好，这是我帮您取的号，下次记得携带接种证。

（4）现在等待的人有点多，请您排队稍微等一会儿。

（二）预检查体

（1）您好，请问您的孩子这几天身体情况怎么样？今天有没有哪里不舒服？对食品和药物过敏吗？上次接种（该疫苗）有问题吗？

（2）我们给您的孩子量个体温，请配合！（操作时动作要柔和）

（3）您的孩子近期/身体状况不允许接种××疫苗，我推荐接种××疫苗替代/等身体恢复了再接种。

（三）登记

（1）您好！请坐，请把预防接种证给我。

（2）您的孩子今天接种的是××疫苗，能预防××疾病；接种后可能会出现××反应，请您注意观察，及时按照××办法处理，还可以通过××电话咨询。

（3）您下次应该于××时间接种××疫苗，请提前阅读我们为您填写的知情告知书。

（4）下次接种疫苗有××免费的疫苗，也可以用××收费的疫苗进行替代（简要介绍相关疫苗的情况）。

（5）您下次有一种收费的××疫苗需要接种，但是本门诊因为用量较少，无法提供接种，您如果想要接种可以去××门诊。

（四）接种

（1）您好！（实施三查七对一验证）

（2）请您做好准备，我马上备好疫苗。

（3）请按压针眼一会儿。

（4）请 2 天内不要洗澡。

（5）（服口服疫苗时）前后半小时请不要喂奶、喂水等，如孩子呕吐，请及时补服。

（6）接种疫苗后观察 30 分钟方可离开。如孩子有什么不适，请及时电话告知我们。

（7）请保管好您的预防接种证，请按照预约的时间来接种，有事电话联系。

附录 2

疑似预防接种异常反应的院前处置

疑似预防接种异常反应是指在预防接种后发生的怀疑与预防接种有关的反应或事件。疑似预防接种异常反应分为一般反应、异常反应、事故、偶合症、心因性反应和不明原因等类。常见的疑似预防接种异常反应对机体只会造成一过性生理功能障碍的反应，主要有发热和局部红肿，可能伴有全身不适、倦怠、食欲不振、乏力等综合症状，一般不需要处置即可自行恢复。但也有接种疫苗后部分反应起病急，常在接种后几分钟或数小时内发生，需要在现场采取规范的紧急处置，如过敏性休克、高热惊厥、精神性反应等；这些反应可能与疫苗接种有关，也可能无关。

一、过敏性休克

（一）判断依据

（1）有异种血清制剂或其他含异种血清有关疫苗的接种史。

（2）接种后数分钟至 30 分钟发生，长者可达 1～2 小时，发生率为 0.1/10 万至 1/10 万。

（3）最初出现全身皮肤潮红，患者感觉皮肤痒感，特别是面部、脚部、腹股沟等部位，继而出现局部或全身广泛性的皮疹。

（4）有呼吸道症状，包括喉头水肿、支气管痉挛、肺部水肿等，从而引起胸闷、哮喘、心悸、喉头阻塞、呼吸困难等。

（5）严重者出现循环衰竭症状，如怕冷、面色苍白或发绀，心率慢、脉细、血压下降、体温下降、四肢厥冷等。

（6）少数人有腹痛（痛性痉挛）、排便感、腹泻、恶心、呕吐等。

（7）有面色潮红、头晕、眼花、口干、面部及四肢麻木、喷嚏、低热等症状。

（8）严重者有中枢神经系统症状，如抽搐、意识丧失、昏迷、大小便失禁等。少数人救治不及时可引起死亡，死亡的主要原因是窒息和末梢循环衰竭。

（9）血中 IgE 增高。

(10)血常规白细胞分类嗜酸性细胞增高可作为诊断参考。

总之,过敏性休克越严重,发病越迅速;抢救不及时可能危及生命。

(二)处理

一旦出现过敏性休克,应立即就地抢救。

(1)将患者置于仰卧位(如患者有呼吸窘迫或呕吐,将患者置于舒服的体位;如意识不清,置患者于复苏体位),头部放低,下肢抬高20°~30°,以增加回心血量,保持脑部血液供应;清除口、鼻、咽、气管分泌物,畅通气道,面罩或鼻导管吸氧(高流量);保持安静,注意保暖;若休克发生于注射之中,应立即停止注射;如属其他变应原所致,应将患者撤离致敏环境或移去可疑变应原。

(2)皮下注射的吸收和达到最大血浆浓度的时间均很长,并且因休克的存在而明显延缓,故抢救过敏性休克时,目前主张肌内注射1∶1000肾上腺素。WHO推荐每次剂量为0.01ml/kg。通常情况下,大部分患者在接受1~2剂肾上腺素注射后,休克症状即可在30分钟内缓解和恢复,若未恢复,可每隔5~15分钟注射1次,直到过敏性休克恢复。成人每次注射肾上腺素0.5 mg,如体重不明:①<1岁:0.01 mg。②2~6岁:0.15 mg。③6~12岁:0.3 mg。④>12岁:0.5 mg。如第一次注射后即时未见好转,或严重病例,可用肌注量的1/2~2/3稀释于50%葡萄糖液40 mL中静脉注射。

注射肾上腺素时注意:①把握注射时机,在出现前驱症状和一种主要器官症状时注射。②注射用的针头需要足够长,以确保能把肾上腺素注射到肌内。③最好采用大腿前外侧肌内注射,它比皮下注射吸收快,维持时间长。④最大剂量0.5 mg,如有需要,可每5~15分钟重复1次。

(3)用肾上腺素后15~30分钟,血压仍不回升者宜用地塞米松,成人10 mg,儿童5 mg或每次0.1~0.3 mg/kg稀释于10%葡萄糖溶液10 mL后静注,并补充血容量;儿童可用阿托品每次0.03 mg/kg,或山莨菪碱每次0.3~1 mg/kg稀释于5~10 mL 10%葡萄糖溶液或生理盐水中静注,必要时每隔15~30分钟后重复应用,至病情稳定。为阻止组胺释放,可给予氢化可的松成人每日300~500 mg,儿童每日4~8 mg/kg,稀释于5%~10%葡萄糖溶液静滴。如经上述处理仍不缓解,成人可加用去甲肾上腺素1.0 mg加于5%葡萄糖盐水200~300 mL做静脉滴注(要严格注意不能注入血管外,以免引起局部组织坏死);根据病情调整药物浓度及滴入速度,使血压维持在收缩压12.0~13.0 kPa(90~100 mmHg),待血压稳定后可逐渐减量,于10小时左右停药。儿童用量酌减。

(4)发生呼吸衰竭,评估通气是否充足,进行性声音嘶哑、喘鸣、口咽肿胀者推荐早期气管插管;出现喘鸣音加重、发声困难或失声、喉头水肿、面部及颈部肿胀和低氧血症等气道梗阻表现患者,应加强气道保护,吸入沙丁胺醇,必要时建立人工气道。或予插管给氧,或肌内注射洛贝林山梗菜碱)30 mg或尼可刹米250 mg,呼吸停止立即进行人工呼吸和做胸外心脏按压,心跳停止立即心室内注射异丙肾上腺素1.0 mg;儿童<1岁0.25 mg,1~4岁0.5 mg,5~8岁0.75 mg,>9岁同成人。喉头水肿阻碍呼吸应吸氧,并做气管插管。

(5)烦躁不安者可肌注镇静剂,如苯巴比妥 0.1 g,小儿每千克体重 5～8 mg,每次最大量不超过 0.1 g。

(6)基层单位做上述处理后,待病情稍有好转,应立即转院以便进一步处理,或至少留观 12 小时,以防晚期过敏反应的出现。

二、热性惊厥

惊厥俗称"抽风",在预防接种中偶可遇到。热性惊厥是体温超过 38 ℃,不伴病灶性神经系统体征或症状的全身性惊厥。处理方法如下:①静卧于软床之上,用纱布缠裹的压舌板使口张开,并放在上下牙齿之间以防咬伤舌头。保持呼吸道通畅,必要时吸氧。②止痉,如苯巴比妥钠每次 5～8 mg/kg,肌内注射,必要时 1 小时后可重复使用;也可用 10%水合氯醛,每岁(年龄)每次 1～2 mL,灌肠。③退热,可用物理降温和药物治疗退热。④支持疗法,如输液、供氧、保持电解质平衡等。

三、精神性反应

精神性反应又称心因性反应,是心理因素导致的一种以精神症状为主的临床反应,亦即接种对象由于注射的焦虑或疼痛引起的一种精神性反应。任何情况的注射都可能引起个体或集体发生心因性反应。这种反应与疫苗性质无关,但与注射有关,所以 WHO 把这种反应称为注射反应。一些特殊情况可能加剧这种反应,在集体场所可发生群体性癔症。心因性反应不属于预防接种异常反应。常见的心因性反应包括以下几种:

(一)晕厥

晕厥是指被接种者在接种时,由于过度精神紧张和恐惧心理,出现暂时性脑缺血引起短时间失去知觉和行动能力的现象。一般在预防接种进行中或接种后数分钟突然发生,俗称"晕针",或称血管增压性或血管迷走神经性晕厥,青少年最常见,发生后需要进行医学观察或若因晕针受伤需要进行住院。主要处置包括:①保持安静和空气新鲜,平卧,头部放低,下肢抬高,同时松解衣扣,注意保暖。②轻者可给予热开水或热糖水,或给予少许白酒,一般不需特殊处理,短时间内即可恢复。③在数分钟后仍不恢复者,可皮下注射1∶1000 肾上腺素,成人 0.5～1.0 mL,10 岁以下儿童 0.3～0.5 mL,幼儿酌情减量。必要时经 0.5～1 小时可重复使用。酌情给予兴奋中枢神经系统的药物,如安钠咖每次0.25～0.5 g,小儿按每千克体重每次 6～12 mg,皮下或肌内注射;必要时可肌内注射尼可刹米 0.25 g,1～3 岁每次 125 mg,4～7 岁每次 175 mg。经过处置后 3～5 分钟仍不见好转者,应立即送附近医疗单位抢救治疗。

(二)换气过度综合征

一种精神因素引起的过度换气而造成的体内血液酸碱不平衡所致的反应,预防接种时偶可见到。主要表现包括:①常见于精神过敏和忧郁的患者,女性居多。②胸闷、心悸、喉部和胸部紧迫感,上腹部不适。③四肢发冷发麻,呈紧张性抽搐或鸡爪样。④眩晕、烦躁不安、皮肤湿冷；快速线样脉搏，叹息样呼吸；低血压，患者似乎处于休克状态，但又无真正的晕厥。⑤发作持续数 10～30 分钟不等，恢复后过度打哈欠。⑥如要证实这种诊断，只要让患者在恢复后再自愿地过度换气，观察所出现的症状，就可轻易地被证实。但进行这种试验要慎重，只有在怀疑上述诊断时才可进行。⑦换气过度综合征在症状上与晕厥、过敏性休克有许多相似之处，但前者预后良好。

换气过度综合征一般无须特殊治疗。如遇这种情况，应告诉患者不必紧张，控制自己的呼吸，几分钟后即可恢复。国外曾经推荐一种治疗办法，即令患者向一纸袋或塑料袋内按照医生的口令呼吸，实际上这是控制呼吸的一种变相方法；同时可使患者吸入 CO_2，提高血中 CO_2 分压。但对症状严重，出现抽搐者，则应静脉缓慢注入钙剂，必要时给予安定剂或镇静剂治疗。

（三）急性精神性反应

急性精神性反应是一种与精神因素或与身体素质有关的急性休克性反应，在预防接种中偶可见到，表现为癔症和急性休克性精神反应。这类反应并非疫苗所直接引起的，而是精神或心理因素所致。在临床表现上不同于过敏性休克，也不同于晕厥。这类患者的最大特点是临床表现及主观症状与客观体征不符，而且意识并不丧失。发病与精神因素在时间上紧密联系，精神症状表现与发病的精神因素有密切关系。各种症状常在患者的注意力转移或进入睡眠后明显减轻，甚至消失。尤其易受各种心理暗示的影响，在良性影响下症状可好转；在恶性影响和不良刺激下症状可加重。

1.急性休克性反应

(1)面色苍白或潮红，心慌、气急、胸闷、打嗝、呕吐、出冷汗。

(2)脉快而弱、血压下降、神志迟钝，严重时一时丧失知觉，瞳孔放大、对光反射可存在。

(3)个别人发生上、下肢或一侧上、下肢强直性痉挛或发生松弛性麻痹。

(4)如处理不当或瘫痪过久，可能发生关节强直或肌肉强直。

2.癔症性发作

(1)癔症性发作的主要表现：①癔症性晕厥，表现类似癫痫样发作，以至假死，但瞳孔对光反射存在，虽抽搐或失去知觉，但往往呈戏剧性地躺在地上而不造成身体的损伤。无病理反射，意识不丧失。②表现为运动障碍，如麻痹或瘫痪、震颤、抽搐，但检查结果与神经分布范围不符。③表现为感觉障碍，如知觉麻木或过敏，或视觉障碍，主诉失明，但检查与神经分布范围不符。④表现为自主神经系统、内分泌或内脏功能综合性障碍，如面红耳赤或面色苍白、出汗、厌食、腹泻等。⑤表现为语言障碍，如口吃、语不成句。⑥表现为情感障碍，如勉强接种可出现阵发性哭笑、抓胸顿足、狂躁不宁等。⑦以上情况大多数发生于个别人，也偶见群发性癔症发作。彼此互相影响，可同时发作。

(2)处置原则：①一般不需治疗，如果患者丧失知觉可用棉球蘸少许氨水置于鼻前，促其苏醒。②苏醒后可酌情给予镇静剂。以口服三溴合剂为好，每次 10 mL 或氯丙嗪 25 mg；地西泮成人每次 2.5～5 mg，儿童每次 0.1～0.3 mg/kg；或氯丙嗪成人每次25～50 mg，儿童每次 1 mg/kg 肌注。③暗示治疗收效最佳，如电针刺或其他性质的电刺激，药物暗示疗法亦可。④尽可能在门诊治疗,尽快予以治愈。⑤对顽固性发作而家属又不合作者。可试收精神病房治疗,往往能收到意想不到的效果。

(四)婴幼儿焦虑反应

发生原因包括:①注射疼痛和出血是发生婴幼儿焦虑反应的主要原因。婴幼儿首次接受预防接种并无这种反应的产生,往往在进针、注射有刺激性疫苗或制剂、拔出针头后引起疼痛或出血而引起。②稍大的婴幼儿有“恐针症”。由于对重复注射引起疼痛的焦虑,或听到过以打针威胁过的儿童造成的恐惧,或由于接种过疫苗发生严重反应而留下过痛苦的回忆,会产生这种焦虑反应。

主要表现包括:①婴幼儿焦虑反应不同,最常见的焦虑症状是发生呕吐(干呕),有时也能呕出刚进食的乳汁或食品。②可发生屏气,导致短时间的神志不清,呼吸暂停,然后逐渐恢复呼吸。③突然尖叫以阻碍注射,或乘人不备,突然跑开,然后哭闹不止。

处理方法包括:①抚慰是最好的治疗手段,关心、爱抚和鼓励对幼小心灵所起作用远胜于药物,可降低对注射的焦虑程度。②分散注射时的注意力,和他们谈话或讲故事,帮助稍大儿童学会深呼吸,能减轻疼痛。③缩短等待时间,一切接种过程应尽量避开受种儿童的视线,以避免引起恐惧心理。④接种部位和情绪的控制,减少疼痛刺激,避免注射动作的粗鲁,引起疼痛和出血。⑤采用转移注意力进行注射。

(五)群体性癔症

群发性癔症属精神因素引起,各种类型的疫苗均可引。群发性癔症的发生至少有一个诱因,但必须有一个主要诱因;有首例患者的暗示影响,且首例患者则往往是由加重的反应或偶合症,或由于意外事故等情况作为诱因而引起。这种诱因虽非疫苗直接所造成,但有时则在疫苗等制剂反应的基础上出现。群发性癔症发生后,由于处理不当,容易使这种反应人数扩大,症状加重,迁延时日,经久不愈。其处置原则如下:

(1)宣传教育,预防为主。平时要做好预防接种的宣传教育工作,特别应讲清接种后可能出现的不良反应及其处理原则,使接种者心理上有所准备,避免出现反应后思想紧张和恐惧。应尽量避免在精神过于紧张时进行预防接种。注射时避免一过性刺痛而引起的晕针,避免在空气不畅通场所和饥饿、疲劳时进行接种。要严格按免疫程序接种。

(2)排除干扰,疏散患者。一旦发生群发性癔症,应及时疏散患者,不宜集中处理;进行隔离治疗,避免相互感应,造成连锁反应,尽量缩小反应面。

(3)疏导为主,暗示治疗。正面疏导,消除恐慌心理,稳定情绪,防止顾虑,辅以药物治疗,不推荐使用兴奋剂,可应用小剂量镇静剂,采用暗示疗法往往会收到很好的效果。

(4)仔细观察,处理适度。群体反应人员因素复杂,个体差异较大,应注意接种反应之外的偶合症,并及时报告家长及学校,要求积极配合做好治疗工作,特别要防止被不明真相的群众和少数人因经济目的和迷信思想所利用而聚众闹事,不但贻误病情,而且会危害下一代身心健康。

附:预防接种异常反应处置流程图

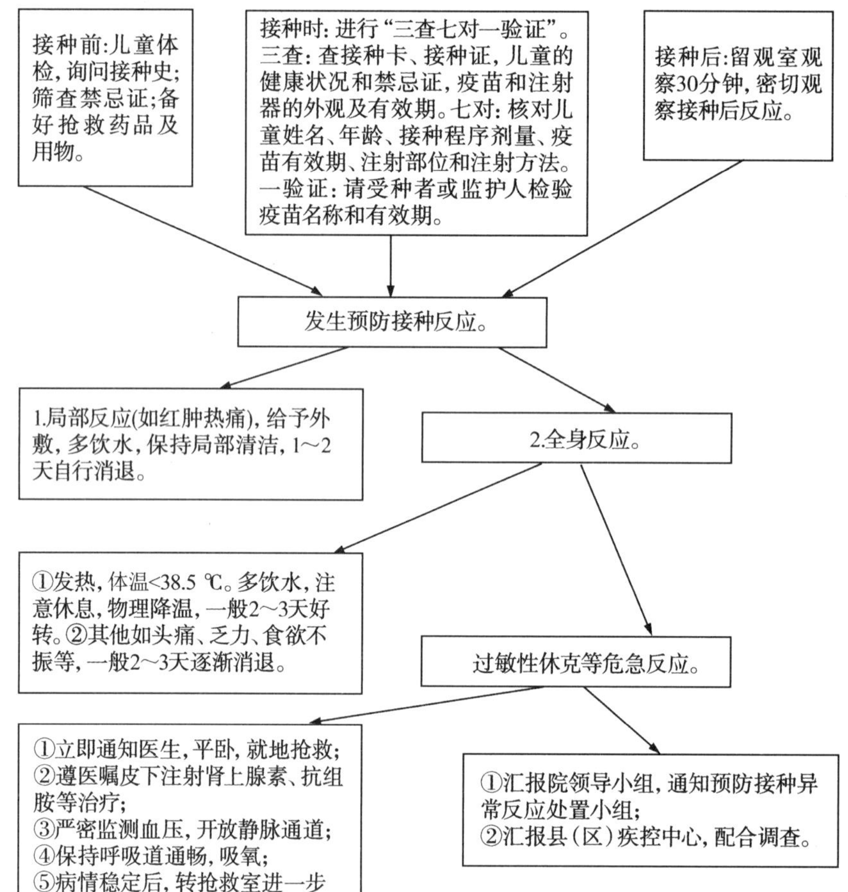